LA FE EN EL CAMPO

UNA PERSPECTIVA HISTORICA Y TEOLOGICA DE LA SALUD MENTAL

SABAS HERNAN FLORES WHITTAKER

authorHOUSE

AuthorHouse™
1663 Liberty Drive
Bloomington, IN 47403
www.authorhouse.com
Teléfono: 1 (800) 839-8640

Publicada por AuthorHouse 06/19/2020

ISBN: 978-1-7283-4396-9 (sc)
ISBN: 978-1-7283-4395-2 (e)

Información sobre impresión disponible en la última página.

CONTENTS

Dedicado a la memoria viva de mi querido y siempre recordado hermano, catedrático, periodista y abogado de leyes internacionales, Dr. Overton M. Whittaker Solomon...

En realidad quedo por siempre muy agradecido a la asistencia de mi querida amiga, Leydi Betancourth, por su dedicada atención y trabajo profesional en la ayuda de esta traducción del idioma Ingles, al Español. Leydi Yasenia Benítez Betancourth Leydi... Escritora, poeta, profesora y una gran colega!

Dando también un tremendo gesto de agradecimiento a mi bella y adorada sobrina, Yanisse Lisell Rodriguez por su valioso tiempo intelectual y su dedicación a la revisión y asistencia de edición a este manuscrito. Yanisse, es modelo de pista – pasarela y estudiante ejemplar de psicología en la Universidad de Puerto Rico, Recinto de Humacao...

Gracias!

Este libro está dedicado a la resiliencia de muchas personas, especialmente, a todos aquellos quienes han logrado superar dicha enfermedad y hoy dia, gozan de una vida completa, productiva, sin hospitalizaciones, asilos, e instituciones, viviendo entre nosotros... por ello está escrito en memoria del gran número de hombres y mujeres decentes, quienes han pasado casi todas sus vidas enteras luchando y a menudo muriendo solos, en instituciones o asilos de pacientes quienes también aun sufren, de problemas mentales, a través del tiempo y a nivel mundial. También está dedicado a todos los valientes trabajadores de la salud mental, quienes dedican su tiempo, su dedicación profesional, su amor, sus vidas, y a aquellos que sus cuerpos han sido los recipientes de una vida extenuante, algunos heridos, otros muertos, debido a los ataques, mientras intentan admitir el cuidado de un consejo, el trato y ministro; bajo las peores circunstancias en la rama de la batalla de la salud mental. Mientras tratamos de ayudar a inculcar a nuestros pacientes, la dignidad y el respeto--- para servir con honor.

Orgullosamente y con mucha diligencia doy gracias a todos ellos, de quienes he aprendido tanto, y a quienes he estudiado--- agradezco a todos y cada uno de ustedes, que nunca dudaron ni huyeron de la enseñanza; si no que en ves, me animaron a aprender a través de los programas de aprendizaje de los hospitales, equipados de una formación contínua y recomendándome a otros centros de tratamiento, colegios y universidades, en donde pude estudiar, trabajar, investigar, capacitarme y aprender a defender a tratar a nuestros pacientes como otros seres humanos en necesidad de ayuda.

St. Thomas Hospital, PEC psychiatric ward. St Thomas USVI, 1982

Knud Hansen Memorial Hospital, Long Term Care Psychiatric Unit. St Thomas USVI, 1983

The Institute of Living, Hartford Connecticut, 1985

Miami Bridge Shelter for Runaway Kids 1986

Goodwill Industries Outpatient Geriatric and Developmentally Disable Outreach programs 1987

Connecticut Valley Hospital, Department of Mental Health Addictions Services 1986 – 1994

Dutcher Hall Substance Abuse Recovery Unit and Rehab Programs

Battel Hall Traumatic Brain Injury Unit (TBI)

Woodward Hall Geriatric Unit

Merritt Hall General Psych and Criminal Insane Division Programs

DMHAS Community Base Initiative, (CBI) Meriden Connecticut 1995 – 2001

Cedar Crest Hospital Acute Latino Psychiatric Unit 2001 – 2005 Whiting Forensic Institute

El estigma asociado con las enfermedades mentales todavía no ha sido completamente erradicado...Sin embargo, hoy ya existe un movimiento cual se ha implementado dentro del avance, comparativo entre las enfermedades mentales y las enfermedades físicas o legítimas, la cual ha resultado de mucha ayuda entre el entendimiento de varios aspectos del transcurso en particular de la enfermedad mental. A pesar de su veracidad, es una situación triste, y aunque todavía aun nos hace falta mucho camino por recorrer, continuaremos trabajando efectivamente hasta lograr dicho objetivo. Mientras tanto damos gracias por la sabiduría teológica, puesta cual previene de manos de La Iglesia y sus líderes, quienes últimamente también se han unido, junto al embarque entre las ramas de psicología, psiquiatría, enfermería, sociología, la naturaleza, eco-psicología y medicina en general, para unirnos a la batalla a un mejor entendimiento al tratamiento del comportamiento humano. Oramos para que nuestra fe permanezca aferrada y anclada, que nuestro espíritu se mantenga firme, mientras nuestras mentes estén ligadas hacia el encuentro de un intermediario, en un punto medio, donde tropezamos para crear un dique o rompeolas que nos ayude a aliviar las cargas existentes entre el tratamiento, desinstitucionalización, los hospitales, la compasión, el altruismo comprensible, la cárcel, la justicia, los medicamentos, hasta finalmente encontrar la cura. Fuertemente apretamos, e impulsamos el timón invicto entre los puños y navegamos sobre los vastos y torturados océanos, a la ves tratando de mantener nuestras barcas al mismo a través de las anchas y turbulentas olas sobre el ancho mar.

PRÓLOGO

Una Perspectiva Religiosa e Histórica en el Estudio de la Salud Mental

"Los hechos pueden ser enseñados – los conceptos deben ser imaginados." Muna Swairjo

Las enfermedades mentales crónicas nos han dejado perplejos desde el comienzo de los tiempos, no solamente nos han desconcertado y confundido como personas individuales a través de los tiempos modernos, sino que también han retado a la Ciencia Física, a la Teología y muchas veces a la ciencia médica y la medicina en general; también hay veces que han logrado amenazar y dividir la familia, a la sociedad y a la iglesia.

La Fe en el Campo: Una Perspectiva Religiosa e Histórica en la Salud Mental, presenta una explicación clara de esta enfermedad extenuante, y a la ves exitosamente introduce un punto de vista teológico, en el cual la iglesia de nuestros tiempos debería de estar involucrada, por la cual podría representar un amplio papel en sirviéndole a la población de pacientes externos, dados de alta que aún siguen están afligidos de este mal.

Durante estos tiempos cuales son socialmente sensibles en la historia de la humanidad, me tomo ante sí a escoger y tomar esta oportunidad para institucionalizar una sinopsis significante sobre los problemas de salud mental presentados a través de estos escritos titulados: *La Fe en el Campo: Una Perspectiva Religiosa e Histórica en la Salud Mental.*

El manuscrito cual está hoy disponible describe con detalles relevantes la historia de la salud mental, sus tratamientos, y la metodología religiosa a través de los años. En éste se presenta la historia completa de la salud mental, los orígenes de la demencia y los cambios obvios y adaptaciones que han permanecido en el sistema por los últimos

 xvii

2,500 años y mucho tiempo atrás. *La Fe en el Campo* es una interpretación histórica y académica de la salud mental que ha tomado con éxito a muchos lectores a un viaje durante un período previamente desconocido, antes de entender la enfermedad, la emergencia en los hospitales, el amanecer de la enfermería, el comienzo de las medicinas o la introducción al tratamiento racional. Una de mis razones primordiales para escribir esta publicación es para proveer efectivamente un entendimiento moral y espiritual en el campo de la salud mental, también para esclarecer y ahondar en el conocimiento entre el medio terapéutico, nuestra sociedad secular y no secular, la iglesia y todas las otras organizaciones basadas en la fe, interesadas en el campo de la salud mental.

Esto a su vez podría suavizar el enfoque actitudinal que se comparte entre la iglesia y las comunidades seculares psicológicas y terapéuticas, hacia aquellos que intentan ayudar en su recuperación. Otra razón fundamental de este libro es para ayudar a romper barreras, formuladas a propósito por el estigma conectado con la enfermedad mental, así como educamos al público en general sobre los hechos reales alrededor de dicha enfermedad, también sobre sus orígenes y previsiones.

La Fe en el Campo provee un análisis profundo del papel que juega la iglesia en el campo de la salud mental a través de los años, desde los siglos XVI y XVII, y su enfoque en el impacto positivo de la iglesia moderna y otras sociedades de fe que han podido tener en la comunidad de la salud mental, si se les da una oportunidad. Aunque en años previos, el trabajar con las enfermedades mentales fue visto solo como una responsabilidad en las comunidades psiquiátricas y psicológicas, la investigación a fondo conducida a través de nuestro viaje para escribir *La Fe en el Campo,* explica como teólogos, cristianos y consejeros dentro de las comunidades de fe en general también han probado el éxito de la consejería en la parte emocional y para los que tienen alguna enfermedad mental.

Hoy en día, el tratamiento sigue siendo principalmente de especial preocupación psicológica y psiquiátrica, aunque no siempre los profesionales de la salud mental estén altamente calificados, siempre hay alguien que cosecha los mejores resultados. Este es un esfuerzo de equipo en el cual las entidades juegan un papel significante en el tratamiento de recuperación. La fe en el Campo también indica y explica con obligatoriedad los beneficios no cubiertos al fusionar el tratamiento de la farmacología y la terapia conductual dialéctica, con sus siglas en inglés (DBT) con la consejería espiritual inherente y la consejería de beneficio noutético o cristiana. Si bien también se enfoca en cómo estas metodologías combinadas pueden ofrecer ayuda incalculable.

La Fe en el Campo indica como este nuevo enfoque demuestra en muchos casos que la responsabilidad compartida brinda resultados exitosos. Los datos recopilados por judíos, budistas, islámicos, cristianos y otros consejeros espirituales mientras visitaban brevemente y ayudaban a las personas que padecían trastornos mentales, también habían beneficiado la teoría académica de *La Fe en el Campo.* En parte, esto ha surgido de un privilegio exclusivo y el deber que nos provee una lista de teólogos y cristianos,

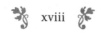

guías espirituales y recomendaciones de consejería para los que sufren enfermedades emocionales. La Fe en el Campo, provee un entendimiento profundo del estudio de la Terapia del Comportamiento Dialéctico (DBT), y psicotrópico, la aplicación diaria de las escrituras, y la ausencia critica de la presencia de Dios en el campo de la salud mental. Sobre todo, La Fe en el Campo, es una referencia psicológica, sociológica, eclesiástica y metodológica. De acuerdo a colegas que han leído y repasado el manuscrito, *La Fe en el Campo*, "es literalmente una gema que debería ser visible en las portadas de los libros de cada iglesia, Instalación de salud mental o basada en la fe mundial." WG...

Mi propósito en particular es conectarme con una audiencia diversa y traer un dialogo directo que rodeen los problemas significantes que afectan la salud mental y a aquellos que se ven afectados indirectamente, frente a la batalla del campo de la salud mental y liderando dentro de la iglesia. El texto ha sido investigado académicamente y escrito creativamente de forma que sea accesible sin cuestionar a todos los que tienen interés o necesitan aumentar su conocimiento en el campo, la historia, la política de formación, un futuro científico inmediato del campo de la salud mental, abusos de sustancias y a todos aquellos que son parte de estas comunidades.

Las estadísticas encontradas en estas páginas contienen testimonios de varios expertos sobre la frecuencia en la que los problemas relacionados con la salud mental afectan a nuestras comunidades y a la Iglesia. La investigación literaria dentro de esta publicación está diseñada para alertar a nuestros sacerdotes, pastores, ministros y otros líderes espirituales para entender que ellos también necesitan pensar que la salud mental es una epidemia urgente en nuestra comunidad. Nuestra investigación claramente indica que al menos un tercio de todas las mujeres sufrirán de depresión; que la esquizofrenia afecta aproximadamente el 1% de nuestra población, y que la enfermedad bipolar afecta el 2-3% de la población. Esto básicamente sugiere que, si estamos viviendo en una ciudad con 50,000 personas, habrá 1,500 de ellas con algún tipo de enfermedad mental.

Si hay una cantidad de cien personas en nuestra iglesia, hay una gran posibilidad que algunos miembros sufran la enfermedad o que alguno de sus familiares esté batallando en casa. Cuando la mayoría de las personas son suicidas, uno de los primeros lugares en los que tienden a asistir por ayuda, es a sus ministros. Aunque muchos teólogos, rabinos, ministros eclesiásticos, o líderes con base en la fe cristiana actualmente no tienen un entrenamiento especial para tratar con el aspecto complejo de su ministerio, tampoco tienen una comprensión completa sobre la enfermedad mental. *La Fe en el Campo* teje una comprensión terapéutica del beneficio apropiado de las escrituras y el psicoanálisis. Por lo tanto, al permitir un lugar emergente para la noutética rápida, el asesoramiento teológico y la intervención terapéutica conductual dialéctica efectiva a la gravedad de la enfermedad, al mismo tiempo se aplican respuestas bíblicas y espirituales en general.

En muchas discusiones que tuve con personas que padecen de esta enfermedad y mientras realizaba esta investigación, una de las preguntas más interesantes que siempre surgió era que los ministros estaban preocupados por las personas con capacidades diferentes. A menudo se preguntaban acerca de sus congregaciones amistosas que no eran ciegas, mientras que a veces les humillaban y mostraban su insatisfacción, ya que preguntaban si estas congregaciones también eran sordas. También cuestionaron "si una persona supuestamente con discapacidad auditiva eventualmente quería asistir a una Iglesia en particular". ¿Debería el enfermo mental estar en la Iglesia y qué tipo de necesidades especiales se han asignado si asisten o se les alienta a asistir? Y, ¿cómo puede la Iglesia llegar a los enfermos mentales que viven en nuestras comunidades? *La Fe en el Campo* plantea preguntas y respuestas adecuadas a estas preocupaciones importantes.

El autor también está disponible para impartir conferencias y ayudar a las iglesias y a los centros comunitarios de tratamiento ambulatorio de base religiosa para satisfacer estas necesidades esenciales a través de una serie de talleres. Durante una entrevista reciente con diferentes mujeres en diversas comunidades, con frecuencia me recordaron que muchas personas con enfermedades mentales luchan con problemas religiosos. A menudo se preguntaban "si Dios los ama, y si Dios lo hace, entonces, ¿por qué Dios creó deliberadamente una enfermedad mental?" También preguntaron "Y si es así, ¿por qué Dios no creó una cura?" Otros cuestionaron abiertamente "si es un castigo de Dios." Este libro proporciona efectivamente las herramientas necesarias para los líderes espirituales, al tratar con estos temas religiosos profundos y significativos al enseñarles a los consejeros y aconsejados una comprensión más profunda, interesados en reconocer y enseñar que Dios los ama y se preocupa por ellos.

Este es uno de los mensajes más poderosos que podemos transmitir a los enfermos mentales en un momento de crisis actual en sus vidas. Sin embargo, debemos tener las herramientas efectivas para evitar confundirlos más. A lo largo de sus páginas, también encontramos un estudio completo sobre la desinstitucionalización, el gran impacto que esto ha tenido sobre la falta de vivienda, el aumento del falso encarcelamiento de los enfermos mentales crónicos y la necesidad esencial de que la Iglesia se convierta en un agente intermediario o interceptor involucrado. *La Fe en el Campo* es un manuscrito de 200,000 palabras, con más de trescientas páginas de información detallada basada en los treinta años de investigación, las experiencias de trabajo y la carrera efectiva del autor en el campo de la salud mental. El autor informativo también proporciona grupos de discusión, conferencias y consultas individuales a los clérigos, pastores y ministros interesados en aprender y compartir esta perspectiva vital para su congregación, así como a los laicos o personas que tratan con un público sin ninguna religión.

Mientras reflexionamos sobre cuándo nuestros sacerdotes, pastores, rabinos, imam y otros líderes de la mezquita y del templo nos piden que avancemos y nos acerquemos a su púlpito, o que nos pidan que salgamos de nuestros asientos y avancemos. Cuando nuestro sacerdote nos llama a recibir la comunión santificada, avanzamos. Cuando nuestros pastores nos llaman los domingos de comunión, nos dirigimos hacia el santuario. Cuando nuestro rabino habla, escuchamos; cuando nuestros corazones reciben el llamado para que nos inclinemos mirando hacia el Este y oremos, le seguimos y cuando suena el gong buscamos una meditación profunda.

En las realidades de un profundo examen religioso y espiritual, seguimos con fe y convicción a ciegas. Estas características no son tan fáciles de experimentar y tal vez ni siquiera pueden ser experimentadas por todos. La fe es casi palpable, porque alcanza a Dios y a aquellos que son afortunados de haber experimentado la verdadera fe. Cuando experimentamos la verdadera fe, sentimos como si Dios nos abrazara físicamente. La verdadera fe a menudo nos llega mientras buscamos una interpretación más cercana y amplia de nosotros mismos.

No hace mucho, si le preguntaras a un científico si creía en Dios, te habría respondido directamente y te habría dicho: "Por supuesto que no, yo soy un científico". Hoy, si le hicieras la misma pregunta a un científico, te respondería rápidamente y te diría: "Sí, por supuesto, soy un científico". Dr. Wayne Dyer.

Danza terapéutica de la lluvia

Suavemente la lluvia comenzó con un lento ritmo inestable
mientras las nubes oscuras se movían por el horizonte;
recogidos y apilados a través de los cielos que ahora cubren los cielos,
En medio de su confusión, recibió una brisa en bienvenida
para calmar la sed del seco desierto; ya no puede bailar sola sobre sus pies

Ella había sido encerrada... algunos dijeron que en un lugar mucho más seguro
Ya no estaba atormentada por las voces que había vuelto a liberar.
ahora está completamente liberada de los peligros de las calles
sin lugar a donde ir... ella se cubre bajo las sábanas de lluvia
Dijo que ahora es libre para bailar y cantar fuera de tono... para decir lo que piensa.
Vivir su vida como le plazca... tomarse su tiempo y tomar lo que necesita
sin miedo al que plantó tal semilla.

Ella es la hija de alguien, tiene un nombre y una cara empática
para entrar a su mundo en oración espiritual, "tú estarás en un lugar mucho mejor
Ven a bailar conmigo, quizás todos necesitemos este tiempo bajo la lluvia
para así refrescar nuestras almas, limpiar nuestras heridas y aliviar nuestro dolor
sosteniendo nuestras manos en armonía y moviendo rítmicamente los pies"
Melodiosa como la música acompañada por el viento y la lluvia.
ella permanece en terapia junto con las voces que ha encontrado desde entonces,
ellas han encontrado su propio ritmo.

Sabas Whittaker

GÉNESIS

EN BUSCA DEL COMIENZO DE LA CURA

De las cenizas de la destrucción surge el ave fénix. Como un ángel de los cielos para volar de nuevo entre las nubes de humo. Después de cada devastación para volver a plantar y regar las semillas de la esperanza y rociar sobre la tierra, el sol ahora amanece y es un nuevo día.

Un nuevo bosque del mundo para brotar nuevos árboles... flores que florecen nuevamente con esplendor, Belleza de la salud para que abunde por siempre.

Los vientos, los pájaros... incluso las hojas secas recicladas para volver a cobrar vida. A medida que las estaciones cambian lo suficiente para que se desarrolle la diversidad y se propaguen nuevas corrientes que desemboquen en ríos gigantes, vaciándose en vastos océanos y lagos azules

Los mares ahora abundan en peces y en todo tipo de vida, ya que la vida marina cobra vida; todos viviendo juntos como una danza rítmica armoniosa, sincronizada con el planeta tierra... la evolución comienza de nuevo y la naturaleza avanza a su propio ritmo hacia la recuperación

Para experimentar el día, ya no necesitamos más una carrera de armamentos por lo tanto, en lugar de dormir callados sabiendo que nuestros hijos están en un lugar mucho mejor, donde nuestras riquezas y nuestro dinero financian la investigación global que quizás ayude a eliminar las enfermedades mentales de la cara del mundo, por lo tanto, siempre nos veremos fuertes hacia una raza humana más sana, cariñosa, atenta y productiva

Tal vez, entonces, todos profundizaremos en la búsqueda de habitaciones más

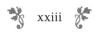

seguras, así aseguradas y estables, hombres y mujeres para vivir en este nuevo comienzo donde todos vivimos libres de celos y engaños.

Hoy pregunté si este es un nuevo comienzo o es el nuevo comienzo. Nuestro Dios viviente permitirá que sea así... se ha dicho que todas las cosas comienzan y que todas terminan, por lo tanto, solo la eternidad dura para siempre. Nuestra fe eterna permanece firme, mientras que nuestro Creador permite que nuestras creencias fluyan sin cesar.

Sabas Whittaker

Inspirado por uno paciente con diagnóstico de enfermedad mental (confidencial)

Luego debemos asumir la responsabilidad de desempeñar nuestro papel y, por lo tanto, trabajar juntos con el resto del mundo para crear un planeta más sano y verde que también prohibirá el odio entre hermanos y hermanas ya que todos somos hijos de Dios con todo el corazón.

¿Hay algún buen amigo que quede fuera?

Aunque libres en el exterior, muchos afirmaron que les importaba, aunque la mitad del tiempo ni siquiera estaban allí. Unos pocos amigos para compartir palabras sencillas para una lealtad, pero a la vez difícil de cultivar y comprender, quizás de un verdadero tipo amable ... desde dentro de la habitación de aislamiento de un manicomio para los locos de sus sentidos, ella se convirtió en... Abriendo los ojos para mirar alrededor de las cuatro paredes que encierran, ajenas a su entorno, tratando de recordar sus pensamientos, rápidamente compuso una canción tierna... pequeñas voces que repetían las mismas palabras muchas veces.

¿Dónde están, cuando estás solo?

Pensarías que al menos levantarán el teléfono.

"Verdaderos amigos," dije "son difíciles de encontrar, estoy completamente solo y nadie tiene tiempo de darme ni un centavo

Es tan difícil caminar el camino, pero es fácil hablar, hablar y cuidar especialmente, cuando miro y veo que no hay nadie aquí...

Todo el mundo necesita un amigo leal, no solo un compañero de chismes para cubrir sus huellas.

Mientras corrían engañando a su cónyuge o jugando en el campo, a veces parece tan irreal que quizás estén demasiado anestesiados como para sentirse, al igual que el cáncer de mama, tal egoísmo es demasiado difícil de curar.

A todos, desde los muy jóvenes hasta los más viejos, ella preguntará una y otra vez... preguntándose en voz alta, ¿por qué la gente está tan fría que cuando todo lo que necesitamos es un poco de amor? ... estoy segura de que todos lo lograremos hasta el final con un poco de ayuda de un verdadero amigo. Sabas Whittaker

Inspirado por un paciente hospitalizado en una sala de psiquiatría. (Confidencial)

RECONOCIMIENTOS:

Este libro está inspirado principalmente en los más de treinta años del viaje más asombroso, a través de las experiencias aprendidas, a través del tiempo empleado, trabajando y estudiando el campo de la salud mental y la sabiduría con la que he sido bendecido; Ayudando en la recuperación de los que sufrieron. Es mi humilde representación ante la humanidad, independientemente de su fe, sus creencias o su caminar a lo largo de la vida. Para mí, fue un mandato y un llamado a compartir a los ojos de Dios, a dedicar parte de mi trabajo de toda la vida, a contribuir a hacer de un mundo mejor y más saludable, como creyentes de gran fe, en nuestra búsqueda de la paz. Igualdad y justicia social. Esta colección de trabajo investigativo, literario, es dedicado a la memoria de mi buena amiga, colega y compañera de trabajo de salud mental, *Pamela E. Godburn...* uno de los ángeles más preparados, más devotas y cuidadas que ha trabajado en el campo de la salud mental. También le doy un agradecimiento especial y una dedicación póstuma a mi muy buena amiga, supervisora y colega, RN. MSN. *Marie Jassie Langley...* quien fue quizás la enfermera psiquiátrica-supervisora de enfermería y defensora más efectiva por la cual fuimos bendecidos. *"Pam y Marie, dieron con su corazón y lo apreciamos, su humor y su sinceridad siempre mostraban una sonrisa... ni una sola vez mostraron el ceño fruncido o le dieron una palabra cruel a nuestros pacientes o clientes, incluso cuando la mayoría pensaron que nuestros desafíos fueron merecidos".* Sabemos que están en el lugar correcto, entre lo celestial, al cual pertenecen... son una inspiración para todos nosotros... son seres espirituales que viven en nuestros recuerdos y en los lugares más cálidos de nuestros corazones para siempre... ¡las amamos!

Aunque hubieron muchos, los que vinieron al rescate, ha ayudar a desarrollarme a lo largo de los años, y que me permitieron mantenerme de pie en este campo, incluso cuando me lastimé físicamente. Sin embargo, siempre debo recordar agradecer a la persona a quien mi intelecto, mi interés y mi humanidad me dieron mis primeras lecciones, mi primera oportunidad en salud mental y me brindaron la confianza, permitiendo asi mi curiosidad intelectual en las humanidades que algún día me convertiría en buen trabajador de salud mental, mi instructor y jefe de enfermería clínica, APRN, PhD. Toby Newman.

También quiero agradecer amable y sinceramente a todos los que han contribuido con sus oraciones, inspiraciones y revisiones, o han ayudado en cualquiera de las muchas formas con el análisis de datos y la finalización de esta investigación. Aunque mencionar a todos y cada uno de ustedes en mi lista, tal vez sea lo suficientemente largo como para armar otro libro, así que primero comenzaré por agradecer a mi bella y maravillosa esposa, la Reverenda Dra. Damaris D. Whittaker, Reverendo Edwin (RIP) y Doris Ayala por su apoyo espiritual y el Pastor Moses Harvil, por sus oraciones e inspiración, a mi amigo y colega, la reverenda Dra. Ethel Graham Banks y mi buen amigo, el reverendo Marvin Bryant, su esposa Marie y su hermosa familia, quienes me ayudaron por primera vez con sus bendiciones, talento, su coro, su iglesia, su tiempo generoso y sus contribuciones creativas, mientras me preparaba para producir una obra de teatro sobre el conductismo (No mires a tu hermano si no vas a recogerlo.) Eso que benefició a los refugios para personas sin hogar en Torrington, y se presentó en el Teatro Warner, en Torrington, Connecticut, en 1991.

A mi buen amigo, luchador mundial por la igualdad de derechos humanos y la justicia, activista, colega, el profesor Chengiah Ragaven, PhD., que creyó lo suficiente en mí y en este estudio científico como un volumen cuerpo de trabajo, que me dio un lugar de apoyo, me brindó la oportunidad de dar una conferencia en su clase sobre políticas sociales, en la Universidad de Connecticut, campus de Avery Point, Groton, Connecticut y más tarde en la Universidad Estatal de Connecticut Central en New Britain, Connecticut. Allí pude mantenerme erguido y compartir partes de este material, antes de que se publicara, fortaleciendo así mi confianza en la investigación para aprender mucho más sobre mi voz a través de su clase y sus alumnos. A mi buen amigo, paisano, colega y hermano, el profesor Darío Euraque, PhD., quien también me brindó el espacio, la oportunidad y una recepción memorable, después de firmar mi libro y dar una conferencia a su clase en una institución tan prestigiosa, como el Trinity College, en Hartford Connecticut. A amigos y colegas fundadores del Comité de Ayuda de Honduras, Ana Alfaro, Carlos Rózales (RIP), Florence McNought, Reyna Lopez, José L Rodriguez, Darío Euraque, Ph.D, Polly Moran, Ramón Paguada y todas esas buenas personas, con quienes me topé y quienes de una manera u otra me inspiraron, mientras estaba en este viaje, a pesar de todos los obstáculos encontrados, de alguna manera me alentaron enormemente al apoyar mi trabajo anterior, y también me mantuvieron arraigado al creer positivamente en mi sueño. Un agradecimiento especial a nuestro equipo de trabajadores de salud mental que mantuvo a flote a la Community Base Initiative (CBI) de la ciudad de Meriden, Connecticut, a pesar de las arduas luchas políticas. Director del programa: Psicoterapeuta, Clínica, Patricia Yuskis, MS. Enfermeras principales, Edna Williams, RN.BSN, Josie Teart, RN, Alicerine Gums, RN. MSN. Administradores de casos, especialistas psiquiátricos Margarete Wilcox, Delores Wollard, Leela Marrow, Bridgette Naemon, MSW. Jaqueline Baker, Sidney Trusty, Renette Shields, Anabel Graham (RIP), Barbara Aiello, Nancy Richards, Capitán, Reverendo Mark Sharshmidth, MSW, Capellán del Ejército de los EE. UU., Carole Bobb, Sterling B. McClay. Michele Daniels, Pablo Valentín, gerente de la oficina Gail Ryzner. Mucha gratitud también se dirige al Dr. Rossi y su asombroso equipo de clínicos y psicólogo para pacientes ambulatorios, en Iris House. Tambien quiero agradecerle un millón de veces a mi querida amiga, colega músicologa, terapeuta, Corine (Cori) Lovejoy, quien tomo su propio tiempo y se dedico a leer por completo el manuscrito y criticarlo de manera positiva, antes de que fuese publicado por primer vez en el idioma Ingles.

Una gratitud y dedicación espiritual muy especial se remonta a los cielos, mis mentores en ética, sociología y filosofía, estimados profesores en las diversas instituciones de aprendizaje ... dulce y cariñosa, gentil almas adoradas, que literalmente me tomaron bajo sus alas y me enseñaron a volar sociológicamente, por lo tanto, creo que aprendí a pensar un poco como un filósofo. Hoy humilde, honrado de haberles conocido. Les estaré eternamente agradecido.

Mis más sinceras disculpas si omití el nombre de alguien, créanme, no fue a propósito ... Sin embargo, con un propósito guardé lo mejor para el final ... porque no hay palabras suficientes creadas para expresar mi gratitud a todos mis otros colegas y amigos que dejaron de lado su música, familia, trabajo escolar, actividades de la iglesia, tomaron este proyecto bajo sus alas y me ayudaron a editarlo, revisarlo, y así reabastecer mi espíritu roto, agotado y sin inspiración, para impulsar este proyecto desde el concepto de una idea a un manuscrito para luego convertirse en un libro. Gracias a todos por su amabilidad, su amor y su inspiración.

En realidad quedare por siempre super agradecido con mi querida y muy apreciada amiga, escritora, poeta, profesora y colega, Leydi Yasenia Benítez Betancourth por su dedicacion y trabajo profesional en la ayuda de esta traducción del idioma Ingles, al Español. Leydi Benitez, nació el 31 de octubre de 1976 en la ciudad de Choluteca, Honduras. A la edad de 22 años comenzó a laborar como maestra de Educación Primaria en el área de inglés y luego estudió una especialidad para impartir clases a nivel Secundario y Universitario. La permanencia en el área de Literatura Inglesa la ayudó a encontrar su 'nicho' y le permitió incursionar en el mundo de las artes al escribir varios poemas y un libro sobre las aventuras de su vida adolescente en un reconocido internado académico de su país.

"Esto me abrió puertas para traducir en inglés y español; un ámbito en el que me encuentro siempre inmersa, cual me da la oportunidad de trabajar como intérprete en misiones Cristianas. Posteriormente, también la posibilidad de traducir estos escritos al libro "La Fé en el Campo: Una Perspectiva Teológica Histórica Sobre la Salud Mental," del Sociologo, historiador y escritor Sabas Hernán Flores Whittaker." Leydi Yasenia Benitez Betancourth, es profesora de Ingles. Egresada de la Universidad Pedagogica Nacional Francisco Morazan, en Tegucigalpa, Honduras.

Dando también un tremendo agradecimiento a mi sobrina, Yanisse Lisell Rodriguez por su valioso tiempo, intelecto y dedicación a la revisión y edición de este manuscrito. Yanisse, es modelo y estudiante ejemplar de psicología en la Universidad de Puerto Rico, Recinto de Humacao. Gracias!

CAPÍTULO I

El Mundo Moral

Inspirado por mis estudios de Maestría en Ética en el Colegio y Seminario Santos Apóstoles. Holy Apostles College and Seminary.

Para reclamar validez, hay que entender completamente la enfermedad o la salud mental, para proporcionar un tratamiento racional psicológico, teológico o espiritual y que tenga resultados posibles, primero se debe tener un conocimiento profundo del mundo moral.

Para entender completamente la salud y las enfermedades mentales desde una perspectiva espiritual o religiosa, primero debemos entender el mundo moral y los principios de la bioética, así como la Biblia, la Torá y el Corán.

Las siguientes preguntas y respuestas nos ayudarán a comprender mejor estos principios y el verdadero significado de la ética, así como las muchas formas en que podrían aplicarse a diario a nuestra vida espiritual y cotidiana.

1) ¿Cómo categorizamos el orden moral?

Para categorizar el orden moral, primero debemos darnos cuenta de que el dominio de la moralidad es autónomo y que, para marcar el terreno de la moralidad, debemos insistir en que la moralidad no puede reducirse a ningún otro aspecto de nuestras vidas.

2) ¿Qué tipo de arte es la ética?

La ética es el arte de vivir bien.

3) ¿Cómo deberíamos definir la ética?

Debemos definir la ética como la ciencia y el arte normativos, reflexivos y categóricos, que se ocupan de las acciones humanas libres bajo la luz de la razón.

4) ¿Cuál es el significado de la meta ética?

La meta ética es un segundo orden de disciplina, que toma por objeto del tema y no el contenido de ninguna posición moral en particular, sino la ética en sí misma.

5) ¿Cuál es el significado de nihilismo?

El nihilismo es la negación de la validez de toda distinción de valores morales.

6) ¿Cuál es el significado del relativismo?

El relativismo apunta a la opinión de que, en un asunto moral, no hay verdades objetivas. Por lo tanto, la moralidad es relativa a la sociedad y cultura de uno mismo.

7) ¿Cuál es el significado del realismo moral?

El realismo moral se enfoca en la visión de que, en cierto sentido, existe una realidad moral objetiva, e insiste en que la moralidad nos proporciona una razón para nuestras acciones.

8) ¿Qué es el intuicionismo?

El intuicionismo afirma que la moralidad puede ser objetivamente verdadera o falsa y que podemos llegar a conocer qué principios morales son, de una manera especial, por un tipo de intuición o una conciencia directa de nuestras propiedades morales.

9) ¿Qué es el egoísmo y qué nos dice?

El egoísmo nos dice que vivamos para promover nuestros propios intereses. Sin embargo, el egoísta psicológico nos recuerda, e indica que de todos modos ya lo hacemos, por ley de la naturaleza.

10) Describa cómo funciona la ciencia del comportamiento y cómo se aplica a nuestra vida cotidiana?

La ciencia del comportamiento nos lleva a la psicología, y en psicología, aprendemos de la agresión, la sexualidad y la madurez sexual. La ciencia del comportamiento también nos lleva a la sociología, donde podremos examinar el agente moral desde un punto social. La ciencia del comportamiento, luego nos transporta hacia la economía, donde se destaca la forma en que se puede lograr la justicia social a manejar las injusticias.

11) Describe el significado del valor.

Los valores se utilizan para calificar o escalar nuestra utilidad, nuestra importancia y nuestro valor general. Los valores, son concepciones del estado de cosas deseables que se utilizan en una conducta selectiva de criterios, como preferencia y justificación. Esto se propone más tarde como comportamiento real.

12) Describa cómo se aplican los valores morales a nuestra vida cotidiana y su participación?

Los valores morales siempre implican la libre elección. Los valores morales pertenecen solo a una persona o varias personas. Nuestros valores morales tocan a las personas dentro de sí mismos, y los valores morales implican obligación.

13) Como se define la moral priora?

Según el Filosofo, Max Scheler, los valores se conocen antes de las experiencias y tienen estados ideales. Los conocemos por intuición. Del mismo modo que un artista ve la belleza en su pintura, el hombre puede apreciar los valores mediante la aprehensión directa. La priora moral se revela en los llamados sentimientos superiores. Para Scheler, la estructura básica del orden moral no proviene de la experiencia ni de un enfoque pragmático de los problemas y reflexiones del comportamiento humano.

14) Describa el propósito de la autonomía funcional?

La autonomía funcional inicialmente se hizo famosa por Gordon Allport, quien primero indicó la posibilidad de que una actividad pudiera superar sus inicios infantiles y seguir siendo vital debido a un motivo más elevado. Los padres del niño demandan a que este aprenda y practique el piano a diario, a pesar de que lo odia y en ves prefiere ver la televisión. Obedece por temor y por ganarse la aprobación de sus padres, pero tras años después, la ejecución del piano continúa porque la función se ha vuelto autónoma y sigue viva a través de su motivación.

15) ¿Qué es la mitología?

La mitología es el instrumento en la transición de los ideales. La mitología ayuda a pasar por alto los hechos y los eleva últimamente. También hace del hombre que aparente ser más grande que la vida real. "El mito hace al poder!"

16) Describe la diferencia entre las características del introvertido y la orientación extrovertida, según Carl Jung?

En la historia de la vida de cualquier individuo dado, una de las actitudes suele ser dominante. Mientras que el extrovertido disfruta de grandes reuniones sociales con extraños presentes, él sigue interesado en las personas. El extrovertido está interesado en personas con una adaptabilidad espontánea. Por otro lado, la tendencia básica del introvertido es la retirada. Su libido fluye hacia adentro y encuentra su enfoque en factores subjetivos. En un entorno social el introvertido carece de confianza en sí mismo e incluso puede parecer algún nivel insociable.

17) ¿Cuál es el significado de "Homo homini lupus"?

Según Thomas Hobbes, la frase en latín significa que el hombre es un lobo ante cualquier otro hombre y que toda persona teme a la muerte. Esto se debe a que incluso, cuando el hombre más fuerte del mundo duerme de noche, es al igual también tan vulnerable como cualquier otro hombre débil con un puñal. Y advierte que si seguimos con nuestros impulsos incontrolables, la vida humana se reintegrará a lo que fuese en tiempos incivilizados, cuando toda humanidad vivía en la jungla: la vida era solitaria, pobre, desagradable, obscura, brutal y breve.

18) ¿Cuál es el propósito del pacto?

El convenio ayuda a suavizar las brutales implicaciones de las tendencias contraproducentes de los hombres. El pacto une a los hombres para formar una sociedad mediante un contrato social en el que cada individuo entrega parte de su autonomía a condición de que su vecino haga lo mismo.

19) ¿Quiénes eran considerados los miembros más articulados de la escuela del sentido moral?

Los miembros más articulados de la escuela del sentido moral fueron el Conde de Shaftesbury (1671–1713), Joseph Butler (1692–1752) y Francis Hutcheson (1694–1747). Hutcheson, sin embargo, siguió siendo el más comprensivo y consistente de los tres.

20) ¿Cómo explicarían los éticos moralistas el sentido moral? ¿Es un sentido especial, un sentimiento, un instinto o una facultad?

Encontramos que Hutcheson es bastante vago en verdad. La fuerza de sus explicaciones se basa en una analogía entre el sentido estético y el moral. Es decir, entre la intuición de la belleza y la visión de la bondad. Sin embargo, todos podemos estar de acuerdo en que el sentido estético desafía las analogías racionales.

21) Como agentes responsables de la moralidad, ¿cómo crees que evaluaríamos el sentido moral?

Para evaluar completamente el sentido moral, primero debemos llamar la atención sobre el hecho de que no hay espacio ni existe otro lugar para la razón. Pero en cuanto a ser el árbitro supremo y la autoridad final del bien y el mal, en una situación moral, simplemente vemos armonía o deformidad. De manera optimista, los expertos en ética moral asumieron que los afectos benévolos tienen primacía sobre los impulsos agresivos del corazón humano. Sin embargo, esta primacía no es una cuestión de razón sino de acciones nobles y comportamientos altruistas que muestran armonía y equilibrio. Mientras que el comportamiento egoísta destructivo nos conmueve con las formas distorsionadas, los eticistas del sentido moral no han tenido en cuenta la relatividad de la percepción moral y sus dependencias de la facultad y la cultura.

22) ¿Quién fue Immanuel Kant?

Immanuel Kant fue profesor de lógica y metafísica. También fue más completo y técnico que los teóricos mas relajados y tranquilos de las escuelas de sentido moral. Por el cual logró establecerse como el principal defensor de la escuela deontológica.

23) ¿Cuál es el significado de buena voluntad?

La buena voluntad es un mandato que está totalmente de acuerdo con nuestro deber. Si la voluntad del hombre fuera pura y santa, la obediencia a la ley sería un placer.

24) Explique las formas del imperativo categórico.

El imperativo categórico viene en varias formulaciones. Kant pudo expresar la regla de cinco maneras diferentes. Una de las dos formulaciones más importantes fue la máxima, que puede universalizarse como un principio que dice: "si todos son libres de robar, la comunidad se derrumbará a través del robo." La otra formulación más importante es el imperativo de la moralidad, que nos obliga a respetarnos a nosotros mismos y tratar a los demás de acuerdo con la dignidad humana. "No trates a los demás como un medio en la travesia, sino como un fin de la jornada donde moraras y compartiras."

25) Explique los pormenores de la razón práctica.

La razón práctica nos muestra que hay un mandato dado al hombre por su propia naturaleza racional, y nos llega en forma imperativa. El hombre debe actuar de una manera acorde a su dignidad. La categoría incondicional nos dice que devolvamos lo que hemos robado debido a la "razón práctica". Aquí encontramos ejemplos en los que nos damos cuenta de que todos estamos demasiado familiarizados con el condicionamiento o los comandos hipotéticos, como "llegue temprano, si pretende coger un asiento."

26) ¿Cuál es el supuesto postulado de la razón práctica?

Para hacer tal suposición, primero debemos asumir que el agente es libre, porque cada evento es una consecuencia de una condición que sucedió antes. Si no puedes probar que eres libre, afirma la responsabilidad por sus acciones. El agente moral bien puede asumir de que existe algún tipo de vida después de la muerte.

27) ¿Cuál es el verdadero significado de eudaimonía?

En el griego clásico, la palabra eudaimonía significa felicidad, plenitud, o bendición, pero etimológicamente significa ser vigilado por los "buenos demonios." Aunque la palabra felicidad a veces puede ser engañosa, como en el caso de Aristóteles, quien quizás estaba pensando en algún tipo de actividad que se realiza por su propia felicidad.

28) Describe el esquema de la ética nicomáquea?

La ética de Nicomáquea, las famosas líneas nos dicen que cada arte, cada investigación, y similarmente, cada acción y búsqueda, se cree que apunta a algunas buenas razones, por las cuales se declara que el bien es ese, al que apuntan todas las cosas. Hablamos de lo bueno, pero lo bueno tiene varios significados diferentes. El hombre es un organismo con muchas tendencias diferentes, para algunos el objetivo final puede ser el placer o el honor, mientras que para otros puede ser poder y riqueza, pero estos bienes están claramente ordenados como medios para algo más elevado. Debemos encontrar el bien que se busca para sí mismo, un bien que nunca está ordenado como el dinero, los bienes materiales o el poder.

29) ¿Qué son las virtudes morales?

Las virtudes morales, son buenos hábitos operativos, así como los vicios son malos hábitos operativos. Estos hábitos operativos están definidos por la prudencia, que nos ayuda a encontrar su punto medio.

30) ¿Cuáles son las virtudes intelectuales y cómo podrían definirse?

Aristóteles definió la buena vida, como una actividad de conformidad con las virtudes. La virtud existe tanto en la esfera moral como en la intelectual, aunque parece que la moral está dirigida al intelectual como un medio para un fin y asegura el control del apetito del hombre, como un medio para un fin más elevado e inclusivo. Las virtudes morales, nos predisponen a practicar las virtudes intelectuales.

31) ¿Cuál fue la necesidad del marco neoplatónico y qué papel sirvieron a los primeros padres cristianos?

El Neoplatónico fue una visión formulada por primera vez por Platón y luego modificada por Plotinus 2057 AD. Plotino y sus elementos neoplatónicos en la ética, dieron a la ética actual su dinamismo. Lo que luego apelaría a los primeros padres cristianos, quienes indicaron que debemos visualizar al universo como un vasto movimiento cíclico de bondad, derramando y regresando hacia la fuente.

La bondad emana de una fuente primordial, cual sobresale al caer en cascada y se derrama hacia el mundo material. El hombre, en parte el espíritu, en parte la materia, anhela volver a la fuente de la bondad para implicar la purificación y la concentración que más tarde le permitiría ascender.

32) ¿Cómo definiríamos y delinearíamos mejor la pars secunda?

El esquema de la pars secunda, se define en tres partes. A) pars prima, que comienza con Dios, ya que él es un tribuno en sí mismo, y el Creador, en la creación de bondad y belleza es derramado. B) pars secunda, nos dice que tenemos una cuenta donde el hombre regresa a las "fuentes de bondad" de Epístrofe por acciones, ya que las acciones han finalizado. "Pars secunda, comienza con el último fin del hombre al tratar de seguir el análisis de las acciones. A menudo nos cuestionamos a nosotros mismos, ¿qué nos hace humanos y qué modifica nuestras virtudes? " Primero debemos considerar que las pasiones son modificadas por las virtudes de bondad y maldad, por lo que tendríamos que implicar un estándar eterno; "La Ley Eterna de Dios", que proviene de la mente y la voluntad del creador. En la segunda parte de la pars secunda, comenzamos con las tres virtudes teológicas fe, esperanza y caridad, luego vemos cómo estas virtudes se aplican a nuestra vida cotidiana.

C) En parte tertia, vemos a Jesús como el remedio para el pecado y un guía para la vida eterna a través de su trabajo, que entendemos que él proporcionó a la iglesia y los sacramentos. *Para apreciar estos ajustes teológicos, primero debemos ver que Dios nos ha destinado a una meta antes de la comprensión de la razón. "Sin ojos, he visto lo que has preparado para los que te aman".* Para lograr estos objetivos necesitamos enseñanza, porqué todas las acciones están orientadas hacia el objetivo. Pero en las criaturas racionales, las acciones deben seguir las inclinaciones razonadas de la voluntad, las criaturas inteligentes no solo persiguen la meta, sino que se dirigen a metas libremente elegidas.

33) ¿Cuál es su comprensión de la Visio Beatífica?

El Visio Beatífica ayuda a diferenciar entre las actividades más altas del der humano, sus poderes más altos y su objeto más alto. "La felicidad es ante todo la actividad de contemplar las cosas que son, ya que el objeto del intelecto es la verdad, y dado que Dios es la verdad en sí mismo y que la mente está dirigida a Dios". En la escritura se nos dice que "veremos Dios, esto realmente significa conocerlo de manera directa e inmediata, porque el papel de la voluntad es regocijarse en el bien que ya poseemos". La Visio Beatifica también indica que la criatura está completamente feliz y llena con el amor de Dios cual ahora posee.

34) ¿Cuál es la norma de moralidad próxima?

Al buscar el estándar en una norma objetiva que se puede aplicar a las formas transculturales de nuestro sistema, nos hemos dado cuenta de que la ética es la ciencia y es el arte que nos dice qué debemos hacer. Esto hace que la ética sea la normativa, pero mientras que la norma final de la moralidad es la razón práctica correcta a través de estas virtudes, nos damos cuenta de que la justicia y la templanza deben cultivarse porque están de acuerdo con la razón. "Es la razón la que nos dice que ciertas acciones concuerdan con un buen orden y que ciertas acciones son neutrales, mientras que otras están en violación directa de una orden que debemos respetar".

En la religión, la fe se convierte en nuestro guía, debido a que la razón se refleja en sus propias limitaciones de tiempo. Ve la necesidad de revelación sobre la cual debe reflexionar. Se puede confiar en las costumbres, modismos e ideas culturales, siempre que estas aparezcan ante la barrera de la razón intelectual. Santo Tomás de Aquino afirmó que todos los hombres buenos u personas de buen carácter, podrán gobernar sus vidas atraves de la luz de la "ley natural".

35) ¿Qué credenciales tiene el razonamiento por lo que califica como la norma de moralidad próxima?

El razonamiento califica como la norma primaria de moralidad al darse cuenta de que nuestro mundo es contingente y solo al razonar podemos evaluar toda la situación. Por lo tanto, analizar desde afuera y desde arriba y captar con nuestra mente todos los factores relevantes, pasados y presentes como fines y medios. "Podría ser correcto argumentar que la mente es solo un aspecto de la personalidad; esto es cierto. Sin embargo, todos los aspectos de nuestra personalidad están presentes en la mente". A) La razón sola es pública y objetiva, b) la razón es auto-correctiva, c) la razón es flexible, e) la razón también es racional e irracional.

36) ¿Cómo definirías la ley natural?

Aunque es una doctrina no unificada, también es cierto que la teoría descansa sobre ciertos supuestos generales, pero la palabra natural y ley sigue siendo ambigua. La ley natural es una ley moral no escrita, más o menos la misma para todos, debido a su fundamento sobre la base de la naturaleza racional de la humanidad.

37) Define el precepto primario, secundario y terciario de la ley natural.

Los preceptos primarios comienzan con un sentido dinámico de nuestro propio ser, porque tenemos inclinaciones, tendencias y deseos inacabados. Pero vemos la necesidad de un orden social cohesivo que dependa de algún tipo de autoridad y, a veces, de los impulsos de la estética. "Como niños adultos, nos damos cuenta de que se espera que respetemos a nuestros padres, sin embargo, primero debemos tener en cuenta que la familia debe ser estable y que debe evitarse la crueldad hacia los hijos adultos".

El precepto secundario nos ayuda a comprender el proceso lógico, mientras que las normas se hacen más específicas, nos dirigen al silogismo práctico. Sin embargo, análogamente, sigue siendo razonamiento.

"En este momento consideramos el caso de la esclavitud que es inmoral". Para ver por qué el razonamiento moral difiere del procedimiento científico, debemos recordar que, al evaluar las consecuencias morales, el condicionamiento previo cultural e importante juega un factor importante. *Aunque a menudo Aristóteles es considerado uno de los padres fundadores de la ciencia ética, justificaba explícitamente la esclavitud; Al igual que Thomas Jefferson y el filósofo inglés John Locke.* Los preceptos terciarios nos muestran que a medida que nos adaptamos a los detalles, la regla se vuelve ambigua, al tiempo que identifica las cualidades y los poderes, por ejemplo: una cosa tiene en virtud los principios de sus preceptos secundarios tal como existen en virtud de sus preceptos primarios. "La flor es atraída por la mariposa, debido a su color, al igual que el vino es caro debido a su sabor". 1) Llegamos al precepto primario por intuición. 2) El precepto secundario se inscribe con contingencias de cultura y pre-entrenamiento.

38) ¿Cómo podemos definir la ley en el sentido más amplio?

Podemos definir la ley como una ordenación de la razón del bien común, hecha por alguien que se preocupa por su comunidad y promulga o proclama tal.

39) ¿Qué queremos decir cuando hablamos de la Ley Eterna?

Cuando hablamos de la 'Ley Eterna', estamos hablando de la sabiduría de Dios, ya que dirige todas las cosas hacia su propio fin. *La ley eterna es la norma suprema y final de la moralidad. "Ni el hombre o ningún ser humano tiende a conocer directamente, la mente, ni la voluntad de Dios". Hemos descubierto el plan divino solo por el reflejo del mundo, que hemos experimentado.* Por lo tanto, primero conocemos la ley natural que redirige la participación del ser humano en la ley eterna. La ley natural y la ley eterna están conectadas internamente y son dos caras diferentes de la misma moneda.

40) ¿Qué sabemos sobre la ley positiva?

La ley positiva ayuda a aclarar lo que podría ser ambiguo en el orden natural de las cosas, la ley positiva es una regla de acción establecida por la autoridad competente para el bien común y promulgada por algún signo externo ya sea oral o escrita.

41) ¿Cuál es el verdadero significado de la obligación?

La obligación es la primera propiedad de la ley. Cuando hablamos de obligación, nos referimos a la obligación o los aspectos moralmente convincentes de la ley. Esta ley nos llega como un mandato, que obliga a la obediencia. Actuar contra esta ley, es desobedecerla. "Las fuerzas vinculantes de la ley natural provienen del hecho de que es un participante de la ley eterna". El Creador ha ordenado a sus criaturas que definamos los fines como individuos racionales, que debemos participar y cooperar en la dirección de Dios. Plan para la totalidad de las cosas.

42) ¿Qué queremos decir cuando hablamos de sanciones?

Cuando hablamos de sanciones, nos referimos a la recompensa por el cumplimiento y la amenaza de castigo por el incumplimiento. La sanción es agregada por los legisladores para garantizar la obediencia. "En la ley eterna, las sanciones son recompensas otorgadas a los fieles y el castigo asignado a los pecadores. En la ley natural, las sanciones son bastante imperfectas". *El debilitamiento de la voluntad, la experiencia de la culpa y la discordia en la sociedad.* "En la ley positiva, las sanciones son explícitas y generalmente se expresan en forma impresa".

43) ¿Quiénes eran los estoicos, y qué es Logos?

El estoico es una escuela de filosofía unificada lógica-moral, física y moral. Nos dice que el orden mundial está dirigido por los logos divinos e impersonales "mente del mundo" y que la razón humana participa en los "logos" eternos que ordenan todas las cosas para su fin designado. *Todo hombre es, (a), un individuo solitario y (b), un ciudadano de la comunidad mundial y debe hacer justicia a ambos.*

44) ¿Qué quiso decir Santo Tomás de Aquino con la Sindéresis?

La sindéresis es una supuesta capacidad natural o innata de la mente, que nos ayuda a conocer y reconocer el primer principio de la ética y el razonamiento moral.

45) ¿Cuál es el significado de Etiam daretour non esse deum?

Hugo Gratious, jurista holandés y hombre de estado 1583 - 1650, fue considerado más tarde como el padre de las leyes internacionales modernas, cuando publicó Las Leyes de la Guerra y la Paz. En el Gratious, insistió en que la ley natural mantendría su validez, incluso si asumimos que no hay Dios. Etiam daretour non esse deum... {etiamsi daremus Deum non esse). Gratious también argumentó que la mente puede construir una ciencia del pensamiento mediante un análisis cuidadoso de la definición, pero Gratious parecía razonar solo como su luz guía.

46) ¿En qué año se declaró la Declaración Universal de los Derechos Humanos y cuál es su definición?

Antes de la Segunda Guerra Mundial en 1945, no existían definiciones de derechos humanos, aunque varios principios de derechos humanos se codificaron en un acuerdo limitado anterior. Después de la Segunda Guerra Mundial, el primer llamamiento internacional verdaderamente importante para los derechos humanos apareció en la carta constitutiva de las Naciones Unidas. La carta reafirma los derechos humanos fundamentales en la dignidad y el valor de la persona, en la igualdad de derechos de hombres y mujeres y estableció el objetivo de promover y fomentar el respeto de los derechos humanos y las libertades fundamentales para todos, sin distinción de raza, sexo, idioma o religión. Revolucionando por primera vez las preocupaciones internacionales sobre derechos humanos, y no solo la prerrogativa de los gobiernos individuales. Más tarde, ese mismo año, el 10 de diciembre de 1945, la Asamblea General de las Naciones Unidas adoptó la Declaración Universal de los Derechos Humanos, estableciendo así el estándar para todo el trabajo futuro de los derechos humanos.

47) ¿Cuáles son los componentes de un derecho?

Cuando reflexionamos sobre el significado de un derecho tanto en el sentido subjetivo como en el objetivo, encontramos cuatro componentes. a) El sujeto, b), el obligado, c) el objeto de la reclamación, yd) el título. Sin embargo, debemos insistir en que el sujeto de estos derechos solo pueden ser personas. Los derechos del individuo pueden extenderse a los seres morales y jurídicos, por ejemplo, una corporación, el ejército, el gobierno y los obligados también deben ser personas. "Un maestro nunca puede ser dueño de un ser humano como en la esclavitud... aunque si puede contratar a una persona y dirigirle funcionalmente".

48) Defina las fuentes de los derechos humanos.

Mientras buscábamos la base radical de los derechos humanos nos cuestionamos. ¿Sobre qué base se le permite a una persona en poseer propiedades, o exigir un juicio justo, o expresar sus creencias en público? Para explicar tales derechos, tendríamos que remontarnos algunos siglos atras, cuando el hombre se concentró fuertemente en los derechos humanos. Como la Constitución estadounidense que contiene la Carta de Derechos, o volver a 1789 cuando la Asamblea Nacional francesa redactó la Declaración de los Derechos del Hombre, que sirvió de preámbulo a la nueva Constitución. La carta de las Naciones Unidas, en cual se asume que todos los hombres son creados iguales ante la ley y que todos los hombres disfrutan de los derechos humanos básicos. ¿Pero en qué se basan estas afirmaciones? Todos ellos descansan sobre la Ley Natural.

49) ¿Cuál es la diferencia entre los derechos naturales y los derechos adquiridos?

Nuestro argumento es que la justificación final de los derechos naturales se encuentra en la ley natural. La ley natural viene a nosotros como un mandamiento. Como personas libres, los humanos aceptamos el orden, que pretende el creador, por ejemplo: "Todos estamos obligados a buscar la realización personal, quien quiera el fin, debe tener los medios; Dios también es el autor de los derechos humanos."

Por supuesto, todos estaremos de acuerdo en que la mayoría de nuestros derechos se adquieren, pero los derechos adquiridos tienen su origen en los derechos naturales.

50) Enumera algunos de los títulos por los cuáles se adquiere un derecho

A) Son siete títulos conocidos por los cuales se adquieren derechos: a) ocupación, b) mano de obra, c) regalos, d) herencia, e) adhesión, f) prescripción y g) contrato.

51) ¿Qué es un contrato social y para qué sirve?

La abrumadora mayoría de nuestros derechos se adquieren mediante contrato. Un contrato es una transferencia de un derecho, de modo que algo, que no era un derecho, se convierte en un derecho. Lo que era un derecho, está alienado a favor de otro. El contrato promete y establece una obligación en el que se está prometiendo.

52) ¿Qué es un contrato oneroso o bilateral?

Un contrato oneroso o bilateral, nos llega en forma de Du ot des o quid pro quo. "Lo di para que tú lo des", es un acuerdo con suficiente consideración.

53) ¿Qué es un contrato lícito?

Un contrato lícito es un contrato real. El contrato se convierte en ab initio, o "inválido" cuando falta uno de sus elementos esenciales, por ejemplo, "Un hombre vende un automóvil que ha robado, la venta se convierte en ab initio porque el automóvil nunca fue suyo para vender". Se vuelve ilícito, cuando viola las leyes morales o cívicas. Un contrato aleatorio, funciona como la participación de la casualidad o algunos eventos futuros indeterminados. Un ejemplo de esto se encuentra en la compra de un boleto de lotería, o en una visita al casino, "no garantizan ninguna ganancia, pero si ganas, te pagarán el dinero".

54) ¿Qué es una conciencia, y cuál es su propósito?

En todas las culturas existe un fenómeno básico, al que llamamos conciencia. p.ej. El hombre puede diferir en los detalles más precisos, pero todos estamos familiarizados con la voz interior y todos los hombres han experimentado algún tipo de culpa y, a veces, estamos orgullosos de sí mismos. Todos hemos dudado en un momento u otro porque estamos confundidos acerca de la probidad moral; "Algunos pueden hablar de la voz de Dios, mientras que otros prefieren la expresión" juicio de la razón ", pero la tarea del ético es aclarar la creación de nuestro estándar interno".

55) ¿Qué nos dice la etimología sobre la conciencia?

La etimología nos dice que la palabra conciencia significa, un conocimiento que acompaña, o que acompaña a la conciencia de algo más. "Una conciencia muy general del primer principio del orden moral podría involucrar dos tipos de conciencia".

56) ¿Cómo podemos aplicar la conciencia a un hábito moral y qué implica un hábito moral?

El hábito moral implica que, en todo momento, todos los hombres deben ser conscientes de un orden moral adjetivo. "Nos encontramos culpando a otros, acusándolos, acusándonos y animando a los amigos a vivir de una manera más honorable; mientras que podemos estar en desacuerdo sobre la crueldad, todos parecen coincidir en que el juicio de crueldad "excesiva" es objetivamente erróneo ".

57) Describa cómo la conciencia funciona como un acto y como un juicio concreto.

En este caso, hemos encontrado que todas las cosas deben considerarse una acción intencional, ya sea moral o no. Después de reflexionar sobre los datos relevantes de tal acto, la facultad moral debe formular algún tipo de juicio. Por ejemplo, ¿es moralmente incorrecto abortar a un bebé? "Aquí, primero debemos definir el acto de una conciencia como un juicio de la razón práctica y que una determinada acción, todas las circunstancias se consideran moralmente correctas, incorrectas o diferentes para este tema".

58) ¿Cuál es el significado de la sindéresis?

La palabra sindéresis utilizada por Santo Tomás de Aquino es probablemente una corrupción de la palabra griega "syneidesis" o conciencia. El desarrollo de nuestra conciencia moral se lleva a cabo bajo la luz de la "sindéresis" de nuestra conciencia, que es el hábito de nuestro primer principio moral.

59) ¿Cómo debemos distinguir entre el antecedente y la consecuencia de una conciencia?
A) La conciencia antecedente, nos prohíbe y reprueba ciertas acciones, mientras que nuestra conciencia consecuente, incita a la culpa y excita la penitencia.
60) Describe y enumera los diferentes estados de conciencia.

La lista se compone de tres componentes principales, a) antecedente y consecuencia, b) desde la conciencia errónea o laxa, c) una conciencia perpleja o escrupulosa

61) ¿Cuáles son las directivas básicas para la conciencia?

Para describir libremente la directiva básica de la conciencia, primero debemos seguir una conciencia, que es a la vez cierta y correcta. Por cierto, queremos decir "definitivamente" correcto, o de acuerdo con estándares objetivos. En asuntos de gran importancia, nunca podemos actuar en un estado de duda práctica; lo que significa que "debemos leer la ley nuevamente, buscar consejo o usar los principios reflejos si la duda persiste".

62) ¿En qué forma nos llega la última palabra de "conciencia"?

Se trata de nosotros como libre elección, o 'liberum arbitrium'.

63) ¿Quién era Lawrence Kohlberg y en qué etapas de conciencia se enfocó?

Lawrence Kohlberg, fue un psicólogo estadounidense que investigó las etapas de crecimiento en las que evoluciona nuestra conciencia. Su énfasis, se colocó principalmente en el cognitivo en el que se explican las decisiones morales. Por ejemplo, ¿por qué está mal desobedecer a nuestros padres, las enseñanzas de Dios y la ley? ¿Qué tan grave es robar? ¿Cómo podemos saber lo que uno está obligado a hacer?
Kohlberg, también estaba interesado e influenciado por Jean Piaget y su concepto de "el juicio moral de un niño" y sus aspectos de la psicología cognitiva y del desarrollo,

pero Max Webber y su teoría de los tipos idealizados lo influenciaron aún más. "El sociólogo debe poder ponerse en la mente de quienes estudia".

64) ¿Cómo empleó Kohlberg sus estudios sobre metodología?

Kohlberg empleó su estudio reuniendo material sobre formación de conciencia y siguiendo a sus sujetos desde la infancia hasta el adulto, y cuestionando su comportamiento en intervalos de tres años. Esto le permitió seguir el nivel de sujeto moral que más tarde ayudó a identificar y marcar claramente estas etapas, con las siguientes características: A) La secuencia de etapas está relacionada con la edad, B) cada etapa sucesiva es cualitativamente diferente de la etapa anterior, C) cada etapa es más completa que su predecesora, D) las etapas se desarrollan mediante una secuencia invariante o moralidad convencional.

65) ¿Qué es la moralidad convencional?

La moralidad convencional está en gran medida determinada culturalmente por el uso o hábito en el proceso de lo que llamamos socialización. Por ejemplo, "Todos aprendemos a seguir al líder".

66) ¿Qué y cómo definimos mejor las seis etapas del crecimiento moral?

Para seguir estas etapas, primero debemos llegar a la comprensión de la moralidad pre-convencional, que se identifica con el miedo y el castigo. por ejemplo, *todos obedecemos la ley por miedo*, aunque nuestra pregunta sigue abierta *¿Qué es bueno y qué es malo?* La etapa egoísta, que sigue la evidencia del cálculo; Esta etapa equivale a una especie de trato. La etapa del niño bueno, "en esto buscamos algún tipo de conformidad social o recompensa por parte de otros. La etapa de la ley y el orden, que exige un mantenimiento social y demandas para reglas claras de toma de decisiones, *esta ley a veces está sujeta a control externo*. A nivel contractual, esta etapa muestra un movimiento saludable de lo heterónomo a la autonomía mediante una especie de personalización profunda, al centrarse en los orígenes convencionales del derecho positivo.

Eso es hacia un consenso. Por ejemplo, *el hombre no fue hecho para el sábado, pero el sábado fue hecho para el hombre.* El nivel de conciencia, esta etapa nos remite al "puro" absoluto, pero se hace un llamamiento a los principios absolutos y los valores últimos. *Para hacer este llamado, primero debemos entender que un principio es más alto que la regla, porque mientras que una regla es específica, "no robes", un principio es general*, por ejemplo, todos los humanos son dignos de dignidad. Las reglas son necesarias, pero sirven a un propósito superior para proteger los principios. Debemos justificar cada curso de acción emprendido. ¿Porque es más compasivo o porque será la oportunidad para alguien que, por lo demás, tiene una capacidad diferente o está físicamente incapacitado para trabajar, estacionarse, participar o competir? ¿Deberíamos recomendar algunos programas para los enfermos mentales, ya que aumenta su dignidad y libertad, y quizás incluso fomente un sentido de responsabilidad? Mientras que las reglas nunca son absolutas, los ideales y los principios nunca cambian. Un ejemplo más cercano de esto podría ser examinado claramente cuando miramos "Acción afirmativa" o cuando intentamos abogar por un mejor tratamiento para el individuo que padece una enfermedad mental.

La Necesidad de Renovar Nuestra Fé Espiritual a lo Largo del Campo de la Salud Mental

A lo largo de los últimos cien años, más o menos, la psiquiatría estadounidense ha cambiado su campo de actividad fundamental, ya que se dedica principalmente a la atención de custodia del cliente individual con enfermedad mental, a un énfasis en el tratamiento de pacientes ambulatorios. En la actualidad, esta transferencia ha cambiado a una preocupación importante por la familia inmediata de cada individuo, entre su hogar, la iglesia, la escuela, el trabajo, los matrimonios, la delincuencia juvenil y las adicciones a los narcóticos. Al mismo tiempo, los patrones institucionales en la atención psiquiátrica han sufrido cambios graduales, lo que ha llevado a una política de puertas abiertas en muchos hospitales de todo el país y en otros países del mundo.

Cuando pensamos en la palabra hablada fe, también debemos pensar en el significado ministerial de angustia psicológica, dolor y confusión relativa, que existen en los corazones y en las mentes perturbadas de aquellos individuos que padecen de enfermedades mentales. También debemos pensar en su redención y en el notable aislamiento, la desesperación y la depresión que plagan sus vidas cotidianas.

Cuando observamos la fe sostenida, primero debemos recordar que queremos ser amados. Definitivamente, cada uno de nosotros necesita comprender y creer firmemente que Dios nos ama, por lo tanto, la fe nos dice que debemos instruir eficazmente a los demás para que amen a Dios. Aunque ya han pasado más de ciento cincuenta años desde que la iglesia ha sido prácticamente eliminada del campo de la salud mental, oramos para que "los poderes que sean" abran sus corazones y sus puertas institucionales para permitir una vez más una oportunidad para esos individuos sufriendo con una enfermedad mental para beneficiarse del cristiano y todas las otras formas de asesoramiento teológico, al permitir activamente que un poco más de Dios regrese al campo de la salud mental. A lo largo de los siglos, hemos tratado, investigado y documentado qué condiciones complejas y qué características especiales han llevado a las personas a caer en las trampas de las enfermedades mentales. El último intento serio de la iglesia de liderar la marcha hacia la higiene mental fue encabezado por una muy joven maestra de escuela dominical llamada, Dorothea Dix.

El núcleo de este libro es tratar de lidiar con los problemas planteados por tales preguntas, ya que reconocemos cariñosamente que incluso en este día y época, planteamos muy poco concepto racional sobre la naturaleza de la enfermedad mental. Y sobre qué es, qué lo causa y qué lo curará realmente, aunque esto es cierto incluso entre los psiquiatras, los psicólogos y las comunidades de salud mental y psiquiátrica en general. Esta admisión inmediata de la ignorancia frustra e impacta significativamente nuestras actitudes en el campo extensivo, hacia la gran cantidad de interpretaciones contendientes que se retienen a lo largo de los siglos sobre las enfermedades mentales y varias razones clave para sus propósitos y tratamientos particulares. Locura, enfermedad mental, locura, locura o cualquier otro nombre, los respetados psiquiatras, psicólogos y sociólogos, la sociedad, incluidos los voraces consumidores, han logrado etiquetarlo; A lo largo de los años sigue siendo un fenómeno esquivo. La institucionalización de por vida, hoy dia es una rareza. La mayoría de los pacientes básicamente se recuperan lo suficiente como para ser atendidos en sus hogares individuales y en sus propias comunidades. La ayuda de la comunidad para los enfermos mentales ha avanzado sistemáticamente en las últimas dos décadas, sin embargo, todavía se necesita mucho trabajo para cumplir con éxito y la tarea es contínua. Aunque todavía aun no sabemos las causas exactas de las principales enfermedades mentales, como la esquizofrenia, el trastorno afectivo bipolar (depresión maníaca) o la depresión clínica, ahora se dispone de un tratamiento esencial. Los investigadores continúan mirando implacablemente la genética en un intento subyacente de identificar con éxito las causas. Aunque una cura definitiva, quizás no pueda llegar en nuestros tiempos de vida, tal vez lo sea para nuestros hijos y sus hijos. El estigma de la enfermedad mental aún no ha sido completamente erradicada. Sin embargo, el movimiento colectivo para equiparar la enfermedad mental con la enfermedad física ha dado lugar a una mayor comprensión en algunos frentes, en cuanto al curso particular de la enfermedad. Triste, aunque la verdad es que aún nos queda mucho camino por recorrer, pero seguiremos trabajando en ello.

Abuso del Enfermo Mental Versus Esclavitud

Cuando pensamos en la enfermedad mental crónica, no podemos evitar el estudio de las correlaciones y el éxito entre las controversias que los grandes filósofos antiguos hicieron entre sí sobre los temas importantes de la libertad frente a la moral conceptual. Tampoco debemos omitir repetidamente el hecho convencional de que, en aquellos días, los "no griegos," eran automáticamente considerados inferiores. Por lo tanto, si no eras de un cien por ciento 100% orígen griego, instintivamente eran bárbaros o esclavos. Hicieron esto, al mismo tiempo que argumentaban que el derecho de nacimiento de todos los griegos era el de los agentes del buen moral y libres; quizás solo un número limitado de intelectuales entre los muchos fueron excluidos permanentemente. Esta teoría nos remite a la filosofía y al examen exhaustivo de las interpretaciones del precepto primario, secundario y terciario de la ley natural. El precepto primario comienza con un sentido dinámico de nuestro ser personal, porque tenemos inclinaciones, tendencias y deseos inacabados. Pero con frecuencia nos damos cuenta de la demanda de un orden social cohesivo. Eso, que depende de algún tipo de autoridad interpretativa y, a veces, es impulsado por la estética, por ejemplo. *A, el hombre se da cuenta pragmáticamente de que debe respetar constantemente a sus padres, pero primero debemos considerar cuidadosamente que la familia debe ser estable; por lo tanto, la 'crueldad colectiva, debe ser evitada y eliminada efectivamente'.*

El precepto secundario nos ayuda a comprender instintivamente el proceso lógico, mientras que las normas se hacen más específicas; nos dirigen al silogismo práctico. Sin embargo, análogamente, sigue siendo un razonamiento natural. En este momento tomamos en consideración el caso contencioso de la esclavitud, que es inmoral. Para comprender en general por qué el razonamiento moral difiere del procedimiento científico, debemos reconocer continuamente que, al evaluar las consecuencias morales, los condicionantes imperativos previos culturales y sociales representan un factor importante.

Aunque Aristóteles fue uno de los padres fundadores de la ciencia ética, justificó explícitamente la esclavitud y también lo hizo el filósofo inglés de renombre mundial, John Locke. Locke, no era un personaje ordinario, estaba siendo considerado como uno de los principales pioneros en el pensamiento innovador, que además había hecho algunas de las mayores contribuciones al análisis académico literario de política, gobierno y psicología. "Locke es exactamente el mismo hombre, cuyos escritos también inspiraron el marco de uno de nuestros documentos más preciados, la Constitución de los Estados Unidos de America"

Los preceptos terciarios nos muestran que a medida que descendemos a lo particular, la regla práctica se vuelve ambigua, al tiempo que identifica las cualidades y poderes adecuados; una cosa tiene en virtud los principios de sus preceptos secundarios, tal como existen en virtud de sus preceptos primarios. Por ejemplo, *la mariposa se siente atraída por la flor debido a su color, ya que el vino es caro debido a su sabor.* (a) Hemos llegado al precepto primario por intuición (b) El precepto secundario está inscrito en la contingencia de las culturas y el entrenamiento previo. Al comparar los problemas significativos de moralidad, libertad personal y esclavitud, no podemos omitir subsecuente y repetidamente las formas similares en que el estigma, el trato inhumano, los malos tratos, las malas condiciones de vida, la falta de comprensión, la pobreza y las condiciones deshumanizantes en general que a lo largo de la historia se han colocado continuamente en las vidas ordinarias de personas con enfermedades mentales crónicas.

Ya sea que se trate de instalaciones públicas grandes, centros de asistencia comunitaria o clínicas privadas, religiosas y ambulatorias sin fines de lucro, el acceso a la calidad de atención adecuada debería existir adecuadamente y permanecer disponible en todo momento para las personas con tales necesidades. Al interpretar la descripción crítica entre los preceptos primarios, secundarios y terciarios de la ley natural, como representantes productivos de una sociedad moral y civilizada, primero debemos educarnos sobre las preocupaciones predominantemente significativas del tratamiento de la salud mental.

Además, debemos aprender inteligentemente a aceptar voluntariamente a individuos que sufren aflicciones mentales. Hemos aprendido constantemente a aceptar a los pacientes con cáncer, a los diabéticos, a los pacientes con enfisema o a los que sufren afecciones cardíacas anormales, etc. Mi opinión, es que no señalamos, ni hablamos de las personas que se ven regularmente en la comunidad y dentro de nuestra sociedad portando insulina administrada en bolsas en la cintura, no los remolcamos y tampoco empujamos sus tanques de oxígeno portátiles y otros aparatos médicos de respiración. Entonces porque nos burlamos del que padece de enfermedades mentales?

Otra razón fundamental detrás de este estudio se debe en parte a las frustraciones observadas entre los miembros de la familia al tratar de cuidar a sus seres queridos y cómo esa falta de conocimiento extenso de la enfermedad mental dificulta el tratamiento y la atención. Estas frustraciones tienden a extenderse y emanar entre los cuidadores inmediatos, al mismo tiempo que intentan comunicar sus experiencias y sugerencias optimistas a supervisores demasiado entusiastas, parcialmente educados o despreocupados y un número limitado de miembros del equipo de tratamiento que no están preocupados. Tales frustraciones crecen y tienden a inclinarse convencionalmente más hacia una actitud pesimista y poco realista, particularmente hacia aquellos pacientes o clientes que han colocado impedimentos, obstaculizando involuntariamente su cuidado individual, o que se consideran resistentes al tratamiento y difíciles de tratar. Es probable que sea importante reconocer desde el principio que las actitudes desdeñosas de algunos proveedores de atención de salud mental también han sido un obstáculo importante al desarrollar servicios efectivos para esta población de pacientes; particularmente estas funciones, que durante mucho tiempo han sido alternativamente romantizadas y estigmatizadas a lo largo de los años. . La mayoría de las personas son rechazadas por los enfermos mentales crónicos, muchas veces esto puede incluir necesariamente incluso a algunos médicos, algunas enfermeras psiquiátricas, un número limitado de trabajadores sociales e incluso algunos trabajadores de salud mental. Una mezcla de miedo profundo, culpa cautelosa y el deseo de mantener la distancia de uno, colorea la reacción colectiva a este grupo de pacientes.

La verdad indiscutible de este problema en particular es que los pacientes mentales, en particular los diagnosticados con un trastorno límite de la personalidad y los enfermos crónicos psicológicamente no siempre se comportan "bien". Esto se examina desde una variedad de perspectivas sociales y psicodinámicas, actúa mal y es malo. El comportamiento inesperadamente se pone a ellos mismos ya otros en riesgo. De forma inesperada, ponen a otros en riesgo, debido a su comportamiento desviado, esto se encuentra particularmente en la parte de los seres queridos, o cuando producen constantemente una cantidad excesiva de estrés para los involucrados en su tratamiento individual. Con esto, obviamente queremos decir que cualquier padre se sentiría sumamente afectado al ver a su hija vagando por el vecindario desnuda y hablando abiertamente con ella misma. ¿Se sentirían igual con respecto a un hijo que, según informes, ha sido visto en el centro de la ciudad comiendo de los botes de basura, participando repetidamente en peleas de bar locales o siendo arrestado por robar y llevado a la cárcel? Aunque es menos difícil saberlo por medio de un terapeuta, no es mucha la diferencia. Sin embargo, sigue siendo angustioso para ellos tener un paciente dando vueltas alucinando en el vestíbulo de la instalación de salud mental. O tener un paciente golpeando a otros pacientes, asaltando a miembros del personal y, en repetidas ocasiones, se tenga en reclusión o poniéndole restricciones mecánicas.

Tratando de Encontrar Razonamiento de la Enfermedad Mental en El Mundo Histórico

A lo largo de las tradiciones académicas occidentales, los griegos primero intentaron dar sentido común a la enfermedad mental, o la locura histórica, primero al mejorar las alternativas y básicamente requerir interpretaciones. En nuestros análisis académicos sobre la mitología griega y las epopeyas homéricas, seguramente nos encontraremos con los restos de actitudes arcaicas hacia los enfermos mentales y sus hechos. A lo largo de estos veremos donde los antiguos héroes griegos se vuelven locos, algunos se vuelven locos, otros se voltean entre sí mismos con furia, venganza o una enorme pena. Aunque estos mitos no presentan locura en los términos colaterales que luego fueron iniciados por la medicina clásica y la filosofía regulatoria; sus héroes tampoco poseen psiques comparables a la de Edipo en la obra de Sófocles, y mucho menos a la de Hamlet ni a Sigmund Freud.

A medida que estudiamos y reexaminamos cuidadosamente la antigua epopeya, a primera vista, podríamos ver que la mentalidad del individuo que representa definitivamente ofrece a sus personajes heredados ningún yo interno sensible y reflexivo o una mente propia. En cambio, lo vemos lidiar con lo que muchos de los expertos confiables en el campo lo llamarían a primera vista, "la elección de la vida". Los héroes de Homero son, alternativamente, más parecidos a los títeres, jugadores temperamentales a merced de fuerzas significativas, fundamentalmente desde más allá; y más allá de su control aplicable de dioses, demonios, destinos y furias. En cambio, estos mitos, obviamente, nos muestran que cada uno tiene su propio destino como guerreros, reyes, hijos, hijas, padres, etc. También poseen cuerpos físicos poderosos para ejecutar acciones. Homero nos dice mucho más acerca de sus actos que de sus deliberaciones. Sus destinos se deciden en gran medida por instrucciones de arriba, a menudo reveladas a través de ideas o sueños. Estos personajes mitológicos a menudo fueron maldecidos y perseguidos por poderes terribles, que castigan, vengan y destruyen con éxito al conducir al demente al suicidio.

Sin embargo, aunque no es completamente descriptivo, un proceso relevante de contaminación mental y purificación lleva a muchos a la destrucción física. A lo largo de todo esto, la vida interior con sus confusiones de razón fundamental y conciencia de las aflicciones de las luchas mentales todavía no se ve como el centro vital de la atención inmediata. Sin embargo, el paisaje mental contemporáneo y sus símbolos emergían ahora como el punto más alto de la civilización griega en los siglos quinto y cuarto antes de Cristo. Durante esta era, el pensamiento ateniense sobre la psique se desarrollaría para establecer el patrón de nuestras mentes y locura en la mente occidental y permanecería presente desde entonces. Los filósofos griegos se dedicaron enérgicamente a someterse a la naturaleza, a la sociedad humana y a la conciencia colectiva de la razón fundamental. Su objetivo definitivo es dominar principalmente la anarquía, establecer ampliamente un orden razonable e imponer convencionalmente la autodisciplina. La racionalidad se convirtió entonces en una parte definitiva de la facultad más noble del hombre, donde la lógica y el orden cósmico teórico aún podían percibirse en general y, por lo tanto, ayudaban a establecer una comprensión más profunda de la naturaleza enfermiza del hombre. En ética, vemos y podemos entender claramente cómo la razón también se puede realizar para alcanzarla a través del autoconocimiento y abrir las puertas a una comprensión más amplia y más profunda de la naturaleza humana en sí misma y así controlar nuestros impulsos más bajos de animales, 'homo lupos homini, por lo tanto, la filosofía se estableció como el componente más esencial para comprender la razón. Aunque la mayoría de los griegos no negaron la realidad práctica a lo irracional, de hecho, la misma adulación que presentaron a las razones fundamentales indica su aceptación y gran admiración por las misteriosas fuerzas de la pasión entusiasta, el destino típico y el destino que la razón se opuso firmemente. De la misma manera, otras escuelas de filósofos griegos, los estoicos en particular expusieron claramente lo irracional como un problema y lo consideraron amenazante e impactante, mientras que, de hecho, argumentar el razonamiento fundamental debería combatir. Nunca perdieron su temor por las fuerzas primordiales que poseían en la mente y, a menudo, jugaban con el destino humano o su admiración por la pasión y el fuego de entusiastas, que se apoderaron de genios y artistas, iluminando visiones de lo divino. Sin embargo, desde Platón en adelante, definieron descriptivamente cómo la locura de lo irracional era la roca gigantesca colocada en el camino de la dignidad humana; y las partes contradictorias entre lo racional y lo irracional. Aparentemente mostrando cómo la legítima soberanía de lo racional puede llegar a ser fundamental para ambos y cómo su vocabulario moral y científico, fluye a través de ellos, hacia el nuestro.

La filosofía permitió a los griegos reflexionar sobre la locura con una razón fundamental, por lo que los héroes de Homero se convirtieron en los objetos conscientes de la reflexión teórica, la responsabilidad y la culpa de los conflictos mentales internos que se dividen entre ellos y contra ellos mismos. Como en una forma estándar de terapia antigua, idearon una técnica distintiva para el futuro que se desarrolla en el habla, el drama trágico, el arte y el teatro en vivo para lidiar con conflictos emocionales y tragedias dramáticas; por el cual el drama del individuo aplastó las ineluctables demandas rivales de amor incondicional, odio distinguible, compasión y venganza potencial, deber exigible y deseo ambiguo. Obviamente, encontraron que el drama también sugería pasajes de resolución genuina y, a medida que aprendían a desarrollar juego de roles, se adaptaron rápidamente al uso del teatro como terapia cognitiva. Estos antiguos griegos opinaban que la enfermedad mental o la locura podrían atribuirse como una condición de enfermedad del alma estática, como lo expresaban las artes, y desarrollaron una forma muy diferente de tratarla médicamente. Cuando se enfrentaron a la epilepsia, que entonces se consideraba una enfermedad sagrada, sus médicos científicos de la tradición hipocrática negaron atrevidamente el hecho de que se trataba de una visita milagrosa sobrenatural desde arriba. De manera opuesta, afirmaron firmemente que se trataba de una enfermedad física y un producto de los poderes comunes de la naturaleza.

Luego, los científicos de aquella época de antigüedad sugirieron que todas las enfermedades anormales y todos los tipos de enfermedades mentales también podrían ser reclamadas y tratadas con medicamentos naturales. Confirmando entonces que estas explicaciones podrían luego recurrir a causas físicas que afectan a otros órganos, como el corazón, el cerebro y la sangre; así como sus espíritus y, a menudo, incluso el humor extraño del individuo. Luego insistieron en que estas curas debían depender del régimen y los medicamentos para el tratamiento científico del genio, la manía y la melancolía, eran enfermedades inteligibles interconectadas con la anatomía y patología humanas. Aunque, tal vez, los pensadores clásicos no fueron muy claros al definir y resolver la naturaleza de la enfermedad mental para las generaciones futuras, sin embargo, al elevar la mente, valoraron la razón, el orden y la inteligibilidad cósmica. El punto es que a través de su intento de hacer que el hombre en si fuese la medida de todas las cosas, también hicieron humana la enfermedad mental.

Aunque el legado griego al final nunca logró resolver el enigma de la esfinge, ni la división entre las teorías psicológicas y somáticas de la locura, a lo largo de la historia ambas teorías han tenido sus atractivos y sus reveses. Sin embargo, la cultura de la cristiandad medieval y latina absorbió las alternativas griegas a la locura como un trauma moral y la ves, como una enfermedad. El cristianismo primitivo también colocó estas dos alternativas dentro del sistema cósmico cristiano de intervención divina, por lo que, por lo tanto, impartió un mayor significado a ambos. La teología cristiana primitiva, por supuesto, también logró ver la enfermedad mental bajo una luz muy diferente, hasta ahora ajena a la antigua filosofía griega. Y a partir de ese momento, el desorden mental se marcó como la guerra por la posesión del alma, como la "psicomastia" librada entre Dios y Satanás, o el bien y el mal. Por lo tanto, las mentes teológicas medievales consideraban la enfermedad mental como religiosa, como moral, como médica, como divina o como la línea diabólica exacta entre el bien y el mal. Los internos, el Renacimiento científico y las mentes de la Ilustración de esa era tendrían éxito, por lo que, sin embargo, aún no logran descifrar el misterio de la enfermedad mental, para el cual no fueron avances científicos significativos. Se podría decir que "no hubo Newton en el campo de la locura, y definitivamente no hubo una revolución copernicana en el ámbito psiquiátrico, que se jactara de los descubrimientos de los secretos que se encuentran dentro de la mente humana. A través de la Edad Media y mucho más allá, las personas con enfermedades mentales rara vez tenían alguna disposición formal especial. Los refugios, o el hospital eran casi, pero desconocidos y el estigma ya estaba muy cargado. Se establecieron algunas casas para los locos, algunos asilos aparecieron en la España del siglo XV, casi al mismo tiempo que el Hospital de Belén en Londres, comenzó a especializarse en el cuidado de las personas que sufrían enfermedades mentales.

Algunos monasterios aceptaron lo que entonces se conocía como "extraño y lunático". En su mayoría, los lunáticos fueron atendidos o descuidados dentro de la familia y mantenidos bajo la vigilancia de la comunidad del pueblo. A la mayoría simplemente se les permitía vagar por las calles. Algunos estados a lo largo de la unión llevaron a cabo funciones de bienestar limitadas, pero la antigua mezcla de lunáticos con personas en general posiblemente conserva un sentido residual de la dignidad humana común. Esto quizás intervino con suficiente fuerza de unión sociológica, para prevenir un fomento de "ellos y nosotros", creando así una división, que esencialmente los habría alienado a "ellos" como seres humanos, o tal vez incluso como una raza aparte. Sin embargo, esta gratitud se puede dar mejor a las enseñanzas cristianas primitivas, que quizás ayudaron a mantener un cierto sentido de ver a la persona que padece una enfermedad mental como un ser humano, una criatura hecha a la imagen de Dios y con los mismos sentimientos que todos los demás creyentes. Los primeros predicadores también insistieron en que "si todos los hombres fueran pecadores, entonces las distinciones del mundo y sus rasgos externos de rango, riqueza, educación y éxito podrían, al final, contar muy poco a los ojos de Dios. Además, los cristianos primitivos también buscaron circunstancias especiales para formar y justificar sus creencias mediante las cuales formar un valor positivo sobre la enfermedad mental. "La locura", argumentaron, "podría ser, por supuesto, el castigo de Dios por el crimen", ya que señalaron el caso de la locura de Herodes para ejemplificar. "Pero la locura también podría ser santa, y verse como una fe basada en la locura de la Cruz". Luego insistieron en que "una cruzada contra la mundanalidad, que elogió la inocencia del infante, valoró los misterios espirituales de la contemplación, el ascetismo y "La mortificación de la carne y la preciada fe sobre el intelecto no pudieron evitar ver destellos de piedad en la simplicidad del necio o en los éxtasis y transportes de la vida". La Ilustración respaldó la fe del griego en la razón y la empresa de la era de la razón. Ganar autoridad a partir de mediados del siglo XVII en adelante, fue criticar, condenar y aplastar a los protagonistas que se consideren tontos o irrazonables. Por lo tanto, todas las creencias y prácticas que parecían ignorantes, primitivas, infantiles o inútiles se descartaron fácilmente como idiotas o locas, evidentemente el producto de "procesos de pensamiento estúpidos" o engaños y fantasías y fantasías. Y todo lo que estaba tan etiquetado como tal podría considerarse hostil para la sociedad o el estado. De hecho, fue considerado como una amenaza para el funcionamiento adecuado de una sociedad ordenada, eficiente y racional. Alrededor de este tiempo, la distinción temprana, que los griegos habían trazado entre la sinrazón y entre los miembros de la sociedad completamente racionales, pesaba cada vez más. La creciente importancia de la ciencia y la tecnología, el desarrollo de la burocracia, la formalización, el florecimiento de la economía de mercado, la difusión de la alfabetización y la educación, contribuyeron a este proceso nebuloso e inexorable de valorar la racionalidad, tal como lo entiende el derecho. La sociedad pensante, que tenía el poder de imponer normas sociales. Probando sólidamente y convenciendo que la anormalidad en nuestra sociedad podría provocar ansiedad. Argumentaron que los locos son igualmente salvajes y esclavos, pero primero los ven como extraños a sí mismos. A lo largo de la primera parte del siglo XVII, un proceso similar de redefinición, surgió dentro de los caminos del cristianismo mismo cual tendió a negar la validez de las formas tradicionales de locura religiosa.

Las épocas de la Reforma y la Contrarreforma hicieron un gran juego de la realidad de la locura religiosa, algunas de las cuales eran buenas, que se consideraban directamente de Dios y se manifestaban en éxtasis o en proféticas. Sin embargo, también vieron que la mayor parte era malvada y se originaba al alcance del diablo, obviamente enfocados y apuntando hacia las brujas, naturistas, herejes, pensadores, etc.

Desde los Filósofos Griegos a la Perspectiva Cristiana Primitiva Sobre la Salud Mental

A lo largo de los siglos, hemos tratado, investigado y documentado razonablemente las condiciones complejas y las características inusuales que han llevado a las personas a caer en las trampas de las enfermedades mentales. La esencia inalterable de este libro es un intento de tratar específicamente las cuestiones planteadas por esas preguntas relevantes, mientras que básicamente reconocemos que incluso en esta época planteamos un concepto muy poco racional, sobre la naturaleza fundamental de la enfermedad mental. A pesar de las innumerables investigaciones y los avances innovadores en las metodologías de tratamiento, todavía se sabe muy poco sobre qué es, qué lo afecta y qué lo curará realmente. Este hecho preciso y bien documentado entre psiquiatras, psicólogos, comunidades psiquiátricas y de salud mental respetadas. Esta vaga admisión de la ignorancia frustra nuestras actitudes en el campo, hacia la gran cantidad de interpretaciones en competencia sostenidas a lo largo de los siglos sobre la locura y las diversas razones de sus causas y tratamientos. Locura, enfermedad mental, demencia o cualquier otro nombre con el que los psiquiatras, los psicólogos y las sociedades de sociólogos, incluyendo a los pacientes o consumidores mismos, hayan logrado etiquetarlo; Y a lo largo de los años sigue siendo algo mas que un fenómeno por evitar.

Por supuesto, incluso los psiquiatras y los psicólogos cuando se los entrevistó afirmarían fácilmente que parecía una proposición de sentido común para etiquetar la realidad de la enfermedad mental, como el título de una reciente defensa de la psiquiatría por parte de los psiquiatras. A su vez, también admitieron y rápidamente defendieron el hecho de que se hizo principalmente, como un acto político y social, más que como una herramienta de tratamiento de salud mental o un principio médico. Los psiquiatras Martin Roth, Jerome Kroll y otros doctores más tarde también defendieron el acto, argumentando de manera similar que antes de etiquetar, era posible pensar en la enfermedad mental en términos de una enfermedad artificial. Alrededor de estos años, el Dr. Thomas Szasz, Un psiquiatra practicante y profesor universitario de psiquiatría, más tarde escribiría y publicaría su primer libro *"La Fabricación de la Locura".* En él, argumentó, "cada sociedad y cada generación obtienen su clasificación particular de enfermedad mental y la cantidad que merece y lo que es, pero esto es solo una "forma más leve o débil de la presencia de la construcción cultural". Esto claramente abrió la puerta a una serie de controversias entre comunidades psiquiátricas líderes e incluso entre los psiquiatras confiables que cuestionaron abiertamente la objetividad muy básica de sus estudios (en cuanto a si la enfermedad mental era o no realmente una enfermedad significativa y una forma de enfermedad mental cognitiva. En comparación con, ¿se trataría como si uno fuera el cáncer diabético u otras enfermedades físicas y humanas? Por otra parte, otros eran mucho más críticos, argumentando si pudiera considerarse esencialmente como una insignia fijada en individuos particulares definidos subjetivamente como ¿Manojos de síntomas y rasgos? Juntos, más tarde lucharon con el hecho mientras trataban de determinar preliminarmente, entre quiénes, en el fondo de la sociedad humana, eran muy diferentes o extraños. Sin embargo, las preguntas abiertas siguen siendo, por lo tanto, incapaces de definir claramente la línea en la que se encuentra el caso, es esa línea de fondo, en la cual, podríamos llamar confusos a los individuos con enfermedades mentales. ¿Es simplemente porque tenemos una opinión, o porque los encontramos confusos o enajenados, esencialmente porque los declaramos moralmente perturbados? En este momento, los defensores de los enfermos mentales, los éticos morales y los profesores de sociología señalaron rápidamente a las comunidades de salud mental si obviamente lo determinaban, porque consideraban que el acto en sí era una posibilidad bastante inquietante. Argumentando después que el loco se comporta de forma extraña, sí, pero ¿significa eso algo más que decir que ellos son extraños para nosotros?

Más tarde compararon y cuestionaron si alguna vez nos detenemos a pensar en el hecho de que, en particular, también podemos ser extraños para ellos. Entonces, después de todos estos años y todos los estudios, la pregunta obvia de ¿qué es realmente la locura? significa que se comprende completamente y, sin embargo, sigue siendo un debate abierto y extenso.

A falta de descubrir el gen que causa la esquizofrenia, los temas controversiales entre estas comunidades no llegarán a una conclusión en el corto plazo.

El punto cardinal ahora, es que debemos tener en cuenta que, aunque siempre hemos estado tentados a parecer superiores a los afectados por algunas formas de enfermedad mental; aunque nuestros investigadores de diferentes tipos de "extrañezas" conservan su enigma, por lo tanto, hasta el día de hoy debemos admitir que el estigma sigue siendo evidente. Para que, obviamente, encontremos y definamos de manera descriptiva la "extrañeza" en los comportamientos, debemos trabajar juntos de manera efectiva para abolir en última instancia el estigma prolongado y duradero. Estas cuestiones, que típicamente han destacado en los diálogos fracturados que posiblemente se dirigen a las masas o las reservas tranquilas entre las personas con enfermedades mentales y cuerdas, para quienes la enfermedad es tan perturbadora y extraña como la de un ser en un país extranjero.

Cada sociedad hace pocos arreglos para lidiar con personas peculiares cuyo juicio y comportamiento cognitivo es extraño, perjudicial o peligroso, a partir de ese grado, la enfermedad mental constituye un hecho universal de la vida. Pero las diferentes formas en que se describen y juzgan estas peculiaridades tienden a diferir bastante de la sociedad, en comparación con la sociedad, de una época a otra y de un síntoma a otro, etc. Aquí encontramos un elemento de relativismo irreductible. A lo largo de las culturas occidentales europeas de hoy, tratar las enfermedades mentales y emocionales leves como neurosis, o lo que antes se conocía comúnmente como crisis nerviosa, etc. Ya no se nos considera orgánicos, sino más bien como un producto funcional de excesiva preocupación y tensión. En la mayoría de los casos, a menudo se trata ampliamente en un entorno ambulatorio por medios básicos, como la psicoterapia. Sin embargo, encontramos que lo opuesto es cierto en China y otras sociedades por la concurrencia particular de médicos y pacientes respetados por igual, discapacidades ampliamente comparables, que se describen como prioridades culturales debido a la neurastenia, un diagnóstico principal que alguna vez fue común, pero ahora extinto en la mayor parte del oeste. Esto se considera esencialmente como una enfermedad del mismo cuerpo. Los diagnósticos y tratamientos contrastantes se derivan de prioridades socioculturales divergentes. Mientras que, en la cultura occidental individualista, la enfermedad mental, aunque leve, es relativamente legítima. Debido a que creemos que tenemos el derecho a la realización y la felicidad, también creemos que tenemos el derecho a quejarnos, cuando somos miserables y que poseemos el derecho a la indulgencia y a la compensación. De la misma manera, en las sociedades mucho más inflexibles y comunales del antiguo Oriente comunista, América Latina e incluso en toda la vasta parte de la sociedad Afroamericana, para confesar esa debilidad, se consideraría vergonzoso y egoísta. -indulgente, y perdería los reclamos de simpatía y atención. Por lo tanto, la somatización y la presentación de síntomas en forma física vinculados a un diagnóstico orgánico, por el contrario, le dan credibilidad al paciente.

El autor inglés Samuel Butler en su novela victoriana "Erewhorn" (letras al revés en ingles que su significado es "ninguna lugar") hace alternativas relativas a detalles de inversión más claros, cuando registra de manera creativa que "el delito se ve universalmente como una enfermedad, pero el hecho de estar enfermo también se considera un delito". Algo frecuentemente visible en las discusiones, debido al hecho particular de que el lenguaje universal, las ideas generales, los tratamientos y las asociaciones que rodean la enfermedad mental no tienen significados científicos que sean fijos para la longevidad, sino que son recursos limitados, que se usan individualmente como vehículo por las diferentes partes, con toda la intención y el propósito de ajustar adecuadamente ese tiempo. Una de estas situaciones más recientes podría verse con frecuencia cuando se examina el caso de trastornos de personalidad límite, opiáceos y otros trastornos por abuso de sustancias, o simplemente siguiendo la lista vasta y extensa de todos los demás rasgos de personalidad.

Dios Ha Sido Removido Por Mucho Tiempo de Estos Palacios de los Pobres

Entonces, ¿cuál es la clara separación de la Iglesia y el Estado?

Como profesionales en el campo de la salud mental, obviamente tenemos una profunda comprensión intelectual sobre el significado de la psiquiatría y el estigma. Aunque nos hemos considerado "iluminados" en el tema, muchas veces también hemos rechazado cualquier participación importante de la iglesia y nuestro compromiso con este grupo. Muchos de los que actualmente trabajamos en el campo de la salud mental, hemos presentado reclamos de compromiso y a veces, aparentamos preocupación por el bienestar de los enfermos mentales, pero la realidad claramente refleja lo contrario. No alentamos la oración, la meditación entre la población de pacientes o entre nosotros cuando estamos tratando con clientes difíciles. En lugar de eso, nos embarcamos en luchas sin fin y luchamos por obtener el mejor trato que nos beneficie, a nosotros mismos y a nuestras familias, en lugar de luchar por un mejor tratamiento para nuestros pacientes o clientes de la salud. Muchas veces invocamos luchas insignificantes para revocar sus beneficios terapéuticos.

En lugar de casi nunca concentrar nuestros esfuerzos en mejorar la atención para los enfermos mentales, pasamos incontables horas luchando dentro de nuestras instituciones por las mejores salas de psiquiatría donde trabajar, con los clientes menos desafiantes. Para los horarios que mejor se adapten a nuestro estilo de vida, los mejores turnos, los mejores beneficios, los mejores sitios o salas de tratamiento en donde podamos obtener tiempo extra, el mejor acceso para la promoción, etc. Aunque algunos trabajadores de salud mental y enfermeras, que brindan atención directa al paciente, pueden sugerir una conexión espiritual y una oración a un paciente en particular, si se informa a la administración, estos tratantes individuales pueden ser dirigidos y tratados con falta de respeto, total desprecio y quizás incluso con medidas disciplinarias. Por lo tanto, los trabajadores de salud mental basados en la fe cristiana, judía, musulmana, budista (entre otros) a menudo se ven obligados a tratar de beneficiarse de otra forma, porque, como se les ignora de muchas maneras, sus sugerencias y defensa hacia mejores planes de atención y tratamiento para los clientes se hacen a un lado. De otra forma, muchos se han dado cuenta de que han sido descompensados moralmente y sus esfuerzos han sido totalmente desconocidos; asi que se compensarán lo mejor que puedan, aunque sean términos más bien egoístas, ya que a eso los alienta el sistema. En muchos casos durante mi residencia a lo largo de la década de 1980, 1990 a principios del 2003, si alguna vez se mencionó la palabra 'Dios' o se sugirió la oración en el mismo aliento del tratamiento de salud mental, a menudo se faltó el respeto a uno, visto como ilusorio y tal vez incluso considerado un fanático por sus compañeros.

Por lo tanto, el campo de la salud mental es quizás la única profesión en la que ni los médicos, las enfermeras, los trabajadores sociales ni los trabajadores de la salud mental son considerados veteranos, sin importar cuánto tiempo se haya pasado trabajando profesionalmente en el campo, cuántas vidas hayan salvado, ni cuánto y cómo han contribuido y realizado en el campo. Después de ser acreditados para salvar cinco intentos diferentes de suicidio en menos de un año por parte de sus compañeros, un colega cristiano se preguntaba "si alguna vez seríamos considerados héroes a pesar de nuestro desempeño y cuántas vidas hemos salvado, solos o de forma colaborativa" La respuesta para él fue un rotundo no. Luego escribió a la administración para expresar estas preocupaciones, ya que había sido recomendado y más tarde se vio obligado a renunciar. Tal vez no se considere lo suficientemente profundo como un tema que podría obstaculizar aún más el cuidado, si se reflexiona lo suficiente, se podría sugerir que esto sucede principalmente, porque hemos eliminado demasiado a Dios, a nuestra fe y nuestra creencia en Dios, fuera del sistema bajo la bandera de la separación de la iglesia y el estado. Por lo tanto, permanecemos espiritualmente drenados o anestesiados ante el dolor y somos demasiado egoístas y tenemos ansiedad por quitarnos los créditos obtenidos unos de otros. En todo el campo nos topamos con supervisores, jefes de enfermería, personal de enfermería y lo que es más importante, aunque es triste, hay trabajadores de salud mental que intentan reclamar crédito por el trabajo no realizado, mientras intentan desesperadamente llenar ese vacío que a menudo se desborda con autocompasión y enojo hacia nuestros semejantes, quizás sea porque hemos eliminado con impaciencia la presencia de Dios de la profesión.

Recuerdo claramente que una vez que escuché una conversación que tuvo lugar entre un trabajador de salud mental y una jefa de enfermería psiquiátrico en una unidad, el trabajador de salud mental parecía haber tenido una visión más profunda del tratamiento de este paciente en particular, a quien se le había diagnosticado Trastorno de Personalidad Limítrofe, (con sus siglas en inglés BPD). Aunque a lo largo de la conversación, la enfermera estuvo totalmente de acuerdo con la perspectiva terapéutica del trabajador de salud mental, sin embargo, unos minutos más tarde, cuando el supervisor apareció haciendo sus rondas en la unidad psiquiátrica bloqueada, la misma enfermera, presentó casi el mismo plan de atención y cuidado, solo que esta vez lo expresó como si todo hubiese sido idea suya. Ella lo había ignorado por completo y ni siquiera había reconocido el nombre del trabajador de salud mental. Esta actitud egoísta orientada políticamente hacia la movilidad ascendente, claramente se extiende desde dentro de las oficinas del comisionado, hasta el trabajador de salud mental más recientemente contratado en la lista, y regresando a las filas. Por supuesto, hay muchas excepciones, pero el propósito general sigue siendo ético, impío y casi egoísta. Por lo tanto, no es raro encontrar empleados agotados y cansados que llegan a su lugar de trabajo, muchas veces improductivos, despreocupados y agobiados, desbordando malas actitudes. Su principal objetivo ya no es proporcionar el mejor plan de atención o incluso participar como un jugador de equipo, sino más bien acumular tantas horas extraordinarias, porque eso se refleja en los puntos porcentuales hacia los tres mejores años de su jubilación. Por supuesto, aunque esta no es la norma, se realiza con la frecuencia suficiente para obstaculizar la atención y causar frustraciones estresantes entre quienes realmente intentan proporcionar y mejorar el nivel de atención al paciente. Muchas veces, uno puede llegar a creer que esta actitud es llevada a cabo por algunos cuidadores muy a menudo, debido a que se anestesian física, emocional y mentalmente después de experimentar tal comportamiento a lo largo de los años. Tal vez, simplemente han perdido su capacidad de creer en un sistema estancado y se han negado a seguir dando o no les queda nada para dar.

Sin embargo, debemos tener en cuenta que el sistema se filtra y, por lo tanto, refleja y reconoce que los trabajadores de salud mental, enfermeras, terapeutas de rehabilitación y trabajadores sociales y todos los responsables de brindar atención directa al paciente, a menudo son maltratados e ignorados por igual. 'Instintivamente nos hemos condicionado a beneficiarnos de una manera u otra, de lo contrario, no habría compensación proveniente de los administradores del hospital o de las oficinas del comisionado de salud mental. Esta práctica también tiene lugar en las áreas de antigüedad o permanencia, y se abusa frecuentemente en el ámbito de la supervisión y el juego de favoritismo que algunos supervisores, gerentes y directores de programas ponen en práctica, cuando promueven o contratan para puestos clave a lo largo del sistema.

A menudo nos encontramos con personas poco calificadas e improductivas ubicados en posiciones de rango alto, que probablemente obtuvieron debido a su antigüedad, o por tener algún conocido en el sistema; además, de no poseer los conocimientos, credenciales, experiencia o calificaciones para realizarlos. Esto sucede independientemente de que éstas sean posiciones clave en todo el departamento que de otra manera podrían interrumpir, mejorar, prevenir o interferir con el nivel de atención del paciente y los planes del sistema para cuidar y ser cuidados.

Sin embargo, no debemos ignorar dar el crédito que se merecen a los enfermeros psiquiátricos por todo el arduo trabajo que desempeñan. Francamente, he descubierto que algunas enfermeras que realizan sus funciones en el campo de la salud mental son mucho más diplomáticas que algunas personas que ocupan puestos clave en oficinas dentro de las Naciones Unidas. Aunque, tal comparación podría parecer una broma, tal suposición es algo cercana, y no estoy diciendo esto solo para hacerles sonreír o simplemente porque no tengo nada más que escribir. Durante mis más de veinticinco años de carrera en el campo de salud mental, he tenido la suerte de trabajar lado a lado con algunos de los mejores en la profesión de enfermería, dentro de más de ocho hospitales psiquiátricos e instalaciones de tratamiento a pacientes a través de los Estados Unidos. Mi humilde opinión es que la mayoría de las enfermeras psiquiátricas deben darse un gran impulso y una enorme palmada en los hombros por un trabajo bien hecho, después de completar con éxito cada turno.

"Por supuesto, eso es si se les permite ir a casa y no están forzadas a trabajar turnos dobles o tiempo extra, debido a la alarmante escasez de personal". La razón de mi afirmación es que además de hacer todos sus deberes y responsabilidades de enfermería relacionados con sus pacientes psiquiátricos, también deben lidiar profesionalmente con tratar otros problemas del personal. Esto, que a veces podría convertirse en un desafío aún mayor, que el de tratar a sus pacientes psiquiátricos, ya que no pueden simplemente decirles a sus empleados que vayan a sus habitaciones y se relajen, que les ofrezcan una píldora como a los pacientes o que les sugieran que hablen con el médico de su clínica o sus terapeutas al día siguiente. Además de todos los deberes mencionados anteriormente, también deben lidiar con cambios aleatorios en las políticas y procedimientos administrativos, y el gran volumen de papeleo de cada turno.

Aunque debemos tener en cuenta que, como profesionales o instructores, nuestras frustraciones aumentan más en el ámbito de las dificultades, por lo cual nos encontramos nosotros mismos, mientras tratamos de trabajar con personas que tienen comportamientos y actitudes negativas. Sin embargo, está documentado históricamente que, debido a la escasez y la dificultad en la dotación de personal, los grandes hospitales e instituciones del estado por lo general ponen la atención de la mayoría de los pacientes en manos de auxiliares poco educados y mal pagados, muchas veces, sin la supervisión inmediata del personal profesional. Esta práctica, aunque ahora es mucho más baja, continúa vigente; en consecuencia, dar a los menos educados y mal preparados una mayor voz, poder y control absoluto sobre las vidas de las personas con enfermedades mentales. Aunque parece claro que, a lo largo de los años, los profesionales de la salud mental, han configurado profundamente los tipos de tratamiento y el acceso disponible al tratamiento, la actitud negativa hacia los enfermos mentales aún predomina. Podría decirse que todavía debemos señalar cómo esta falta de educación, la piedad, la falta de espiritualidad y la bondad humana, perjudican aún más estas actitudes predominantes al levantar su cabeza para llegar e interferir con el tratamiento del paciente.

Estos comportamientos, a menudo se muestran entrelazados, condonados e incluso realizados por aquellos que se supone deberían ser más comprensivos, debido a su nivel de educación y capacitación. Eso que aún no puede mostrarse, se perpetúa aún más. Esta actitud debe llegar en forma de "libre albedrío y como una acción libre moral", en lugar de sentir temor a perder la licencia, el estatus o el empleo de un profesional. El punto es que el acto debe venir primero de la voluntad y debe permanecer en la voluntad, como se establece en la ley natural y bajo la luz de la razón. Quizás se podría argumentar que la educación, en muchos casos, puede ayudar a cambiar las mentes, aunque no cambie nuestros corazones. Por lo tanto, debemos seguir siendo altruistas, moral y espiritualmente rectos, humanamente conectados y, lo que es más importante, seguir siendo honestos con nosotros mismos. Tal vez solo un poco de Dios en el sistema en general y un poco más de nuestra fe podrían ayudar a impulsar estas posibilidades más allá de lo que ha hecho el hombre por sí solo, y que por tanto tiempo no ha podido alcanzar.

Una Comprensión Más Clara de Nuestra Fé, Dentro de Nuestras Creencias

Cuando pensamos en el significado de la fe, también debemos pensar en el significado grave de la angustia y sobre el dolor y la confusión que existen en los corazones y las mentes de las personas que padecen enfermedades mentales. También debemos pensar en su redención y en la soledad, la desesperación y la depresión que atormentan sus vidas cotidianas y que las hace más pesadas. Cuando miramos la fe, primero debemos darnos cuenta de que todos queremos ser amados. ¡Cada uno de nosotros quiere saber y creer que Dios nos ama sin importar qué! ¡Fe, la fe nos dice que debemos enseñar a otros a amar a Dios!

Mientras reflexionamos sobre cuando nuestros pastores, rabinos, nuestro líder musulmán, ministros y otros líderes espirituales nos piden que avancemos y nos acerquemos a su púlpito; cuando nuestros sacerdotes y nuestros pastores piden la santa comunión, avanzamos y cuando nuestro rabino habla, escuchamos. Cuando se escucha el llamado desde la mezquita, para inclinar la cabeza, inclinarnos hacia el Este y orar, seguimos y cuando suena el gong, seguimos en profunda meditación. En una interpretación más cercana y amplia de nosotros mismos, esto significa que, en las realidades de un profundo examen religioso y espiritual, estamos siguiendo por fe y convicción ciega. Así que estos no son tan fáciles de experimentar y tal vez no pueden ser experimentados por todos. Debido a que la fe es casi palpable, ya que se extiende a Dios y a aquellos que son lo suficientemente afortunados o que han sido elegidos mediante verdaderas bendiciones para haber experimentado la verdadera fe, es como si Dios los hubiera abrazado físicamente. Pero la fe no siempre es tan fácil, incluso para aquellos que la buscan desesperadamente. Aunque algunas personas tienen hambre de certidumbre espiritual, sin embargo, algo les impide experimentarlas. Desean que ellos también puedan probar ese tipo de libertad, pero los obstáculos bloquean su camino. Las objeciones los acosan. Las dudas se burlan de ellos, e incluso cuando sus corazones quieren servir a Dios, su intelecto los mantiene en sus asientos. Así que cuando escuchamos la llamada, todavía sentados en nuestros asientos, miramos alrededor, preguntándonos quien más se moverá antes que nosotros, nuestro intelecto interno tal vez nos esté frenando.

También podría ser que ese mismo intelecto interno nos esté haciendo avanzar por razones comerciales y personales, que no tienen nada que ver con nuestra fe. Por lo tanto, sabemos que los intelectuales realmente creen que la fe es incompatible con su intelecto. Muchos han cuestionado si es posible ser un pensador y un creyente y aun así lograr seguir nuestra fe. Mientras tanto, otros intelectuales han argumentado abiertamente sus creencias, mientras tratan de determinar que la razón y la fe son opuestas a que son dos términos mutuamente excluyentes, en los que no hay reconciliación, ni un terreno común. Sin embargo, también tenemos aquellos que han llegado a la conclusión de que "la fe es una creencia sin o a pesar de la razón". Sin embargo, hay muchos otros intelectuales, eruditos, que ven la fe como una respuesta natural a la evidencia de la auto revelación de Dios en la naturaleza, historia humana, nuestra escritura, resurrección, paz y felicidad eterna. Debido a estas y muchas otras razones, defendemos el hecho de que nuestra fe no está simplemente construida sobre una base de ilusiones y de hacer creer jugar. A través de nuestra buena obra, Dios nos indica que nuestra fe es coherente, con razón y no contradicha. Además, se basa en la realidad y no se distrae de ella, por lo tanto, a lo largo de los siglos, la fe siempre ha sido capaz de resistir el escrutinio.

Mi creencia es que "la fe también podría medirse a través de nuestra intuición, lo que significa que las personas que verdaderamente tienen fe quizás también sean personas mejores y más adecuadas". Pero esto es solo mi opinión. Sin embargo, nos dimos cuenta de que la fe es importante en nuestra vida cotidiana, ya que altera nuestra toma de decisiones. También nos ayuda a enfrentar situaciones difíciles y resolver problemas y otros retos. Sin embargo, la realidad, independientemente de la incapacidad de llegar a un acuerdo, podríamos llegar al convenio y coincidir en el nivel más profundo de que la fe está más allá de la descripción. Entonces, en realidad, nuestra creencia sectaria no debería realmente entrar en juego, y la religión no debería importarnos, tanto como debería hacerlo nuestra profunda fe espiritual. El punto en el que estoy tratando de enfocarme aquí es que, como fieles creyentes, nuestras creencias principales nos dicen que todos somos guiados por Dios para seguir los mismos cinco principios básicos:

Estas son: a) Dios existe b) Dios es Dios de bien, c) Dios es todopoderoso, d) Dios es todo sabio, y e) el mal existe. Aunque nos damos cuenta de que muchos escépticos creen que todas estas afirmaciones no pueden ser ciertas, pero lógicamente es posible y no muy difícil de probar. Entonces podríamos debatir cada uno de estos individualmente y argumentar el hecho de que, dado que Dios es todopoderoso, Dios es omnipotente y puede hacer cualquier cosa, ya que Dios es bueno, entonces Dios quiere hacer el bien, ya que Dios es sabio, entonces sabe qué es bueno y si estamos en lo correcto, con nuestros sentimientos y nuestras creencias hacia Dios, por lo tanto, eso disminuye la existencia del mal.

Los siguientes capítulos, explican con más detalle nuestro claro argumento a los escépticos que, aún insisten con incredulidad en el significado comprensivo que se encuentra dentro de la fe y la razón. La fe es un compromiso de confianza con lo que pensamos y creemos que es verdad, aunque la mayoría de los cristianos se dan cuenta y estarían de acuerdo en que el cristianismo difiere de un individuo a otro. Para algunos, podría ser porque Dios habla a nuestros corazones y produce convicciones. Para otros, podría ser el de un enfoque más intelectual y la evidencia de nuestra explicación, que nos lleva a la misma conclusión, en la cual, ninguno llega a la fe hasta que hagamos ese acto de confianza. Ese compromiso con lo que creemos es verdadero y cuando examinamos la fe en estas categorías, vemos que es totalmente compatible con la razón. Encontramos que entre los cristianos de todo el mundo que incluso dentro de sus pensamientos más profundos, los más devotos saben que hay algo de ilegítimo en las creencias. Incluso cuando entrevistamos a algunos de los predicadores más piadosos de la actualidad, cuando se les hacen las preguntas, nos daremos cuenta rápidamente de que debajo de su profesión de fe, podría existir un gigante dormido en dudas, si no antes hay un indicio de fe.

Muchos de los líderes religiosos más exitosos han encontrado que la mejor manera de lidiar con sus dudas es rendirse y luego conquistarla con fe. Y muchos de los que creen que creen en Dios, pero sin pasión en el corazón, sin angustia mental, sin incertidumbre, sin duda e incluso a veces sin desesperación, creen solo en la idea de Dios y no en Dios, ni en el verdadero Dios vivo. Y esto es obviamente porque les falta fe. Nuestro intelecto se refiere claramente a indicarnos que estos conceptos erróneos acerca de la fe rápidamente abren las puertas a la duda, porque tienden a crear falsas expectativas y malentendidos sobre la naturaleza de Dios.

Ejemplos como estos se encuentran a menudo en personas que creen incorrectamente que Dios les ha prometido algo. Se engañan fácilmente con falsas expectativas, pensando que Dios ha prometido hacer que todos sean ricos si simplemente aparentan exhibir en suficiencia su fe. Estas personas rápidamente caen y oran para dudar, cuando se avecina una enfermedad o la bancarrota. Entonces, para llegar a una visión precisa de la fe, primero debemos aclarar la maleza teológica definiendo claramente lo que la fe "no es", luego enumerar algunas de las preocupaciones y conceptos erróneos que rodean lo que realmente es la fe. De alguna manera, tenemos la tendencia de mezclar la fe con los sentimientos, aunque en algunos casos van de la mano, pero no son lo mismo. Un ejemplo claro de esto se encuentra fácilmente en aquellos individuos, que tienden a equiparar la fe con "una perpetua religión". Y cuando el alto desaparece, como inevitablemente aquellos, comenzaron a dudar de si tienen alguna fe. Por supuesto, esto no significa que no haya una conexión fuerte entre la fe y los sentimientos, pero estas dimensiones se miden a través del temperamento del individuo y sus convicciones. Debemos darnos cuenta de que algunos de nosotros no estamos muy motivados para sentir mucho, aunque tenemos fuertes convicciones, otros tendemos a ser emocionalmente altos y bajos, pero esto no debe confundirse como una fluctuación dentro de nuestra fe. Un ejemplo de esto se encuentra al examinar el amor de una madre por su hijo. Una mujer queda embarazada, nueve meses después, ella da a luz y luego trae a un niño hermoso a este mundo, y luego lo lleva del hospital a casa. Unas semanas más tarde, el niño se despierta cada noche gritando, necesitando que le cambien los pañales sucios y también tiene hambre. La nueva madre, que se despierta cada noche cansada en medio de la noche, coloca sus pies descalzos en el piso frío para luego correr a la cocina a preparar la botella de su bebé. Después de esto ella alimenta y limpia al apestoso bebé. ¿Le emociona hacer esto cada noche? ¿Ella ama hacerlo? ¿Deja de amar al niño cuando está sucio, hambriento y gritando? Por supuesto que no, primero debemos tener en cuenta que la medida de su amor no se basa en el hecho de que ella se sintió bien al hacerlo, sino que está dispuesta a hacerlo, independientemente de que se sienta o no muy bien en hacerlo. También encontramos ejemplos tan vívidos entre los cónyuges e incluso los buenos amigos.

Esto podría ser visto como 'recta ratio agibilium' (cosas que deben hacerse). ¡Debemos tener fe! ¡Debemos tener fe, debemos tener fe! Esto es lo que tenemos que aprender sobre la fe, porque ésta no siempre es sobre tener sentimientos emocionales positivos hacia Dios o la vida, y eso es un claro error. Algunas personas creen que la fe es la ausencia de duda, pero esto tampoco es cierto, la fe tampoco es la falta de duda. Dentro de nuestras Biblias, leemos las Escrituras sobre el hombre que fue ante Jesús con su hijo poseído por un demonio y le pidió que sanara a su hijo y Jesús le dijo al hombre que todo es posible para aquellos que creen. La respuesta del hombre a Jesús fue bastante poderosa cuando dijo: "Creo, pero ¿me ayudarías con mi incredulidad?". Así que aquí vemos que la duda y la fe coexisten y que podemos tener dudas incluso cuando creemos. Encontramos esto en el Antiguo Testamento, también el estudio de Abraham, quien claramente creyó, pero al mismo tiempo también tenía sus dudas. En cierto sentido, la duda puede realmente desempeñar un papel positivo en nuestra fe, pero debemos darnos cuenta cuándo debemos usar la precaución, seguir una guía, entre la duda y la corrosión, erosionando la duda negativa. Cuando chico, mientras crecía en Honduras, recuerdo que las personas de varias iglesias se dirigían a sus hogares para orar por sus enfermos y cuando se les preguntó cómo se encontraba esa persona, respondían: "Oh, no te preocupes, estarán bien porque acabamos de orar". Sin embargo, también recuerdo su frustración devastada cuando la persona no fue sanada. Esto es quizás porque su teología, fue un tanto equivocada y no examinada. Nunca se habían cuestionado por dudas o preguntas reflexivas. Tal vez la duda podría haberlos ayudado a desarrollar una base de fe sustancial y más realista, por lo que habrían confiado en Dios frente a la muerte, así como frente a la curación. Entonces, para aquellos que aún no creen que la duda pueda realmente jugar un papel positivo dentro de nuestra fe, esto podría ser un buen ejemplo.

Hace varios años, mientras asistía a un seminario católico donde estaba realizando una investigación sobre ética, asistí a una conferencia y escuché a un rabino visitante que decía: "Estoy en contra de cualquier religión que diga que la fe de una persona es superior a la otra". No veo en qué se diferencia eso de la discriminación espiritual. ¡Es casi como decir que estamos más cerca de Dios que usted, o su gente! "Aunque tal vez fui el único estudiante laico allí esa noche, mientras miraba alrededor de la sala, todos los sacerdotes, el clero de la iglesia, los seminaristas y otros estudiantes de teología de aspecto muy serio, vestidos con su vestimenta de iglesia distintiva y respetable y otros con collares oficiales del clero, con la cabeza inclinada y tomando notas rápidamente. Por supuesto, llevaba un par de jeans sencillos y una chaqueta de pana verde. Más tarde asistí a otra conferencia dirigida por un teólogo cristiano que dijo: "Moisés podía meditar sobre la ley, Mahoma podía blandir una espada, Buda podía dar consejo personal, Confucio podía ofrecer dichos sabios, pero ninguno de estos hombres estaba calificado para ofrecer expiación por nuestros pecados al mundo; ¡pero Jesús! ¡Por lo tanto, solo Cristo es digno de esta devoción ilimitada!

La creencia hindú es aceptar que todas las religiones son verdaderas y que el pecado real existe en tan solo al llamar pecador a otra persona. Esta creencia coincide con el término que ahora reconocen los teólogos como "dictadura espiritual". Para iluminar con claridad y comprender mejor este punto de vista, primero debemos retroceder e investigar los escritos de Martin Lutero y los terribles rumores, que salieron a luz, estos alimentaron y oscurecieron un período en la historia, estos seres, cristianos con odio irascible hacia los judíos. Durante estos tiempos terribles, todavía hoy reconocidos, como "uno de los más feos destellos de la historia cristiana, surgió el antisemitismo", por supuesto que es irónico, ya que el mismo Jesús era un judío y el tan esperado mesías para Israel y el resto del mundo. Todos y cada uno de los discípulos de Jesús eran judíos y los judíos también escribieron casi todo el Nuevo Testamento, todos menos el libro de Hechos, que fue escrito por Lucas, que era un médico.

Según la historia, la mayoría de los judíos no pensaron en Jesús como un mesías y su negativa a aceptar tales cosas simplemente los transformó en enemigos de Cristo en las mentes de los cristianos reformistas y de la Edad Media. Agregue esto al hecho de que a los cristianos también se les enseñó que los judíos serían responsables de la crucifixión de Jesús, y que tenemos un componente letal de grave antisemitismo cristiano que durará a lo largo de los siglos.

Hubo una sobreabundancia de falsos rumores que rodearon a los judíos durante la Edad Media y durante los períodos de la Reforma, lo que añadió aún más odio hacia ellos. Les acusaron y los culparon de envenenar los pozos cuales causaron la Muerte Negra de finales de los 1,340.

También fueron acusados de profanar los sacramentos cristianos, de llevar a cabo muertes de sacrificios en privado y de manipular las escrituras cristianas. A pesar de que todos estos rumores eran falsos, no obstante, eran lo suficientemente de incendiarios para alimentar el fuego, la ira y el resentimiento hacia los judíos. Aunque todo esto estaba en contra de las enseñanzas de Cristo, y aunque, las mismas enseñanzas de Jesús, lo hubiesen prohibido. Desde el momento en que Martín Lutero apareció y aunque en sus primeros años fue considerado un "filo-semítico". Obviamente, él amó a los judíos al principio, aunque él sabía algunos de los rumores y probó una conversión masiva, en la cual todos abrazarían a Jesús como su mesías, pero se irritaron en sus años más antiguos y escribieron cosas muy feas sobre los judíos, cuando no todos se convirtieron. Aunque algunos eruditos creyeron que Martín Lutero sostuvo estos feos puntos de vista sobre el pueblo judío durante toda su vida, no solo fue en sus últimos días. Los estudiosos recientes creyeron que lo hizo por frustración, aunque todavía no se justifica el hecho. Sus declaraciones fueron tan horribles que los luteranos de hoy las repudiaron y por supuesto, todos los cristianos de hoy las han rechazado de una forma u otra. En realidad, creo que los verdaderos cristianos no pueden ser antisemitas y que tales deben ser impensables para los verdaderos seguidores de Jesús.

En la época contemporánea, los cristianos evangélicos a menudo han sido algunos de los mejores amigos de Israel y las mejores actitudes que sabemos que observan en muchas de las iglesias no son más que de respeto hacia el pueblo judío. Aunque a lo largo de la historia muchos crímenes horribles contra la humanidad han sido cometidos por hombres que se esconden detrás de la fe cristiana. El más grande y reconocible de estos, siendo el Holocausto y, por supuesto, la esclavitud.

Hoy en día, el cristianismo aún tiene la culpa de estos horrendos crímenes, dado que muchos judíos todavía creen firmemente que Hitler era cristiano. Motivo por el que sugerimos mucho cuidado, al mezclar el cristianismo cultural y el cristianismo auténtico. Durante el ascenso del Partido Nacionalsocialista, Hitler logró envolverse en torno al cristianismo y las enseñanzas de Martín Lutero. En un sentido un tanto demoníaco, se podría argumentar que es una cuchilla y una estrategia ideológica que, desafortunadamente, funciona. Aunque en retrospectiva, hoy miramos hacia atrás para reexaminar lo que realmente sucedió y a qué tan alto precio.

A mediados de la década de 1600, muchos judíos creían en un determinado individuo, quien decía ser su mesías, pero, por supuesto, más tarde se convirtió al Islam. Esto frustró sus aspiraciones y desde entonces han pensado y tratado a esta persona como un fraude. Su nombre era, Sabbatai Zevi, 8/1/1626, 9/17/1676. Hoy, de manera similar, creemos que todos los cristianos ven a Hitler como un fraude. Como un individuo malvado y alguien, que ni siquiera en realidad estuvo cerca de la escuela dominical. No supo, ni le importo las enseñanzas o los entendimientos del cristianismo auténtico, sin embargo, él se proclamó a sí mismo como un representante de las verdaderas enseñanzas cristianas o un mesías. Aunque no fue hasta hace poco, en 1998, cuando la Iglesia Católica Romana finalmente emitió una disculpa pública a todos los judíos de todo el mundo por sus "crasos errores, fracasos y rechazos" para ayudar al pueblo judío durante el Holocausto nazi. El cardenal John O'Connor, de Nueva York, más tarde ese mismo año también expresó vergüenza y tristeza por el antisemitismo en las iglesias a lo largo de los años. Aproximadamente una década antes, el Papa Juan Pablo II también visitó los campos de concentración alrededor de 1979 y, en la víspera del fin de semana del Día de los Caídos o Memorial Day en el año 2006, el Papa Benedicto XVI visitó los campos de concentración de Auschwitz. Esta vez llevando consigo una disculpa abierta y escrita, directamente del pueblo alemán, cuando dijo: "como hijo del pueblo de Alemania, a menudo le pregunto a Dios por qué permaneció en silencio durante los crímenes de masas sin precedentes del Holocausto". Durante las oraciones, más tarde agregó:" destruyendo a Israel con la Shoah, al final quisieron arrancar la raíz cristiana y reemplazarla con su propia invención "(Shoah es el término hebreo del Holocausto, durante el cual los nazis mataron a más de 6 millones de judíos. Aunque el padre del Papa Benedicto era antinazi, el Papa mismo estaba inscrito en la brigada juvenil de

Hitler, cuando era un adolescente, y también sirvió en el ejército Alemán durante los últimos meses de la guerra. El papa Benedicto, sin embargo, no hizo comentarios sobre la controversia que rodea al tiempo de guerra, el papa Pío XII, cuya ética todavía está siendo cuestionada y acusada de no hacer nada en su poder para ayudar a prevenir la deportación del pueblo judío a los campos de concentración.

Sin embargo, la iglesia todavía tiene que emitir una disculpa por el enorme papel que desempeñaron en la difusión y destrucción total de nuestros ancestros africanos esclavizados, el continente africano y la destrucción genocida de nuestros nativos americanos, es decir, los territorios "indios" y su forma de vida. Dado el hecho de que la esclavitud y el trato cruel de los negros y los nativos americanos, también fueron transmitidos por la Iglesia. No solo se transmitió, sino que la Iglesia en general prácticamente respira de tal maldad. El hombre no rechaza a Dios ni por influencia, ni por demandas intelectuales, ni por la escasez de evidencia. El hombre rechaza a Dios debido a la resistencia moral que lo obliga a negarse a admitir su necesidad de Dios. Pero el hombre usa el nombre de Dios para fortalecerse sistemáticamente y hasta causar destrucción infinita de las propias creaciones de Dios. Así que tenemos que mantener en cuenta cómo y a quién seguimos ciegamente. Ahora incluso hay un nuevo término creado para aquellos que siguen ciegamente y que creen sin duda alguna.

Los viejos términos familiares eran "fanático y extremista", a este el nuevo término cual hoy se les llama apropiadamente "verdaderos creyentes mentales". Cual se refiere a esos individuos, con sonrisas brillantes y ojos vidriosos que nunca tienen dudas en el mundo, aquellos que siempre piensan que todo es maravilloso y que todo es genial. A menudo uno se pregunta qué sucede con su relación interna con Dios y su fe cuando ocurren cosas como estas. Y, por supuesto, también tenemos a los extremistas, que siguen a estos soñadores ideológicos hasta la destrucción, a quienes sin duda alguna, matarían en nombre de la religión y aquellos quienes se inmolarían y matarían a miles si es posible, en nombre de lo que según creen ellos que es Dios.

Algunos de los Hechos, Detrás de la Gran Desinstitucionalización Estadounidense

Desinstitucionalización es el término cual se le da a la política de desviar a las personas con enfermedades mentales graves de las grandes instituciones mentales estatales, seguida por el cierre de estas instituciones, para transferir el dinero a otras áreas o simplemente aparentar y apantallar políticas de humo sobre desarrollos, logros y cambios del crecimientos y avances en tratamiento para los partidos políticos opuestos. Según la investigación, nuestra observación y la de varios expertos, se podría decir fácilmente que la desinstitucionalización sigue siendo un factor importante que contribuye a la crisis de salud mental que existe actualmente. La desinstitucionalización comenzó a acumularse a lo largo de los Estados Unidos a mediados de la década de 1950, con la introducción generalizada de clorpromazina, un medicamento que luego se conoció comúnmente como Torazina. Considerado en ese entonces, como uno de los primeros y más efectivos medicamentos antipsicóticos de la época, Torazina recibió un impulso nacional e internacional, aproximadamente 10 años después que se promulgó la Ley federal de Medicaid y Medicare, lo que permitió a los estadounidenses individuales el derecho a los medicamentos, la salud mental y tratamiento médico. Sin embargo, debido a su toxicidad y sus efectos secundarios físicos debilitantes, hoy en día se sabe que los pacientes psiquiátricos crónicos a largo plazo simplemente se estremecen con el simple mencionar de nombre a este horrible medicamento.

La desinstitucionalización produce una lesión de dos partes: a) el traslado de personas con enfermedades mentales graves fuera de las instituciones estatales, y B) el cierre de parte o la totalidad de esas instituciones. El primero afecta a las personas que ya están mentalmente enfermas.

Este último afecta a quienes se enferman después de que la política entró en vigor porque las camas de los hospitales se habían eliminado de forma permanente. La magnitud de la desinstitucionalización de los enfermos mentales graves califica como uno de los experimentos sociales más grandes en la historia de Estados Unidos. En 1955, había un total de aproximadamente 558,239 pacientes con enfermedades mentales graves en los hospitales psiquiátricos públicos de la nación. En 1994, este número se había reducido en 486,620 pacientes, a 71,619. Es importante señalar, sin embargo, que el censo de 558,239 pacientes en hospitales psiquiátricos públicos en 1955 estaba relacionado con la población total de la nación en ese momento, que era de 164 millones

Otro fundamento moral sólido para el argumento de la desinstitucionalización se basó en los principios de que las personas con enfermedades mentales graves deben ser tratadas en el contexto menos restrictivo y humano. Esto fue reforzado aún más por la Comisión de Salud Mental del entonces Presidente Jimmy Carter. Durante este tiempo, la ideología de la Primera Dama, Roselyn Carter se apoyó en "el objetivo de mantener el mayor grado de libertad, autodeterminación, autonomía, dignidad e integridad del cuerpo, la mente y el espíritu del individuo, ya que participaron en el tratamiento y servicios recibidos". Esto, de hecho, podría verse como un objetivo merecedor de elogio para algunos en la sociedad y quizás para un buen número de individuos desinstitucionalizados, el sueño se realizó al menos parcialmente. Sin embargo, para un número sustancial de personas crónicamente mentales, la desinstitucionalización ha sido una pesadilla psiquiátrica colosal. Teniendo en cuenta los hechos que, para demasiados, sus vidas están virtualmente desprovistas de dignidad o integridad corporal, mental o espiritual. El entonces término popular "Autodeterminación" (ampliamente utilizado y acuñado para ayudar a encabezar la marcha en ese entonces,) hoy en día simplemente significa que la persona tiene una opción de comedor de beneficencia, brutalidad policial o un bote de basura. Y el "entorno menos restrictivo" a menudo resulta ser debajo de un puente en una caja de cartón, una celda o quizás una existencia llena de terror en las calles plagadas y acosadas por los enemigos reales e imaginarios dentro y fuera de sus cabezas y sus mentes.

El Rápido Fracaso Político de los Proyectos de la Iniciativa de Base de la Comunidad Secular

Desde finales de los años 80 hasta mediados del 90, hubo un gran impulso sobre aumento, orientado hacia el empuje de la desinstitucionalización hospitalaria entre todos los hospitales psiquiátricos, en particular los tres hospitales estatales del estado de Connecticut. Luego casi de inmediato surgió la noticia de que el Hospital Estatal de Norwich, el Hospital Estatal Fairfield Hills y el Hospital Estatal del Valle de Connecticut, tenían previsto a cerrar sus puertas. Los tres hospitales psiquiátricos mas importantes del estado de Connecticut, cerrarían sus puertas para siempre, mientras tanto el estado aún no había implementado un plan integral, un dispositivo o una política adecuada para que el tratamiento de todos estos 1 pacientes al menos parecería permanecer de manera humana... fue el caos total y la locura. Dentro y fuera de los hospitales y en estas grandes comunidades que estaban muy preocupadas. Mientras tanto, el personal de estos hospitales estaba preocupados, preguntándose qué iba a suceder a la vez con todas estas personas, los políticos del estado lucharon por intentar evitar que se filtraran al público. Por lo tanto, se organizaron comités entre el personal del hospital para abogar por el bienestar del cliente y, al mismo tiempo, evitar despidos catastróficos que hubieran provocado que personas inseguras y gravemente enfermas fueran expulsadas a las calles. Estos comités tuvieron bastante éxito en el logro de sus objetivos específicos, para lograr la implementación exitosa del "CBI" de la Iniciativa de Base Comunitaria de los Estados, compuesto por todos los trabajadores y enfermeros de salud mental con experiencia y dedicados desde hace mucho tiempo. Aunque dos de los principales hospitales estatales en Connecticut cerraron sus puertas y el tercero, el más grande y céntrico, también comenzó a realizar una transición ordenada y dio de alta a personas con enfermedades crónicas en estos programas de CBI para ayudar a amortiguar el impacto tanto en la comunidad como a los consumidores individuales y sus familias. A lo largo de los meses y años anteriores, el sindicato de trabajadores del departamento estatal de salud, el estado y la comunidad trabajaban arduamente para implementar estos programas; todos estábamos muy orgullosos de ellos, confiábamos en que funcionaría como un modelo nacional, debido a su importante función. Fue una idea maravillosa que probó su efectividad casi de inmediato.

Estas Bases Iniciativas Comunitarias (CBI) por sus siglas en ingles abrieron sus puertas en todo el estado, ubicados en las ciudades de Hartford, New Haven, New Britain, Meriden, New London y Torrington, brindaron dignidad humana al paciente individual, al tiempo que nos brindaron a los cuidadores, administradores de casos, terapeutas y al equipo de tratamiento en general, una oportunidad para enseñarles hábilmente a respirar aire puro en libertad nuevamente y a vivir como seres humanos. Para disfrutar de las pequeñas cosas en la vida que personas sanas mentalmente desemplean a diario de manera cotidiana. Cosas simples, como ir al cine, asistir regularmente a los servicios de la iglesia de su elección, ir a un baile, al cine, visitar un parque y participar en las actividades dentro de la comunidad local, presupuestar sus asignaciones mensuales y permitirse el placer de comer en un restaurante una vez al mes. Las visitas mensuales de dietistas registrados y con licencia, contribuyeron enormemente a la preparación del aprendizaje sobre las dietas adecuadas y nos ayudaron a nosotros y sus asistentes domésticos con sus preparaciones de comidas individuales. Mientras tanto, los grupos comunitarios de salud mental regularmente les ayudaron a reconstruir las habilidades sociales y mantener relaciones productivas. Teniendo en cuenta que simplemente el hecho de poseer y operar un televisor y un horno de microondas propio fue un desafío que a menudo reavivó la paranoia o los devolvió a un estado de delirio, lo que requirió de inmediato un cambio de medicación, un aumento de la dosis, terapia o ambos. Aunque esto podría ser mundano para las personas de promedio, estas también eran asuntos muy importantes para sus nuevas vidas en la comunidad para el desarrollo de estas personas. Tareas comunes, cosas simples que algunos de ellos no habían podido hacer por sí mismos por más de 20 años, debido a su bloqueo en ambientes terapéuticos restringidos y de alta seguridad, y además sus mismas enfermedades. Éramos ambiciosos, teníamos grandes expectativas y creíamos genuinamente en el éxito de nuestros pacientes y estos programas.

Personalmente creo que en realidad estábamos haciendo historia y hasta el día de hoy, ¡todavía creo firmemente en lo que hicimos! Realmente confiamos y tuvimos plena fe en nuestro equipo, nosotros mismos nuestro entorno terapéutico con los clientes y cómo trabajar juntos, podríamos ayudar a estas personas a desarrollar y alcanzar efectivamente sus objetivos hacia la recuperación y luego poder vivir sus vidas independientemente fuera de instituciones en libertad.

Una vez que se implementaron y pusieron en marcha estos programas, se me ofreció la oportunidad de elegir cualquiera de los programas, ya que en aquellos tiempos, era uno de los pocos profesionales bilingües dentro del sistema estatal… hablaba leía y escribía en Ingles y Español, y estos programas se ubicaron en su mayoría en áreas de minorías principalmente del centro de la ciudad, con una alta población de habla hispana o latina. Desde la elección, elegí el programa de la ciudad de Meriden, que tenía las enfermeras psiquiátricas más veteranas y experimentadas, dos de las más experimentadas, justas, orientadas y dedicadas al objetivo de recuperación a lo largo de los últimos ocho años en un entorno de hospitalización. Un equipo que consistía en otro personal bien calificado, equipado para organizar grupos, implementar transiciones, comprender la puntualidad y, lo que es más importante, la capacidad de trabajar individual o colectivamente. Muchos de estos miembros del equipo estaban totalmente involucrados en la iglesia y la convirtieron en una parte central de sus vidas. Aunque en ese momento yo no lo estaba, me pareció bastante importante, y pude darme cuenta de que por esto ellos tenían dedicación y responsabilidad. Ademas también el viaje del trabajo en el programa y la oficina eran mucho más cercano a casa.

Antes de aceptar completamente la posición, también había realizado una evaluación previa para darme cuenta rápidamente de que había tomado la decisión correcta. Mientras estudiaba los otros programas, me di cuenta entonces de que menos del setenta y cinco por ciento del personal estaba muy comprometido con el tipo de atención profesional, el crecimiento y el desarrollo progresivo necesarios para realizar esa tarea y que alrededor del tres por ciento no sabía o realmente no les importaba lo que estaban haciendo. Aunque pocos, estaban algo preparados para acercarse al paciente y formar parte integra del equipo y aún menos estaban decididamente dispuestos a aprender. En general, aún creían que podrían haber intentado dar lo mejor de sí, pero muchos de los directores de sus programas estaban poco calificados, temían correr el riesgo de perder sus puestos de trabajo y también tenían poca capacitación. Además, el estado había dejado de brindar capacitación en servicio o movilidad ascendente para los empleados de la comunidad. Sin embargo, también hubo ese uno por ciento que persistentemente fue egoísta, egocéntrico y con una actitud de auto compromiso. Obstinados a seguir o implementar un enfoque de equipo, en lugar de conformarse con un comportamiento infantil y más bien dispuestos a obstaculizar el tratamiento del cliente, para tener un efecto negativo en el trabajo de un administrador de casos en particular, en lugar de participar como parte del equipo de tratamiento, dedicado a ver que todos de nuestros pacientes prosperaran y lograran con éxito su objetivo final.

Un caso en cuestión que claramente viene a mi mente es sobre un veterano de treinta y tantos años del Departamento de Salud Mental y Servicios de Adicciones del estado, en una intrusión con un enfoque terapéutico de los empleados más nuevos y mejor educados, académicamente. Este joven administrador de casos especiales, desarrolló estratégicamente un plan de tratamiento integral, en el que dos veces por semana llevaria a estos clientes particulares, quienes mostraron extraños déficits sociales a la lavandería, lo que les permitió introducirse de forma independiente mientras se involucraban casualmente en la socialización con el público en general y el aseo de sus ropas.

La empleada mucho mayor, aunque no tenía más educación que un diploma de secundaria, de treinta y dos años y quizás unas pocas horas de entrenamiento en casa, había sido promovida a supervisora, con la autoridad, que le brindaba la capacidad de bloquear su enfoque válido. Por supuesto, también habían tenido algunos avances previos, y ella sin duda, e incapaz, o simplemente se negó a percibir necesariamente el valor terapéutico, diseñado dentro de este plan de tratamiento. Y después de varios intentos separados de manipulación compleja e intervenciones discriminatorias, las únicas medidas efectivas de sabotaje estructural fueron las quejas al director del programa acerca de cómo este administrador de casos en particular "continuamente puso a su cliente en riesgo al dejarlo desatendido en la comunidad, mientras tomaba su receso". Por supuesto, el director del programa aparentemente tuvo dificultades para ser totalmente asertivo, también fracasó apropiadamente al no medir el crecimiento ni implementar un nuevo enfoque terapéutico que tal vez hubiera servido de la mejor manera. Lamentablemente, el director del programa tampoco entendió la necesidad emergente de tal plan de atención y procedió a convertirlo automáticamente en una política general para prohibir dicha práctica, sin antes examinar su objetividad adecuadamente.

Siete largos años después, este cliente todavía tenía una necesidad esencial de que alguien lo ayudara con su ropa. La actitud egoísta e impía de esa persona, que había elegido sabotear este plan de atención, haría innecesariamente que este personal en particular lanzara sus manos al aire y se rindiera, por lo que el poco progreso que obtuvo el cliente se perdió inesperadamente. Afortunadamente, más tarde se le prescribió asistencia médica en el hogar para que lo ayude una vez por semana con la ropa; pero, lamentablemente, fue a expensas de nuestros impuestos colectivos y la posibilidad de su estatus independiente.

Este escenario drástico no es único en sí mismo, ya que el registro crítico de prácticas similares continuó hasta que los programas se privatizaron más tarde y se entregaron a los donantes a partidos políticos dentro del sector privado.

Como cuidadores, generalmente nos encontramos con situaciones frustrantes y estresantes, mientras intentamos determinar el alcance real de nuestro conocimiento sobre la disponibilidad de desarrollo entre cada paciente individual. Uno de los principales desafíos, a menudo encontrados, es sobre las dificultades obvias encontradas, al hacer una definición adecuada. No hace mucho, la mayoría de los tratantes opinaban que una definición particular y completa podría haber aliviado la confusión relativa al redefinir el tratamiento comunitario. Sin embargo, a medida que nos concentramos activamente de un programa a otro y de una persona a otra, rápidamente vemos que cada uno parece tener su propia y peculiar definición, acerca de quién se beneficiaría innegablemente y quién no. Francamente, lo que esto básicamente sugiere es que las poblaciones de pacientes que se superponen se están fomentando en los programas de enfermedades crónicas. Un ejemplo instructivo que viene fácilmente a mi mente es el de las lamentables deficiencias de los programas de Iniciativa de Base Comunitaria, CBI, en todos los estados. Estos programas promocionales de renombre se establecieron inicialmente como programas de apartamentos supervisados durante las veinticuatro horas. Dichos apartamentos fueron seleccionados previamente por los consumidores debido a los criterios de financiación. Los programas fueron diseñados principalmente, para una población de pacientes orgánicos más asertiva y mucho menos restrictiva, que recientemente había sido dada de alta de hospitales psiquiátricos. Uno de sus requisitos principales era que pertenecían a un área de captación particular.

El objetivo era educar y fomentar efectivamente la vida independiente y no simplemente almacenar, ni institucionalizar más a nadie. Además, la idea diseñada detrás de estos programas fue animar y enseñar adecuadamente a estos clientes a ejecutar tareas diarias, con asistencia mínima, y su objetivo final era de obtener una vida independiente orientada hacia un resultado exitoso.

Inicialmente, fue una idea impresionante, orientada hacia el aspecto de desarrollo y la información apropiada que surgió de los propios consumidores-clientes; ciertamente, con esto, básicamente queríamos decir que se trataba de clientes, consumidores con enfermedades mentales menos graves y prolongadas. Tenían que participar voluntariamente en el desarrollo del programa y actuar a un nivel máximo, como consumidor y cliente impulsado, interpersonal, con desarrollo de habilidades, sistema de servicios de apoyo, en lugar de seguir siendo confiable y sin capacitación para los aspectos sociales básicos de la vida. Sin embargo, los trabajadores sociales, los funcionarios de los hospitales y los directores de programas pasaron por alto su propósito y comenzaron a referir a los pacientes crónicos, agudos, no adiestrados y gravemente enfermos, la mayoría de los cuales se habrían beneficiado en gran parte si se les diera de alta a hogares de reposo, o al grupo específicamente selectivo Los servicios a domicilio, por lo tanto, no impiden, sin duda, el crecimiento y el desarrollo de aquellos a quienes se destinaron estos valiosos servicios. Aunque la creencia de personal colaborativo se centró en un enfoque hacia un tratamiento más conciso, que habría de desarrollar dos modelos de programas comprensibles e inequívocamente diferentes, teniendo en cuenta el nivel transitorio de educación, calificación académica y capacitación de cada miembro del personal designado, independientemente de la zona de captación del cliente. En mi opinión profesional, se suponía que debían establecer un plazo aproximado para la transición gradual, con un formato de datos específicos en el lugar que podría haber medido fácilmente el progreso individual de cada cliente. Este enfoque habría proporcionado respetuosamente a cada cliente involucrado en dicho tratamiento, un incentivo para trabajar hacia objetivos específicos.

Los directores del programa también debían seguir lo que anteriormente era una definición clara de las políticas de su programa, como el intercambio y la transferencia integral de clientes, administradores de casos y asesores, por si las relaciones terapéuticas entre clientes y administradores de casos que no se desarrollaban dentro de un marco de tiempo específico. Teniendo en cuenta un análisis cuidadoso, la consideración para evaluar y reevaluar la confianza y el vínculo que se había logrado entre los clientes individuales y su terapeuta principal. Manteniendo una estrecha atención para reconocer que estas fueron las herramientas más importantes para desarrollar relaciones terapéuticas y que, por lo tanto, no es un proceso ordinario de la noche a la mañana. Aunque sí proporciona soluciones sólidas a largo plazo. Sin embargo, cuando se sugirió, este nuevo enfoque fue en gran parte ignorado, y los clientes con múltiples diagnósticos, crónicos, psiquiátricos, con enfermedades médicas, fueron continuamente arrojados a las comunidades, sin que un método eficiente se estableciera completamente en su lugar, para brindar un tratamiento adecuado de manera efectiva. Sin embargo, todo el sistema estaba siendo profundamente visto e influenciado por cuestiones políticas. El centro de atención pronto se centraría en las intervenciones médicas, que de muchas maneras determinaban la forma en que generalmente se consideraba el programa.

Dado que la mayoría de las intervenciones actuales del hospital eran médicas, a los terapeutas y administradores de casos les resultaba difícil pensar en una enfermedad crónica como algo más que un problema clínico. En ese momento, ya no parecía haber más preguntas, respecto a los casos que recibimos y aquellos revisados, ignorados, también fue el comportamiento extraño, que el público no capacitado, ahora veía asombrado en sus comunidades. Si bien la consideración apropiada de estas preocupaciones importantes debió haber venido desde una perspectiva de atención de la salud, en algunos casos, el problema fundamental de cada individuo se estaba saltando para llegar a soluciones de curación de rápida, evasión que se midieron en números adulterados. Esto fue inaceptable, pero se entendió con prontitud y de manera renuente, dada la circunstancia de que las presiones públicas y políticas para soluciones rápidas continuaron progresivamente a raíz de la desinstitucionalización masiva que enfrentaba el sistema.

La reubicación permitida de pacientes mentales a largo plazo de los hospitales a la comunidad dio lugar a un gran número de personas socialmente discapacitadas, que se vieron empujadas continuamente a comunidades que no eran aptas, ni estaban dispuestas a entender esencialmente, ni a asumir su cuidado. Más que cualquier otro factor, el fracaso de la desinstitucionalización como un método eficaz, orientado a mejorar la calidad de vida de los enfermos mentales, creó innecesariamente una gran urgencia para encontrar soluciones adecuadas a los problemas no resueltos de las enfermedades crónicas. Una vez que se establecieron estas iniciativas de base comunitaria, se observó una mejora notable y una progresión gradual en el horizonte de estos individuos. Sin embargo, la actitud relajada de los responsables de vigilarla dejó mucho que pedir al personal, que a su vez dejó mucho que ofrecer a aquellos quienes les servíamos. El progreso se dejó sin medir; el personal fue expulsado a estos programas recién implementados para aprender por su cuenta. El fácil acceso a las drogas y el alcohol y los barrios empobrecidos, donde se establecieron la mayoría de estos programas, dificultaron un poco más la administración exitosa y el éxito. Sin embargo, a pesar de todas estas situaciones extenuantes, las metas se establecieron de manera rutinaria y las metas se lograron de manera esencial. Muchos de estos clientes en nuestros programas lograron avances y una calidad de vida que ellos y sus familias tal vez nunca habían creído posible. Aunque nunca se otorgó reconocimiento a ninguno de los empleados involucrados en tan gran esfuerzo, y de nombrarlos a todos tal vez significaría el de escribir un libro específico.

Muchos de estos clientes que anteriormente no habían podido permanecer fuera de los hospitales durante un período de tiempo considerable, de repente permanecieron dados de alta y funcionando bien en su comunidad hasta después de siete años. Algunos clientes pudieron regresar a la escuela y continuar su educación, otros, obtuvieron y mantuvieron su empleo a tiempo completo, algunos se casaron e individualmente, grupos familiares y entrenamiento terapéutico aprendieron a mantener una familia y viven con éxito. Independientemente en un caso particular, un cliente individual completó su escuela secundaria, fue a una universidad donde estudió y se especializó en computación, enseñó en un colegio comunitario local y abrió con éxito su propio negocio informático. Más tarde consiguió un trabajo prestigioso con una compañía de computadoras fuera del estado, ganando más de $ 150,000 en salarios anuales. Esto antes nunca se había sido visto ni escuchado dentro del área de salud mental. Ni siquiera en la impresionante historia de Clifford Bears, se había logrado tal éxito... cual se logro en poco tiempo!

Como parte de un exitoso equipo de tratamiento, todos estábamos bastante orgullosos de tener finalmente la oportunidad de señalar este punto tan importante de los logros de nuestros clientes al panel de 12 miembros, que represento a una delegación de la oficina del comisionado del estado, la reunión programada entre las oficinas de recursos humanos de los hospitales estatales aboga por la protección de los enfermos mentales y de los miembros de los sindicatos. El panel se negó a admitir cualquier fallo de su parte, aunque llegaron a un acuerdo sobre el progreso significativo que nuestro equipo había logrado con estos clientes difíciles. Sin embargo, aún insistieron en reemplazar a nuestro equipo con un equipo independiente, operado por una empresa privada. Esto, por supuesto, no era mucho más que un botín de guerra politica. Una recompensa multimillonaria en dólares que quizás había sido negociada y ofrecida por el gobernador titular a las corporaciones multinacionales, que habían apoyado financieramente su oferta para un segundo mandato. Quizás, simplemente para meter cizaña en el ojo del sindicato, ya que habíamos estado luchando contra él por sus promesas de una mejor atención médica para nuestros individuos recién dados de alta. Estábamos seguros de que no tenía nada que ver con un mejor tratamiento, salud mental o atención médica a cualquier nivel. El simple hecho de que estas transiciones se llevaran a cabo de forma secreta, muy mal hecha, a un ritmo tan rápido y sin ofrecer a los consumidores ningún período de ajuste, provocó el flameo de una enorme bandera roja. Casi inmediatamente nos dimos cuenta de que se estaba haciendo detrás de un movimiento político corrupto masivo, orquestado por la oficina del Gobernador y que, aunque el concepto general se veía muy bien en el papel, era, sin embargo, desde un punto de vista terapéutico. También ofreció a los clientes y sus familias ninguna alternativa. Durante la reunión, les recordamos a los miembros del panel que trabajar con clientes con enfermedades crónicas, podría considerarse en cierto modo como el trabajo de un oncólogo, que solo podríamos tratar su enfermedad, con todas las herramientas que tengamos disponibles en ese momento. No podíamos recomendar una cura y muchas veces, algunos clientes necesitaban una cantidad de tiempo significativa para desarrollar la confianza con su terapeuta antes de que pudieran comenzar a dar señales de mejoramiento de gran importancia.

Además, advertimos y recordamos al panel que muchas veces, estas personas podrían retroceder y actuar de manera abierta y extraña si esta confianza se interrumpe de inmediato. Un ejemplo sería el de verse perdiendo a su terapeuta y su completo sistema de apoyo durante un corto plazo, de la noche a la mañana. Este movimiento, tal vez podría haber sido visto, como una maniobra política bastante inteligente, si se mide desde el punto de vista de un político, sin embargo, si se examina desde un punto de vista terapéutico, fue bastante egoísta y cruel. Una vez más, esto obviamente mostró una falta de preocupación y benevolencia hacia los menos afortunados dentro de nuestras comunidades.

Debemos tener en cuenta que este panel fue organizado por el comisionado de las oficinas de salud mental bajo una orden directa del Gobernador John Rowland, quien luego fue condenado por corrupción política, estuvo un año en libertad, fue capturado nuevamente, sorprendido sobornando a otro político. Fue detenido otra vez, nuevamente acusado y declarado culpable y seguirá cumpliendo muchos años de condena en una prisión federal.

Ahora, solo detengámonos e imaginemos colectivamente, treinta y cinco pacientes con enfermedades crónicas quienes pierden todo su sistema de apoyo al mismo tiempo. Básicamente, esto significaba que sus administradores de casos y todo el cuerpo del personal, con el que habían conocido, trabajaron efectivamente, vieron con frecuencia y confiaron, todos los días durante los últimos siete años, quienes habían sido su salvavidas en la comunidad, de repente los estaban abandonando todos a la vez? Esto no solo fue un escándalo y un caso de abuso y engaño político, sino que también fue un abuso de las relaciones confiables y vinculantes, establecidas con estos clientes y la comunidad. Muchos miembros de la comunidad pensaron que era algo arriesgado, y deberían haber sido considerados oficialmente como un problema importante de seguridad pública, un problema que debería haberse examinado más detenidamente, pero nuevamente faltaba un componente ético, moral principal, en realidad faltaba enfoque piadoso. La reunión concluyó más tarde y habíamos aclarado los problemas relacionados con la privatización de los cuatro programas de CBI en todo el estado. A pesar de que el panel estatal al principio creyó que estábamos luchando para mantener nuestros trabajos, en realidad no fue así. Nuestro negociador sindical designado continuó recordándoles que, independientemente del resultado de hoy, aún manteníamos un empleo permanente en el que teníamos seguridad laboral, protegidos a través de nuestros contratos sindicales de negociación, enfatizando que obviamente seríamos transferidos para trabajar en otras instalaciones en todo el departamento, donde quizás trabajaría mucho menos, con menos responsabilidades y tal vez algunos de nosotros incluso podríamos obtener promociones, con salarios más altos. ¡Y tenía razón! Continuamente le recordamos al panel efectivo que no estábamos luchando por nuestros trabajos, por lo que simplemente defendíamos eran los derechos de nuestros pacientes o clientes para que pudieran continuar recibiendo los mismos servicios y el trato humano una vez fueran transferidos al sector privado.

Debemos mantener en cuenta que este panel fue organizado por el comisionado de las oficinas de salud mental bajo una orden directa del Gobernador John Rowland, quien luego fue condenado por corrupción política, estuvo un año en libertad, fue capturado nuevamente y fue sorprendido sobornando a otro político. Fue detenido otra vez, nuevamente acusado y declarado culpable y todavía está cumpliendo condena en una prisión federal.

La mayoría de nosotros habíamos estado alrededor del sistema durante mucho tiempo, y entendíamos muy bien, a través de hechos relevantes que la privatización podía significar fácilmente, reduciendo los costos, dando la vuelta y empleando a personas menos calificadas y confiables para hacer un trabajo mediocre por un salario menor, comparado con el nuestro, en virtud de su experiencia, educación, etc.

Además, teníamos una obligación moral, y que íbamos a defender nuestra posición. Nuestra difícil y ardua lucha por los derechos de estos clientes gravemente enfermos se estableció principalmente sobre la base de la fe. A lo largo del transcurso de nuestro viaje terapéutico, hemos experimentado de primera mano, cómo la población crónica y criminalmente demente, sus cónyuges, sus hijos, hermanos y otros familiares cercanos, a menudo soportan una tremenda carga financiera y emocional para el cuidado de sus discapacitados. Si bien muchos de ellos aún tienen la amenaza potencial de convertirse en criminales, muchos de ellos en última instancia le cuestan al público grandes cantidades de dinero. Y muchos podrían identificarse fácilmente a primera vista, debido a su extraña vestimenta, postura, comportamiento, modales, etc. Muchos aspectos de su comportamiento y algunos de los problemas sociales que crean, son perturbadores y destructivos y deben considerarse como tales. Nosotros, los administradores de casos y las enfermeras psiquiátricas de la Iniciativa de Base Comunitaria administrada por el estado, empleadas en el recientemente organizado Programa de la Comunidad de Vida Independiente de Meriden, demostramos efectividad dentro de nosotros mismos al poder mantener efectivamente a más de cuarenta de estas personas fuera de los hospitales por un largo tiempo. Tiempo extendido, que duró más de siete años. Sin embargo, también pudimos garantizar su seguridad, al asegurarnos de que aprendieran habilidades para la vida diaria independiente y, de manera específica, les impidieron convertirse en una carga pública o social en sus comunidades. Lo hicimos principalmente alentándolos continuamente para que no atrajeran la atención pública que podría aumentar más los estigmas sobre sí mismos y que parecieran presentables, se vistieran bien y que esto, a su vez, ayudara a disminuir el estigma no deseado. También alentamos y fomentamos salidas sociales y reuniones culturales que les permitieron vestirse adecuadamente y sentirse mejor con ellos mismos y elevar aún más su autoestima. Aunque no todos nuestros clientes pudieron aprender habilidades de la vida diaria y un pequeño porcentaje de ellos no poseían la capacidad intelectual para aprender a presupuestar su dinero y preparar sus propias comidas, por lo tanto, estas enseñanzas se convirtieron en una tarea desafiante.

Poco a poco, algunos de estos individuos llegaron y, después de dos años de entrenamiento intenso, grupos, enseñanzas, etc., finalmente aprendieron cómo comprar alimentos apropiados, a preparar sus propias comidas y seguir un plan de dieta simple. Aunque algunos de ellos seguían siendo incapaces de comprender estos conceptos, no significaba que no deberían haber sido tratados con humanidad, ya que todos merecían igual y recibían la mejor atención disponible. Aunque no debemos engañarnos a nosotros mismos de la naturaleza real y el volumen de los problemas involucrados cuando cuidamos a esta población de pacientes, especialmente cuando los cuidamos en un entorno comunitario. Sin embargo, el 90% del grupo de pacientes a quienes atendimos se mantuvo cooperativo y cumplió con su plan de tratamiento individualizado siguiendo una parte de las expectativas de nuestro programa que incluían aprender a administrar sus propios medicamentos según lo prescrito y responder a todas las intervenciones terapéuticas.

También asistieron a todos los tratamientos terapéuticos, médicos y sociales programados y actividades orientadas a grupos, con sus terapeutas; también asistiendo con puntualidad a todas las citas médicas con sus psiquiatras y psicólogos. Algunos de ellos lo hicieron sin recordatorio alguno. Mientras tanto, otros no pudieron aprender a comer adecuadamente durante las actividades sociales, o mientras estaban en restaurantes durante las salidas, o tuvieron dificultades para aprender a usar un horno de microondas. Aun asi no causaron disturbios sociales, ni mostraron comportamientos destructivos a la propiedad privada, pública o estatal. Tampoco amenazaron, ni se hicieron daño corporal a ellos mismos ni a otros. Tampoco les permitimos convertirse en víctimas inocentes de hostilidad pública, indiferentes a la humillación y la exclusión social. También intentamos mantener total confidencialidad entre sus vecinos en la comunidad. Un gran aspecto que aun hoy dia hay admirar de estos clientes, con quienes trabajamos, es que durante los siete años y medio que estuvieron en el programa, ni una vez habíamos visto a dos personas involucrarse en una pelea física y rara vez nos dimos cuenta de que estaban involucrados en una forma de riña o desacuerdos verbales entre sí. Tampoco se involucraron en chismes, sino que mostraron compasión, simpatía, empatía y una comprensión general por los demás. Fueron más de siete años desafiantes, pero habíamos alcanzado nuestra meta objetivamente. A lo largo de este tiempo, aprendí a admirar y respetar a las personas con enfermedades mentales mucho más que antes, del cual comento con mis colegas. Aunque los estándares de nuestra sociedad y el estigma impuesto sobre ellos pueden indicar lo contrario. Años después, algunos de nosotros, hoy aun sorprendidos, todavía nos preguntamos, ¿cómo lo hicimos? ¿Cómo pudimos un puñado de enfermeras y trabajadores de salud mental convertirnos en administradores de casos, lograr tal éxito con estos clientes, casi sin ayuda sistémica?

Nos negamos a participar en el uso de castigos o amenazas en contra de todos nuestros pacientes. Tuvimos un equipo de tratamiento efectivo; Dimos opciones y señalamos consecuencias. Fuimos altruistas... recordándole a todo nuevo empleado rápidamente de que nuestros clientes eran seres humanos con una enfermedad mental, que habían sido institucionalizados previamente. Que todos eran adultos, hombres y mujeres y no nuestros hijos. Indicándole abiertamente a los vecinos, de que tampoco eran estúpidos. Practicamos un enfoque simple y seguimos un método filosófico práctico, el "altruismo". Los tratamos al igual que como nos gustaría que nos trataran, y al final, todo funcionó bien. A su vez, aprendieron que, si no tomaban sus medicamentos según lo prescrito, o se negaban a asistir a los grupos programados, podían comenzar a descompensarse rápidamente y comenzar a exhibir comportamientos extraños, lo que conduciría secuencialmente a la atención pública y eso les costaría tener que retornar a los hospitales y volver a ser internados. Principalmente, solo brindamos aliento y opciones... por supuesto que hubo ocasiones en las que pudimos haber necesitado una intervención crítica hospitalaria, o tal vez un certificado de emergencia de 15 días "PEC" para pasar unos días en un hospital médico, en una cama de descanso, mientras sus mentes se reajustaba. También experimentamos una tragedia, debido a un rechazo del tratamiento que condujo a una profunda depresión clínica, donde, como terapeuta, creo que dejamos caer el balón, lo cual llevó a uno de nuestros clientes a suicidarse, saltando a su muerte desde el cuarto piso del techo del edificio. Creía que, si se le prestaba más atención, tal vez podría haberse evitado. Lamentablemente, esta fue una de las noches más traumáticas de mi carrera después de más de veinte años en este campo.

El paciente había nacido en el extranjero, habló una cantidad muy limitada de inglés y quería que lo enviaran de regreso a casa, en su país de origen, pero el estado se negó y el volvió desesperado... y sin dar indicación alguna también suicida. Aunque en realidad dio indicaciones previas, excepto que se había negado a asistir y participar en cualquier tipo de grupos. En lugar de nosotros planear enviarlo de regreso a su país, como el lo había solicitado, el sistema hizo arreglos de manera encubierta para que lo hospitalizaran nuevamente. Al evaluar la implementación para operar estos programas, fallamos en cubrir esta área. Nuestras manos estaban atadas con respecto a la repatriación, pero se diseñó para reencarcelar. Esto causó un tremendo impacto en nuestros clientes, el personal y los miembros de la comunidad, quienes lógicamente con temor pensaban que esto se repetiría e incluso, "si alguno de estos se tira del cuarto pizo nuevamente, caerían sobre uno de nuestros vecinos mayores sentados en el patio, tomando algo de aire fresco. Durante esa tarde después del suicidio del paciente, me toco seguir con un psicólogo de la comunidad por todo el edificio, informando, interrogando e indagando sobre dicho comportamiento con todos y cada uno de los inquilinos que estaban dispuestos a hablar sobre el trágico incidente que habían presenciado. Fue una noche bastante larga.

Al final, sin embargo, todo funcionó bien para los clientes y para todos nosotros.

Independientemente de su nivel de estado mental, cada uno de estos individuos tenía su propio apartamento de un dormitorio completamente amueblado, con todas las comodidades y enseres al igual que sus vecinos dentro del edificio. Fomentamos y brindamos el tipo de atención como lo haríamos para nosotros y para nuestras familias. Abogamos por ellos, les mostramos respeto y los tratamos, tal como nos gustaría ser tratados; "Promovimos el respeto propio básico".

Amaban tener su espacio y su libertad y la responsabilidad de tener su propio apartamento, cada uno con una televisión por cable de diecinueve pulgadas, un horno de microondas, aire acondicionado, teléfono, un pequeño comedor, un sofá, un sofá de dos plazas o un juego de dormitorio, conjunto de ollas, una estufa, nevera y utensilios para comer. Juntos, como equipo, buscamos los beneficios existentes y, por lo tanto, encontramos descuentos en las facturas mensuales de cable y teléfono y nos mantuvimos al tanto con el Departamento de Vivienda para la asequibilidad en función de cada uno de sus ingresos. Sin embargo, brindamos capacitación básica de ADL a aquellos que no podían aprender habilidades de limpieza, les brindamos ayuda de salud en el hogar para ayudarles y enseñarles la higiene diaria y la preparación de las comidas a través de agencias especializadas. También organizamos salidas sociales al tiempo que implementamos la política de "se requiere vestimenta adecuada" para alentar el aseo. La mayoría de los administradores de casos en nuestro programa, lo hicieron a un punto de volverse competitivos, mientras intentaban superarse unos a otros, por lo tanto, cada uno de nuestros clientes se benefició enormemente. Como lo haríamos en nuestros hogares, les recordamos que sus apartamentos eran sus hogares, por lo tanto, cualquier persona que quiera ser admitida primero debe llamar y solicitar que se les permita ingresar. Esto significa que incluso nosotros, el personal del programa, excepto durante una emergencia, no podía simplemente ingresar a su apartamento sin ser invitado. Por supuesto, esto también tenía una base clínica. Cada uno de estos clientes se enorgullecía de participar en su recuperación y rápidamente mostraron una mejoría y lograron recuperar su dignidad.

Dado que el foco de la enfermedad mental se mantuvo en la intervención médica y, de manera secuencial, se predeterminó la forma en que se ve dicha enfermedad; la mayoría de las intervenciones actuales permanecieron ignoradas o criminalizadas, por lo tanto, las enfermedades mentales crónicas siguen siendo vistas hoy principalmente solo desde una perspectiva clínica.

Ya no debería haber ninguna pregunta sobre estos temas. Aunque los investigadores y sus hallazgos se apresuraron a señalar que, de los muchos grupos, el que comparte la mayor responsabilidad por la situación de los enfermos crónicos es la enfermería. Estos también han señalado a la profesión como el prototipo del cruel autoritario al argumentar e insistir en que los cuidadores deben estar preparados para examinar sus propias actitudes hacia los pacientes y ser conscientes de las actitudes de los pacientes hacia ellos. Esto es cierto en muchos casos, sin embargo, estos investigadores tampoco han proporcionado otras alternativas. Y, de hecho, hemos presionado continuamente por la separación de la iglesia y el estado, cuando en realidad esto no puede y no debe existir entre la población mentalmente enferma, que solo queda fe, se encuentra entre su fundamento religioso básico y su conexión con Dios. Sin embargo, debemos admitir que, aunque la enseñanza de habilidades, el cuidado, el monitoreo de medicamentos, la enseñanza de recursos y la persistencia, todavía no es una garantía completa de que las personas con enfermedades crónicas o las personas institucionalizadas permanecerán fuera de los hospitales y en la comunidad de reingresos. De hecho, ocurren. Y que, como cuidadores, solo podemos esperar que nuestro trabajo anterior con una persona con enfermedades mentales permita que el reingreso sea breve, con un rápido retorno a la vida comunitaria.

Lamentablemente, uno de los principales fracasos de los CBI que el gobernador pudo capitalizar fue el componente significativo en la educación y capacitación de la policía en todo el país para recuperar el control de los psicóticos fuera de control. Si estas ideas hubieran tenido oportunidad de fructificar, ciertamente existiría una gran reducción en los disparos de la policía y la capacitación profesional para la reducción de la escala, en lo que respecta a la asistencia o la confrontación de los enfermos mentales, en sus hogares o en las calles.

Su objetivo de independencia solo se reduce cuando continuamos institucionalizándolos, ya sea en la comunidad o en grandes instituciones psiquiátricas. Aunque muchos creen que debemos dejar que aprendan de sus fracasos, para luego emitir buenos juicios, o realizar y vivir sus consecuencias. Hasta ahora, se creía que los criterios de diagnóstico de ciertas enfermedades y la dependencia cultural eran las intervenciones profesionales eliminadas y curvadas, que en realidad se pueden culpar por producir ciertos síntomas originalmente. Después de este y varios otros estudios, los investigadores han concluido que la desinstitucionalización no funciona bien para todos y que simplemente cambiamos mentalmente de un lugar a otro.

Lo que significa que en lugar de enviar personas enfermas a los hospitales para recibir tratamiento donde realmente podrían beneficiarse con la esperanza de mejorar, estas personas con enfermedades mentales graves ahora están en la cárcel. Esta falta de tratamiento en el sistema no sirve a las personas con enfermedades mentales ni a nuestras comunidades en forma positiva. Sin embargo, es bastante costoso para los contribuyentes, que continúan vertiendo dinero en un pozo sin fondo.

Una Perspectiva de la Lucha e Iniciativa de Salud Mental Basada en la Fe

El término colectivo, "Iniciativa basada en la fe", fue una ayuda económica, propuesta por el entonces presidente George W. Bush para ayudar a las iglesias, a las instituciones fundamentales orientadas a la fe y a las organizaciones religiosas, a alcanzar sus objetivos específicos a través de fondos gubernamentales. Aunque muchas de estas organizaciones sin fines de lucro, ahora discuten entre ellas, cuando intentan determinar de manera única el significado exacto y el uso infinito de la palabra 'fe', mientras que posteriormente, ignorando los desafíos difíciles que ahora enfrentan, al oponerse firmemente a las organizaciones de base, decidieron para desafiar esta nueva iniciativa, bajo la separación de iglesia y estado. Algunas de sus afirmaciones particulares son una especie de oposición bipolar paralela que a menudo se refleja entre sí. El principal argumento de algunas de estas organizaciones es que todas las organizaciones beneficiarias deben tener una afiliación fundamental con el cristianismo, porque si consideramos esta situación, la palabra "fe" es más bien universal. Mientras que otros argumentaron intensamente que cada organización o cualquier persona, puede ejercer fe en sus vidas, porque usamos nuestra fe individual, para lograr un cambio obvio y que cada organización religiosa, independientemente de su denominación, utiliza la fe en su práctica estándar. En realidad, el punto de enfoque principal que más se escucha, es que el cristianismo no es del mismo tipo de fe, porque se basa en Dios, a través de Jesús, para dar respetuosamente o reaccionar a nuestras necesidades y deseos, mientras que otras religiones dependen de diferentes tipos de 'dioses' y que algunos incluso dependen principalmente de las fuerzas universales que existen.

En una entrevista reciente a lo largo de mi investigación, me invitaron a una iglesia en un estado del sudoeste, fue allí donde inmediatamente me di cuenta de que algunas iglesias cristianas habían llegado tan lejos como para socavar el acto, al plantear los siguientes argumentos entre sus feligreses. Al cuestionar que, dado que el cristianismo es una fe que depende de Jesús, no puede confiar en ninguna otra religión u otro programa, dado por entidades seculares para lograr el éxito.

¿Y que, si lo hace, entonces ya no depende de Jesús y ya no se basa en la fe de Cristo? Aunque muchas iglesias de diversas denominaciones se han reunido en la mesa de hermandad para apoyar y defender consistentemente este proyecto de ley, afirmando el hecho de que "la obra de Dios está en estos nuevos programas basados en la fe". Que la ayuda basada en la fe es Dios en el trabajo; porque Dios puede hacer el trabajo a través de quien sea elegido para lograrlo.

Sin embargo, varias iglesias de línea dura aún sostienen su terreno principal al argumentar con vehemencia que "todo esto es un desastre". Que todo es un lavado de cerebro por no querer confiar en la verdadera fe espiritual. Han ido tan lejos como para reiterar que "Dios ahora tiene muchos testigos para hacer el trabajo de la iglesia y que Dios, no necesita llamar a las personas malvadas para que hagan el trabajo que se supone que fuera elegido y que deben de hacer los santos". Más tarde solicité una entrevista exclusiva con el pastor, en la que opinaba que gradualmente me ayudaría a comprender mejor el punto de vista del ministro de esta iglesia en particular y se me concedió. El buen obispo, pastor y ministro, luego comenzó a explicar su posición al insistir en que "la Iglesia siempre se ha apoyado en la supervivencia y esa fue la explicación fundamental, en cuanto a por qué el impresionante cuerpo de testigos competentes era tan grande en muchos aspectos, en las iglesias y en todo el mundo espiritual".

El pastor, luego agregó que "no existen escritos en ninguna parte de la Biblia, que muestren claramente dónde se usaron los bancos seculares en cualquier momento histórico para promover la misión del evangelio". En su intento de explicación, lo llevo tan lejos, después, e ir a para comparar la base de fe iniciativa con "Dios obteniendo un préstamo a bajo interés del infierno para reparar los problemas de cielo, o a un Dios entrando al infierno para sacar algunos adornos para decorar los Cielos". Anteriormente, a lo largo de su discurso, enfatizó que "Dios siempre ha provisto para los propios dioses, esa gente debería mirar hacia Dios para que los cuide porque Dios no necesita el dinero del diablo, y que si alguna de estas iglesias está teniendo problemas financieros, es porque no se estaban esforzando lo suficiente, o que tal vez no hicieron su presupuesto;" sin embargo, insistió, "tengo un cuerpo espiritual lo suficientemente grande como para que funcione de manera efectiva".

Rápidamente comencé a perder un interés particular en seguir la ignorancia y el enfoque reaccionario, lo que alimentó su arrogancia, cuando citó el libro de Hechos 4: 34, y después exigió que sus feligreses "dieran y dieran abundantemente, y de buena gana. Que deberían hacer muchos pasteles, tamales y cocinar una buena comida para ayudar a la Iglesia, porque este principio todavía funciona". Que la Primera Iglesia vendió cosas para construirse con éxito y que podrían hacerlo porque son la Iglesia". Mientras continuaba dando conferencias a su congregación se enterró aún más enojado, llamando y menospreciando a sus compañeros pastores y otras iglesias, concluyendo apresuradamente que "no pienso mucho en los pastores de estas iglesias, a quienes saltan antes de pensar". Los sermoneó y audazmente declaró que "estos pastores están motivados por sus 'cabezas grandes y grandes egos', simplemente tratando de 'verse grandes' al asumir programas seculares." Los acusó a todos a lo largo de su sermón de "querer construir iglesias enormes, con todos los complementos y adornos, como gimnasios, aulas estudiantiles y guarderías infantiles". Finalmente quise interrumpir y manifesté mi preocupación por la responsabilidad de la iglesia en la educación, etc? pero no me permitió decir ni una tan sola palabra. Luego fue tan lejos como para acusar a estos otros pastores de querer sentirse como alguien poderoso y de estar 'hambrientos de poder'. El buen obispo se perdió en la idea, pero luego concluyó que " el mundo está empeorando, porque sus iglesias están buscando el poder secular, en lugar de seguir con entusiasmo enfocando sus esfuerzos en hacer llegar la palabra de Dios a las almas perdidas". Posteriormente, tropezó un poco cuando revelé lo que él opinaba que "la iglesia durante muchos siglos había considerado a las personas con enfermedades mentales como almas perdidas". A lo largo del sermón y durante mi entrevista, él negó el hecho de que (los programas de promoción basados en la fe del presidente Bush no son para las organizaciones cristianas, pero más bien para las organizaciones seculares). Pero luego insistió que, "si alguna iglesia tiene fe en el programa de donación de dinero de George Bush, entonces no puede tener fe en Jesús ". Sin embargo, no terminó su conferencia en el sermón, sino que más tarde lo publicó en su pagina de internet. Donde concluyó por escrito que "la Biblia nos dice, podríamos amar genuinamente a uno y odiar al otro, pero no podemos reclamar a los dos ni a ninguna iglesia, que aceptó de buen grado esta base de fondos de fe, está tratando de reclamar claramente a ambos y que no pueden", porque el trabajo del Presidente es impulsado secularmente". Continué con mi entrevista y no intenté seguir debatiendo ninguno de sus puntos, dándome cuenta de que esto era solo la opinión de un hombre. Sin embargo, seguí siendo objetivo con mi investigación, dándome cuenta de que tal vez ni él, ni ninguno de los miembros de su familia habían estado involucrados con el sistema de salud mental y que no se trataba de él, sino de los millones de estadounidenses que más tarde se beneficiarían de estas organizaciones basadas en la fe que se esfuerzan por reunir los fondos necesarios para ayudar a proporcionar programas de divulgación para los enfermos mentales y su recuperación en sus comunidades. En una nota más positiva, de preferir mirar hacia el futuro y centrar atención en aquellas organizaciones basadas en la fe que ahora trabajan juntas por el bien de los hombres, las mujeres y los niños. En aquellas organizaciones sin fines de lucro que comparten amor, compasión, comprensión y, sobre todo, tratamiento y recuperación a través de su evangelio, doctrina y quizás ni él, ni ninguno de los miembros de su familia habían antes estado involucrado con el sistema de salud mental y que sobre todo, no se trataba de él, sino de los millones de estadounidenses que más tarde se beneficiarían de estas organizaciones religiosas que se esfuerzan por reunir la información. Promoviendo dicha información a que estos fondos necesarios para ayudar a proporcionar programas de divulgación para los enfermos mentales y su recuperación en sus comunidades.

En una nota más positiva, preferimos mirar hacia el futuro y centrar nuestra atención en aquellas organizaciones basadas en la fe que ahora trabajan juntas por el bien de los hombres, las mujeres y los niños. En aquellas organizaciones sin fines de lucro que comparten amor, compasión, comprensión y, sobre todo, tratamiento y recuperación a través de su evangelio, doctrina y quizás algún día pronto, a través de la terapia y la intervención temprana.

Aun sin poder entender instintivamente, me preguntaba a solas, "cómo alguien podría ver dicha iniciativa como si todo el dinero le perteneciera al Presidente Bush, cuando en realidad es el dinero del pueblo estadounidense? ¡Es el dinero del contribuyente de los Estados Unidos de América!" Para entonces, también me había cansado un poco de las palabras "iglesia y estado", cuando en verdad, si estamos hablando de la iglesia afroamericana, estamos hablando automáticamente de la separación de iglesia y estado. Uno podría ir tan lejos como el desarrollo inicial de la primera iglesia negra, la Iglesia Episcopal Metodista Africana (AME) y la mayoría de las otras iglesias negras, incluidas aquellas bajo la bandera de la UCC construida en este país desde entonces. Si tuviera que leer e investigar un poco, tal vez podría encontrar pruebas y datos reales, para dar testimonio de que nuestras iglesias, a menudo tenían que levantarse y luchar contra el statu quo y confrontar al estado por una razón u otra a lo largo de la historia, principalmente la de dignidad y respeto y el derecho al culto en paz. Entonces podríamos avanzar hacia la legislación más reciente y quizás más importante en la historia de la humanidad, que es el "Proyecto de Ley de Derechos Civiles" y preguntarnos, ¿si fue el estado el que luchó para darnos esos derechos que ahora damos por sentado? ¿O no se implementó en la Iglesia afroamericana por el Reverendo Dr. Martin Luther King y todos los otros cientos de ministros y sus iglesias? ¿Quiénes estaban esencialmente involucrados en la ardua lucha y en las 'marchas'? Creo que deberíamos aplaudir a las iglesias que desarrollaron escuelas y guarderías en sus sótanos para educar a nuestros niños y ayudarles a proporcionar cuidado infantil de calidad y asequible para familias trabajadoras y madres solteras tratando de mejorar significativamente la educación. Y sí, ¿no nos hemos quejado tanto como lo hicimos, sobre el deterioro de nuestra salud y todas las diversas enfermedades asociadas con la salud de las personas de raza negra, que se deben en parte a la falta de buena educación, ejercicio y mala alimentación? Entonces, ¿qué pasa si hay una iglesia con un gimnasio, un entrenador y un dietista? ¿No podríamos entonces vivir un poco más, ser más sanos y disfrutar de vidas más felices para Dios y disfrutar de una mente y un cuerpo más saludable para nosotros y para que nuestras esposas y esposos nos aprecien? Escuché otro argumento durante esta investigación que se cuestionó: el hecho crítico de que "si el gobierno federal comienza automáticamente a darle dinero para financiar sus proyectos, entonces luego tal vez quieran consultar sus libros?" Bueno sí, y mi respuesta fue, de que si hay un ladrón en medio de ellos, es posible que no merezca estar al frente de una congregación. Si una iglesia recibe una subvención de diez millones de dólares y no puede demostrar lo que ha hecho con el dinero, uno tendería a creer que tiene un problema mucho mas grande y mayor que problemas de contabilidad? Recordé haberle sugerido a este ministro que definitivamente creo que si alguna iglesia que recibe algún tipo de subsidio debería contratar de inmediato a un contador profesional e independiente. Pero luego creí que la iniciativa de la base de fe es todo un "libre albedrío y, tal vez, si a una iglesia le está yendo bien de manera independiente, entonces no deberían tener la necesidad de un uso permanente de fondos públicos. Esto ciertamente podría compararse con una persona que anteriormente tiene un trabajo que se va a registrar para el desempleo, o con alguien que ya tiene una casa que intenta ingresar a la lista para una vivienda de la sección ocho o registrarse como desamparado y deambulante.

¿Tienes Algunas Preguntas Sobre Nuestra Fe?

A lo largo de la historia, tal vez desde la época medieval, la salud mental se había relacionado con la religión y las creencias religiosas. Aunque a menudo fuese rechazado por las iglesias, que tenían poca o ninguna comprensión de las diferencias obvias, entre la buena locura religiosa y la mala locura religiosa. Muchos a menudo llegaban a creer que los individuos que padecían enfermedades mentales habían sido maldecidos, habían caído de la gracia discriminadora de Dios, poseídos por demonios, en el mejor de los casos, ¡tal vez bajo algún tipo de hechizo o brujería!

En los últimos años, se dejo venir un cambio gradual entre la sopla del viento, hacia la creencia cultural y religiosa. La cual ha estado prominente apareciendo lentamente en el horizonte, un cambio gradual que hasta hace poco fue acelerado por la 'Ley Basada en la Fe' presidencial'. La ley cual fue presentada por el Presidente Bush durante los primeros meses de estar en la Casa Blanca y firmada por el Congreso a fines de 2001. Aunque no comenzó a cobrar fuerzas y tomar impulso hasta fines de 2002. Aunque muchos dentro del campo de la salud publica y mental no son verdaderos fanáticos del Mr. Bush, entre sociólogos y otros, se estima que este podría ser considerado como uno de los enfoques más positivos hacia el tratamiento de la salud mental, desde los difíciles tiempos y su ardua abogacía de la época de Dorothea Dix para los enfermos mentales, que históricamente tuvo lugar hace más de ciento setenta años atrás. La importante campaña humanitaria en la que luchó vigorosamente por cambios drásticos en la legislación abogó y solicitó al Congreso de los EE. UU. Durante todo el siglo XIX y duró hasta su muerte en 1887. O tal vez, incluso el movimiento de Higiene Mental de Clifford Bears que ocurrió a principios del turno del siglo pasado. En cualquier caso, siguen siendo ya mas de cien años en que se han visto cambios significativos.

Aunque a lo largo de los años, la iglesia cristiana y todas las demás organizaciones religiosas han participado voluntariamente en ayudar a las personas sin hogar, implementando centros de tratamiento de drogas y alcohol y abogando por el VIH, el SIDA y muchos otros esfuerzos humanitarios.

Si bien, muchos de estos programas implementados y dirigidos por organizaciones religiosas, se ocuparon principalmente de los factores estresantes, ansiedades y aflicciones causadas por enfermedades mentales, o son los principales factores determinantes críticos de las enfermedades mentales, se inspiraron en la convicción sostenida y su amor a Dios. Aunque a menudo, más bien a ciegas por los efectos o la comprensión profunda de cualquier enfoque terapéutico y con poca o quizás ninguna capacitación en servicios de salud mental, prestaron, e invirtieron y lo han hecho todo a base de su fe, por lo tanto, directamente desde sus corazones.

Hoy dia, estas organizaciones basadas en la fe, recientemente implementadas, que han surgido después de la firma de este proyecto de ley han creado una nueva esperanza para la comprensión general de la enfermedad mental por parte de todas las organizaciones religiosas. Por lo tanto, además de los individuos particulares afectados y sus familias, que se benefician de este enfoque cristiano moderno, existe una esperanza renovada para la erradicación necesaria de la enfermedad a través de la investigación. Mi creencia en particular es que este nuevo enfoque podría, además, ayudar a precipitar la comprensión general de la enfermedad y quizás, incluso, contribuir a terminar con éxito el tremendo estigma que a menudo se asocia con la enfermedad mental.

Las principales organizaciones de salud mental en varios estados del país ya han comenzado a beneficiarse... recientemente se ah visto un incremento en la aprobación de donaciones generosas para las iglesias y otras organizaciones religiosas que participan en el servicio de sus comunidades, a través de programas de salud mental basados en la fe.

Además de la oración, muchas iglesias ahora son renovadas, con un interés terapéutico particular para aprender sobre las causas de la enfermedad mental, el tratamiento y las metodologías adecuadas para tratar la salud mental de la comunidad. Algunos sociólogos consideraron que este enfoque fue un gran primer paso, el primero de su tipo en la historia moderna, y agregaron que "si se maneja de manera apropiada, en realidad, este podría definitivamente considerarse como el mayor cambio en ingeniería mental y social en la historia de la humanidad."

Realmente creo que aquí todos ganamos, es una situación ganadora y afortunada para nuestra sociedad en general, quizás indudablemente podríamos decir que todos en los Estados Unidos y a través del mundo, todos nos beneficiaríamos de este nuevo enfoque; La iglesia, el individuo, la comunidad, al igual que la ciencia del campo de la salud mental a través de la investigación aplicada. Aunque primero le advertimos a estas organizaciones que no se alejen demasiado de la comprensión de la enfermedad del individuo al tratar de imponer sus creencias de manera convencional, "vendrán a usted a su debido tiempo" para trabajar junto con los profesionales de la salud mental. Para realizar una búsqueda exhaustiva, aprender de manera inteligente y encontrar con éxito diferentes métodos, en los que puedan tejer y aplicar tanto a los religiosos prominentes como al enfoque terapéutico del tratamiento, y abrir sus puertas a talleres modernos realizados por un proveedor de atención de salud mental individual con experiencia. Una de las organizaciones prósperas en el estado de Connecticut que recientemente adoptó este enfoque y quizás la única en este estado, es el New Life Ministries, (Ministerios de Una Nueva Vida), cual se removio desde atrás de sus púlpitos y salieron de atrás las puertas de la iglesia, a las calles comunitarias para buscar y encontrar orientación directa junto a los profesionales de la salud mental en la comunidad. *El New Life Ministries. The New Life Ministries* es una organización basada en la fe de mujeres de diferentes denominaciones cristianas que ahora brinda servicios de apoyo a grupos espirituales de desarrollo personal e implementa talleres adecuados que tratan con problemas de salud mental. Esta organización además de brindar servicios a otras organizaciones basadas en la fe, como el Instituto de Desarrollo

Personal para Mujeres, sus clientes, que a menudo son mujeres embarazadas, buscan servicios ambulatorios para la recuperación de alcohol y drogas. Su objetivo principal es proporcionar servicios de mentoría que también ayuden a desarrollar su fe, así como equiparlos con las herramientas obligatorias para convertirse en miembros valiosos de la sociedad. Otra organización cristiana exitosa que recientemente recibió una valiosa subvención gubernamental del estado de Connecticut bajo la bandera de la base de la fe es la *Iglesia Metropolitana de Phillips.*

Con una asamblea de más de 600 miembros activos, una longevidad permanente durante más de 73 años en la comunidad de Hartford, su pastor principal con una Máestria en trabajo social. El reverendo James B. Walker, que tiene más de 20 años de señoría dentro de la iglesia. Phillips Metropolitan es además de un socio colaborador con Greater Hartford Urban League y First Cathedral Church para implementar con éxito el Proyecto de Conexión de la Familia Africana (AFCP). También se ha asociado recientemente con el Departamento de Servicios de Salud Mental y Adicciones del Estado de Connecticut (DMHAS). Con su nuevo propósito y objetivo específico, ser el Modelo de Programa de Fortalecimiento Familiar (FSPM), ofrecer adecuadamente sesiones educativas semanales, concentrándose principalmente en familias en riesgo, brindando información y apoyo de manera efectiva, así como las herramientas y habilidades cognitivas interpersonales que incluyen un fuerte enfoque en el impacto contrario, causado por el abuso de sustancias en la familia. Además, esta iglesia continúa avanzando hacia el desarrollo de nuevas asociaciones con otras iniciativas establecidas por la comunidad, tales como SANDS y Strive Workforce de Salud Mental de la Región Capital, mediante la implementación de iniciativas de mentores claramente destinadas a reclutar y capacitar a mentores para que apoyen a individuos particulares en recuperación y su reingreso en la fuerza de trabajo. Además de asesorar y apoyar a aquellas personas con un extenso historial de participación previa en el sistema de justicia penal. La iglesia ha hecho esto a través de una serie de talleres de enseñanza y al ayudar a estas personas a encontrar el mejor modo de equilibrar sus vidas y el empleo relevante, al tiempo que integran las aplicaciones posteriores detalladas y construídas por la fe. Una respuesta formal a este enfoque ha sido muy exitosa, cuando ha sido moderado en el marco del Programa Hope Mentoring de Hope Strive, esto ha llevado a una expansión ambiciosa de su programa en unos pocos años.

El programa de mentoría de la Iglesia Metropolitana de Phillips continúa enfocándose exitosamente en la integración múltiple de la fe y la recuperación general a través de ésta y el modelado de roles positivos, que se logra principalmente a través de la mentoría individual y grupal. De acuerdo con todos los sistemas medidos en vigor, el enfoque de la Iglesia Metropolitana de Philips ha sido muy efectivo. Aunque solo ha sido poco tiempo, la efectividad sucesiva de este enfoque ha demostrado ser extremadamente exitosa, observada y medida con precisión en las comunidades negras. Y ahora hay muchas otras iglesias que aparecen diariamente para tomar el liderazgo de esta oportunidad que es tan valiosa para ellas, como para la comunidad virtual en su conjunto. Sin embargo, al igual que muchas organizaciones religiosas continúan trabajando incesantemente para lograr objetivos exitosos en los tratamientos de salud mental y abuso de sustancias a través del crecimiento progresivo, alianzas y asociaciones, con instituciones locales, estatales y otras organizaciones de base religiosa y organizaciones construidas por la comunidad. Sabemos bien que todavía existe una gran cantidad de personas que hoy dia aún permanecen escondidas en sus trincheras, todavía listas para defender, criticar y ridiculizar. Pero mantenemos la fe.

CAPÍTULO II

El nacimiento del Manual estadístico de diagnóstico de los trastornos mentales (DSM).

Enfermería psiquiátrica, tratamiento de enfermería y el tratamiento histórico de las enfermeras

La historia detrás de la enfermedad... Nuestras primeras opiniones sobre la enfermedad mental

Nuestras primeras opiniones sobre la enfermedad mental.

A orillas del río de la fe ... Sobre la bahía donde la salud mental se encontró por primera vez cara a cara con la religión mundial

Nacimiento del Manual Estadístico de Diagnóstico de Trastornos Mentales (DSM)

Consecutivamente, hemos identificado la institucionalización, como el principal culpable en muchos aspectos de la discapacidad social. Esto es evidente en el deterioro social progresivo, el aislamiento social que lo acompaña y en el comportamiento pasivo observado en muchos pacientes a largo plazo, específicamente en aquellos síntomas que antes se consideraban indicativos del curso estándar de la esquizofrenia crónica. Tal dilema, hizo brillar la luz y trajo a la superficie, la comprensión de la dificultad generalizada en el diagnóstico de enfermedades psiquiátricas crónicas y a raíz de esto se extendió al problema de diferenciar entre enfermedades agudas y crónicas. Anteriormente, incluso cuando había pocas preguntas acerca de cuándo un individuo estaba enfermo, sin embargo, la determinación del tipo de enfermedad mental que el individuo estaba experimentando, seguía sin resolverse. Desafortunadamente, la verdadera pregunta sobre la confiabilidad del diagnóstico y la validez de las categorías de diagnóstico en enfermedades psiquiátricas crónicas persistió automáticamente durante muchos años. Por lo tanto, obviamente se encontró que muchos individuos, independientemente de sus diagnósticos iniciales o síntomas subsiguientes, finalmente terminaron siendo re diagnosticadas, con esquizofrenia crónica indiferenciada si su enfermedad mental persistía durante varios años sin remisión.

Durante estos tiempos críticos, los investigadores también notaron un aumento en el número de personas diagnosticadas con esta enfermedad, de acuerdo con la duración de cualquier contacto potencial que hayan tenido con cualquier institución mental. En los años siguientes, los centros privados de tratamiento psiquiátrico, en un intento por comprender de manera significativa los fenómenos de sus pacientes, volviendo a un diagnóstico de esquizofrenia, luego siguieron una política no escrita, en la que ya no diagnosticarían a los pacientes como esquizofrénicos.

Otros enfoques notables que finalmente mostraron importancia a medida que surtió efecto, donde, si parecía que el paciente tenía síntomas esquizofrénicos, el diagnóstico podría retrasarse temporalmente con la esperanza de que, en algún momento, los patrones de los síntomas se alterarían lo suficiente como para permitir la posibilidad para otro diagnóstico.

La razón fundamental de estas prácticas estándar también condujo a importantes preguntas pertinentes con respecto a la validez de otras categorías de diagnóstico, como la 'esquizofrenia hebefrénica', que era una enfermedad que simulaba un comportamiento infantil, algo que ahora rara vez se ve en la actualidad, aunque en un momento dado, muchos individuos en instituciones para personas con enfermedades mentales fueron etiquetados con ese diagnóstico. Cualquiera que haya tenido la oportunidad de ingresar efectivamente a uno de esos hospitales psiquiátrico grandes con 300 o mas pacientes a fines de la década de los 70, a lo largo de la década de los 80, tal vez aún recordarían las características de una anciana sonriente, vestida con un abrigo y bata casera, con zapatillas suaves, caminando hacia cada uno de los visitantes, extendiendo su animal de peluche, solicitando repetidamente que este fuese admirado y sostenido por cualquier persona que obviamente se haya dado cuenta. Algunos quizás también recuerden a los adultos rodando por los pisos y suelos haciendo ruidos extraños como si fueran niños. Personalmente, también podría recordar haber escuchado a los 'veteranos' los empleados del hospital desde hace mucho tiempo, hablar sobre sus pacientes (gatear en los pisos, esconderse detrás de los muebles y estirarse detrás de ellos, tratando de agarrar los tobillos de aquellos que pasaban cerca.) Nos preguntamos si esta enfermedad desapareció realmente de la noche a la mañana o si ha habido algún cambio sutil en el pensamiento y manejo actual de tales diagnósticos. Nuestras preguntas se basan principalmente en los diversos estudios epidemiológicos internacionales, administrados en los Estados Unidos, Europa, Canadá y América Latina. Sin embargo, también es importante reconocer que hubo algunas variaciones interculturales en los análisis y una clasificación significativa de los síntomas que, sin duda, dificultaron la comparación de la incidencia y la penetración de la enfermedad en diferentes regiones geográficas y culturales. Ciertos síntomas, tal vez podrían estar relacionados con una condición médica, un nivel de toxicidad en su sistema, ya que no se pudieron identificar mediante un simple análisis de sangre en ese entonces. O tal vez, incluso un efecto secundario exhibido de ciertos medicamentos.

Desde que esta dificultad fue reconocida fundamentalmente, hubo numerosos intentos para mejorar la amplia confiabilidad de los diagnósticos. Uno de estos intentos, concluyó con una serie de revisiones en el manual de diagnóstico estándar, realizado por la Asociación Estadounidense de Psiquiatría y un marco sistémico revisado de inmediato, se propuso para estandarizar el diagnóstico de cronicidad que luego sería apropiado para una variedad de categorías de enfermedades. Esta propuesta convencional reconoció la necesidad inmediata de mejorar la capacidad requerida para que los médicos clínicos realicen un diagnóstico diferencial entre las manifestaciones agudas y crónicas en una amplia variedad de patrones de síntomas. Declaró persistentemente que una serie de enfermedades, de hecho, podrían volverse crónicas o tener variaciones tanto agudas como crónicas y porque, por lo tanto, debería haber un criterio estandarizado para cualquier diferenciación, en lugar de un sujeto ordinario e insignificante a capricho discrecional, del diagnosticador individual. También se enfocó y estableció un patrón de criterios sistemáticos que incluía una consideración por la duración del tiempo de la enfermedad y la continuidad crítica del síntoma. El marco constitutivo implementado indiscutiblemente declaró que la "cronicidad" requería un período de no menos de cinco años sin una remisión significativa. Las siguientes décadas ayudaron a impulsar el advenimiento del Manual de Diagnóstico Estadístico (DSM), DSM I, II, III, 'DSM IV, seguido de la edición de revisión DSM V y más allá.

El manual de diagnóstico estandarizado se convirtió en una especie de "Constitución

General", una Carta de Derechos, si fuéramos a examinarlo desde un punto de vista legal, en lugar de solo desde un enfoque médico o científico. El marco revisado propuesto por la Asociación Americana de Psiquiatría también sugirió que, dentro de este período de tiempo de cinco años, ningún período debería estar libre de síntomas durante más de seis meses, excepto en el caso del suicidio en el que las enfermedades psiquiátricas le habrían llevado directamente a su muerte. Reconociendo asi, de una vez el hecho de que todas las enfermedades psiquiátricas fatales se considerarían crónicas. El 'marco' también sugirió que las enfermedades psiquiátricas crónicas se dividan en las cuatro categorías, muerte crónica, autolimitación crónica, remisión y recurrencias crónicas. Se tuvo que crear un dominio completo del resultado final de la literatura, evitando así que se convierta en una tarea abrumadora, incluso en un número limitado de facetas, en relación con los problemas que enfrentan los enfermos crónicos para la mayoría de los clínicos. Antes de que se volviera más bien disponible, la literatura relevante para el cuidado de los pacientes psiquiátricos estaba dispersa en numerosas disciplinas y medios de comunicación. La medicina, enfermería, psicología, trabajadores sociales, terapeutas ocupacionales y de rehabilitación, el ministerio teológico, u espritual, la filosofía, la sociología y los historiadores han contribuido a la comprensión actual de las enfermedades crónicas. Las intervenciones sociales, psicológicas, físicas y bioquímicas también se consideraron, aunque parte de la literatura no diferenció claramente entre enfermedades agudas y crónicas o entre el tratamiento del episodio agudo inicial y la exacerbación de los síntomas, como parte de una enfermedad crónica.

Enfermería Psiquiátrica, Tratamiento de Enfermería y Tratamiento Histórico de las Enfermeras

No hace mucho, gran parte de la literatura académica orientada hacia la psiquiatría se centraba en los problemas de la esquizofrenia crónica, mientras que otros autores se ocupaban de una serie de categorías diagnósticas. Parte de la literatura se centró en grupos compuestos limitados, como mujeres, niños, minorías étnicas o grupos económicos más bajos. Por lo tanto, se hizo cada vez más difícil analizar adecuadamente similitudes notables, o diferencias cruciales en el diagnóstico, los síntomas o el pronóstico del paciente. Además, había un creciente abundancia de literatura dirigida a las gestiones políticas, económicas y de otros sistemas, como la desinstitucionalización, involucrada en el cuidado de los enfermos crónicos. Casi todas las enfermeras psiquiátricas que se encuentran en todo el sistema de salud mental en la actualidad, en la práctica del dia a dia, están cuidando o han atendido a pacientes con una enfermedad psiquiátrica crónica; esto es cierto independientemente de si han sido hospitalizados o tratados en programas ambulatorios basados en la comunidad. Si bien un gran número de pacientes avanzada edad previamente hospitalizados a largo plazo se les han dado de alta con anterioridad a las comunidades, a pesar de los mejores esfuerzos de todos, un número incondicional de pacientes no hospitalizados y con enfermedades crónicas aún permanecen en los hospitales o dentro de centros penitenciarios recibiendo tratamiento.

Muchos pacientes hospitalizados y un número desconocido de aquellos que nunca han sido hospitalizados, pero que aún tienen dificultades psiquiátricas a largo plazo, son atendidos por enfermeras como sus cuidadores principales o como miembros de equipos interdisciplinarios de salud mental. Los pacientes también reciben tratamiento a diario, de forma regular, por enfermeras en salas de emergencia, clínicas ambulatorias, hospitales generales, centros de crisis, así como en centros comunitarios de salud mental. Las enfermeras de salud pública y las enfermeras visitantes también se ocupan de los pacientes dados de alta y sus familias. Las enfermeras de enlace trabajan entre el hospital y el hogar, y los hogares de ancianos, todavía están inundados de pacientes con discapacidad psiquiátrica.

Aunque, se ha señalado anteriormente que un gran número de enfermeras, que actualmente cuidan a muchas personas con enfermedades crónicas, la literatura perceptiva de enfermería con referencia a este tipo de atención al paciente sigue siendo sorprendentemente baja. El escaso plan de tratamiento, aunque un gran volumen de los cuales aun hoy dia, sigue siendo orientado más hacia las políticas dentro de estas instalaciones, en lugar del tratamiento esencial. Hasta hace poco, hubo un número limitado de artículos escritos por y para enfermeras, que describían la participación de la enfermería y el tratamiento con los pacientes con enfermedades crónicas y psiquiátricas; pero aun sigue en estado lejano a ser voluminoso.

Sin embargo, la mayor parte de las literaturas coexistentes, se dirigen a las políticas de sistemas o problemas y políticas de rol, en lugar de a las cuestiones relevantes relacionadas con la atención directa al paciente. Por lo tanto, las enfermeras psiquiátricas, siguen aun frustradas tras navegan por jornadas extensas y estresantes cuando intentan trabajar efectivamente con personas recién ingresadas. Las enfermeras en centros de admisión, deben de confiar profundamente en su personal y en el resto del equipo de tratamiento, en su percepción, prueba y error y en tratar a cada paciente como un individuo. Aunque su profesionalismo debería ser, respetado y en sus decisiones de juicio rápido sobre la gestión en marcha, francamente admirado. Sin embargo, a veces los administradores del hospital parecen seguir ignorando y faltando el respeto de tal contribución; además, la administración sigue diligentemente involucrada en la revisión o el cumplimiento de nuevas políticas. Sin embargo, la mayoría de los cuales se realiza sin consultar los valiosos recursos de enfermería, cuales son altamente estimables y necesarios, estas prácticas obsoletas y malintencionadas sirven para estresar significativamente aun más a la enfermera psiquiátrica, lo que dificulta su ya difícil trabajo.

Las enfermeras en el campo de la psiquiatría aún se enfrentan constantemente a muchas preguntas sin respuesta, relacionadas con sus roles establecidos, cuando trabajan con esa población de pacientes. De hecho, esto ha llevado a cabo otras disciplinas profesionales que a menudo se preguntan e incluso cuestionan si las enfermeras deberían estar involucradas con los enfermos psiquiátricos crónicos y si fuese así, ¿cuál debería ser su función legítima?

A lo largo de los años, las enfermeras también han cuestionado, '¿qué pueden, o qué deben aportar a la mesa, en relación con el cuidado de este grupo de pacientes?' Uno se pregunta entonces si sus funciones son diferentes de las de otros pacientes mentales. ¿Profesionales de la salud? ¿Son de alguna manera diferentes en este momento en el tiempo? ¿Qué formación profesional y educativa, ha preparado las enfermeras para hacer un mejor trabajo con estos pacientes? Como un resultado final inmediato de esto, en los últimos años, las enfermeras han empezado a contraatacar automáticamente al expandir aún más sus carreras y ahora están regresando a los colegios y universidades, y se están especializando en más roles gerenciales. Esto, sin embargo, aumenta la escasez eterna de enfermeras dentro de los centros de salud mental y rehabilitación.

En todo el campo de la psiquiatría, el concepto académico de la enfermera psiquiátrica es bastante nuevo; y básicamente, se ha generado debido al cierre y la reducción de los hospitales. Sin embargo, todavía no ha habido una migración masiva de APRN, CNS, NP que regresan a los hospitales psiquiátricos o a las clínicas psiquiátricas para pacientes ambulatorios. Tal vez se cree que esto tiene una correlación o los resultados finales, derivados del mal trato a raíz de lo antes recibidos de algunos administradores en los hospitales y su falta de comprensión, compartiendo aun mas el desprecio por su personal y más que todo ignorando la importancia de sus enfermeras psiquiátricas.

Independientemente del hecho particular de que la financiación federal para programas de posgrado en todo el país se ha expandido y los programas de Practicantes de Enfermería (NP), han actualizado oficialmente su currículo CNS a un sistema más basado en la gestión de la salud científica y farmacológica. En realidad, parece prácticamente como si estuviésemos de vuelta a fines del siglo pasado y la historia también se repitiera a sí misma. Se han observado todos estos cambios, pero la administración continúa participando en juegos políticos y, por lo tanto, evita a sus enfermeras en otras direcciones. Sigue habiendo un hecho definitivo, la necesidad fundamental de atención primaria de salud, en todo Estados Unidos, progresivamente se ha vuelto demasiado obvia, mientras que los impotentes clientes con enfermedades mentales permanecen atrapados en hospitales públicos, refugios, ciudades, zonas rurales pobres y miserables, cárceles o deambulando en las calles, cual sigue en incremento, faltando la atención sanitaria fundamental necesaria.

La historia detrás de la enfermedad

Nuestros puntos de vista más tempranos sobre la enfermedad mental.

Para entender la enfermedad mental crónica, primero debemos tratar de comprender sus orígenes y, a veces, hacernos la pregunta más relevante. ¿Qué es la enfermedad psiquiátrica crónica? Todo el mundo parece saberlo, pero nadie parece reconocerlo básicamente. Aunque históricamente, se considera de manera unánime y oficial como uno de los problemas de salud más antiguos e importantes desde el principio de los tiempos, lamentablemente lo hemos discutido, lo hemos lamentado, fastidiosamente nos hemos culpado de forma virtual y rara vez, hemos tratado de definirlo descriptivamente como tal. Hace unos cuatro mil años, los antiguos egipcios no diferenciaban entre las enfermedades mentales y las físicas. A pesar de sus indicaciones, opinaron que todas las enfermedades, sin duda, se originaron por algunos tipos de causas físicas, mientras que sugirieron firmemente que el corazón humano era responsable de los síntomas mentales.

Hipócrates y los primeros griegos, pensaron tan bien como lo hacemos hoy que todas las enfermedades son el resultado final directo de disfunciones biológicas. En el caso de la depresión, su creencia era que los individuos sufrían de un exceso de "bilis negra"; esto podría haber sido visto como un "potencial desequilibrio químico". Por lo tanto, los antiguos ancestros no estaban demasiado lejos de sus estimadas marcas, en cuanto a las causas específicas, su visión normativa del sufrimiento mental y su búsqueda interminable de dichas causas médicas ya estaban rumbo al camino correcto.

Nuestros puntos de vista más tempranos sobre la enfermedad mental

Egipto antiguo: durante este período de tiempo, se creía que las causas de la enfermedad mental eran "una pérdida de estatus social o dinero". El tratamiento recomendado era hablar de ello y recurrir a la religión y la fe. El suicidio también fue muy aceptado durante este período.

Job y el Antiguo Testamento: la desesperación y la cognición, fueron luego aceptadas las causas de la enfermedad mental, "la fe era la cura recomendada".

Homero: la creencia de Homero era que la enfermedad mental fuese causada por el hecho de que Dios le quitó la mente a uno. Homero ofreció y sugirió ningún tratamiento específico.

Esquilo: creía que tal causa se debía a una posesión demoníaca. Esta fue la teoría que usó para explicar la enfermedad mental. "El exorcismo era su cura recomendada".

Sócrates: Sócrates creía que las enfermedades mentales eran enviadas por el cielo y no eran vergonzosas en lo más mínimo. Él creía que era una bendición, por lo tanto, "el tratamiento no era necesario".

Aristóteles: la creencia de Aristóteles era que la melancolía era la causa de la enfermedad mental. Según él, "la música era la cura".

Hipócrates: se creía que tanto la melancolía como las causas médicas naturales contribuían a la enfermedad mental. Aconsejó la abstinencia de varios tipos. También recomendó una dieta vegetal natural, batidos diarios y ejercicio como tratamiento.

Celsius: Celsius creía que la enfermedad mental era una forma de locura, que debía tratarse con historias entretenidas, terapia de diversión y persuasión.

Galeno: La creencia de Galeno era que se consideraba que las funciones psíquicas del cerebro eran la principal causa de enfermedad mental. Su tratamiento recomendado consistió en confrontación, humor y ejercicio.

Una de las formas prehistóricas de "curación" de los tratamientos de salud mental era perforar agujeros en el cráneo del paciente para dejar salir a los malos espíritus. Se pensaba que estos "espíritus" portaban la enfermedad que causó la enfermedad. A medida que la historia avanza y creemos que hemos avanzado más allá de los años en que la visión del mundo de la enfermedad mental llegó a predominar, y con ello llegó la convicción central de que se debía culpar a la víctima. La posesión por parte de espíritus malignos, la debilidad moral y otras "interpretaciones" similares colocaron un estigma en la enfermedad mental y la responsabilidad adicional de curar a los marginados resultantes. Los más aparentemente enfermos fueron encadenados a muros estructurados en instituciones mentales como el infame "Bedlam o casa para locos" Santa María de Belén en Londres, Inglaterra, donde el resto de la sociedad fácil y convenientemente se podría olvidar que la persona alguna vez existió. En Bedlam, como en la mayoría de los hospitales de todo el mundo, donde las condiciones eran espantosas, los enfermos fueron arrojados junto con los delincuentes y restringidos con cadenas y esposas. El pequeño tratamiento médico que se les administró estaba mal dirigido y era más que bárbaro. Los pacientes violentos, fueron golpeados en la insensibilidad, otros fueron sangrados, o purgados hasta el punto de colapso. Algunos pasaron muchos años bajo estrictas restricciones ininterrumpidas, con arneses hechos de cadenas, permitiéndoles solo moverse hacia arriba y hacia abajo. Había muy poca compasión del mundo exterior. A este mismo público, luego se le permitió visitar estos asilos los domingos y días festivos por una pequeña tarifa, "similar a cómo visitaríamos los zoológicos hoy dia"; esto, sin duda, convirtiéndoles en un pasatiempo popular para el mundo exterior para incitar y burlarse de los pacientes, causando aun mas daño.

Las condiciones en estas instituciones mentales eran horribles. Los "reclusos", como se les llamaba, se hacinaban en celdas oscuras, a veces dormían cinco en un colchón que estaba sentado en pisos húmedos y encadenados en su lugar. No había aire fresco, ni luz, muy poca nutrición y fueron azotados y golpeados por mal comportamiento, como los animales salvajes. No se hizo ninguna diferencia, entre los enfermos mentales crónicos y los criminales de locos, todos estaban amontonados. Muchas mujeres fueron comprometidas simplemente por el "crimen" de intentar dejar a sus esposos y muchas de ellas a petición de su esposo, a fin de obtener el control total de sus herencias y otros bienes. No les reconocían como personas enfermas y a menudo, se los acusaba de haberse abandonado de forma notable. Aunque esto parece ser de tiempos antiguos e una historia pasada, en la actualidad aun existe un número limitado de personas que todavía pueden albergar algunas de estas creencias.

Los enfermos mentales eran acusados de haber sucumbido a hechizos, conjuros y de haber cometido muchos pecados y delitos pecaminosos. Fueron perseguidos sin piedad y muchas veces fueron quemados en la hoguera. Los pocos médicos, que trataron de asegurar relativamente a las autoridades y al público en general que los "locos eran personas mentalmente enfermas, que requerían atención y cuidado, a menudo eran ridiculizados". Con frecuencia, también enfrentaban un peligro inmediato a su reputación personal y profesional. Durante la década de 1700, muchas personas estaban simplemente encerradas por sus familias; A veces durante toda una vida. Los individuos más pobres, fueron encarcelados o colocados en asilos financiados con fondos públicos. Recibieron atención básica, pero las condiciones aún eran innegablemente malas.

Sobre las orillas del río de la fe donde la esperanza fluye para siempre

Bahía en la cual la salud mental se encontró cara a cara ante la religión mundial

Se estima que, a mediados del siglo XVIII, más de la mitad del mundo cristiano reflexionó sobre los escritos publicados por el poeta William Cowper en 1766, en los que llamó "locura religiosa", fanatismo y locura. Mientras que simultáneamente él cuestionó abiertamente a la otra mitad y se preguntó "¿pero no está justificado tal comportamiento por la palabra de Dios?" Y ambas partes estuvieron de acuerdo. Se refería a su propia fe religiosa, ya que recientemente se había adherido al movimiento Evangélico, que estaba ganando rápidamente conversos en toda Inglaterra. Durante estos tiempos, la religión, los verdaderos seguidores religiosos y los verdaderos creyentes, fueron simplemente tipificados, como "marcas arrancadas del fuego". Pero a lo que a Cowper se refería, y más tarde declaró públicamente que "estos sentimientos no eran sólo una cuestión de consentimientos intelectuales para un programa establecido y documentado de pruebas, doctrinas y convenciones regulares que podría considerarse como creencias pretendidas. Es un abrazo ardiente de una fe viva, que sale disparada del corazón con búsqueda espiritual y con certeza interna". Más tarde, argumentó que" esto es subjetivo, también es muy personal y experimental". La palabra ' experimental, 'por supuesto, fue el término mejor preferido por el movimiento evangélico en estos tiempos. "Experimental fue visto entonces como el significado de estar basado en *experiencias* individuales". Afirmando que lo que realmente redime y lo que salva al pecador individual de la oración de la perdición eterna que tanto rige y más tarde merece, no es, de hecho, su propia la fe, pero el don espontáneo y bastante inmerecido de la expiación divina y la salvación por gracia. Porque la conversión de cada alma es la experiencia de ser abrumado con la gracia de Dios. El cristianismo evangélico, por lo tanto, requería no solo una convicción emocional puramente celosa, sino el compromiso total de la conciencia del creyente con un marco de creencias que, en última instancia, son trascendentales y misteriosos más allá de la razón.

Una teología que consagra la batalla cósmica entre Dios y Satanás para el alma y la pecaminosidad radical de la humanidad es la realidad del fuego del infierno eterno, con castigos compartidos por la condenada y eterna felicidad para los salvos. Cowper, luego señaló las intervenciones especiales de la Providencia para guiar el progreso del peregrino. El poeta se fue demasiado lejos, por lo que, en consecuencia, era bastante fácil decir que un verdadero cristiano de este calibre era "loco". Aunque en esos momentos, muchos cristianos, de hecho, habían aceptado tradicionalmente la etiqueta. Después de todo su argumento defensivo, entonces fue que "tal vez el mismo Dios hubiera estado realmente enojado al enviar" Su Hijo "para ser crucificado por el bien de la humanidad".

La mayoría de los cristianos entonces sintieron que tal vez, entonces, "la locura de la cruz," había hecho eco en la idea "patrística" y noble del éxtasis espiritual del verdadero creyente, que podría verse como una forma de salir de la mente o fuera de los sentidos, al estar literalmente fuera de uno mismo, o al lado de uno mismo. Los cristianos del siglo XVIII creían que la buena locura de este tipo tenía un pedigrí largo y noble en la teología cristiana y por lo tanto, permanecería fuerte a lo largo de los siglos. Antes de los escritos de Cowper y muchos años antes, estuvo el Renacentista holandés, humanista, sacerdote católico, profesor social, teólogo y erudito clásico, Desiderio Erasmus, 1466 - 1536. Erasmo escribió principalmente en latín clásico, también había escrito y publicado artículos como *Alabanza de la Locura*, en relación con el cristianismo y el mundo cristiano. A lo largo de sus escritos, se centró en la Reforma y la revolución puritana. Entre dicho alto volumen de trabajo literario, Erasmo también afirmó que "los devotos y los piadosos, en particular los más antinómicos y contradictorios de los" santos ", se consideraba que estaban muy en contacto con las voces divinas y la capacidad de presenciar visiones en sueños, y verdades proféticas absolutas. También atestiguó que "sobre todo, los cristianos tienen la capacidad de poder ver la mano de Dios en todo".

Por supuesto, durante esos momentos, también existían conocimientos y creencias con fundamento cultural hacia la mala locura religiosa. Como en muchos casos de hoy en día todavía existen en la actualidad, en ese entonces se creía ampliamente que Satanás siempre está luchando por tomar posesión de los pecadores débiles y tentados, y que aquellos poseídos por el genio, manifestaron debidamente sus propias señales de falta de sentido. Se creía en aquel entonces, como lo es hoy, quienes se maldijeron, se emborracharon, prostituyeron, cometieron idolatría, rompieron los mandamientos, cayeron en la desesperación y se suicidaron (el suicidio de entonces era un pecado mortal y un crimen). Se advirtió frecuentemente a los cristianos y seguidores de la fe que debían ser conscientes de que el diablo es astuto e inteligente, y que a veces podría fácilmente insinuarse en las almas con el pretexto de ser el "Verbo" y la propia Voluntad de Dios. Muchos autores cristianos de esa época escribieron diarios penitenciales y autobiografías espirituales, describiendo sus encuentros personales con Satanás. Después de estas publicaciones, el autor austriaco del siglo XIX, Christopher Haitzmann y su contemporáneo británico George Trosse, también registraron sus encuentros y tentaciones con el Diablo años más tarde. Durante estos tiempos y a lo largo de la historia que sigue, otras personas menos conocidas a lo largo de la historia también informaron cómo ellos también habían languidecido bajo el concepto fatal, después de creer que estaban en el proceso de recibir órdenes divinas, en sus mentes despiertas y aun entre sus sueños… Muchos otros, informaron amplia y concretamente sobre encuentros, signos, apariciones o manifestaciones, solo para despertarse en el momento oportuno y desilusionarse, por lo tanto, descubriendo que el diablo de hecho los había encontrado y visitado. Aunque sus informes difirieron, todos concluyeron que a menudo la vida los lanzaba patas arriba o cabeza a los talones en una u otra crisis, pero eventualmente llegaban al punto de diferenciar entre lo diabólico y lo divino. A lo largo de los escritos de Haitzmann, Trosse y las obras publicadas, podemos ver que ambos nos proporcionaron, con puntos de comparación y contrastes iluminadores.

Su valiosa documentación histórica nos proporciona una descripción detallada de sus vidas, parte de la cual, está llena de experiencias aterradoras y crisis espirituales, asaltos maniacos y preocupaciones suicidas, con visiones y tentaciones, en fin ambos de ellos se recuperaron para presentar conclusiones felices en sus vidas.

Sin embargo, el proceso de crisis para el católico alemán es muy diferente al experimentado por el autor puritano inglés. Johann Christoph Haitzmann, nació en Baviera entre los años 1640 y 1650, fue un pintor de orígenes pobres y humildes, que se incursionó principalmente en la representación de pinturas demoníacas. El caso Haitzmann, ha sido investigado, y estudiado a profundidad y documentado ente escritos de psicología y psiquiatría, durante todo el siglo XX, por Freud, Gaston Vandendriessche y muchos otros. A pesar de que no tenía una historia escrita previa sobre él y no se sabía de él ni de sus antecedentes familiares antes de presentarse a finales de 1677, ante el pastor de Pottenbrunn, Austria. En este momento, estaba casi al punto de ahogarse en la desesperación, cuando se reunió con el pastor ese día después de la iglesia. Le dijo que había sucumbido a los "ataques" el 29 de agosto y que estos síntomas lo habían atormentado continuamente durante varios días. Luego se lo remitió de inmediato a los funcionarios eclesiásticos y se presentó ante ellos como un suplicante. La primera pregunta de los funcionarios fue si debían preguntar si había tenido alguna conexión previa con el diablo. Haitzmann entonces se derrumbó y confesó. Reveló que nueve años antes, justo después de la muerte de uno de sus padres, se había "deprimido, desesperado y atormentado; incapaz de siquiera poder ganarse la vida ". Les contó al cuerpo de ministros eclesiásticos que, mientras paseaba por el bosque, un día se le acercó alguien que pensó que era el diablo disfrazado de burgués, paseando a un gran perro negro... Y que, desde ese día, el "temperamento" lo había atraído con un pacto". Haitzmann agregó que nueve veces se le había acercado y que él se había negado a cada uno de sus atentos, pero que eventualmente había sucumbido a la tentación y al final de los nueve años, se había resignado en mente, cuerpo y alma, al poder de Satanás. Afirmando que "nueve años casi habían pasado y ahora estoy esperando al borde de la ruina". Los funcionarios eclesiásticos que lo entrevistaron documentaron que Haitzmann estaba en un estado de fausto, "un charlatán, cual es altamente exitoso, pero tan insatisfecho con su vida, que lo llevó a hacer un pacto con el diablo, intercambiando su alma por un conocimiento ilimitado y por placeres mundanos ", o simplemente la agonía de la mente. Entonces, Haitzmann les aseguró que tenía la única oportunidad que tenía de inducir a "Satanás a ceder el pacto, quizás en su peregrinación a la Santísima Virgen María en Mariazell". Se lo remitió de inmediato a la peregrinación y se le dio una carta de presentación.

Haitzmann llegó a Mariazell a principios de septiembre de 1677 e inmediatamente se sometió a tres días de exorcismo contínuo, expiación, inmolación y oración. Haitzmann, luego escribió que el 8 de septiembre a la medianoche, mientras rezaba en el santuario, el diablo se le apareció en forma de dragón. Dijo que luego dio un gran salto y le arrebató el pacto. Haitzmann, este último describió en sus escritos que "una vez rescatado por este milagro, su melancolía cesó casi de inmediato y se curó". Tal vez el penitente incluyó la promesa de unirse a la comunidad monástica en Mariazell y en agradecimiento por su curación pintó una serie de nueve cuadros, exponiendo sus tentaciones satánicas. Se cree que todas sus pinturas aún sobreviven hasta hoy día. Poco después, después de su salida del convento, fue a quedarse con su hermana a Viena. Pero un mes después de ser dado de alta, una vez más fue visitado y molestado por el diablo, esta vez, sufriendo una nueva serie de convulsiones, que causaron estragos en su cuerpo, con un dolor físico tan grande, como para inducir la parálisis. Las convulsiones lo asaltaron continuamente, hasta principios de 1678, durante este período, Haitzmann fue asaltado nuevamente por una serie de apariciones diabólicas. Estos se le aparecieron inicialmente, ofreciendo todo tipo de tentaciones mundanas de los pecados mortales. Luego documentó que mientras se encontraba en un estado mental de trance, a veces se veía a sí mismo sentado en salones lujosos famosos, rodeados de hermosas damas seductoras, vestidos con sus mejores galas. Agregando que, a lo largo de estos sueños, la gente trataría de atraerlo al lujo, prometiéndole poder y riqueza más allá de sus sueños de avaricia, y persuadiéndolo para que renunciara a sus esfuerzos religiosos. Haitzmann recordó en sus escritos que cuando fue abordado por estos demonios disfrazados, tuvo que luchar para reunir la fuerza necesaria para invocar a María y José, expulsándolos de sí y volviendo a recapacitar, para despertar y finalmente lograr escapar de estos trances.

Aunque habían veces, que estas apariciones cambian repentinamente; mostrándoles en ves presentaciones o visiones de la bendita austeridad de los monjes simples en abstención y ermitaños, conduciendo existencias piadosas en pureza, que luego lo atormentarían y lo llamarían un reincidente. Luego se le ordenaría que perdonara los caminos de la maldad y le recordara sus votos religiosos incumplidos, mientras se le pedía que hiciera seis años de penitencia en el desierto. Haitzmann escribió que entonces se vería confrontado una vez más por la condenación y por las llamas del infierno, que lo envolvían, como un castigo por seguir caminando por los caminos de la carne, luego los espíritus malignos lo reprendían y lo castigaban con cuerdas mojadas. Bajo tales agonías y tormentos, Haitzmann colapsó nuevamente, y regresó al convento en Mariazell, una vez más como un perpetuo pecador en mayo de 1678. Esta vez, hizo otra confesión y finalmente revelando que durante todo este tiempo había un segundo pacto con el diablo en existencia, reconociendo y confesándoles que este último pacto había sido escrito en tinta, porque el primero había sido firmado con su propia sangre. Una vez más, estos "Santos Padres" llevaron a cabo el exorcismo y una vez más tuvieron éxito, Haitzmann permaneció en el convento y luego fue bautizado, como Hermano Crisóstomo, hasta su muerte en 1700. Finalmente dándose cuenta, que tal vez solo podía ser asaltado por el diablo si estaba en sus vasijas. Sus contemporáneos, muchos de los cuales lo consideraban un hombre loco. Aunque ese término durante esos días tenía un significado marcadamente diferente para diferentes personas. Por ejemplo, "Un escéptico absoluto en estos asuntos, como Thomas Hobbes, quien pensó que todas las afirmaciones de contacto personal inmediato con Dios o el diablo, eran por definición, ficciones o locuras y estaban marcadas como enfermedades de la cabeza". Por lo tanto, argumentó y ridiculizó públicamente esto, afirmando que carecían de credibilidad científica y no tenían autenticación. La mayoría de los hombres educados de ese período también acusaron públicamente a Haitzmann de fraude, mientras que otros llegaron a llamarlo "un trastornado religioso." En aquel entonces, esto se consideraba un diagnóstico serio, asociado con poderes de otro mundo, reservado para aquellos individuos, a quienes el diablo había tomado posesión de su voluntad y la comprensión de su alma. En 1621, Robert Burton luego publicó su inmensa e influyentes escritos, titulado, Anatomía de la Melancolía, describiendo así la interpretación entre la desesperación religiosa y la lucha, que prevaleció durante la era de la Reforma y la contrarreforma, precisamente en esos términos. Determinando que (aunque la mayoría de los protestantes de la creencia de esa era que los seguidores de la fe católica romana estaban "ipso facto" o que estaban infectados con ese tipo de locura).

Lo que se nota claramente al examinar los estudios realizados durante este período, es la ausencia total del término "locura," términos de salud mental, y cualquier otra similitud o terminología dentro del lenguaje que señale cualquier tipo de enfermedad. Luego, los investigadores examinaron los escritos históricos de Haitzmann y otros importantes documentos escritos y comentarios sobre su caso, durante el tiempo que pasaron en el convento de Mariazell. Examinaron cuidadosamente la documentación escrita por el clero y confirmaron que, de hecho, Haitzmann había sufrido con melancolía, pero en ninguna parte se sugirió que sus visiones de Satanás fueran una forma de enfermedad, alucinaciones irreales, ni siquiera vagos indicios de locura inducida diabólicamente. Más bien, esta documentación indicativa mostró que Haitzmann, simplemente estaba poseído. Sin embargo, simplemente se acordó que tanto Dios como Satanás lo habían visitado, con buenas y malas visiones y fueron tratados, no por confinamiento en un manicomio, sino por el ritual eclesiástico oficialmente santificado del exorcismo. Durante estos tiempos, la Iglesia Católica Romana creía profundamente en el milagroso éxito de la expulsión de los demonios. Entre el marcado contraste de las creencias que rodeaban la crisis sufrida por el contemporáneo inglés de Haitzmann, se encuentra George Trosse.

El Rev. Trosse, 1631-1713, fue un ministro inglés inconformista, mejor conocido por sus relatos biográficos de períodos de enfermedad mental, que experimentó o es decir cual vivio en carne propia durante su época de juventud. Aquí, vemos claramente que los episodios de Trosse, tienen muchos puntos de semejanza, en términos de locura, aunque por supuesto, no son orgánicos, sino de origen diabólico. Además, está completamente en desacuerdo con los términos y conclusión brillante de su vida, puesto inevitablemente sobre los acontecimientos en la Baja Austria por el comentarista psiquiátrico moderno.

Más de 200 años después, Freud, quizás muy intrigado por las conexiones austriacas de Haitzmann y Viena, asumió el desafío de reexaminar el caso de Haitzmann en 1923. Para hacerlo con éxito, Freud, primero subrayó y se enfocó en las interpretaciones fundamentales de las experiencias que transformaron a lo largo de los años. Al darse cuenta de que durante los siglos dieciocho y diecinueve, la desesperación de Haitzmann se habría considerado típicamente como un hipocondríaco, con todos los síntomas de una víctima con enfermedades orgánicas y plagada de constantes alucinaciones visuales y auditivas. Freud, entonces pensó que las resoluciones insatisfactorias en sí mismas habían sido reemplazadas en su época, y que cualquier explicación psicológica, relacionando la conciencia con el inconsciente, por lo que éstas al menos habían tomado el lugar que les corresponde. Freud también agregó que "irónicamente, las antiguas interpretaciones demonológicas, en realidad compartían mucho en común con los relatos psicoanalíticos".

De hecho, Freud desconocía otras posibilidades irónicas y afirmó que "se podría decir que la teoría demonológica de las edades oscuras en que vivió, a la larga se justificaron". Concluyendo en sus hallazgos, tanto la demonología como el psicoanálisis hicieron hincapié en la prioridad de la agitación en la conciencia, en lugar de descansar con suposiciones perezosas de mera enfermedad orgánica. Freud también afirmó que la teoría supersticiosa de las "eras oscuras" había presupuesto y asumió que estas fuerzas de "maleficio" poseían desde afuera y desde arriba. La psiquiatría moderna, más tarde reexaminó este mismo caso y vio tales disturbios, provocados por fuerzas internas, que brotaban desde abajo.

Los psiquiatras modernos también concluyeron que la razón "las neurosis religiosas de varios siglos atrás debe considerarse como el tipo de neurosis que se observa entre los niños, porque es más fácil de descifrar que la compleja neurosis disfrazada orgánicamente de los últimos días". La demonología cristiana había tropezado con la última instancia, mistificando la verdadera naturaleza y la causa de la perturbación. De hecho, pensó que tal mistificación quedaba al descubierto y procedió a mostrar cómo el lenguaje teológico era una especie de código que registraba todas las pistas jeroglíficas en una lengua extraña, que sucumbiría ante el dispositivo de traducción correcto. Por supuesto, Freud no dudó en etiquetar a Haitzmann como un caso de neurosis. Freud creía que la clave para comprender este tipo de neurosis estaba en los entendimientos de la actitud de Haitzmann hacia el diablo. Por supuesto, Freud, siendo Freud, también creía que el diablo de Haitzmann era "un padre sustituto y que el inconsciente de Haitzmann había fantaseado con la idea del pacto con el diablo". Freud luego argumentó que éste había sido el único medio legítimo para expresar sus profundos y pasivos anhelos homosexuales por su propio padre. Freud continuó reafirmando que la muerte del padre de Haitzmann fue la causa de su melancolía y su incapacidad para trabajar; Concluyendo entonces que el acuerdo de Haitzmann con el diablo, le ofreció una salida y un matrimonio retorcido con su padre. A lo largo de sus argumentos también afirmó: "éste duró nueve años, porque si uno leía años como "pantalla" durante meses, determinaba la duración, durante el período de gestación de un bebé, antes del nacimiento real". Por supuesto, Freud quizás no anticipó la resistencia a sus lecturas, que después de todo estaban desprovistas de cualquier evidencia de apoyo. Pero las críticas de Freud luego argumentaron que "si Haitzmann realmente tenía anhelos eróticos por su padre, ¿por qué no los expresó abiertamente?"

Agregando entonces que esto podría conllevar retribución por castración y sostuvo que era absolutamente imposible que Haitzmann confesara conscientemente los anhelos de su padre.

La teoría fue desafiada más tarde como equivocada y totalmente fuera de lugar, en *"Memorias de mi Enfermedad Nerviosa"* de Daniel Schreber, en la cual, desafió abiertamente la teoría de Freud al preguntar, entonces que "si por estas razones, no el padre, sino el diablo ¿De hecho, los deseos de Haitzmann una vez desplazados, se convirtieron en un temor?". A lo largo de otros escritos, Schreber continuó cuestionándolo y desafiándolo, argumentando" ¿pero no era peculiar simplemente elegir al diablo como un sustituto del padre, como un objeto de amor? " Ni un poco de eso ", contestó Freud," y por varias buenas razones ", dijo luego" uno de ellos es que el diablo, como lo describe Haitzmann en sus pinturas, poseía muchas de las características machistas para lo sexualmente deseable". "Y la otro La razón," concluyó Freud, "el diablo sirvió admirablemente como un símbolo de la profunda ambivalencia de Haitzmann, al igual que lo que un hijo sentiría por su padre, mezclando la afición y la sumisión, con hostilidad y desafío, creando así tensiones entre el anhelo y el temor". Según Freud, las ambivalencias de Haitzmann se vieron respaldadas por las representaciones que pintó del diablo, mostrándole con prominentes características sexuales secundarias femeninas, en particular los grandes pechos. Freud también afirmó que esta era una de las presentaciones más inusuales del diablo, por lo tanto, una forma psicológicamente significativa de representar a Satanás. Agregando que "de hecho, estas podrían haber sido las proyecciones de los sentimientos de feminidad de Haitzmann, por lo tanto, otorgarle al diablo los atributos de la ternura, habría ayudado aún más a calmar el temor de que este, su" padre-diablo," resultaría castrador. "Los críticos de Freud más tarde lo confrontaron públicamente al insistir en que" se ve claramente que su extraña fantasía gira, realmente hace que la demonología parezca una buena razón". Schreber sostuvo su teoría al argumentar que la de Freud fue" construída sobre evidencias de arena movediza."

Además, insistió, "ni siquiera sabemos a pesar de la supuesta confianza de Freud de que, si Haitzmann hizo pacto con el diablo poco después de la muerte de su padre, porque el texto histórico fue originalmente escrito en latín y dice 'parens', que podría con la misma facilidad significar que se refiere a su madre o incluso otro pariente más cercano". Schreber concluyó que no tenemos el menor rastro de evidencia independiente que vincule la relación de Haitzmann con su padre. Además, insistió que la representación de Haitzmann de un diablo ambisexual no era en realidad una aberración del pintor, sino que estaba más bien confirmada por las antiguas convenciones artísticas. Que en aquellos días, el diablo se presentaba comúnmente como un monstruo de doble sexo, en parte hombre, en parte mujer, en parte ave, en parte pez, una criatura cuya capacidad de aterrorizar, yacía precisamente en transgredir todos los límites apropiados. Además, continuó, lo que es especialmente peculiar de la cuenta de Freud, es la ambigüedad de su presentación de la demonología como neurosis. Anteriormente, Freud había discutido sobre el análisis de Daniel Schreber, insistiendo en que era "precisamente entonces, cuando el inconsciente de Schreber llegó a insistir en su anhelo por el objeto de sus deseos homosexuales, Schreber se había derrumbado, debido a los conflictos irresolubles que esos deseos crean". Pero lo contrario parece haber ocurrido con Haitzmann. Su pacto diabólico con su padre sustituto no lo hace culpable, sino que lo hace prosperar; sin embargo, por alguna razón peculiar, él entra en crisis justo cuando al cabo de nueve años, finalmente está a punto de dar a luz al bebé de su padre.

Daniel Schreber nacido el 25 de julio 1842, en Leipzig, Alemania, fallece el 14 de Abril, 1911 en Leipzig, Alemania, fue un prestigioso juez de primera instancia, ante los tribunales de apelación de Dresde, Alemania, quien más tarde sufrió una crisis nerviosa y fue tratado por el Dr. Paul Flechsig en la clínica psiquiátrica de la universidad en Leipsig. Durante su época, mayor parte del mundo cristiano estaba bajo los efectos de la era victoriana, pasó atrapado entre las reglas de la teoría freudiana, la inverosimilitud de las discrepancias y la proliferación de cláusulas de salvación invocadas; Para él todo esto seguramente se convirtió en demasiado.

El número de críticas hacia la interpretación de Freud creció a lo largo de los años, en particular las montadas por los psiquiatras Ida Macalpine y Richard Hunter. Aunque ambos eran de escuelas de psiquiatría distintivas, ambos tenían un conjunto de postulados psiquiátricos muy diferente al de las suposiciones edípicas de Freud.

En este caso en particular, estaban en desacuerdo con el uso de Freud de la palabra neurosis. Más tarde, los críticos calificaron su trabajo publicado "Esquizofrenia 1677." Se habían dado cuenta de que la causa principal de los errores de Freud era ver la fase de Edipo como "rivalidad padre-hijo" como el cardenal en la generación de los conflictos, que surgieron en una neurosis como la de Haitzmann. Como resultado, argumentaron que Freud buscó figuras paternas y sufrió una crisis inducida por el padre y, por supuesto, al encontrarlas en sí mismo, las encontró en todas partes. Por lo tanto, en este caso, leyó al Diablo como un superhombre fálico, como una proyección del padre de Haitzmann, y vio a Haitzmann como culpablemente enamorado del Diablo.

Macalpine y Hunter, más tarde señalaron que las propias teorías de Freud sobre las relaciones ambiguas entre padre e hijo se desarrollaron poco después de la muerte de su propio padre, por lo tanto, tal vez la historia de Freud sobre Haitzmann no nos indica nada sobre Haitzmann y dirige todo sobre Freud. Pero lo que es notable, señalaron Macalpine y Hunter, es lo poco probable que sea el "Superman" del diablo de Haitzmann en realidad. Contrariamente a las expectativas establecidas por Freud, en ninguno de los nueve cuadros tiene genitales de ningún tipo. (Como Freud señala de manera deshonesta que este diablo no tiene genitales femeninos, pero no señala la ausencia de un pene). De hecho, los demonios de Haitzmann son tanto mujeres como hombres. Lo que esto realmente significa, argumentan, es que la fantasía neurótica de Haitzmann no se deriva de represiones derivadas de la fase Edípica, sino de los estímulos psíquicos preedípicos que se producen mucho antes de que el bebé se dé cuenta de la diferenciación de género, producida en un momento en que el niño puede ver su ambisexualidad como normal.

En esta etapa, cuando la conciencia infantil es presexual y prefálica, se preocupa principalmente por la vida y sus orígenes, y ve cómo se engendran nuevos bebés, no por la resolución exitosa de un conflicto sexual, sino por uno mismo o casi por arte de magia. De ahí la naturaleza andrógina del diablo, además de las fantasías de Haitzmann de alimentar y ser alimentado, y la clara importancia de las figuras maternas para él, entre otras cosas, el hecho de que él va a curarse en el santuario de la Santísima Virgen María.

Cabe señalar que los escritos de Macalpine y Hunter brindan más respeto a la evidencia que los de Freud. Sin embargo, sus preocupaciones con las supuestas fantasías de Haitzmann sobre la gestación y el concepto repetitivo de nueve, junto con su fijación del demonio de pecho, no son menos que prejuicio o un "parti pris". Sobre todo, sus mismos intentos de iluminar la luz. La propia psique de Haitzmann, mediante el análisis de fragmentos tan pequeños e inconclusos de evidencia, parece una empresa triste, abandonada, y condenada. A Haitzmann le preocupaba la tentación, el mal, la fatalidad. Por lo tanto, ensillar a Haitzmann con la ambigüedad de género, las fantasías de la gestación y el dilema sobre la creatividad, no nos dice nada más sobre él que la afirmación de que estaba fusionado de su padre. Todas estas técnicas psiquiátricas para aislar a figuras como Haitzmann, ponerlas en el sofá y diagnosticar sus problemas pueden convertirse en algo perverso. Hacerlo solo desvía la atención de los entornos sociales, culturales, institucionales y lingüísticos, lo que dio sentido a todas sus acciones; *y lo que la historia de vida de Haitzmann revela muy claramente, no es su psicopatología personal, sino las suposiciones y los procedimientos rutinariamente desplegados en esa sociedad para dar a conocer públicamente las pruebas de la vida y la noción de Dios y el diablo, la participación del Iglesia, las realidades entre el cielo y el infierno, la bondad del bien y la maldad del mal, etc.*

En su propia práctica, los psicoanalistas no creen que tengan que demostrar por qué su paciente tiene una necesidad; de hecho, un neurótico, o una necesidad de fantasear con la institución de la psicoterapia, como una defensa de desplazamiento-proyección de sus propios problemas. Es como un dato cultural de la sociedad moderna.

Aunque los investigadores aún discuten el tema, afirman que "ya no necesitamos más explicaciones de los propios complejos terapéuticos de Haitzmann, como el del demonio, porque Haitzmann simplemente se suscribió a los dones de su propia época". Freud lanza un nuevo desafío cuestionando "si una persona no cree en el psicoanálisis, ni siquiera en el diablo, debe dejársele hacer lo que pueda sobre el caso del pintor". Tal vez, ¿pero eso no supone un gran problema? Lo que Haitzmann hizo, y dijo que hizo, no era raro en ese entonces. Se creía que la gente aislada y pobre durante dicha era se comunicaba con el diablo para proporcionarles una fuente de fortaleza, aunque sea ambigua, pero tal práctica todavía existe hoy en día. Aunque en menor número, pero para la mujer, como recurso de la bruja a los poderes diabólicos y las pociones mágicas, muchos de ellos siguen resultando en el uso de símbolos religiosos y figurillas de "santos" para guiarlos. La idea de vender su alma al diablo, aunque tal vez sea un "mito Faustino", era de una manera u otra una historia familiar para todos, un cuento, un diagnóstico espiritual que Haitzmann podría presentar a las autoridades de la iglesia sabiendo que luego podrían hacerlo dar sentido a sus problemas y sus necesidades. Las batallas que Haitzmann vio en sus visiones entre las tentaciones del mundo y los deberes de renunciación son centrales para el cristianismo.

El mejor sentido que podríamos dar al caso de Haitzmann es, por lo tanto, decir que no debe verse como una psicopatología individual, sino como una que refleja creencias colectivas, largamente encarnadas en las instituciones de la Iglesia. No es un gran rompecabezas personal, sino una figura representativa en un escenario estándar. No es improbable que uno de los factores, que hizo posible el rescate de Haitzmann, fuera precisamente el hecho de que no estaba etiquetado como "loco, neurótico, ni esquizofrénico" y, por lo tanto, no se le trató ni miró como agresivo, lleno de peligro y ansiedad, como un 'caso terrible'.

Más bien, a través de sus propias confesiones de ser atado por extraterrestres, fuerzas malignas fuera de sí mismo, fue absorbido fácilmente dentro de las estructuras del remedio. Puede ser digno de mención si elegimos seguir a través de la propia comparación de Freud que Haitzmann terminó felizmente en el convento, atormentado por el diablo solo cuando estaba borracho, mientras que Schreber sufrió nueve años terroríficos en el asilo, sufriendo un aislamiento agudo, principalmente porque ninguno de los psiquiátricos ni las autoridades darían la más mínima autenticación al término "persecución religiosa", en el cual él mismo experimentó su psicosis. *En realidad, podríamos señalar que la eficacia de la religión y la fe, como un conjunto de creencias y prácticas para manejar crisis personales graves, se ve claramente en el caso de Haitzmann.*

Esto también es visible en los estudios realizados sobre las prácticas del médico párroco del siglo XVII, Richard Napier, como Napier personalmente, pidió ayuda médica al ángel Rafael. Aparece también en la vida de George Trosse. George Trosse, que creció en Exeter en el momento de la Guerra Civil, escribió la historia de su vida entre 1692 y 1693, cuando tenía unos sesenta años. Fue en el clásico molde de la autobiografía espiritual puritana, como la que mejor describe la gracia de John

Bunyan, *"Abounding the Chief of Sinners."* El género contó una historia de indiferencia juvenil o pecaminosidad, una rebelión irreflexiva contra Dios, que llevó a la tentación satánica e incluso a la posesión, que culminó en una crisis. El resultado providencial de esto fue, sin embargo, la conversión eventual, y una vida madura pasada, caminando en los caminos de la justicia. Como Patricia Spacks ha destacado en su *"Imaginando un Yo"* la autobiografía puritana es, por definición, una historia de éxito. Lo que hizo a Trosse distintivo en *"Apología"*, aunque no único, es que su crisis tomó la forma no meramente distintiva de un reconocimiento de pecado, maldad y libertinaje, una experiencia emocional traumática, el renacimiento de una persona regenerada, el pecador reformado, sino más bien de un episodio completo de locura, que involucra tratamiento médico y confinamiento.

Trosse consideraba su locura religiosa no como un teórico de moda de la época, cuyos tiempos, la eran durante la revolución científica, la cual lo hacía parecer cada vez más como un desorden físico, produciendo delirios sintomáticos salvajes, pero como una psicomaquía literal, en una interminable batalla entre Dios y Satanás por la posesión de su alma.

George Trosse nació en Exeter, Inglaterra, en 1631, en el seno de una familia anglicana prominente y adinerada de abogados monárquicos y políticos bien conectados desde el punto de vista presbiteriano. Un patriarca maduro, en años, Trosse más tarde denunció a su pasada juventud como una absoluta Sodoma del pecado. En sus escritos, nos dice que durante la mayor parte de su juventud había sido un joven "muy ateo y un enemigo espantoso para los puritanos, que el había perseguido todos los malditos habitos de principios carnales cual encendieron sus lujurias". Atraído por un elaborado deseo de riquezas viajeras y la atracción de vivir una vida lujosamente por todo el mundo, habia optado por aventurarse en el extranjero, como aprendiz de comerciante para poder disfrutar a plenitud de "los placeres del mundo no regenerado, los deseos de la carne, los deseos de los ojos y el orgullo de la vida". "Como la mayoría de los hombres y mujeres jóvenes de hoy, en la cárcel siguió a sus mentores, con una mente ciega, una fantasía tonta y un corazón sin gracia, y fue llevado a grandes pecados, a caer en trampas peligrosas. Viviendo en medio de la abominación y la pobreza en Francia y Portugal, en descuidó, se desconecto de todas las religiones y en cambio, siguió los caminos de la embriaguez y el coqueteo sexual, y se entregó a los actos de fornicación más abominables e impuros. Se enfermó y regresó a casa para recuperarse, pero mientras regresaba a su casa en Londres, una serie de negocios lo llevó a entre jugar con un pariente, cual estaba comprometida con un comerciante en el extranjero. "Tan perdida estaba mi vida en este punto que incluso a través de períodos de enfermedad casi fatal no me llevaría a pensar en la muerte y la perdición, o en la piadosa providencia que me salvó". Finalmente, regresó a su ciudad natal, como un notorio y el pecador persistente, todavía luchando contra todos los mandamientos, sufriendo de embriaguez y la depravación que había cegado su mente y había endurecido su corazón.

George Strosse, pecó y recordó, "como un demonio y una furia airada", aunque, por supuesto, no había pensado en sus propias abominaciones. Por fin, hasta encontrarse en las profundidades más bajas, llegó una crisis. Después de un brote particular de embriaguez, en el cual se dejó caer más como un cerdo que como un hombre, se despertó a la mañana siguiente, oyendo un ruido de tipo apresurado y viendo una sombra al pie de su cama. "Me embargó un gran temor y temblor", escribiría más tarde. Escuchó una voz preguntando "¿Quién eres tú?"

Claro que debe ser la voz de Dios, respondió con arrepentimiento, algo arrepentido "¡Soy un gran pecador, Señor!" Trosse cayó de rodillas y oró. La voz procedió. "Aún más humilde, pero más humilde". Trosse luego se quitó las medias, para orar sobre sus rodillas desnudas, mientras la voz seguía haciendo demandas. Luego se quitó el resto de su ropa y se acostó en el piso. La voz luego advirtió que aún no había caído lo suficientemente bajo, Trosse encontró una apertura en el piso donde se habían antes removido unas tablas y se de inmediato se arrastro dentro de la apertura hasta caer en plena tierra, rezando sobre la tierra desnuda, mientras se cubría de polvo y barro. La voz entonces le ordenó que se cortara el cabello, fue en ese momento cuando finalmente se despertó y recuperó el sentido anticipando que la misma voz luego le indicaría que se cortara la garganta. Luego del repentino amanecer de una iluminación espiritual, se cercioro que la voz no era la de Dios sino la del mismo diablo. Más tarde, Trosse escribió que "sabía que se había ofendido mucho, y finalmente escuchó una voz, que le interpretó como el Espíritu Santo que le decía:" Miserable, has cometido el pecado contra el Espíritu Santo". A estos pecados que temía haber cometido, lo que lo había llevado a caer en la desesperación, estas voces lo usaron para torturarlo y atormentarlo, guiando a Trosse a creer que los pecados contra el Espíritu Santo eran imperdonables. Trosse no quiso hacer nada, como el maldecir a Dios y morir. "Mi cabeza se llenó con un balbuceo de voces clamorosas, como haciendo un tormento dentro de mi conciencia".

Trosse fue capaz de formular y visualizar que, en su propia maldad a un pensamiento peculiarmente pecaminoso, inducido por su voluntad maliciosa, la idea de que en su propio estado desesperado, desgraciado y condenado, él mismo podía atormentar al Dios Todopoderoso e inmutable a través de esta blasfemia de desesperada enemistad y hostilidad contra Dios. Poseído por más voces y visiones de gremlins y grandes garras que aparecen en las paredes y demás, hasta caer en una condición completamente distraída.

Afortunadamente, a través de sus conexiones familiares, tenía buenos amigos quienes conocían contacto directo con médicos exitosos y muy estimados y hábiles en tales casos de dicho tratamiento, en la ciudad de Glastonbury, Inglaterra. Sus amigos lograron llevarlo casi por pura fuerza, y aunque estaba atado a un caballo, luchó y resistió con todas sus fuerzas, creyendo que lo arrastraban a las entrañas del infierno. Más tarde, Trosse escribió que, durante el viaje, las voces se burlaron de él al preguntarle "¿qué? ¿Debes ir más lejos al infierno Oh, alma temerosa y terrible?" Y luego contó cómo el diablo finalmente se había apoderado de él ese día. Cuando llegaron al sanatorio, las voces se hicieron más fuertes y él rápidamente se identificó con estar en el infierno y, literalmente, consideraba las cadenas y los grilletes como instrumentos de tormentos rituales satánicos y torturas. Sus alucinaciones y delirios eran tan vívidos que comenzó a ver a sus otros compañero, hospitalarios o pacientes, como sus verdugos. Finalmente, aunque mucho después de buscar venganza y rebelarse contra Dios, Trosse comenzó a tranquilizarse, resignarse y estar más tranquilo. Esto fue en gran parte gracias a la esposa del doctor, la Sra. Gollop, a quien consideraba una mujer muy religiosa, que lo tranquilizó y oró con él. "Aunque al principio, estos encuentros no fueron más efectivos que una gota de agua derramada sobre las rocas", escribió, "pero gradualmente comenzaron a surtir efecto" y sus delirios, distracciones y blasfemias eventualmente comenzaron a disminuir.

Antes de ser dado de alta, escribió en su casa "lamenté mis pecados" y se creía que se había recuperado lo suficiente como para regresar a Exeter. Lamentablemente, demostró no ser mejor que el proverbial perro a su vómito, volviendo a sus viejos caminos, con la reincidencia motivada. Esta vez, sin embargo, la batalla con el tentador fue al menos más abiertamente, sin embargo, todavía persigue acciones sucias y lascivas. Mientras que, por otro lado, solicitó ayuda a los ministros piadosos, como el famoso presbiteriano Thomas Ford, para eliminar su gran carga de culpa. Auto atrapado en este renovado tormento, fue llevado al médico de Glastonbury una vez más.

Una vez allí, Trosse rasgó sus ropas, se puso otra ves en contra Dios y pensó estaba en el infierno, creyendo que había pecado contra el Espíritu Santo. "Pero el médico me redujo nuevamente a una compostura y calma de la mente", concluyó Trosse nuevamente.

Aun así, su regeneración y conversión no estaban completas, aunque ahora poseía religión, pero su fe seguía siendo de carácter fariseo e hipócrita. Trosse con frecuencia retrocedió en una locura no especificada de extravagancia y fue persuadido de regresar por tercera vez a Glastonbury. Más tarde escribió: "finalmente, y esta vez de manera permanente, Dios se sintió complacido, después de todas mis repetidas provocaciones, me devolvió la paz y la serenidad y me devolvió el uso regular de la razón". Mientras reflexionaba sobre el hecho de que la fuente principal de su cura y la conversión había sido la señora Gollop; "Ella ha sido el principal instrumento tanto de la salud de mi cuerpo como de la salvación de mi alma". Trosse era ahora un hombre renacido. Se fue a estudiar a Oxford. Ahora era lo suficientemente poderoso como para superar los sueños demoníacos de la tentación del diablo con la ayuda de Dios, se aseguró a sí mismo que fue llamado al ministerio en la gran expulsión de 1662, lo que condujo a la expulsión de los antiguos puritanos de la Iglesia de Inglaterra y se convirtió en un inconformista. Pasó el resto de su carrera como ministro disidente en Exeter, a veces siendo perseguido y encarcelado ocasionalmente por su condena.

El Reverendo Trosse, recordó su vida y escribió su autobiografía, con un concepto muy claro de su significado religioso en la locura y escribió que "la razón, estaba caminando en armonía con Dios y que la locura era ese estado mental, cuando el alma poseída y obsesionada por el diablo, se enfadaba en blasfemia contra el Todopoderoso". Al principio, parece que Trosse no tenía ningún concepto de locura positiva del acebo, pero luego se dio cuenta de que tal locura era una condición desesperada y negativa que desempeñaba una función vital en el mundo la redención de las almas, porque sacó a la luz los males de un pecador y los llevó a un estado de crisis que proporcionó un preludio a la recuperación.

Se podría decir que Trosse fue un hombre afortunado, apoyado por amigos y un asilo útil, que llegó a creerse redimido y finalmente se aseguró de su capacidad para distinguir la verdadera voz de Dios de las tentaciones del Diablo. Nunca miró hacia atrás, pero para muchos creyentes sinceros después de ver una señal de la voz de Dios, el dedo providencial permaneció oscuro. No estaban seguros de si los sueños que soñaban y las voces que escuchaban eran de Dios, de Satanás o simplemente de sus propias fantasías delirantes enfermas. Los dilemas sobre lo que era verdad y lo que era meramente experiencias internas engañosas crearon un caos inmenso, un caos no solo para el individuo, sino también para congregaciones enteras y para la sociedad en general. Por lo tanto, permaneciendo incierto en cuanto a si los heridos por marcas externas de locura religiosa eran verdaderamente santos, los peores pecadores, o simplemente enfermos. En parte por esta razón, para muchos, todo el concepto de la locura cristiana, siempre ambiguo, quedó bajo una nube. Expertos líderes de opinión y tolerantes teólogos del siglo dieciocho argumentaron en el sentido racional que "seguramente la sabiduría divina no usaría un medio tan incierto y peligroso para revelar la palabra de Dios y la voluntad de Dios al pueblo de Dios". Seguramente, en la misericordia de Dios, ¿no sometería la conciencia del creyente a tormentos tan insoportables y no permitiría que el diablo se engañe? ". Cada vez parecía más probable que tales almas atormentadas realmente no fueran poseídas por Dios ni por Satanás, sino más bien por conceptos erróneos, desórdenes o enfermedad. Aquellos que gritaban y gritaban en el nombre que se lamentaban en la iglesia, o se encajaban mientras escuchaban sermones, eran vistos cada vez más como objetos de lástima. Ellos estaban enfermos; necesitaban tratamiento. Estaban en las garras de la melancolía religiosa.

La melancolía religiosa fue el diagnóstico que se estableció comúnmente en los metodistas y evangélicos, quienes formaron una fuerza creciente en la Inglaterra de mediados del siglo XVIII. La frase "metódicamente loco" se convirtió en algo así como un eslogan entre aquellos a quienes, simplemente asistiendo al servicio, se convirtieron en algo demasiado común para lo que era entonces, conocido por el movimiento antirreligioso como "la predicación del infierno de Welsely", quien atestiguó que a veces, incluso esta predicación llevó a los seguidores a suicidarse. Despreciaban a los de Wesley y Whitefield, quienes, según afirmaban, avivaban tal histeria. No es de extrañar que más tarde se mencione a William Cowper en su biografía, sospechando que "su propio modo de fe se habría creído loco". En el cual afirmó que no solo era un amigo íntimo de John Newton, uno de los más emocionales y volátiles. La volatilidad de todos los primeros evangélicos, también se señaló, Newton era conocido por "predicar a la gente enojada". No solo había sufrido una experiencia de conversión completa. Pero en realidad lo había sufrido, como Trosse, mientras estaba en un manicomio, recuperándose de lo que incluso él admitió que era un terrible ataque de locura. La inmensa tristeza de Cowper estaba teñida de trastornos mentales de tipo melancólico, como él dijo mejor: "el hilo de su vida tenía un cordón de sable tejido".

Él sufrió cinco crisis severas distintas, durante algunas de las cuales intentó quitarse la vida. El primero llegó cuando tenía veintitantos años, el último se produjo cuando tenía sesenta y tres años y le persiguió a lo largo del final de sus días. Entre estos episodios, la marca negra de la desesperación rara vez estaba muy lejos, logrando mantenerse a raya con la sociabilidad forzada, la aplicación y la actividad. Para Cowper, escribir un verso no era simplemente un proceso creativo, sino una terapia ocupacional por excelencia para evitar la ociosidad, que conducía a la melancolía. Su perturbación nunca fue una ficción poética, *nunca golpeó a la persona de pensamientos de moda*, tan común entre las almas artísticas supersensibles, que padecen la enfermedad inglesa en esa época de sensibilidad melosa. Más bien se comunicó a través de sus cartas, poemas y recuerdos autobiográficos, acerca de sus cargas más aterradoras y aplastantes, que a menudo culminaban en un profundo deseo de nunca haber nacido. Lo abrumó con angustiados sentimientos de desesperanza y abandono, una certeza de hierro fundido de ser condenado, como le dijo su amigo Samuel Johnson, quien en sus propias palabras lo comparó con, "la sensación de ser enviado al infierno y castigado eternamente."

Se han hecho intentos desde varios puntos de vista del siglo XX para diagnosticar la condición de Cowper, algunos se parecen más a los filósofos griegos antiguos, en lugar de a los practicantes de hoy en día. James Hendrie Lloyd, trató de resolver todo el problema en pocas palabras, cuando escribió. "El caso se describe mejor como una forma de locura circular, con fases alternas de depresión profunda y reacción hipomaníaca leve. Sin intervalos claros de completa cordura, fue una psicosis constitucional". RR Madden pensó que la respuesta estaba en su estómago y especuló que" Cowper podría haber padecido alguna enfermedad orgánica, similar a la dispepsia ", también argumentando sobre" ¿qué más habría hecho que Cowper se quejara tanto de su digestión? Y que, si los médicos simplemente hubieran endurecido el estómago de Cowper, se habría salvado de las agonías del alma". Otros siguieron desconcertados sobre si" algún defecto físico embarazoso había creado la timidez y la actitud solitaria que lo atormentaban y lo hacían sentir como un árbol solitario en una colina". A principios del siglo XIX, Charles Greville registró de manera oblicua que Cowper era un aparente hermafrodita, aunque todavía hay algunos debates sobre si Greville sabía exactamente qué significaba ese término. Sin embargo, lo que sí sabemos es que el Dr. William Heberden informó sobre ese momento sobre el caso de un hombre que se había castrado y que muchos de los hechos encontrados en el informe encajan con la descripción de Cowper. La presencia hipotética de algunas anomalías de sus órganos sexuales, que posiblemente se auto-infligieron, podría haber explicado el hecho de que cuando Cowper se comprometió para casarse, se sumió rápidamente en otro episodio demente y el compromiso se canceló de inmediato. Aunque hasta el día de hoy esto no es más que una especulación.

El aislamiento y el abandono bien pueden haber estado conectados con la distancia de su infancia de sus padres. Su madre, a quien recordaba como una de las más indulgentes, murió cuando él tenía seis años. Pronto fue enviado al internado de la escuela, y nunca parece haber podido sele acercar emocionalmente a su padre párroco. De hecho, Cowper grabó específicamente un episodio angustioso de la infancia en el que su padre lo llevó a leer Letras Persas *"Lettres Persanes"* de Montesquieu, que contiene argumentos que favorecen la legitimidad de ser suicida. Cowper recuerda que cuando intentó refutar estas ideas, su padre no respaldó sus esfuerzos. Uno puede suponer que Cowper quizás temía que esto significara que su padre no se opondría si se suicidara. La madrastra de Cowper apenas recibe mención a lo largo de sus escritos, por lo que podríamos asumir su dificultad para hacer apegos cercanos. Tal vez debido a la falta de lazos estrechos de su primera infancia, cuando más tarde se enamoró de joven, experimentó dificultades. La primera y única vez fue con su prima Theodora y se sintió mortificado cuando su padre vetó la relación, aunque no estamos seguros de por qué la razon. Pero sí confirma la fragilidad y las aspiraciones de intimidad de Cowper. La evidencia también sugiere que la propia Teodora se volvió melancólica más tarde, terminando en un estado de gran novela y confinada al mismo manicomio que el mismo Cowper había antes ocupado. Al enterarse de esto, Cowper quedó consternado y escribió. "Oh, que el ardor de mi primer amor había continuado". Más tarde se comprometió nuevamente a principios de sus cuarenta años con la viuda, Sra. Unwin; los historiadores de la época escribieron que "ella era una mujer con la que él solía compararse como una verdadera madre". También creían que el mismo Cowper veía una conexión entre su posterior aflicción y la falta de intimidad de la infancia con sus padres. La evidencia no nos muestra que Cowper alguna vez culpó a sus padres u otros familiares por su mórbida melancolía.

De hecho, su relación con su hermano mayor, John se acercó y lo apoyó, de acuerdo con su *Adeiphi*, que es una historia piadosa sobre dos hermanos que nos cuenta cómo John había sido el agente de su rescate y la conversión definitiva, cuando se había vuelto loco y cómo había logrado convertir a John antes de acercarse a su lecho de muerte.

Sin embargo, una carta en particular sugiere vagamente que existían algunos vínculos en la mente de Cowper, entre el padre de familia y la madrastra, e inmediatamente continuó diciendo que "estas pérdidas disminuyeron en poco tiempo por su propia pérdida de espíritus". El propio Cowper comprendió de manera abrumadora su propio mar de los problemas de su mente en términos de su vida religiosa, como la búsqueda de un creyente de la seguridad y de la salvación en un mundo de pecado atrapado por

Satanás. La locura de Cowper es un relato de dos experiencias espirituales muy distintas, cronológicamente secuenciales, el primero es un relato de la locura religiosa en última instancia buena y la segunda una saga de la locura mala. La primera que conocemos es una memoria que escribió a fines de la década de 1760, casi en la mitad de la etapa de su vida. Esta fue una narrativa siguiendo el patrón de la autobiografía espiritual clásica. Retrató al héroe hundiéndose cada vez más en el abandono del pecado, cayendo en el apretón de Satanás, experimentando una crisis y finalmente convirtiéndose en un converso a la verdad, gracias a la gracia salvadora. (No se publicó hasta después de su muerte). Para el Cowper de esta historia, la locura era un medio providencial y un instrumento de regeneración. Pero el terror y la desesperación de su crisis anterior volverían, multiplicándose, profundizándolo en una serie de crisis adicionales a partir de 1773 en adelante, a medida que la depresión y la convicción de la muerte indeleble se apoderaron de toda su existencia. Sabemos de las locas peleas de estos años, las cartas que escribió en ese momento (y más aún, si son frustrantemente negativas por las cartas que no escribió. Entre 1773 y 1776, el Cowper, normalmente casi sin restricciones, no parece haber escrito ninguna carta).

Solo un breve diario espiritual al final de su vida escrito sobre su descenso al infierno sobrevive, sus últimos cinco años son casi una depresión incesante y están marcados por un silencio casi total. Cowper, creía que para él existían dos tipos de locura, una locura que se domina con un significado en un esquema providencial y la locura que es insoportable e incomprensible. La primera locura de Cowper fue un preludio a su conversión evangélica y tener un clérigo por padre, a pesar de ir a la Escuela de Westminster, pero decidió crecer, como nos dice en su Memoria, "un poco mejor que un pagano". Desde joven que Dios hizo intentos contínuos, para mostrarle el camino de la verdadera religión. Cuando fue intimidado terriblemente en la escuela, aprendió a lidiar con el problema al tener un texto de los Salmos saltando en su mente. "No temeré lo que el hombre pueda hacerme", pero a medida que crecía, la lección divina pronto fue olvidada. Cuando era joven tenía insinuaciones rebeldes, orgullosas y profanas de que podía ser inmortal en la carne, pero luego creía que Dios lo golpeaba misericordiosamente con viruela y con una disposición consumista, como manifestaciones de los poderes de Dios y de la fragilidad del hombre. Cowper recordó que las lecciones se perdieron en él, y crecería en el olvido total de Dios. La primera vez que Cowper cayó en una profunda melancolía en 1753, tenía poco más de veinte años, sus jóvenes compañeros poco profundos, le advirtieron acerca de sus ejercicios religiosos, lo desanimaron al permitirle creer que lo hacían morboso. Luego hizo un viaje corto a Southampton y pronto se recuperó. Aunque no es más sabio que un pagano, Cowper atribuyó su cura al cambio de escena y al aire del mar. Apareciendo más realista en sus últimos años, recordó en su Memoria que "fue la misericordia de la providencia, lo que contribuyó a su recuperación". Cowper desperdició su tiempo y su talento en sus veinte años como un joven de la ciudad, viviendo en El Templo, pasando por la farsa del estudio de la ley.

Se le reveló de nuevo la intervención divina después de que escapó de una lesión en un tiroteo, una noche al caer escombros de un edificio que casi golpean su cabeza, aun así, no le prestaron atención, permaneciendo duros e indiferentes. Finalmente, en 1763, la crisis financiera se avecinaba y necesitaba empleo e ingresos. Su tío, el comandante Ashley Cowper, controlaba algún patrocinio en el nombramiento de la pasantía en el diario de la Cámara de los Señores (con título de realeza) y Cowper solicitó el puesto. Secretamente deseó la muerte del actual titular y el hombre murió poco después, Cowper fue removido de remordimiento y culpa. Añadiendo desinteresadamente más tarde en retrospectiva, "agradó al Señor que me diera el deseo de mi corazón y en ello, un castigo inmediato por mis crímenes". Como resultado de la política, luego se supo que Cowper no podía ser nombrado después de todo a menos que se sometiera a un examen ante los Señores. Estudió para adquirir las habilidades necesarias para el puesto, pero se convenció cada vez más de su propia incapacidad; Cada vez más tembloroso ante la perspectiva del examen, que consideraba un juicio, Cowper quedó paralizado por el miedo. Tenía que escapar, pero ¿cómo podría? Luego usó la locura, dice, "la locura era la única salida, pero en este punto Satanás estaba muy lejos de la escena. El tentador insinuó la idea de suicidio en mi cabeza". Luego recordó que su padre nunca lo había disuadido de suicidarse y de una conversación aparentemente casual con un extraño en una taberna, además lo convenció de que el suicidio era un curso de acción legítimo. Que el hecho del acto pudo haber sido pecaminoso, ni siquiera se le pasó por la cabeza. Compró 'láudano', un opio teñido, con todos los opiáceos alcaloides, incluída la morfina, potente y letal, pero en cada ocasión que intentó tragar la droga letal, se paralizó, "gracias a la intervención de una mano invisible que libró mi control". Hoy, por supuesto, diríamos fácilmente que su inconsciente había tomado el control de su mano. Después de abandonar la idea de envenenarse a sí mismo, decidió ahogarse en el río, pero cuando llegó, estaba en marea baja y se encontró a sí mismo siendo observado por los pescadores. Luego cambió de opinión y decidió ahorcarse. Corrió a su casa y se coló por una banda y mientras se encontraba inconsciente, escuchó una voz que decía "este es el final", pero luego se despertó y se encontró tirado en el suelo, con el cuello hinchado y magullado. La banda se rompió en el momento crucial, llamaron a su tío y declararon que su sobrino no era apto para el puesto, y Cowper estaba libre de problemas.

En este momento, tal vez por primera vez en su vida, Cowper había ganado su deseo, pero ahora estaba comprometido con la culpa religiosa. No fue hasta entonces que el elemento de rebelión impía en el suicidio lo había golpeado. Ahora estaba consumido por un sentido abrumador de la ira de Dios dirigida específicamente contra sí mismo. "¿Seguramente debo ser únicamente el peor de los pecadores?", Se preguntaba mientras paseaba por su habitación, repitiéndose a sí mismo "nunca hubo un desgraciado tan abandonado; un pecador tan grande". Apenas se atrevió a salir y cuando lo hizo, pensó, y agregó que" la gente se paró, se rió de mí y me miró con desprecio, los ojos del hombre que no podía soportar". Se sentía desolado, lo rechazó y lo comparó con ser un monstruo. Buscó la teología convencido de que probablemente cometió el pecado imperdonable y escribió sobre "esa blasfemia única contra el Espíritu Santo, que los estudiosos bíblicos estuvieron de acuerdo, puso a un pecador más allá de los límites del perdón y la misericordia"". Yacía en el acto farisaico de atribuir las obras de la providencia a meras causas naturales, porque, reflexionando, recordó que "falsamente atribuí mi recuperación en Southampton al ozono". Colapsando en una desesperación sin límites, auto-incriminante, añadió más tarde... "Estaba lleno del sentido del pecado y la expectativa de castigo"

Más tarde tuvo una conversación edificante con su hermano y su primo evangélico, Martin Madan, y finalmente se sintió aún más alejado de Dios, salvaje e incoherente, fue llevado por su hermano John al asilo de lunáticos en St Albans, que fue dirigido por el Dr. Nathaniel Cotton, un doctor en medicina de tendencias metodistas. En sus escritos, Cowper recuerda que se alegró, y durante ocho meses Cowper languideció en el *Colegio Insanorum* de Cotton bajo la más profunda convicción de pecado. Era un bulto de contaminación, Cada hora tan ingrata esperaba una venganza fatal y el último rayo destructivo. Volvió a intentar suicidarse, pero en este punto su hermano John pudo ofrecerle seguridad, preguntándole: "¿no podría esta certeza de venganza ser un engaño y una faceta de locura?". Insistiendo, se preguntó entonces: "Si esto es una ilusión, entonces soy el hombre más feliz". Finalmente, aceptando y afirmando que "una vez más, Dios mostró sus misericordiosas providencias". Esta vez se humilló del orgullo tonto a las miserias de la locura, Cowper les prestó atención, y ahora tenía una visión divina de estar en el pabellón, bajo una cúpula de resplandor y ver la gloria por todas partes. Más tarde intentó convencer a un dudoso Thomas del asilo y un sirviente, acerca de la realidad de la providencia especial. Más tarde experimentaron una tormenta de truenos ejemplar, en la que una mano ardiente apretando un rayo, una flecha de relámpago apareció en el cielo, arrojando relámpagos a la tierra, pero salvándolos. Un día, mientras hojeaba la Biblia, un libro que había descuidado durante mucho tiempo, el destino lo dirigió a la Epístola de San Pablo a los romanos, que hablaba de "su Salvador, a quien Dios ha establecido como una propiciación a través de la fe en su sangre para declarar su justicia para la remisión de los pecados pasados, a través de la paciencia de Dios". La balanza cayó de sus ojos. El texto lo convenció de la expiación y el perdón de Cristo. Finalmente, en un sueño, Cowper vio que un niño radiante venía a bailar con él. Acumulativamente, estas experiencias han funcionado en una conversión y han traído una epifanía. La carga del pecado fue levantada y Cowper se sintió redimido por Cristo. Gracias a su seguridad de la gracia, él sería salvo. "Su completa cordura volvió y agregó que su locura había sido un castigo divino, el manicomio, el instrumento de su reforma, que se convirtió en el escenario de su segunda natividad".

En conversaciones espirituales posteriores, su hermano escribió que el Dr. Cotton "lo restauró a un estado en el que podía enfrentar al mundo, porque le proporcionó consuelo y socorros espirituales, además de medicina". Aunque algunos dicen que más tarde Cowper confesó que el comportamiento del Dr. Cotton era tan loco como el suyo. Después de un año y medio de estar en el sanatorio, el Dr. Cotton lo declaró curado y Cowper pudo irse. Se llevó consigo al propio criado de Cotton y se alojó en Huntingdon para estar cerca de su hermano, que era un compañero en el Bennett's College, actualmente el Corpus Christi's College. Mientras que en Cambridge se hizo amigo de una familia evangélica, el Reverendo Morley Unwin y su esposa Mary. Comenzó a abordar con ellos y después de la muerte del Reverendo Morley se mantuvo en una relación de amistad íntima y espiritual con Mary. Se mudaron juntos a Olney en 1767, en parte para estar cerca del Evangélico John Newton, quien se convirtió en su guía espiritual. Finalmente encontró seguridad en la sumisión después de tanto motín, ahora confiado en el Señor, luego escribió. "Nunca me ha dejado, desde que me encontró, ni por un momento. Sé que el Brazo Eterno está debajo de mí y el Eterno Dios es mi refugio. Oh, bendito estado de un alma creyente. En la casa de Unwin, he encontrado un lugar de descanso preparado para mí por la propia mano de Dios". Cowper escribió sus Himnos Olney y escribió su *Memoria* como un acto de acción de gracias, y así registró su conversión espiritual. Aunque no está cubierto a lo largo de este segmento, uno de los relatos más duraderos y dañinos de la mala locura religiosa que todos podemos atestiguar, según el cual todos hemos sido drásticamente afectados por la Iglesia a lo largo de la historia, es la discriminación. Ya sea racismo, fanatismo y fobias.

CAPÍTULO III

La historia de la medicina

La humanidad ha evolucionado con éxito a lo largo del tiempo al adaptarnos para enfrentar lo peligroso que se encuentra en todo nuestro entorno. Hemos aprendido a utilizar las plantas, los minerales y la vida animal que nos rodea para proporcionar alimentos, ropa y refugio. Sin embargo, la enfermedad es uno de esos enemigos, cual no hemos podido luchar en igualdad de condiciones. Estos organismos o parásitos demasiado pequeños para ser vistos a simple vista, tal parecen estar siempre empeñados en invadir nuestros organismos, vivir, infestarse y alimentarse de nuestra sustancia principal, hasta que nos debilitan y finalmente nos matan. Las deficiencias en cualquiera de nuestras necesidades básicas, como la comida o el calor, reducen las defensas básicas del cuerpo contra los ataques, sin embargo, incluso cuando estas necesidades básicas están disponibles, la enfermedad puede surgir a través de la ignorancia o el descuido de la higiene básica simple. Si bien el hombre no está completamente indefenso ante la embestida de una enfermedad, la naturaleza tiene su propio mecanismo de defensa mediante el cual una especie se adapta gradualmente a su entorno desarrollando una inmunidad contra las enfermedades que amenazan nuestra supervivencia. Esta forma de adaptación biológica inconsciente es un proceso lento, pero el hombre ha podido agregar una adaptación consciente y deliberada mediante estudios científicos, tratamientos, terapia y cirugía.

Las numerosas técnicas de la medicina moderna nunca se podrían haber entendido ni ideado, sin una "comprensión profunda de las estructuras y las funciones del cuerpo humano, ni un estudio en profundidad sobre la fuerza, que pueda acortar nuestra vida normal. Quizás al centrar nuestro estudio en la historia de la medicina, podríamos darnos cuenta de lo gradual que ha sido este proceso, aunque incluso para los estándares actuales, incluyendo la avanzada tecnología, el crecimiento hacia la comprensión de algunos de los misterios que enfrentaron los primeros médicos, aun sigue siendo un misterio. Ignorantes de las causas físicas, causadas por enfermedades, hicieron que las personas de las sociedades primitivas consideraran que una enfermedad es causada por espíritus malignos, o hechos malvados, "esto todavía sucede en varias culturas aunque en un menor numero de casos.". Aun asi, sabemos que algunas incluso pueden y se dirigen a buscar curas en los cultos, los sacrificios, en muchos casos, las funciones del médico y de su sacerdote son inseparables. Sin embargo, durante los primeros días de la medicina, el progreso hacia un enfoque más práctico estaba en el horizonte y la tradición del curandero, se convirtió más en un estudio basado en la naturaleza que en un enfoque científico. Las plantas se utilizaron en forma de tratamiento, sus propiedades medicinales se extrajeron posteriormente. La cirugía fue sobre sus talones, porque también tuvo sus comienzos tempranos. Los cráneos prehistóricos encontrados en muchas partes del mundo aparecían con agujeros aburridos en ellos, mostraban signos del uso primitivo de herramientas médicas. *"Este proceso conocido como trepanación estaba destinado generalmente a permitir el escape de los espíritus malignos, que se pensaba que estaban causando los síntomas de una enfermedad mental".* Sorprendentemente, los pacientes sobrevivieron a estas operaciones, en muchos de los cráneos descubiertos, se encontraron con los bordes de las perforaciones que se mitigaron con el proceso de curación en el tejido óseo, lo que indica que estos pacientes sobrevivieron durante un período de tiempo.

En los últimos años, la medicina evolucionó y creció hasta hacerse más sofisticada en las grandes civilizaciones del mundo antiguo. En Egipto, había médicos para diferentes partes del cuerpo humano. Estudios sobre personas influyentes en Egipto, espectáculos, grados de tratamiento especializado, incluso más sofisticados y, en ocasiones, llevados a un extremo, incluso para los estándares actuales, por ejemplo: un faraón egipcio, tenía un médico diferente para cada uno de sus ojos. Para el año 2000 A. C. Egipto ya tenía lo que quizás podría haber sido el primer sistema nacional de salud establecido en el lugar, con médicos a quienes les pagaba el estado y un tratamiento gratuito para los enfermos, mientras viajaban o resultaban heridos en las guerras. Papiros médicos de alrededor de 1500 a. C. muestra que, aunque los egipcios habían reconocido y tratado diversas enfermedades que afectan a muchas partes del cuerpo, las enfermedades mentales incluídas, su medicina seguía siendo principalmente una práctica religiosa y su conocimiento de la anatomía era extremadamente limitado. Las antiguas civilizaciones de China e India también tenían sistemas de medicina bien establecidos, los indios tenían poco conocimiento de la anatomía, pero sus cirujanos podían extirpar las amígdalas y las extremidades, utilizando una gama de instrumentos, que incluían escalpelos, sierras y fórceps. Los antiguos griegos, que demostraron que el poder del razonamiento del hombre podría aplicarse en tantos campos de la investigación filosófica y científica, hoy en día todavía se consideran los padres de la medicina racional. Aunque primero necesitaban divorciarse de las creencias religiosas y de la mera especulación. Estos avances se produjeron al darse cuenta de que ciertos síntomas comunes siempre aparecían juntos y que ciertos medicamentos causaban alivio.

El fundador de este nuevo grupo de científicos de pensadores fue el antiguo médico griego, Hipócrates, a quien se considera el padre de la medicina moderna. Hipócrates escribió varios volúmenes en los que describió científicamente los hallazgos de varias enfermedades y sus tratamientos, basado en observaciones detalladas. También fue el primero en desconectar la medicina moderna de cualquier superstición religiosa en particular. Hipócrates, que vivía en las islas del mar Egeo frente a Cosin, durante el (siglo 5 = 460 - 377 d.C.), aunque él también estaba obstaculizado por un conocimiento inadecuado de la fisiología de la anatomía, creía que una enfermedad era causada principalmente por un desequilibrio entre los cuatro 'humores' básicos del cuerpo. Su método de diagnóstico se basaba principalmente en la razón y en la observación cuidadosa. Esto se convirtió en la base de la práctica médica durante los siglos siguientes. Hipócrates también puso gran énfasis en la importancia de los deberes de un médico hacia sus pacientes para resultados futuros. Esto, que ahora está consagrado en el "juramento hipocrático", que sigue siendo la base de la práctica médica estándar y la ética de hoy. Hipócrates, también hizo hincapié en los poderes curativos de la naturaleza, los valores de la higiene personal y la dieta correcta individual de cada paciente, "la carne aun siendo saludable para unas personas, puede ser veneno para otras personas". Su creencia principal era que la tarea del médico era ayudar a la naturaleza en la lucha contra la enfermedad, no por remedios peligrosos para enfermedades menores, sino por observar y esperar el momento adecuado cuando la intervención médica era más apropiada. Sin embargo, esta nueva escuela basada en fundación científica de medicina creada por Hipócrates sobreviviría por poco tiempo, ya que fue rápidamente arrastrada por los primeros tratamientos religiosos basados en creencias religiosas culturales.

Esto se conocería más tarde, como un sistema de medicina del templo, que estaba dominado por el culto de Esculapio "el dios de la medicina", que sobrevivió a lo largo de la historia de la antigua Grecia. Miles de personas acudieron en busca de curas a vastos santuarios en Atenas, Epidauro e incluso Cos, la tierra natal de Hipócrates.

Los tratamientos dentro de estos santuarios siempre comenzó con una purificación ritual, seguido por el uso de drogas, alucinógenas o hipnosis para inducir el sueño y el control mental. A estos pacientes les gustaban las serpientes, en cuyo momento los dioses del templo se les aparecían para diagnosticar su enfermedad. Al despertar, el paciente relacionaría sus sueños con los asistentes del templo, quienes luego los interpretarían y sugerirían una cura. Las ofrendas de partes afligidas decapitadas del cuerpo se dejaban en el templo, probablemente en agradecimiento por las curaciones exitosas.

Otra figura histórica en la historia de la medicina moderna es Galeno.

Aelio Galeno = Claudio Galeno, alrededor del año 130 d. C. Nació en Perganum, la Turquía moderna de padres griegos. Estudió medicina en Grecia, Alejandría y en toda Asia Menor. Galeno fue el primero en reconocer y documentar que nuestros músculos están controlados por nuestro cerebro. Galeno fue originalmente el principal médico de los gladiadores en Perganum, donde adquirió un vasto conocimiento y experiencia en el tratamiento y reparación de heridas graves y, obviamente, la comprensión de las funciones de la sincronía entre el cerebro y los músculos.

Galeno, cirujano y filósofo en el Imperio Romano, quien más tarde se desempeñaría como el primer médico de cinco distintos emperadores romanos. En sus escritos, resumió los resultados de cinco siglos de investigación médica. Sin embargo, más tarde añadió sus propios descubrimientos, el principio de uno de estos se incorporó a sus enseñanzas de que todo en la naturaleza tiene sus funciones y que lesiones, provoca cambios en dichas funciones. Desafortunadamente, el método usual de argumentación de Galeno por analogía de animales en lugar de por observación clínica en pacientes humanos, lo llevó a cometer muchos errores graves, por ejemplo, *pensó que la sangre pasaba directamente de un lado del corazón a otro, ignorando así las arterias y no tenía idea de que circulaba por todo el cuerpo.* "Sin embargo, la habilidad con la que presentó su teoría hizo que sus errores quedaran sin respuesta en Europa durante siglos, hasta la llegada del Renacimiento, más de 1400 años después. Con la caída de Roma en la 5ta d. C., todos los medicamentos y todos los tratamientos médicos dejaron de existir en toda Europa.

Otros aspectos históricos importantes de la medicina moderna son los árabes.

Tras la caída del Imperio Romano, los árabes habían recopilado, estudiado y traducido numerosos manuscritos griegos sobre ciencia y medicina, por lo que no solo los conservaron para las generaciones posteriores, sino que también hicieron comentarios y adiciones útiles.

Rhazes = Abu Bakr Muhammad Zakari al Razi, circa (865 - 925), polímata persa, alquimista, filósofo, fue una figura importante en la historia de la medicina moderna, que también escribió sobre lógica, astronomía y gramática. Fue el médico jefe del hospital de Bagdad y también fue el primer científico en distinguir entre la viruela y el sarampión.

Avicena = Abu Ali Sina, (980 - 1037). Polímata persa, Avicena ha sido considerado como el padre de la medicina moderna temprana. Compiló un Canon de medicina, que se convirtió en lectura obligatoria para estudiantes de medicina en universidades de toda Europa a lo largo del siglo XVII. El interés por el conocimiento médico y las antiguas escuelas de medicina griega comenzaron a resurgir durante la época medieval europea en toda Europa occidental en el siglo X. Las traducciones en latín de los clásicos médicos se hicieron a partir de las versiones en árabe y una escuela de medicina en Salerno, en Italia. Los estudiantes de medicina aprendieron sus lecciones en forma de verso, como una manera de ejercicio y ayuda para la memoria, la escuela se especializó principalmente en cirugía y diagnóstico de enfermedades, que se realizó a partir de la orina del paciente. El renacimiento en la enseñanza médica se extendió desde Salerno a otras universidades medievales europeas recién fundadas, por ejemplo. Bolonia, Padua, Montpellier, París, Oxford, etc. La medicina solo estaba siendo estudiada por su disciplina mental, más que por sus valores curativos y los efectos prácticos del renacimiento, estaba estrictamente limitada. Sin embargo, la investigación médica seguía desanimada por la creencia generalizada de que la enfermedad era el castigo de Dios por el pecado... en las palabras de la Biblia, *"los pecados de los padres son visitados por sus hijos".*

El primer acto orientado a eliminar a los enfermos mentales de las cárceles

La odisea del encarcelamiento repetido para personas gravemente enfermas fue común en los Estados Unidos a lo largo de los siglos XVIII y XIX, aunque en ese entonces muchos estadounidenses consideraban tales prácticas inhumanas e incivilizadas. Sus primeros sentimientos encontrados de expresión humanitaria, fue organizada por la Sociedad de Disciplina de la Prisión de Boston. (BPDS), cual fue fundada en 1825 por el Reverendo Louis Dwight, un graduado de la Univerdidad de Yale y ministro Congregacionalista. Debido a la conmoción recibida por lo que vio, cuando comenzó a llevar Biblias a los presos en cárceles, estableció la sociedad para abogar públicamente por el mejoramiento de éstas y las condiciones de las cárceles en general, y los hospitales que alojaban a los presos con enfermedades mentales en particular. Según el historiador médico, Gerald Grob, la debida insistencia de Dwight en que "las personas con enfermedades mentales pertenecían a hospitales" suscitó un acorde de respuesta, especialmente porque sus investigaciones demostraron que un gran número de esas personas estaban confinadas en circunstancias degradantes. La ardua campaña de Dwight llevó a la legislatura de Massachusetts a nombrar un comité en 1827 para investigar las condiciones en las cárceles del estado. El informe de investigaciones del comité dirigido por el Tribunal General del Estado concluyó en su documentación que, de hecho, muchos lunáticos y personas con enfermedades mentales estaban siendo confinados, a menudo en condiciones inhumanas y degradantes. El informe mostraba que, en una cárcel, un hombre había estado encarcelado durante casi diez años y que "tenía una corona de harapos alrededor de su cuerpo y otra alrededor de su cuello. No tenía cama, silla o un banco donde sentarse en su celda, había un montón de paja sucia, como el nido de un cerdo, estaba en la esquina". El informe concluyó que "el pobre desgraciado loco, estaba entregado a algunas ilusorias expectativas de ser liberado de tales desdichados viviendas". En su informe, el comité concluyó:" La situación de estos seres desgraciados requiere un alto nivel de reparación. Parecen haber sido considerados como fuera de la protección de las leyes. Se les presta menos atención a su limpieza y comodidad que a las bestias salvajes en sus jaulas, que se guardan para el espectáculo".

Entre las recomendaciones específicas del comité, fue que todos los internos con enfermedades mentales de las cárceles y prisiones deberían ser trasladados al Hospital General de Massachusetts y que el confinamiento de personas con enfermedades mentales en las cárceles del estado debería ser ilegal. Tres años más tarde, el Tribunal General de Massachusetts "aprobó de manera abrumadora un proyecto de ley que proporcionaba en su presupuesto para construir un hospital estatal lunático para 120 pacientes"; esto abrió sus puertas en 1833 como el Asilo Lunático del Estado en Worcester. Cuando se inauguro el hospital, "más de la mitad de los 164 pacientes recibidas durante ese año provinieron de grandes casas de trabajo, casas de acogida y prisiones". Un tercio de estos pacientes había estado recluído en estas instituciones por más de 10 años. Dorothea Dix, la reformadora psiquiátrica más famosa y exitosa en la historia de los Estados Unidos, retomaría las riendas de lo que Dwight había dejado. En 1841, con el movimiento estadounidense de construcción de asilo en marcha, Dix comenzó una campaña que centraría la atención nacional en la triste situación de los enfermos mentales en cárceles y prisiones... gracias a su ardua y dedicada labor, seria directamente responsable de la apertura de más de 30 hospitales psiquiátricos estatales a nivel nacional.

Panorama histórico de la atención psiquiátrica institucional en América

No fue hasta finales del siglo XVIII y principios del siglo XIX que los hospitales y los asilos asumieron el cuidado de los enfermos mentales. El primer hospital que aceptó y trató a pacientes con enfermedades mentales fue el Hospital de Pensilvania, fundado por los cuáqueros en 1752. El tratamiento fue el mismo que para otros pacientes, entornos limpios, buena atención y nutrición, aire fresco y luz... en resumen Quizás se podría creer que los enfermos mentales finalmente comenzaron a ser vistos y tratados como seres humanos.

La palabra "asilo" significa literalmente refugio temporal o protección. Una definición que se encuentra en la décima edición del Diccionario de Webster lo describe como una institución para el cuidado de los indigentes o enfermos y, en particular, de los locos, aunque algunos creían firmemente que, en esos momentos, el término permisivo representaba más una seguridad o una protección, en lugar de cuidado relativo. Si nos apoyáramos en este pensamiento, nos daríamos cuenta posteriormente de que los enfermos mentales de entonces no corrían ni buscaban un tratamiento esencial, simplemente corrían, porque la sociedad los perseguía y los castigaba con vehemencia. Por supuesto, solo querían vivir... ciertamente querían salvarse de quemarse en la hoguera. El primer manicomio oficial que realmente fue construido en Estados Unidos se inauguró en 1769 bajo la dirección del doctor Benjamin Rush, conocido como "el primer psiquiatra de Estados Unidos". El Dr. Rush era un profesor reconocido en el primer hospital psiquiátrico de Estados Unidos en 1769. Este hospital, ubicado en Williamsburg, Virginia, sería la única institución de este tipo en el país durante más de cincuenta años. Como identificamos los orígenes históricos que rodean el concepto de locura, se nos ocurren tres perspectivas diferentes, "la era medieval, la ilustrada y la moderna". Sin embargo, en este punto, ya que cubrimos en detalle los diferentes aspectos del período ilustrado, excluye esto y se enfoca principalmente en las diferencias existentes entre los conceptos medieval y moderno de la locura.

Una de las diferencias significativas entre estos períodos, es que los hombres medievales reconocieron con éxito lo que era la locura, mientras tanto, nosotros, a lo largo de esta era moderna, todavía no lo hacemos. Es decir, los abogados medievales, los médicos y los teólogos estaban seguros de los síntomas y el significado particular de la locura; sin embargo, muchos pueden haberlo definido de acuerdo con su interés especializado y haberlo diagnosticado en términos de signos de comportamiento. En las últimas décadas, la mayoría de los tratados legales y textos psiquiátricos han reflejado el significado del término "insano" y la frontera entre cordura y locura. Al pertenecer a nosotros como cultura moderna, no tenemos un conocimiento profundo y tal vez no nos importa mucho el significado ni el concepto intelectual de locura, sino que estamos más preocupados por nuestro propio crecimiento personal y el nivel de potencial de ingresos. Uno podría notar fácilmente que, en muchos casos, los psiquiatras, psicólogos, enfermeras y trabajadores sociales pierden el enfoque central en aquellos para quienes deben brindar atención profesional de manera efectiva. Mayormente parecen estar más interesados en convertirse rápidamente en directores de instituciones y, o en abrir paso hacia caminos en puestos designados por comisionados de salud mental. Esto, en esencia y en combinación no seria nada mal, si su objetivo y su interés en particular fuese el de continuar activamente con su creatividad profesional la mejora orientada al tratamiento hacia la atención al paciente una ves que obtuvieran dichas plazas.

Perspectivas Seculares: Enfermedades Mentales Crónicas, Versus Iniciativas Basadas en la Fe

La perspectiva moral, la iluminada y la moderna, son las tres perspectivas generales conocidas dentro del campo de la salud mental. A lo largo de la historia, cada uno de estos nos ha llevado a un enfoque muy diferente de la atención. Según los relatos de los historiadores, el culto de Santa Dymphna se basa en una leyenda que se remonta a 1247 d.C. Petrus Cameracensis lo describió por primera vez en sus escritos, e indico que dicha historia se basaba principalmente en relatos orales que luego adoptaría la tradición cristiana.

Sus escritos nos relata sobre Dymphna, una niña de 14 años, que se había consagrado a Cristo, y tomó un voto de castidad. Su madre murió poco después, Damon, quien era su padre, y que también era un rey irlandés del siglo séptimo, se negó a casarse con otras mujeres a menos que fueran tan hermosas como su amada esposa fallecida. Su salud mental se deterioró gravemente y se hundió en una gran depresión. En su opinión, tras la muerte de su esposa los consejeros le exigen que se vuelva a casar, una vez que sus consejeros lo obligaron a volverse a casarse, y se encontró que era incapaz de encontrar a alguien tan hermosa y bella como ella, debido a su gran parecido. Damon se creo fuertes deseos mentales y obviamente base al deterioro de su salud mental, también creo deseos carnales por su hija, Dymphna, con quien insistió en casarse. Cuando ella se resistió a sus deseos, él le amenazó su vida y ella huyó del país con su confesor, el padre Gerebernus, varios criados de confianza y los reyes Gester. Juntos, sentaron un hospicio para los pobres y los enfermos en la ciudad donde buscarían refugio. Él rastreó su gasto a través del uso de su riqueza, dado al las acuñadas monedas utilizadas, cual les llevó de vuelta a Bélgica. Luego su padre rey Damon, les ordeno a sus agentes a seguir su rastro, cual los habría llevado hasta la ciudad de Geel, Bélgica. Damon, ordenó a sus soldados que mataran a su confesor, y al resto de sus servidores de confianza, luego insistió en su trató de obligarla a regresar con él a Irlanda, pero ella se negó.

Tras su locura demencialmente furiosa que lo llevo fuera de control, Damon a saco su espada y de un solo le volo la cabeza a su hija. La leyenda nos indica que desde el siglo XI hasta el siglo XII, que se ocurrieron curaciones milagrosas tanto de enfermedades mentales como físicas, justo en el mismo lugar donde fue martirizada Santa Dymphna. Esta área está ubicada en la ciudad de Geel, cual más tarde se hiciera muy popular y muy famosa a nivel mundial, dado a la cantidad de visitas por peregrinos al área, se mantuvo como un santuario y visitado regularmente. A fines del siglo trece, se construyó un hospital, y en la segunda mitad del siglo catorce, Geel, Bélgica, fue ampliamente conocida como un lugar de peregrinación para pacientes mentales. La ciudad se hizo tan popular que la iglesia y la orden religiosa ya no podían atender a la gran cantidad de visitantes que padecían enfermedades mentales que aún se amontonaban y se reunían allí, en busca de una cura. La gente local comenzó a acogerlos al principio, aunque solo por un breve período de tiempo. Durante las peregrinaciones al santuario por enfermedades mentales, por razones aún desconocidas, extendieron la duración de su estancia. Desde el siglo séptimo, un gran número de personas con enfermedades mentales y crónicas han abordado con las familias de Geel, con un aumento anual en un número estimado de 285 pacientes en 1804, más de mil en 1847, y aumentando su cantidad en los tiempos modernos. Aunque la veneración de las reliquias de Santa Dymphna continúa, ha habido un cambio gradual a lo largo de los años hacia un enfoque más moderno del tratamiento. Según documentos históricos, partes de sus restos han sido transferidos y ahora se conservan en el Santuario de Santa Dymphna, en Massillon, Ohio, aquí en los Estados Unidos.

La Era de la Ilustración

Al final de la Edad Media, hubo un cambio radical en la perspectiva sobre el horizonte, con respecto a la enfermedad mental que tuvo un punto de vista más ilustrado y humanitario. Sin embargo, a principios del siglo dieciocho, la enfermedad mental ya no se consideraba como resultado del pecado o de una posesión diabólica. En lugar de ver la enfermedad como la visitación de Dios, se consideraba más como una debilidad desafortunada o una aflicción inmerecida. Por supuesto, esto fue después de que la familia real y la clase noble se dieran cuenta de que ellos tampoco estaban excluídos de tal.

De allí en adelante, hubo un movimiento emergente de inmediato para liberar a los enfermos mentales que todavía languidecían en las cárceles o casas de acogida, seguido de un renovado sentido de responsabilidad pública por el cuidado de estas personas. Una ilustración, que representa estos cambios, es la dramática pintura de 1792 "Rompimeinto de las Cadenas de los Enfermos Mentales" *(Striking of The Chains Off, The Chronically Ill)*, en París, asilos para locos de Pinel. Este período, a pesar de su ilustración, produjo erróneamente instituciones como *Bedlam*, cuyo nombre oficial es el Hospital de Santa María de Belén o el Hospital Real de Belén, en Londres, Inglaterra. *Bedlam* fue una institución diseñada para brindar cuidados de custodia benignos a los enfermos mentales. Sin embargo, este resultó ser algo peor que la prisión, ya que los domingos se alentaba al público en general a ir a *Bedlam* y, por unos pocos chelines, podían ver un espectáculos en vivo, burlarse de ellos y deshumanizar a los enfermos mentales de forma inimaginable y barata... para muchos, era una diversión o entretenimiento cruel difundida sobre los enfermos mentales. Sin embargo, al publicarse dichas crueldades durante este período, se consideraría como el primer relato de cuentas documentadas sobre la reducción de estigma producida; También proporcionó el primer intento de tratamiento de tipo humano. Se cree que a este período también se le atribuye la reducción de la cantidad de miedo previamente asociado con la enfermedad y los enfermos mentales y, por lo tanto, también crea el comienzo de una verdadera conciencia social hacia los enfermos mentales. Sin embargo, estos tratamientos no serian ni efectivos, tampoco ayudarían en aliviar los síntomas o alterar el curso de estas enfermedades en comparación con la era anterior. El período ilustrativo, concluyo en el terminó el siglo XIX con el surgimiento de una de las principales figuras de las reformas sociales para los enfermos mentales.

En un reciente simposio de la Iglesia de Cristo Unida sobre justicia e igualdad, reuní el coraje de preguntarle al panel "¿qué estaba haciendo la Iglesia para ayudar a aliviar la situación de los enfermos mentales, hoy?" Un joven ministro, algo confundido acerca de mi pregunta, respondió. "Bueno, realmente no sabemos qué hacer, porque no sabemos cómo pueden reaccionar estas personas, tampoco nos sentimos cómodos estando cerca de ellos, porque aun no estamos equipados con suficiente conocimiento". No pude evitar recordar al panel que el primer gran impacto que trajo fue un cambio positivo en el tratamiento de la salud mental y ocurrió debido a la participación indirecta de la Iglesia hace casi 150 años, y que tal vez ya era hora de que la Iglesia se involucrara nuevamente!

El nombre sinónimo de reformas sociales relacionadas con la situación de los enfermos mentales, es el de Dorothea Lyn Dix (1802-1887). Como maestra de escuela dominical, la señorita Dix, tuvo la oportunidad de visitar las cárceles y los hogares o albergue de los pobres, en los también se encontraban recluidos los enfermos mentales crónicos. Logico, ella estaba horrorizada al tropezar sobre las condiciones en las cual estas personas se veian obligadas a existir. Sola y casi sin ayuda, organizó una campaña para despertar la conciencia pública, proporcionar fondos especiales y construir mejores lugares para el cuidado de los enfermos mentales. Antes de la época de Dorothea Dix, a lo largo de los estados de Nueva Inglaterra, como en muchas otras partes del mundo, la creencia compartida de los colonos era que todos los "indios" nativos americanos con enfermedades mentales y brujas formaban parte del ejército de Satanás. Constantemente lanzaban campañas contra ellos, en su cruel intento de exterminarlos y borrarlos de la faz de la tierra. Esta creencia también se extendió a la forma en que la personas supuestamente mentalmente justas, y alto moral, también veían a las personas que padecían de deficiencia en su salud mental, y de igual manera, las trataban con inconsecuencia.

Los eventos registrados, que se remontan a mediados del siglo XVII, nos muestran que, si una persona local con enfermedades mentales no podía ser atendida y apoyada por su esposo, la ciudad o pueblo estaría en su obligación de asumir parte de la responsabilidad y la carga financiera de su tratamiento y cuidado.

Estos son quizás los primeros registros de atención pública documentados, con respecto a la salud mental que establecen una prioridad para que las ciudades se responsabilicen de sus personas pobres y demenciales. Quizás debería ser mejor reconocido como el primer acto de bienestar, mejor conocida hoy dia como "welfare."

A mediados de 1600, se aprobaron leyes estrictas que se refieren a los "indigentes", a los vagabundos y, sin duda, a los que sufrían con problemas mentales. Estas leyes, ordenaron a cada pueblo a cuidar de sus pobres; más tarde, se promulgaron leyes para ayudar a proporcionar medios a pueblos individuales que renunciaron a "renunciar" a la responsabilidad de cuidar a los indigentes extraños. Según los escritos en la historia, {esta medida fue para asegurar la primera ley general sobre los locos en 1699, conocida como "Ley para el alivio de idiotas y personas distraídas"), esta fue aprobada por el Tribunal General de Connecticut. Fue una traducción bastante difícil, ya que fue escrita en un Ingles bastante antiguo… Dicha Ley dice lo siguiente: *está ordenada y promulgada por el Gobernador, el Consejo y los Representantes en el Tribunal General reunidos y por la autoridad de los mismos que, cuando pasa tan a menudo, cualquier persona que pareciera tener una falta natural de comprensión, a fin de ser incapaz de proveerse por sí mismo, o por la providencia de Dios caerá en la distracción y se convertirá en no-mentis compositiva y no aparecerá ninguna relación que se encargará de cuidar de ellos, o que esté tan cerca de un grado, como que por ley puedan ser obligados a ello; en cada uno de esos casos, los selectos o supervisores de los pobres de la ciudad, o la peculiaridad de la persona en que nació, o es por ley un habitante. Los miembros de la empresa pueden y, por lo tanto, tienen la facultad y la finalidad de cuidarlos efectivamente y hacer las provisiones necesarias para el alivio, apoyo y seguridad si dicha persona impotente o distraída, a cargo del pueblo o lugar al que pertenece, tiene derecho; Si el partido no tiene patrimonio propio, los ingresos de los cuales serán suficientes para sufragar el mismo. Y el juez de paz dentro del mismo condado en las cortes de su condado puede ordenar y hacer que el patrimonio de esa persona impotente o distraída sea la mejor mejora y ventaja para su apoyo, como también la persona que realiza cualquier trabajo o servicio adecuado o ella puede ser capaz de ser empleada, a discreción de los selectos o supervisores de los pobres.*

Por supuesto, las leyes se promulgaron más tarde en 1711 y 1715, lo que amplificaría la ley de 1699, reiterando las responsabilidades familiares hacia el cuidado de los suyos. Aunque en muchos casos, estas leyes se extendieran mucho más lejos, en cuanto el referirse a castigar con prisión, o imponer multas severas, o sanciones a aquellos familiares que pudieron cuidar de los suyos, pero se negaron a hacerlo. En 1715, la asistencia pública estuvo disponible para compensar aquellos vecinos no familiares quienes abrieron sus puertas y cuidaron a los enfermos mentales en sus propios hogares. Sin embargo, este no fue el final del dilema, sino solo el comienzo. Muchas personas con enfermedades mentales sin hogar todavía deambulaban por las calles sin hogar, supervisión y sin cuido alguno. Muchas veces, estas personas se convertían en una amenaza para la seguridad pública, mientras que otras se ponían en peligro al ralentizarse o convertirse en vagabundos. Sin una voz a su favor que abogara por ellos, en aquellos momentos en que sus comportamientos se convertían en un aparente insulto de inmediato ante aquella mentalidad industriosa, cual trataba de salir adelante y formar un país... esto condujo a la aprobación de la ley de 1727. Esta ley estaba dirigida a la construcción de casas de trabajo, estas estaban designadas y primeramente orientadas a castigar y suprimir aún más, no a tratar de manera humana. Es mas, revolvían a los enfermos mentales junto a los pícaros, los vagabundos, los mendigos comunes y otras personas lascivas, ociosas, disolutas y desordenadas.

Además de castigar, esta ley también restringía el movimiento y la libertad y colocaba a las personas con enfermedades mentales en una forma calificada de esclavitud, trabajo libre o servidumbre por contrato. Esta ley también restringió y eliminó sus derechos, al tiempo que otorgaba poderes y los derechos a cualquier corte del condado, o a dos jueces de paz, o cualquier asistente de la corte para obligar a los enfermos de salud mental a estas casas de trabajo.

La siguiente ley dice así

Todos los pícaros, vagabundos y personas ociosas que se desplazan por ciudades o condados pidiendo limosna, o personas que utilizan algún artefacto sutil, juegos malabares o juegos ilegales, o que fingen tener conocimientos de fisonomía, quiromancia o pretenden que pueden decir destinos, futuros, o descubrir dónde se pueden encontrar bienes perdidos y robados. Gaiteros comunes, violinistas, fugitivos, siervos tercos o niños, borrachos comunes, caminantes nocturnos comunes, ladrones, personas lujuriosas insensatas, ya sea en el habla o en el comportamiento, ferroviarios o luchadores comunes, como descuidar su vocación, malgastar lo que ganan y no se proveen a sí mismos o al apoyo de sus familias, así como también a personas bajo distracción y no aptos para ir a correr, cuyos amigos no cuidan de su confinamiento seguro.

Esta legislación era bastante incomprensiva y amplia. También vinculó a los dementes con los criminales, por lo que obviamente se convirtió en el primer enfoque hacia la institucionalización. La ley también indicaba y generalizaba el hecho de que cualquier persona comprometida con los talleres tenía que trabajar. También fueron sometidos a latigazos y azotes de rutina y regulatorios, si se encontraba que sus comportamientos no eran cooperativos. También eran encadenados y castigados a aguantar el hambre, hasta que cooperaran, o de lo contrario, simplemente las dejaban allí solos a morir. Pasó más de medio siglo antes de que se cambiaran las nuevas leyes, a favor de no permitir que el juez de paz y la autoridad de los tribunales del condado se liberaran del control absoluto sobre las vidas y libertades de las personas con enfermedades mentales.

Esta ley no solo rompió y quitó sus cadenas, al tiempo que los liberó de los centros de trabajo, sino que también autorizó a todos los selectos a someter a cualquier persona mentalmente enferma peligrosa a un lugar más adecuado y seguro, por lo que se incluyen las cárceles si es necesario. Mientras tanto, sin embargo, el público todavía quedaba estancado con el dilema de cómo poder mejor cuidar a las personas inofensivas con enfermedades mentales, por ejemplo.

Los casos con discapacidades del desarrollo, o con discapacidades o retrasos mentales, etc. "Sin embargo, tal dilema llevaría a crear las costumbres y la práctica de realizar subastas públicas dos veces al año, donde se vendían estas personas con discapacidades del desarrollo a los oferentes más bajos, quienes A su vez estarían de acuerdo en hacerse cargo de estas personas. Sin embargo, las que no se vendían obviamente quedaban sin hogar y sujetos a abusos, tras convertirse en vagabundos, ya que sufrían dificultades diarias.

A pesar de estar bien establecidos, los comités de defensa desaprobaron del tratamiento inhumano de las personas con discapacidades psiquiátricas y no se quedaron de brazos cruzados. Sin embargo se crearon los equipos de expertos en salud mental quienes visitaban los hospitales por todo el mundo y recopilaban datos clínicos y estadísticos para demostrar que los pacientes se recuperan. Aunque se tomará mas de una década, para que estos cambios tuvieran lugar en los Estados Unidos y otras partes del mundo. Además, los investigadores clínicos de la época demostraron que incluso aquellos pacientes que permanecían desnudos en las células, sucios que a menudo se alimentaban como animales, respondían bien al tratamiento gentil, humano y no abusivo. Notando que más tarde se calmaban, comían y podían comportarse como seres humanos, una vez tratados y transferidos a instituciones de cuidado apropiado. En 1797, casi cien años después de la promulgación de la ley de 1699, la Asamblea General finalmente enmendó la ley de 1793, por lo que se aprobó una anulación de las leyes que favorecía el encarcelamiento de las personas con enfermedades mentales. Aunque durante los cuatro años anteriores a los cuales no solo fueron encarcelados, sino que también se mantuvieron de forma inhumana en jaulas, los encadenaban y hasta los mataban. No fue hasta el siglo XIX, cuando los malos tratos dirigidos a los enfermos mentales finalmente se sometieron a un mayor grado de escrutinio lo suficientemente serio para expanderse por todo el país. Fue también alrededor de este mismo tiempo cuando la disminución en el tratamiento de exámenes de sangre, los latigazos, las purgas y las continuas palizas con cadenas comenzaría gradualmente a desaparecer. Así, aquí donde el primer informe oficial es escrito sobre el bienestar y el tratamiento apropiado para los enfermos mentales.

De acuerdo a los escritos, estos comités acordaron por unanimidad que los enfermos mentales debían de ser tratados como desafortunados, y no como criminales, como objetos de compasión y no de castigo. El comité también recomendó que solo los restauradores puedan reformarlos y que el castigo agravaría y disminuiría el progreso. Sin embargo, tales informes documentados pasarían casi inadvertidos y tal vez sin cambios hasta la primera parte de la década de 1840, cuando Dorothea Dix lanzó su campaña mundial y de por vida, como un compromiso para mejorar el tratamiento para las "personas locas y con enfermedades mentales". Sin embargo, se nota que aún en su infancia, su enfoque y progreso iban orientados hacia su cura y quizás a la erradicación de las enfermedad, y no solo a los encarcelamientos estancados y confinables de por vida.

Dorothea Dix fue la indiscutible reformadora social de renombre mundial nacida en Hamden, Maine, el 4 de abril de 1802. Dedicó el trabajo de su vida al bienestar de las luchas de los enfermos mentales. A través de sus esfuerzos, se construyeron hospitales especiales para mejorar el tratamiento para pacientes mentales en más de 15 estados diferentes y Canadá. A lo largo de su arduo compromiso con el tratamiento de las enfermedades mentales en los Estados Unidos, su situación también se reveló por toda Europa y Japón, donde el tratamiento psiquiátrico no solo se hizo notar, sino que también se reconstruyó y mejoró, y también se construyeron hospitales para enfermos mentales. El primer relato de Historias sobre el proceso de reforma social de la señorita Dix nos remonta a su adolescencia, cuando abrió y dirigió una escuela en Worcester, Massachusetts. Más tarde fundó y operó una escuela en Boston, pero sus condiciones de salud pronto forzaron su cierre en 1835. Más tarde, comenzaría a dar clases de escuela dominical en la cárcel de East Cambridge Massachusetts. Fue allí y durante ese tiempo, donde vio de primer plano, los confinamientos irreflexivos de personas con enfermedades mentales, encerradas en jaulas, cadenas, asesinadas o arrojadas a las celdas con delincuentes. Sin embargo, esto la perturbó profundamente y después de recorrer cárceles similares en Massachusetts y el Noreste del país, continuamente observó que lamentablemente estas condiciones solo empeoraban. Su respuesta, fue el de escribir un informe sorprendente. En su informe, reveló las condiciones impactantes encontradas a lo largo de su recorrido. Este informe ayudó a llevar a cabo reformas importantes en el tratamiento de las enfermedades mentales y al sistema en su conjunto. La Sra. Dix murió en Trenton, Nueva Jersey, el 17 de julio de 1887.

De Maestra de Escuela Dominical a Reformadora de Renombre Mundial

En 1841, Dorothea Dix, una joven maestra de escuela dominical, consternada por las pésimas, inhumanas condiciones encontradas en las cárceles e instituciones mentales, donde estaban siendo almacenados los enfermos mentales, comenzó una búsqueda de cuarenta años y defendió la difícil situación de los enfermos mentales. A través de sus arduos esfuerzos, logró obtener más de treinta hospitales para pacientes indigentes con enfermedades mentales diagnosticadas.

Para simplemente reconocer sus logros y esfuerzos en el tratamiento de las enfermedades mentales, enumerémoslos y simplemente llamémosle a Dorothea Dix, una reformadora social que fácilmente podría considerarse no mucho más que un eufemismo para los estándares actuales. Dorothea, llevó a cabo una cruzada monumental para los enfermos mentales, desde Massachusetts hasta Nueva York, Nueva Jersey, Tennessee, Carolina del Norte, Mississippi, Alabama, Florida y más allá de nuestras fronteras a Canadá y luego a cruzar los océanos, hasta llegar a Europa. Su impacto en el cuidado y tratamiento de los enfermos mentales, aquí en Estados Unidos y en el extranjero fue notable y hasta el día de hoy, aún debería de ser aplaudido, apreciado, considerado y recibido con mucho más que un simple reconocimiento en de atención en el punto histórico en una nota al pie de una página. Y francamente, a estas alturas, la profesión industrial de la salud mental debería haber erigido varios monumentos, conmemorando su lucha y quizás incluso honrar a un ser humano tan notable, con un feriado nacional. Sus logros y su lucha de por vida en el nombre de la salud mental, aún no tiene paralelo en ningún estándar.

Miss Dix, nació en una granja a varias millas de Bangor, Maine, su abuelo paterno fue el Dr. Elijah Dix, descendiente de una familia honorable. Aunque sus padres eran pobres y no podían permitirse que asistiera a la universidad, se convirtió en aprendiz de un médico en Worcester y luego estudió farmacología en Boston. Luego se asoció con el Dr. Sylvester Gardner, en 1770. El Dr. Dix, también tuvo mucho éxito en la especulación y fabricación de bienes raíces, era dueño de una flota de pequeños barcos que transportaban mercancías entre las islas Caribeñas (Indias Occidentales) y Estados Unidos. Estados Se casó con Dorothy Lynde, la bella de Worcester en 1771 y juntos tuvieron siete hijos y una hija.

Joseph Dix, el padre de Dorothea, quien aparentemente, no heredaría ninguna de las ambiciones de su padre, ni en la medicina, ni en sus habilidades comerciales. Carecía de ambas cosas y se lo consideraba frágil, nervioso y mostraba desinterés por cualquier tipo de unidad o búsqueda exitosa. Logró vagamente estudiar la teología en Harvard y, por un corto tiempo, se convirtió en un predicador fronterizo. Más tarde conoció y se casó con Mary Bigelow. Mary era casi dieciocho años mayor que él. Sus padres también la consideraron ignorante, e inculta y se negaron a aceptarla como miembro de la familia. Incapaz de mantener a su familia con el salario de un predicador, renunció al ministerio poco después. Más tarde se encontró incapaz de mantener un trabajo por un período de tiempo y se convirtió en un alcohólico. A la temprana edad de doce años, Dorothea, se volvió intolerante a los caprichos de su padre y al constante comportamiento abusivo de un borracho. Luego se sublevó, se escapó de casa y se fue a vivir con su abuela en Boston. Mientras estaba en Boston, se inscribió en la escuela, pero debido a su actitud de adolescente obstinada y terca, no pudo llevarse bien con su abuela. Por lo tanto, en varias ocasiones, la enviaron a vivir con la hermana de su abuela, la Sra. Duncan y su hija Sarah, en Worcester, Massachusetts. La Sra. Duncan, Sarah y su esposo, el Dr. Fiske, fueron algo más comprensivos y amables con Dorothea. Allí se encontró más feliz, por lo que respondió y floreció. Poco después de su llegada, se desarrolló considerablemente, intelectualmente y se convirtió en una joven encantadora, amable y colaboradora. Cuando solo tenía 14 años, buscó la aprobación de su tía para comenzar una escuela para niños pequeños en 1816. Aunque era joven, se mostraba como una disciplinaria estricta, una actitud por la cual su escuela se beneficiaba y prosperaba. Aunque su escuela permaneció abierta y floreciente, tres años más tarde optó por regresar a Boston para asistir a la escuela pública. Por supuesto, para entonces era una joven muy cambiada, aunque era inusual que una niña asistiera a una escuela pública en esos días, también tomó lecciones privadas para las cuales, luego se calificó como maestra poco después. El padre de Dorothea, Joseph, murió en 1821 a la edad de 43 años y luego dos de sus hermanos también se fueron a vivir con ella y su abuela después de la muerte de su padre.

Poco después de la muerte de su padre, abrió otra escuela para niños pobres en Boston. Además de operar y dirigir dos escuelas, también escribió y publicó varios libros en el espacio de unos cinco años, de 1824 a 1829. Durante este mismo período, Dorothea, se enfermó de congestión pulmonar y hemorragia constante, teniendo que abandonar la enseñanza. Debido al sufrimiento principalmente durante los meses de invierno, en el otoño de 1830 aceptó ser tutor de los hijos de un médico a cambio de viajar a las Islas Vírgenes. Permaneció en St. Croix, Islas Vírgenes durante todo el invierno y no regresó a Massachusetts hasta la primavera del año siguiente. A su regreso a Boston, casi de inmediato, procedió a abrir otra escuela, esta vez en la casa de su abuela. La escuela permaneció abierta y prosperó durante casi cinco años, hasta que sufrió un colapso nervioso y físico y se vio obligada a cerrarla en 1836. En ese momento, su médico le recomendó un viaje por mar y un cambio de clima. Se embarcó en un viaje que la llevaría a Inglaterra, pero duró poco, debido al fallecimiento de su abuela en 1837. Aunque Dorothea regresó a Estados Unidos inmediatamente después de la muerte de su abuela, se vio obligada a pasar el invierno en Washington. DC y Virginia, debido a su afección pulmonar, antes de regresar finalmente a Boston en la primavera del año siguiente. Sin embargo, ella emergió tres años más tarde, en 1841, cuando un joven estudiante de divinidad de Harvard que conducía clases de escuela dominical para las mujeres en la cárcel de East Cambridge se le acercó a ofrecerle una plaza. Informándole de la urgencia de alta necesidad, "creía que una mujer sería mucho más adecuada y efectiva en esta posición". Alentada de maravilla ante la oportunidad de nuevamente poder volver a enseñar. Armada de su Biblia y un himnario, comenzó a enseñar en la cárcel el domingo siguiente.

Después de los servicios, Dorothea recorría las prisiones, donde se reunia y hablaba con otros prisioneros, así como al igual que con los que sufrían de enfermedades mentales, sorprendiéndose aun mas, ante dichos hallazgos. Al descubrir que las condiciones en las que vivían estas personas estaban muy por debajo de los estándares humanos, esta experiencia se convirtió en el estímulo que impulsó y lanzó su carrera como reformadora social a la edad de 39 años.

A lo largo de los próximos dos años, la Srta. Dix recorrió, examinó y escribió sobre sus hallazgos en un informe coherente orientado hacia las condiciones inhumanas de todos los hogares pobres, cárceles y centros de trabajo en todo Massachusetts. Luego escribiría su petición en forma de memorias y la entregaría a la Legislatura de Massachusetts. En ella, citó dos hechos (el de las personas y el de los lugares). Su petición fue presentada a la Legislatura a principios de 1843 y, tal como se esperaba, causó una conmoción considerable entre sus miembros. Fue denunciada de inmediato por sus representantes y los periódicos. La prensa local la acusó de ser calumniosa, amarillista, sensacionalista y argumentó que su informe se basaba únicamente en mentiras. Sin embargo, se nombró un comité para investigar sus cargos y éstos, todos fueron verificados. El comité recomendó que se tomaran medidas inmediatas para mejorar las condiciones dentro de estas instituciones. La señorita Dix, sin embargo, no se detuvo y durante los siguientes cinco años que siguieron, cubrió más de 70,000 millas en viajes. A lo largo de lo cual, visitó refugios y cárceles en todo el país y, como en Massachusetts, viajó a otros estados, donde volvería a escribir memorias y presentaría sus hallazgos a los cuerpos legislativos en cada estado que visitaría. Tras su visita a Nueva Jersey en 1845 encabezaria la construcción de un asilo en Trenton. Éste se convertiría en el primer hospital construido para los enfermos mentales y pagados directamente a través de sus esfuerzos, con fondos públicos. Pasaría los siguientes tres años escribiendo sus memorias nacionales que finalmente se completaría a principios del verano de 1848 y los presentó en forma de oración al Senado y la Cámara de Representantes de la Asamblea de los Estados Unidos, en la primera sesión del 30° Congreso. En ella, solicitó una concesión de tierras para el alivio y el apoyo de los indigentes, los dementes curables e incurables en el país. Ella estimó que según sus hallazgos, que existía una persona con problemas mentales por cada mil (1 por 1000) y que dicha población ascendía a más de veintidós mil (22,000) en todo el país. Incidentalmente, según las estimaciones en ese momento, la población de los EE. UU. Era de aproximadamente 22, 000,000. Su informe también indicó que solo diecinueve de estos treinta estados tenían en su actualidad instituciones públicas para los enfermos mentales y que incluso si se agregaran todas las instituciones privadas, solo tendrían tres mil setecientos 3.700 individuos con enfermedades mentales. Si bien recalcó que eso dejaría a más del ochenta y dos, el 82 por ciento todavía estaría confinado a cárceles, casas de acogida o simplemente sueltas para deambular por las calles. En sus memorias declaró ante el Congreso: "He visto a más de nueve mil idiotas, epilépticos y locos en estos Estados Unidos, desprovistos de atención y protección adecuadas. He visto a miles atados y heridos con cuerdas, arqueados debajo de cadenas y pesadas bolas de hierro, unidos a cadenas de arrastre, lacerados con cuerdas, azotados con barras calientes y aterrorizados bajo tormentas profanas, execraciones y golpes crueles; ahora sujeto a burlas. Aun sufriendo en desprecio, torturado por sus mentes quienes hoy les hacen trucos, y abandonados a las necesidades más repugnantes, o sometidos a las violaciones más viles y escandalosas".

El impresionante documento de treinta y dos páginas es hasta el día de hoy, quizás el llamamiento más elocuente jamás escrito en nombre de las personas con enfermedades mentales, a lo largo de toda la historia de la salud mental. En ella, citó innumerables casos de mutilaciones, privaciones y horrores, que había presenciado personalmente en casi todos los estados de la Unión y en el Distrito de Columbia. También documentó e introdujo estadísticas que apuntaban claramente a la incidencia de la locura por el estado y la incidencia de la cura y la mejora, cuando el demente recibía un tratamiento moral, espiritual y médico adecuado y apropiado. Ella sostuvo que la locura aumentaba diariamente en proporciones alarmantes y epidémicas entre la población. También afirmó que sus atribuciones se basaban en una sociedad que respaldaba con orgullo sus libertades civiles y religiosas, una que creía en competiciones extremas, en las que se podía aspirar al cargo más alto, o al honor, independientemente de sus humildes comienzos. Una sociedad en la que la riqueza, la educación y las posesiones materiales, así como el logro escolar, todavía se tenían en alta estima. En su informe, también argumentó que "la locura no conoce fronteras", mientras tanto se levanto, se puso de pie, y le recordó al Congreso que tanto "los estadistas y los políticos, al igual que los comerciantes, los ricos y los pobres, eran excepcionalmente susceptibles a la locura".

La concesión de tierras que solicitó al Senado y la Cámara de Representantes se destinó a la ayuda y el apoyo de los indigentes curados e incurables en todos los Estados Unidos. Consistía en cinco millones de hectáreas de terreno, si se otorgaban, planeaba construir instituciones para los enfermos mentales en todo el país. Por supuesto, el Congreso le negó su petición. No obstante, ella continuó creando conciencia pública sobre su cruzada sobre la situación de los enfermos mentales. Sin embargo, esta vez, ella viajó no solo a través de América, sino también a través de Japón, Inglaterra, Italia y el resto de Europa. Antes de finalizar su viaje, Estados Unidos se encontraba en medio de una guerra civil. A su regreso, se enteró de que los soldados de la Unión fueron atacados y heridos en Washington. Se alistó como voluntaria, poco después y se unió a un equipo de enfermeras para ayudar en el cuidado de los soldados de la Union. Aunque no era enfermera, el 10 de junio de 1861 fue encargada como Superintendente de Enfermeras del Ejército de los Estados Unidos. Sus responsabilidades, derivadas de la organización e implementación de hospitales militares, fueron el reclutamiento y el suministro de enfermeras a donde más se necesitaban. Sus deberes y responsabilidades también incluían recibir, controlar y distribuir los suministros, donados por personas adineradas y asociaciones para la comodidad de los soldados y sus familias. En este puesto, nuevamente se mostró a sí misma como un líder nato al establecer regulaciones estrictas y rígidas en todo su departamento. ¡Por lo tanto, al mostrar inquietudes con respecto a la edad de la enfermera, el código de vestimenta, el comportamiento, la actitud y la apariencia, dentro y fuera de servicio!

Posteriormente abandonó la profesión, cuando la Oficina Médica y la Comisión de Saneamiento se reorganizaron, eliminando así el puesto de Superintendente de Enfermeras, aunque ella seguía estando algo involucrada, hasta que terminó la guerra, y luego renunció formalmente en agosto de 1865. Al año siguiente, fue galardonada con un stand de *United States Colors*, que le fue presentado el 3 de diciembre de 1866 por el Secretario de Guerra, en reconocimiento a sus valiosos servicios durante la guerra. Después de que terminó la guerra, ella reinició el impulso de las reformas en el campo de la salud mental y más tarde volvería a embarcar sus visitas a cárceles, hogares pobres e instituciones mentales. A su llegada a Trenton el 1 de octubre de 1881, se enfermó gravemente y se fue a vivir a un apartamento privado, con hermosas vistas, totalmente amueblado y configurado para su uso. Miss Dix, permaneció allí durante los siguientes seis años, hasta su fallecimiento el 18 de julio de 1887, a la edad de 85 años. Aunque provenía de modestos comienzos y podría haber dedicado su vida a ganar dinero y tal vez a morir en un palacio en algún lugar de Europa, en cambio, optó por terminar con humildad sus días en un lugar cual ella misma había ayudado a construir en el Hospital Psiquiátrico de Trenton, Nueva Jersey.

Este es el mismo hospital en Trenton, el mismo lugar donde cuarenta y dos años antes, ella había ayudado a reunir fondos y apoyo para su construcción. Irónicamente, también fue el primer estado que construyó el primer hospital público para personas dementes en Estados Unidos directamente a través de sus esfuerzos, pero no sería el último.

Dorothea L. Dix, la reformadora social y firme defensora del trato humano de los enfermos mentales, debe ser reconocida históricamente por estimular el interés público en todo el mundo, en relación con la difícil situación de los enfermos mentales con sus informes bien publicitados a favor de los enfermos mentales durante la década de 1840. En este momento, la mayoría de los estados de la Unión se despertaron para la realización de su informe y comenzaron a crear instituciones para albergar, tratar y cuidar a los enfermos mentales. Su valor, inspiración y arduo trabajo son fundamentales para muchos de nosotros, quienes aún seguimos comprometidos con el cuidado, el crecimiento, el progreso, la recuperación y el desarrollo de todos nuestros hermanos y hermanas que aún padecen de enfermedades mentales.

Los enfermos mentales comenzaron a reaparecer en las cárceles y prisiones de Estados Unidos en grandes cantidades aproximadamente 90 años después del censo de 1880. En 1974 y 1975, tras la evaluación de Glenn Swank y Darryl Winer de 545 reclusos en la cárcel del condado de Denver, se informó que "la cantidad de personas psicóticas que encontramos en la cárcel fue sorprendente, al igual que la gran cantidad de ellos con antecedentes de hospitalización psiquiátrica", particularmente hospitalizaciones prolongadas o múltiples". Al darse cuenta de que muchos de los reclusos con antecedentes de hospitalizaciones psiquiátricas a largo plazo habían estado previamente en hospitales psiquiátricos estatales. También documentaron una creencia generalizada entre el personal de la cárcel de que había habido un gran aumento en el número de personas con trastornos mentales graves, que ingresaron a las cárceles en los últimos años. Aunque no tenían datos anteriores disponibles para la comparación, concluyeron que el sistema de la cárcel parece haber heredado la responsabilidad de los enfermos mentales por defecto en lugar de las preferencias.

A lo largo de la primera parte del año 2000, se estimó que la instalación de salud mental más grande de los Estados Unidos de América era la cárcel del condado de Los Ángeles, aunque el número no se había estimado en su totalidad, y me parece que su número alarmante se acercaba a los miles.

Hechos Históricos, Acerca de Cómo una Mente Perdida Podría Rencontrarse a Sí Misma

La primera perspectiva moderna:

Clifford Whittington Beers, fue una persona que podría considerarse, como una de las figuras más influyentes en la historia de la salud mental. Clifford Beers, nació en New Haven, Connecticut, en 1876 y murió en 1943. Clifford Beers compartió todas sus experiencias a nivel mundial y esto ayudaría a arrojar una luz más brillante sobre el tratamiento de la enfermedad mental. En su autobiografía publicada, "Una Mente que se Encontró a Sí Misma La Mente Que Se Reencontro," Clifford Beers, describió el tratamiento inhumano que recibía como paciente psiquiátrico durante sus repetidas hospitalizaciones en estas instituciones públicas y privadas. Fue el fundador del movimiento de salud mental y estaba convencido de que los malos tratos y las conductas delictivas impuestas a los pacientes por el personal, influyeron aún más en gran medida y ayudaron a impulsar las conductas destructivas de los pacientes psiquiátricos. En sus escritos, hizo hincapié en que las expectativas positivas, provocaban un comportamiento indeseable y que lo que más necesitaban los enfermos mentales mientras estaban en el hospital era un aliado con corazon.

Privado de cualquier otra salida para sus ilimitadas energías maníacas, durante su permanencia forzada en un asilo estatal de Connecticut a principios del siglo XX, el joven Clifford Beers pensó que la ciencia moderna podría hacerlo más famoso que Newton. Había concebido en su mente una refutación de la física de la gravedad, afirmando que "Esto no es un simple triunfo abstracto". Seguramente podría tener su beneficio práctico si se tiene éxito. De hecho, yo podría ser capaz de desafiar a mi imaginación conquistadora, que pronto me hizo creer que podía levantarme con mi propia correa. Clifford discutió e insistió mientras seguía su nueva aventura delirante. La mayoría de los especuladores en el inconsciente, como Jung, han expresado su opinión sobre el tren de rodaje sexual de las fantasías voladoras. Aquí, sin embargo, los significados fructíferos son seguramente socioculturales, y se alojan en las historias superiores de la mente. Beers no solo estaba tomando un vuelo de fantasía del asilo en el que estaba preso, sino que simplemente estaba aludiendo al sueño americano de éxito individual, al seguir historias exitosas de la época, como el despegar de una cabaña de troncos hasta llegar a la Casa Blanca.

Luego Beers escribió: "Soy tan bueno como cualquier hombre... por mi propio esfuerzo, me elevaré más. Yo también puedo ser un gran viajero".

Hablando históricamente, cuando se aproximo la era de Beers, (la autoayuda y la perfección auto idealista había sido filosofías vividas en la tierra de los libres.) Los tremendos mitos heroicos del Nuevo Mundo eran ahora, recesiones optimistas secularizadas de la ética protestante de las salvaciones individuales. Durante esos momentos, el individuo solitario debía enfrentarse inesperadamente al mundo a través del espíritu pionero del trabajo agudo, el dinamismo y la empresa con derecho. Que previsto, ganaría de manera decisiva el éxito estupendo que promovería sus cualidades internas y espirituales y su carácter hereditario dominante. La autosuficiencia presuponía "un yo fuerte." La supervivencia potencial del más apto, el credo darwinista social ya había sido asumida por los grandes robber barons or magnate ladrón, como los Carnegies y los Rockefellers, que se filtrarían con vehemencia de débiles a egos. Esta actitud presuntuosa y arrogante hacia la vida y el dogma empírico de la vida diaria, comenzó a aparecer de manera alarmante alrededor de los años cincuenta. Parecía que, como muchos estadounidenses blancos no podían soportar la tremenda presión, sus nervios se estiraban demasiado y luego sufrirían un estado de cansancio, de lentitud, al ser vencidos por el cansancio y la inercia. En verdad, no podían permanecer de pie ante tan altas expectativas, presiones sociales y sufrieron crisis nerviosas, o como si fuera "un simple regresarlas a su lugar de origen".

Por supuesto, durante esos tiempos de la "era del machismo victoriano", esto se suponía que solo ocurría entre las mujeres blancas, era de esperar de manera consistente, de hecho, incluso habían definido un término específico, racista y misógino, conocido como el ' el nuevo síndrome de la mujer. "Insistir en que las mujeres y los negros habían tentado falsamente a tratar de emular a la contraparte masculina blanca para tener éxito en las búsquedas intelectuales de conocimiento profundo, la escena literaria y la vida pública, que estaban en contra de las leyes de la psico-biología; por lo tanto, terminaron histéricos. Su simple creencia en ese entonces era que, si las mujeres y las minorías volvieran a ocupar su lugar en la sociedad, se recuperarían. Oh sea que el retorno de negros, mestizos, mujeres e indios, a la esclavitud, era una expectativa.

Sin embargo, no se dieron cuenta de que había un número particularmente grande de todos los hombres estadounidenses de origen europeo, que además parecían estar cediendo, por lo que no estaban en condiciones de afrontar el desafío del mercado contemporáneo, que durante mucho tiempo se había establecido para centrarse en dar forma a su virilidad. Durante estos tiempos, se etiquetó una nueva condición para el término consolador y eufemístico "neurastenia", que entró en juego dramático. Neurastenia fue vista como una posición sobre la debilidad de los nervios y más tarde fue acuñada como la gran "enfermedad estadounidense". Los afroamericanos intelectuales, más tarde se referirían a ella como "el de hombre blanco que peca a su descendencia". A finales del siglo XIX se abrirían las puertas a las enseñanzas de la psicología y los ministerios de psiquiatras en Estados Unidos. Más tarde, éstos llegarían a desempeñar un papel dominante en la formación de la mente estadounidense, en un grado que no paralelo con el de cualquier otra nación en la historia. Por supuesto, este no fue el caso de los nativos americanos o afroamericanos, aunque algunos han teorizado que estas últimas culturas se dedicaron principalmente a apenas tratar de sobrevivir y superar algunos de los mismos obstáculos que estos locos racistas les impusieron. Sin embargo, el análisis permanece abierto a una amplia gama de debates sociológicos y científicos. Por lo tanto, tal vez el "Nuevo Mundo" no estuvo libre de las enfermedades contagiosas de la civilización, que plagaron y enredaron al Antiguo. "En realidad, la gran democracia primero tenía que democratizar la psiquiatría misma, en otro para que Estados Unidos se desarrollara plenamente como nación. La psiquiatría misma, tendría que adaptar posteriormente nuevas técnicas para tratar de adaptarse a esta sociedad moderna. A lo largo del siglo pasado, la psiquiatría en Estados Unidos se transformó gradualmente desde una fuerza totalmente negativa a una positiva. Y finalmente dejó de ser solo para el tratamiento individual de enfermedades mentales, ah convertirse en un tónico para la salud psíquica personal, y un camino romántico hacia el autodescubrimiento, y hasta más recientemente, una licencia para simplemente dejarlo todo y comenzar.

La americanización de Freud, obviamente, también ayuda a preparar el escenario para los estadounidenses de origen europeo con la psiquiatría. Los consumidores estadounidenses se sumergirían en el resplandor del progresismo, el freudismo transatlántico y el psicoanálisis se engancharon al éxito. Freud había retratado la inevitable y a menudo trágica tensión entre los impulsos humanos básicos individuales y la civilización, con sus exigencias de represión, sublimación y neurosis. El Nuevo Mundo formuló una especie de Freud sin lágrimas y el ego podría avanzar a toda velocidad, con la autorrealización y los ajustes sociales. Pero el camino había sido despejado mucho antes de la guerra de Freud, que se basaba en el credo crucial previamente establecido por el Movimiento de Higiene Mental, que fue evangelizado por Clifford Beers. Beers había escrito, sin saberlo y casi sin ayuda de la psiquiatría tejida en América, literalmente estampándola en el sueño americano. El Sr. Beers se convirtió en el Benjamín Franklin de la psiquiatría, sus escritos y charlas, proporcionaron consejos sobre cómo renunciar a la enfermedad mental y abrazar el poder muscular mental. Y como todos los buenos predicadores, él proporcionó los mejores cuentos personales de pecadores convertidos en santos. Clifford Beers podía proclamar que lo que predicaba era cierto porque él ya había pasado por todo eso. "Mis credenciales son mucho mejores que las de cualquier psiquiatra, ¡la locura es mi educación médica!" Insistiría durante sus conferencias "Creo que soy una de las pocas personas que se han recuperado con éxito de una crisis mental", agregó. "Y no lo hice por mis propios intereses, sino por altruismo, aunque he recibido beneficios personales inesperados". Escribió en su estilo espiritual, la autobiografía," Una Mente que se Encontró a Sí Misma "(1908). Declaró y en él se estableció por primera vez como un joven totalmente estadounidense, nacido de una familia estadounidense, descendiente de los primeros pobladores. Nacido en 1876 de padres de clase media, cuando era niño había poseído esa mezcla de rasgos, consciente de sí mismo y tímido que combinaba el espíritu emprendedor y competitivo del tipo con iniciativa.

Entre sus buenos recuerdos de los días escolares, fue de ser un gerente de negocios del periódico estudiantil, mientras que en la Universidad de Yale sobresalió en sus clases. Desde el primer día como estudiante de primer año, quería hacer contactos, unirse a las fraternidades e involucrarse de inmediato en la gestión de hacer cosas y completar logros. Se enfrentó al desafío del "espíritu de Yale" y logró todos los objetivos y ambiciones establecidos en el papel. Durante la mayor parte de sus días de juventud como alumno, mientras estaba en el aula, y más tarde en vida, debía notarse que siempre estuvo dedicado a lo que más tarde denominó, "rechazar" los tres males "," incompetencia, abuso e injusticia ". Esta afirmación podría caracterizar fácilmente a la mayoría de las instituciones mentales tan recientes como la primera década del siglo veinte. Hasta el día de hoy, uno no puede justificar con buena conciencia cualquier discusión sobre la historia de la salud mental y la comunidad sin antes reconocer, el exitoso movimiento de salud mental de Clifford Beers y su contribución a futuros desarrollos en el tratamiento.

La Asociación de Salud Mental de Connecticut, anteriormente conocida como la Sociedad de Higiene Mental de Connecticut, fue fundada unos meses después de la publicación de "Una Mente que se Encontró a Sí Misma". Fue el primero de su tipo en el mundo. Los fundadores originales de esta sociedad incluían, representantes de los tribunales, el clero, el campo de la medicina, profesores de varias universidades, la asociación de trabajo social, así como el propio Clifford Beers, un expaciente mental, abogado defensor, y otros miembros de su familia.

Desde el principio, sus objetivos se definieron claramente en su declaración de misión institucional:

1) trabajar para la conservación de la salud mental, para ayudar voluntariamente a prevenir trastornos nerviosos y mentales y defectos mentales.
2) ayudar con éxito a elevar el estándar de atención, para aquellos que sufren de trastornos mentales o defectos.
3) asegurar y divulgar potencialmente cualquier información confiable sobre estos temas y trabajar en cooperación con agencias federales, estatales y locales, así como con agencias públicas y privadas, cuyo trabajo está relacionado de alguna manera con el de la sociedad para la higiene mental.

Clifford Beers fue nombrado Secretario Ejecutivo de la sociedad, dedicó el resto de su vida al movimiento de salud mental y la extraordinaria misión de los objetivos ideales declarados, tal como lo había prometido en declaraciones anteriores. Tales logros fueron, educando efectivamente a la comunidad, encabezando el cambio de actitudes desdeñosas hacia los enfermos mentales, implementando áreas de prevención significativa y mejoramiento educativo significativo de las enfermedades mentales y la mejora continua inmediata de los servicios, y el tratamiento esencial para el paciente mentalmente enfermo. Sin embargo, su trabajo ejemplar y sus logros no pasaron desapercibidos. Washington y otros estados mantuvieron una estrecha vigilancia y Canadá y Europa también tomaron nota del trabajo de las sociedades. El año siguiente, el 2 de febrero de 1909, se fundó el Comité Nacional de Higiene Mental y, en 1918, se creó el Comité Nacional Canadiense de Higiene Mental. Además, varios países europeos siguieron poco después, y en 1930, una delegación que representaba a cincuenta naciones se reunió en Washington DC para participar en el Primer Congreso Internacional de Salud Mental. Esto llevó a la creación del Comité Internacional de Higiene Mental. Aunque habían pasado veintiún años desde que la organización exitosa se organizó por primera vez en New Haven, Connecticut, en nombre de los enfermos mentales. Varios estados también habían desarrollado asociaciones similares a nivel regional y estatal.

Veinte años más tarde, en 1950, la Asociación Nacional para la Higiene Mental se unió a otras dos organizaciones para formar una entidad emprendedora, la Fundación Nacional de Salud Mental. Ésta es una organización benévola desarrollada esencialmente por objetores de conciencia, que anteriormente habían trabajado en hospitales psiquiátricos estatales durante la Segunda Guerra Mundial. Las siguientes sucursales que se desarrollaron a través del trabajo original de Beers, fue la Fundación Psiquiátrica, que es la unidad de recaudación de fondos para la Asociación Americana de Psiquiatría, y así surge la Asociación Nacional para la Salud Mental.

En aspectos particulares, el movimiento de salud mental simula a la psiquiatría prácticamente de la misma manera en que lo hace el movimiento de salud civil a la medicina general. Una diferencia significativa es porque el movimiento de salud mental hasta el día de hoy sigue siendo un movimiento de ciudadanos, mientras que este último es ahora una organización oficial y profesional con los poderes adecuados y una autoridad influyente para establecer, fortalecer efectivamente hacer cumplir la ley, bajo los numerosos estándares de salud pública. Sin embargo, el movimiento de salud mental que fue implementado oficialmente por Clifford Beers, un expaciente mental hace cien años, ha tenido un tremendo impacto. No solo en el desarrollo progresivo de nuevos y mejores servicios y tratamientos para los enfermos mentales, sino también en un desarrollo exhaustivo en las áreas de psicología, psiquiatría, enfermería psiquiátrica y trabajo social. Además, impacta sucesivamente en las áreas de educación del público hacia la concientización sobre la salud mental, al tiempo que moviliza su interés particular y sus mejores esfuerzos en los programas preventivos terapéuticos y de rehabilitación. También muestra su impacto en la legislatura, donde solicita asistencia significativa y desarrollo contínuo para programas comunitarios de salud mental en todo el mundo. Por lo tanto, no se puede justificar con buena conciencia ninguna discusión sobre los enfermos mentales, las enfermedades mentales y la comunidad, sin primero reconocer de manera oficial y agradecida el movimiento de salud mental de Clifford Beers, sus contribuciones y su desarrollo progresivo. Sin embargo, podríamos plantear legítimamente el argumento de que sin el Sr. Beers, un movimiento de salud mental establecido, la profesión psiquiátrica habría dado otro giro, quizás el equivocado... y definitivamente podríamos argumentar que no habría sido lo que es precisamente el día de hoy. Aunque el tiempo ya se ha retrasado, para que aparezca otro Beers en el siglo

XXI y renueve el sistema. Sin embargo, no debemos descartar convenientemente que uno de los logros más importantes de este movimiento fue la aprobación de la Ley de Salud Mental de Connecticut, que presionó vigorosamente en nombre de los derechos del paciente. Aunque hoy estos derechos se dan por descontados, la ardua y agotadora lucha por obtenerlos, nunca debe ser olvidada, abusada ni ignorada deliberadamente por nadie.

Gracias al movimiento de salud mental, la primera clínica de higiene para pacientes ambulatorios abrió sus puertas en New Haven, Connecticut, en 1913. Solo cuatro años después de que se estableciera el acto, fue patrocinado por la Sociedad para la Higiene Mental. La clínica se convirtió en la primera clínica para pacientes ambulatorios en el país y también fue la primera en proporcionar de manera efectiva el tratamiento posterior a las personas que fueron recientemente dadas de alta de los hospitales estatales. Fue atendido por médicos de dos hospitales estatales en base alterna. Varios años después, se reorganizó la clínica y se contrató a un director médico permanente y un trabajador social. La clínica cumplió su objetivo definitivo, demostrando primero la necesidad inmediata de la atención posterior de los pacientes recientemente dados de alta de los hospitales estatales. También influyó y se convirtió en el modelo de funcionamiento en el que otros estados más tarde implementarían, desarrollarían y ampliarían con éxito sus servicios de postratamiento, servicios ambulatorios para los enfermos mentales en toda América y el resto del mundo. Después de una historia bastante turbulenta, caracterizada por los problemas de la comunidad local y las diferencias políticas, la clínica se reorganizó y su nombre se cambió oficialmente en 1952 despues de su muerte y reemergió como Clifford W. Beers Guidance Clinic, Inc. Se estableció el propósito particular, operando y administrando una clínica psiquiátrica para el diagnóstico y tratamiento de adultos y niños. Para esta temporada, mientras los pacientes estaban siendo dados de alta de los hospitales estatales, la clínica proporcionaba programas de alcance comunitario y una supervisión adecuada. El éxito inesperado de este proyecto llevó a una mayor colaboración entre la Sociedad y la División de Higiene Mental. Ambos grupos trabajaron estrechamente en proyectos que consistían en higiene mental, educación y asistencia a las comunidades para establecer futuras clínicas de orientación infantil.

A lo largo de la década de los treinta, durante la depresión, y mientras la mayoría de los estados recortaban sus gastos, la sociedad intervino, evitando así recortes de programas comunitarios previamente establecidos. Además, la sociedad también desempeñó un papel fundamental para garantizar la aprobación de la Asamblea General de 1945 de la Ley de Salud Mental de Connecticut. Dicha ley también ayudó a proporcionar el funcionamiento completo de clínicas psiquiátricas estatales para niños, clínicas de postratamiento para pacientes de hospitales estatales y también obtuvo subvenciones estatales para hospitales generales, ayudándoles profesionalmente a crear sus servicios psiquiátricos. El último intento resultaría ser mucho más fácil decirlo que implementarlo.

Durante los años cincuenta y sesenta, la Asociación Nacional para la Salud Mental, incrementó una campaña de cabildeo a nivel nacional en nombre de los ciudadanos, en apoyo de los departamentos centralizados de salud mental, al tiempo que aboga por el aumento de los servicios comunitarios y los derechos de las personas hospitalizadas y recientemente dadas de alta con la Asociación de Connecticut para la Salud Mental liderando la marcha. El estatuto de los miembros de la asociación sigue vigente hasta el día de hoy, comprometido con los objetivos ideales, los conceptos académicos y los modelos establecidos en 1909, por el Sr. Clifford Beers. Las responsabilidades importantes de la asociación no son solo como defensores y protectores, sino más bien como promotores y pioneros en el campo del tratamiento de la salud mental.

Clifford Beers, estableció e inició de manera incuestionable el movimiento de salud mental, quizás por pura preocupación particular y después de documentarlo, publicando sus experiencias personales en su libro "Una Mente que Se Encontró a Sí Mismo". Más tarde, la Sociedad de Higiene Mental de Connecticut en 1933 lo honraría en su 25 aniversario.

Pasaron exactamente veinticinco años desde la publicación de su autobiografía, "Una Mente que Se Encontró a Sí Misma." Además, también recibió tributos que consisten en cientos de cartas gratificantes, muchos premios e innumerables títulos honorarios en reconocimiento por su valiosa parte en la fundación del movimiento. También recibió el Premio Medalla de Oro del Instituto Nacional de Ciencias, en reconocimiento oficial por sus servicios a la humanidad. Además, la Asociación Americana de Psiquiatría lo eligió miembro honorario y la Universidad de Yale le otorgó una maestría honoraria en Artes. Clifford Beers también viajó extensamente al extranjero ese mismo año, principalmente para obtener varios premios que le otorgaron varios miembros de la comunidad europea, uno de ellos fue su viaje a Francia, donde se le presentó la Cruz de los Caballeros de la Legión de Honor, el Rey Alberto también lo recibió en Bruselas.

Al igual que Dorothea Dix, que llegó a bordo de los ferrocarriles con una difícil lucha por la situación de los enfermos mentales prácticamente cien años antes que Beers, él también señaló y brilló la luz sobre la difícil situación por el trato humano a los enfermos mentales. Enfocándose no solamente en las prácticas negativas, y los abusos en los hospitales psiquiátricos a nivel mundial, a principios del siglo diecinueve, sino que también aportando con respeto, honor, cual le ayudó a ganarse el respeto de todos los pacientes mentales histórico, actuales y un mejor tratamiento y nivel de vida en el futuro. Significativamente, les brindo esperanza, además, trajo honor y notoriedad y fama mundial a Connecticut su estado natal, con la publicación de su libro, "Una Mente que se Encontró a Sí Misma. " Cuando leo o simplemente veo algo relacionado con Clifford Beers y todos sus logros, no puedo evitarlo, pero me río entre dientes y sacudo la cabeza al imaginarme ¿Cómo se habrían sentido los miembros del personal que le habían impuesto abusos después de haber publicado ese libro?" ¡Puntos a considerar!

Aunque quizás todavía no haya transcurrido mucho tiempo para que venga otro tipo de Beers en el siglo XXI que modernice este sistema y lo convierta en uno moderno con mejor funcionamiento mejor.

Hace varios años, antes de realizar esta investigación, no estaba felizmente impresionado, sino que me inspiré en gran medida, simplemente leyendo los puntos destacados de su extraordinaria vida para un periódico escolar. Aunque, a medida que profundizaba, simplemente no podía evitar profundizar más en esta investigación, compartir y contarle al mundo sobre este asombroso ser humano, su misión satisfactoria, cual beneficiaria al mundo, con sus contribuciones y logros académicos.

Mucho antes de siquiera pensar en escribir este libro, me vi obligado a intervenir en defensa de un paciente, ya que escuché a un colega, un miembro del personal, burlándose de uno de ellos en la unidad psiquiátrica, donde trabajé horas extras durante su turno. Inmediatamente pensé en Clifford Beers y me pregunté y asumí colectivamente en mi mente, ¿qué diría el personal abusivo, si este hombre superara su enfermedad, fuera dado de alta y se convirtiera en su vecino de al lado? ¿Qué dirían aparentemente ... aunque lo más importante es, ¿qué harían y cómo lo tratarían posteriormente? Siendo yo y por supuesto, sin querer cambiar de la persona quien, (y también como era el líder de la unidad, pensé que era mi deber y mi responsabilidad) por lo que más tarde me acerqué al miembro del personal y cuestioné la situación relevante ¿Como habia planteado la suposición hipotética? Aunque al principio se negaron a comentar específicamente, pero luego insistieron en murmurar "Oh, bueno, el nunca saldrá de aquí". Todavía no puedo evitar preguntarme qué bien se dieron cuenta esos clientes, quienes realmente sabían cómo Clifford Beers debió sentirse, para darse cuenta de que uno de los suyos; ¡Uno de sus compañeros, efectivamente lo logró y se recuperó lo suficiente como para escribir un maldito libro! El hecho de que uno de sus amigos estuviese obteniendo titulares positivos apareciera en las portadas de revistas, periódicos de primera plana de todo el mundo, ganando prestigiosos premios, etc. "No hace mucho, un viejo recluso, ¡ahora un verdadero expositor, una estrella de celebridad a nivel mundial!" Aunque hasta este día, hace aproximadamente ciento diez años, desde la publicación de "Una Mente que Se Encontró a Sí Misma" y con todas las computadoras y los avances tecnológicos en medicina, las comunidades médicas y psiquiátricas aún tenemos que ver a otro Clifford Beers emerger. Aunque hace mucho tiempo que estamos retrasados por otro.

Clifford Whitttingham Beers, nació, creció y se educó en New Haven, Connecticut, se graduó de la Universidad de Yale; Clase de 1897. Al hermano mayor de Beers le habían diagnosticado epilepsia, razón por la cual, Beers se obsesionó con la idea de que él también había contraído dicha enfermedad. Tales miedos y los constantes episodios de ansiedad, claramente se veían reflejados en su desempeño en la universidad. También sufrió prolongados períodos de depresión. Esto también interfirió, y a menudo impidió su participación verbal durante las clases. Después de graduarse de Yale, se obsesionó con ganar dinero y rápidamente acumular riqueza. Él creía firmemente que tal riqueza le habría traído influencia, estatus y poder. Durante y justo después de la universidad, pasó aproximadamente un año trabajando como empleado administrativo, en la oficina de recaudación de impuestos en New Haven. Sin embargo, poco después de graduarse, consiguió un trabajo en Nueva York, donde trabajo para una firma de seguros. Mientras trabajaba en Nueva York, experimentó síntomas de angustia aguda y emocional, seguido por episodios de ataques histéricos, hasta convencerse de que él también había contraído epilepsia. A mediados de 1900, renunció su trabajo en Nueva York y regresó a casa con su familia en New Haven.

Además del hecho de que su ansiedad aumentara, también había recurrido a una grave depresión por el temor de ser epiléptico. Ya estaba convencido de que prefería morir antes que vivir los sufrimientos diarios de tal condición, y optó por saltar por la ventana del cuarto piso de la casa de sus padres. Beers sufrió fracturas en ambos tobillos y fue hospitalizado por un período corto; sin duda convenciéndose de que todos sus engaños se habían desvanecido, mientras tocaba el suelo durante la caída. Sin embargo, mientras estaba hospitalizado, había desarrollado otros tipos de delirios y alucinaciones. Esta vez consistió en una alucinación persecutoria más paranoica y pensó que como había cometido un crimen, cuando intentó suicidarse, que ahora la policía y el FBI lo perseguía. Beers se volvió cada vez más sospechoso, malinterpretando las actividades dentro y fuera del hospital decidió asegurar las ventanas. Después de ser dado de alta del hospital general, regresó a casa con una enfermera de cama en asistencia. A pesar de todos los esfuerzos, su comportamiento no mostró mejoras y fue readmitido poco después a un asilo psiquiátrico privado en el sur de Connecticut el 11 de agosto de ese mismo año.

Beers permaneció allí durante siete meses; Deprimido, delirante, paranoico y en ciertas ocasiones catatónico y mudo, bajo observación especial. En su libro, Beers señaló que "al principio lo observaban especialmente 1 a 1 los asistentes de día y de noche. Más tarde, se interrumpió la observación especial del asistente de día, aunque el asistente de noche durmió en su habitación durante varias semanas".

Se le aplicaban mangas de lona a sus manos por la noche, con correas alrededor de su muñeca. Beers escribió sobre enfermeras y asistentes "buenos y malos" también escribió sobre los médicos mercenarios. Aunque todavía estaba deprimido, abandonó esta institución y durante un período de tres meses vivió en la casa de un asistente del cual se había hecho amigo. Sin embargo, su condición no mejoró y durante la primera parte de 1900, fue admitido en un centro psiquiátrico privado sin fines de lucro, el entonces Retiro de Hartford, en Stamford Hall, renombrado actualmente como el (Institute of Living... Instituto De Vida), (con sus siglas en Inglés IOL,) en Hartford, Connecticut. Durante sus primeros catorce meses en esta institución, los asistentes fueron amables y serviciales y, aunque todavía estaba deprimido, sus condiciones físicas mejoraron.

Luego, Beers se volvió eufórico e hiperactivo, su amabilidad se convirtió en un terror abusivo, lo que provocó su represalia y, a menudo, se convertía en una provocación del personal, por lo que ellos respondieron de manera agresiva. Finalmente, después de un episodio agudo de actuación, se lo colocó en una camisola o camisa de fuerza de restricción y aislamiento, y como también nos describe en sus escritos, que paso mucho tiempo en "una pequeña habitación con barrotes, y sin muebles, excepto por una cama que estaba atornillada al piso."

En su autobiografía, Beers describió su larga estadía en esta fría celda, la brutalidad de los asistentes y el comportamiento vengativo de los médicos. Finalmente, fue trasladado al entonces llamado Hospital para los enfermos mentales en Middletown, Connecticut, actualmente llamado "Connecticut Valley Hospital" (CVH) y fue admitido en su "mejor" sala el 8 de noviembre de 1902. Tras su ingreso en el hospital estatal, Beers estaba inquieto. y platicador, constantemente expresando delirios e ideas de grandeza. Él escribió constantemente, estaba desordenado, pero durante las primeras dos semanas fue algo cooperativo. Hasta que su ansiedad creció y un día decidió meterse en una habitación y burlarse de los asistentes para mostrarle las "peores condiciones" que existían dentro del hospital. Lo colocaron en una camisola y lo arrojaron a una habitación fría y cerrada, donde permaneció casi un mes. Era ruidoso, exigente destructivo, y frecuentemente provocado por los asistentes que respondían infligiéndole abusos físicos y verbales.

En su libro, Beers dijo: "He observado que los únicos pacientes que no eran susceptibles de ser abusados, eran los que menos necesitaban atención y tratamiento. Los pacientes violentos, ruidosos y problemáticos fueron maltratados por ser violentos, ruidosos y problemáticos y tenían la necesidad de atención. Los pacientes, demasiado débiles, física o mentalmente para atender sus propias necesidades, fueron maltratados con frecuencia debido a esa misma impotencia, lo hacia necesario para que los asistentes los atendieran".

Beers también escribió: "por lo general, un paciente inquieto o molesto, puesto en la sala violenta será atacado el primer día; de hecho, estos tipos, casi todos ignorantes y sin formación, parecían creer que los "casos violentos" no podían manejarse de otra manera".

Mientras continuaba tomando notas durante su estadía, parte de la documentación encontrada más adelante en la cual escribió (un asistente me dijo) "Se están poniendo muy estrictos en estos días, imagínate eso, dándole de baja a un hombre simplemente por ahogar a un paciente."

Beers pasó casi cuatro meses en una sala "violenta" en el Hospital Estatal de Connecticut. Durante ese período intervino con frecuencia en nombre de otros pacientes y se convirtió en un entusiasta defensor y protector de sus derechos. Después de ser trasladado a una sala tranquila, reanudó su incesante escritura, dibujo y converso; estaba eufórico y, a menudo, hacía demandas irrazonables al personal. El 12 de marzo de 1903, Beers escribió una carta al gobernador del estado de Connecticut en la que describía las condiciones y los abusos cometidos en hospitales psiquiátricos privados y estatales y logro sacarla carta por contrabando del hospital. Aunque el hospital estatal no fue investigado, una vez que informó al personal médico de la estrategia que usó para enviar esta carta, varios asistentes acusados por él de abusar de los pacientes fueron declarados culpables de brutalidad y despedidos inmediatamente. Aunque en él describió vívidamente los caprichos detallados y las prácticas de tratamiento comunes encontradas en el sistema de salud mental durante esos tiempos. El intento de exposición y las reformas escritas por un paciente mental desde las paredes internas de un hospital estatal tuvieron muy poco o ningún impacto durante esos días. Tal vez hoy no sería el mismo caso. Francamente, no habría necesidad de que una carta llegara a la oficina del Gobernador. Esto se debe principalmente al hecho de que cada hospital tiene ahora un departamento que aboga en defensa del paciente, con una oficina dedicada específicamente a manejar e investigar sus quejas. Aunque, en parte algunos, de los pacientes pueden abusar del sistema y, a veces, se dedican a ventilar sus frustraciones haciéndose pasar por miembros inocentes del personal, basados en patologías sociales, represalias al sistema, desplazamientos, etc. Igualmente, los consideramos demasiado entusiastas defensores de quienes, a veces, tienden a alimentar y alentar tales comportamientos o quejas de naturaleza escandalosa y extraña. Por lo tanto, las investigaciones son altamente imperativas.

A lo largo de los meses que siguieron, el comportamiento y el estado de ánimo de Clifford Beers mejoraron progresivamente y en 1903, luego de más de siete meses de hospitalización, se le otorgaron privilegios terrestres y en septiembre de 1903 se le dio el alta. Estas experiencias en tres hospitales psiquiátricos diferentes en Connecticut tuvieron un impacto tremendo en Clifford Beers y despertaron en él un ferviente deseo de efectuar reformas en nombre de los enfermos mentales. Regresó a su puesto en Nueva York y se concentró en tener éxito. En el otoño de 1904, mientras estaba físicamente enfermo, leyó "Los Miserables". Este impresionante libro reforzó su deseo de escribir uno que despertara la simpatía y el interés del público por los enfermos mentales. A principios de 1905, siguiendo los consejos de su hermano, él se readmitió voluntariamente al Retiro de Hartford (Instituto de la Vida). Estaba eufórico y emocionado y pasó la mayor parte de su tiempo escribiendo. Después de una breve hospitalización, fue dado de alta. Beers todavía estaba preocupado por la situación de los enfermos mentales y estaba decidido a escribir sobre sus experiencias como paciente para que el público estuviera informado sobre las condiciones vergonzosas que predominaban en estas instituciones mentales.

Discutió sus planes para el libro con varias personas ilustres y posteriormente, envió una copia del manuscrito al profesor William James, un eminente psicólogo de la Universidad de Harvard. El Dr. James, después de leer el manuscrito, lo alentó a publicarlo y lo agregó. *"Sin duda, eras un personaje bastante intolerable, cuando se te produce la condición maníaca, y crees estar dominando el universo. No se necesita un tacto común, sino un genio para la diplomacia para evitar las filas contigo; sin embargo, fuiste maltratado, y el rencoroso Asistente M.D. en el hospital merece que se publique su nombre. Tu informe está lleno de instructivos para médicos y asistentes por igual."* En su publicación, el libro creó una gran indignación. El escándalo entre la prensa fue suficiente para un alboroto, para promover aún más "Una Mente que Se Encontró a Sí Misma" en 1908.

Se plantearon muchas preguntas con respecto a la autenticidad de algunas de las declaraciones de Beers. The Hartford Post realizó e imprimió la entrevista con el Sr. Joseph E. de Hartford, también expaciente mental. El Sr. E., confirmó todas las reclamaciones de Beers y declaró: "El Hospital Estatal de Connecticut para locos es un infierno". Al corroborar las declaraciones de abuso y brutalidad de Beers, agregó que "los asistentes, por cierto, son hombres grandes y fornidos de Vermont y Maine, que son elegidos por su fuerza y su tamaño de un toro y no por su eficiencia. Todo lo que tienen que hacer es mezclar la medicina y poner un vendaje, esto cualquiera puede aprender en poco tiempo."

Beers usó sus infortunadas experiencias como paciente mental de una manera constructiva; Logró financiar el movimiento de salud mental. Un catalizador para todas las demás organizaciones relacionadas con la salud mental, y aún sigue vigente hasta hoy en día bajo la bandera del Instituto Nacional de Salud Mental. Tal, que sigue siendo fundamental para llevar a cabo reformas en el cuidado de los enfermos mentales y sigue vivo, bien y en curso. Sin embargo, a pesar de todos sus esfuerzos y logros, se ha quedado corto en su objetivo principal, que es el de revolucionar la forma en que las prácticas médicas actuales atienden a estos pacientes. Irónicamente, Beers terminó su propia vida suicidándose, mientras estaba en un hospital psiquiátrico en 1943. *El hecho que es tan conocido por su asombrosa recuperación de tantos episodios de su enfermedad mental y que tan poco se sabe, sobre las circunstancias de su muerte durante una exacerbación de su enfermedad, es nuevamente otro ejemplo del estigma y la oscuridad que aún rodea a la enfermedad mental.*

No Mires a tu Hermano Hacia Abajo Si No Lo Vas a Recoger

El síndrome de dar la espalda permanece vivito y coleando.

"La enfermedad mental todavía no es aceptable en nuestra sociedad ... no es aceptable, porque le seguimos dando la espalda a los hechos". Compramos los mitos y olvidamos que estamos precisamente hablando los unos del otros."

Estas mismas palabras fueron pronunciadas una vez por la ex Primera Dama de los Estados Unidos de America, la Sra. Rosalyn Carter, en su discurso, cuando asumió el cargo de Presidenta de la Comisión de Salud Mental del Presidente Jimmy Carter. Esas fueron las primeras palabras usadas al comienzo de su discurso, cuando se embarcó en su misión de hacer de la situación de la salud mental una prioridad, durante la administración de su esposo. La Sra. Carter eligió esto no como una plataforma política, sino más bien para despertar el sentido e interés público y aumentar conciencia sobre esta epidemia nacional. Hizo estas declaraciones para resaltar uno de los aspectos más importantes y difíciles que la nación encontró cuando su esposo asumió el cargo. Aunque existían leyes, derechos, reglas y muchos otros problemas establecidos, se dio cuenta de que lo que más necesitaban los pacientes con enfermedades mentales era una voz muy fuerte que abogara por sus derechos, y la encontraron en la Sra. Carter. Ella prometió darle seguimiento a la lucha y la forma de obtener un tratamiento más eficaz y humano, hacia quienes padecen trastornos mentales crónicos. La declaración de "dar la espalda", que ella mencionó, fue simplemente poner cara ante el público y, por lo tanto, esperar su respuesta hacia aquellos que padecen de una enfermedad mental. Enfatizaba la indiferencia sobre el estigma de que se había desarrollado a lo largo de muchas generaciones y durado a través de los siglos. Sin embargo, uno debe caracterizar esta actitud en dos variaciones, a) la población laica, que es comprensible y, en el mejor de los casos, incluso justificable, y, b) el profesional capacitado en salud mental. Sin embargo, este último grupo es cada vez más difícil de entender cuando ocurre un "cambio de posición", como ocurre a menudo entre aquellos que fueron capacitados para prestar servicios de salud mental. Parece, como si en algún punto del camino hubiesen perdido su visión de la realidad de su profesión.

En los últimos años ha habido amplias discusiones y una vasta documentación sobre los casos de algunos profesionales de la salud mental que han sido testigos de su actitud de hostilidad y su indiferencia hacia las personas con enfermedades mentales y crónicas. Esta observación, realizada hace varios años, cuando un cuidador profesional emitió un discurso, durante el cual, describió descuidadamente a pacientes de salud mental individuales, diagnosticados con esquizofrenia, como "extraños entre nuestro medio". Muchas veces, hemos visto o experimentado la indiferencia mostrada por algunos de nuestros colegas en el campo de la salud mental, especialmente por aquellos que se han representado repetidamente como profesionales en el campo. Muchas veces, nos caemos y nos arrastramos por la falta de voluntad para defender y atender las necesidades de estos pacientes. En cambio, apuntamos hacia aquellos que se encuentran desaparecidos entre las burocracias, mientras que culpamos a otros profesionales, cuya preocupación principal a veces es la de la estructura institucional. Mientras que, en cambio, deberíamos estar mirando hacia la creciente preocupación por aquellos pacientes que están socialmente discapacitados y que pronto serán dados de alta en estos entornos inestables; Al igual que los que están mal administrados y operados por el sector privado, de nuevo "damos la espalda" o simplemente nos desconectamos. Aunque algunos creían firmemente que el sector privado, sin fines de lucro, era el nuevo sistema de atención, con respecto al futuro de la salud mental, todavía no vemos dónde los políticos prometieron que se ahorraría dinero cuando estas grandes instituciones aún permanezcan abiertas como puertas giratorias. Sin embargo, esto se debe en parte a que los salarios, los beneficios y otros incentivos de las agencias privadas sin fines de lucro son, de hecho, muy bajos e inestables. Ofrecen a sus empleados de salud mental poco o nada de seguridad laboral y son muy poco realistas al hecho de que este tipo de trabajo es muy voluminoso y estresante. Por lo tanto, la tasa de rotación de sus empleados también es muy constante. La mayoría de estos cambios se realizan continuamente sin ninguna participación, implementación o incluso un estudio en profundidad de este impacto y cómo esto podría afectar aún más la vida de sus pacientes que ya están luchando con su enfermedad.

De hecho, ya sabemos que el individuo diagnosticado con esquizofrenia, diariamente experimenta respuestas sociales negativas, como primera reacción pública a la discapacidad social masiva y, por experiencia, conocemos estos factores que podrían hacer que se compensen. ¿Es posible que estas desventajas sociales afecten a este grupo de pacientes mientras se encuentran en la comunidad? ¿Es la falta de oportunidades debido a una compleja variedad de razones para desarrollar habilidades sociales o vocacionales? La tercera pregunta debería ser, SI ¿es la baja autoestima de los enfermos crónicos un factor principal?

Una vez que hemos abordado todos estos factores y los problemas que crean, fácilmente notamos que estos no se resuelven tan fácilmente y no deben atribuirse a una sola causa. Por lo tanto, después de analizar todos los datos, enfatizamos, de que al "eliminar las instituciones y los programas estatales aun asi no eliminaríamos las enfermedades mentales." ¿Cuál es nuestro plan de respaldo, siempre y cuando estos programas privados sin fines de lucro hayan fallado? Cuando estas personas aún necesiten tratamiento y ¿para dónde los enviaríamos... a dónde irían entonces? ¿Quiénes estarían a su alrededor para rehabilitarlos, cuando el dinero se haya ido? Entonces, al tratar de resumir todo esto, solo se suma una cosa. "Aunque las leyes han cambiado y los pacientes con enfermedades mentales ahora tienen derechos y leyes suficientes para protegerlos de alguna manera, los políticos y los profesionales de la salud se dedican a abusar de ellos mediante recortes, políticas, favores empresariales y cambios mal ajustados que se adaptan principalmente a financiamiento de sus campañas y votos proyectados". Entonces, tal vez sí necesitamos involucrar a la Iglesia, tal vez la Iglesia definitivamente debería involucrarse y, por lo tanto, ayudar a intervenir este desequilibrio político que prevalece a través de todo el sistema.

Como grupo secular, peleamos una buena batalla por nuestra Iniciativa Basada en la Comunidad (CBI) y por el éxito de estos clientes, a quienes se cuidaba y trataba dentro de estos programas. No obstante, los funcionarios estatales, llegaron directamente y destruyeron todos los logros terapéuticos que tanto los pacientes como el personal habíanmas trabajado arduamente para desarrollar durante los últimos siete años. "Como se mencionó anteriormente, estos programas fueron un trabajo en progreso, adaptados a los logros a largo plazo y al éxito futuro. "Todos los del CBI estaban en camino de convertirse tal vez en un modelo nacional en tratamiento, una de las herramientas más productivas jamás implementadas en la historia de tratamientos en la rama de enfermedad mental". Un cliente quien aun no arribaba la compensación durante la época del cierre del programa, y se envió de regreso a un hospital estatal, luego se comentó: "ni nosotros los pacientes, ni nuestros programas estamos rotos y no necesitamos reparaciones". Días más tarde, se escuchó a otra paciente mientras se preguntaba en voz alta: "y tienen el valor de encerrarme y llamarme loca?" ¡Pensé que tenían razón!

Depresión Clínica Entre la Realeza, Quizás es un Razonamiento Estético

Reina Victoria (1819-1901)

Mientras crecía siendo un niño, pase muchas preciosas temporadas en casa de mi abuelita, Irene, recuerdo que siempre tenia un gran retrato de la Reina Victoria colgando sobre la puerta de su casa. Lo removia una vez a la semana, para desempolvarlo, devolviéndolo cuidadosamente a colocarlo en su respectivo lugar. Recuerdo varias veces señalarle el ritual a mi hermana menor, quien comentaba "que probablemente lo cuidó mejor que a sus propias fotos familiares." A medida que crecía, a menudo me pregunte a mi mismo sobre el retrato. Creo que tenía unos 8 años, cuando finalmente le pregunté a mi abuela "¿de quién era la foto?" Por supuesto, mi abuela era una "británica" acérrima, nacida en Gran Caimán. BWI. Se había mudado para vivir en Honduras por décadas, y se negó a hablar una palabra en español, pero mantuvo, se jactó y se jactó diariamente de sus orígenes británicos. Recuerdo que después repetidamente ella me decía que era el retrato de "Su Majestad, la Reina Victoria y que había muerto inesperadamente con el corazón roto". Mientras recopilaba los datos en bruto para esta investigación y me aventuré ansiosamente a los comportamientos y al funcionamiento fundamental crítico de la mente del individuo, "en cuanto a por qué nos comportamos de la manera en que lo hacemos". Por supuesto, la memoria del amado retrato de la reina Victoria de mi abuela, seguía volviendo a mi mente, lo que me impulsó a aventurarme más, mientras investigaba las diversas razones para ella. Código color negro de vestimenta deprimente.

Victoria era la amada hija de Edward, el duque de Kent y la princesa Victoria de Sajonia-Coburgo. Nació en el Palacio de Kensington en Londres el 24 de mayo de 1819. Edward murió cuando Victoria tenía unos ocho meses, cuando su madre promulgó un régimen estricto que rechazó las cortes de los tíos de Victoria, George IV y William IV. En 1837, la reina Victoria, tomó el trono después de la muerte de su tío William IV. Debido a su infancia aislada, ella mostró una personalidad marcada por fuertes prejuicios y una terquedad deliberada. Apenas dieciocho años, rechazó cualquier influencia adicional de su madre dominante y gobernó por derecho propio. El respeto popular por la Corona estaba en un punto bajo en su coronación, pero la joven Reina, modesta y directa, se ganó los corazones y las mentes de sus súbditos. Expresamente deseaba ser informada sobre asuntos políticos, aunque no tenía aportes directos en las decisiones políticas.

La Ley de Reforma de 1832 tenía que determinar el estándar aplicable de la autoridad legislativa que reside en la Cámara de los Lores, con la autoridad ejecutiva en un gabinete formado por miembros de la Cámara de los Comunes; el monarca, fue esencialmente eliminado del bucle. Ella respetaba y trabajaba bien con Lord Melbourne (primer ministro en los primeros años de su reinado) e Inglaterra creció tanto social como económicamente. El 10 de febrero de 1840, solo tres años después de tomar el trono,

Victoria hizo su primer voto y se casó con su primo, el Príncipe Alberto de Sajonia-Coburgo-Gotha. Su relación histórica fue de gran amor y admiración compartida. Juntos dieron a luz a nueve hijos, cuatro de ellos varones y cinco niñas: Victoria, Bertie, Alice, Alfred, Helena, Louise, Arthur, Leopold y Beatrice.

Casi de inmediato, el Príncipe Alberto reemplazó a Melbourne, como la influencia masculina dominante en la vida de Victoria. Ella se dedicó por completo a él y se sometió por completo a su voluntad. Victoria nunca hizo nada sin primero acudir a la aprobación de su esposo. Albert ayudó en sus deberes reales. Introdujo con éxito un decoro estricto en la corte e hizo un punto de comportamiento estrecho. Albert además le dio un tinte más conservador a la política de Victoria. Si Victoria se interponía insistentemente de vez en cuando, a sus opiniones para hacer que su punto de vista se sintiera fuertes en el gabinete, fue solo por las enseñanzas de trabajo duro de Albert. El público en general, sin embargo, no estaba enamorado del príncipe alemán; fue excluido de adoptar cualquier posición política oficial, nunca se le otorgó un título de nobleza y fue nombrado Príncipe Consorte, solo después de diecisiete años de matrimonio. Sus intereses creados en el arte, las ciencias físicas y la industria lo animaron con entusiasmo a organizar la Exposición Crystal Palace en 1851, una convención industrial inmensamente rentable. Utilizó los ingresos creativos, unos £ 186,000, para comprar tierras en Kensington para el establecimiento de varios museos culturales e industriales.

Al reflexionar sobre su infancia, Victoria fue constantemente propensa a la autocompasión y la tristeza. El 14 de diciembre de 1861, Albert murió de fiebre tifoidea en el castillo de Windsor. Victoria permaneció en abstinencia, depresión y aislamiento autoimpuestos durante diez años. Este luto algo genuino, pero bastante obsesivo, la mantuvo ocupada por el resto de su vida y jugó un papel importante en la evolución resultante de lo que se convertiría en la mentalidad victoriana. Su popularidad estaba en su punto más bajo en 1870, pero a partir de entonces aumentó constantemente hasta su muerte. En 1876, su buen amigo y primer ministro británico, Benjamin Disraeli, la coronó como emperatriz de la India. En 1887, el Jubileo de Oro de Victoria fue una gran celebración nacional de su 50 aniversario como Reina. El Jubileo de Oro la sacó de su caparazón, y una vez más abrazó la vida pública. Recorrió posesiones inglesas e incluso visitó Francia (primer monarca inglés en hacerlo desde la coronación de Enrique VI en 1431). El largo reinado de Victoria fue testigo de una evolución convencional en la política inglesa y la expansión colectiva del Imperio Británico, así como reformas políticas y sociales en el continente. Francia había conocido dos dinastías y abrazó el republicanismo; España había visto tres monarcas e Italia y Alemania habían unido sus principados separados en coaliciones nacionales. Incluso en su punto, ella mantuvo fácilmente una energía juvenil y optimismo, que infectó a la población inglesa en su conjunto. El orgullo nacional relacionado con el nombre de su nombre Victoria, el término Inglaterra victoriana, por ejemplo, surgió de la ética y los gustos personales de la Reina, que generalmente reflejaban los de la clase media. Por lo tanto, el primer caso documentado y no reconocido de depresión caracterizada se convertiría en boga, aunque si no completamente, un diagnóstico, por lo tanto, más bien con fines estéticos, tal vez aceptado.

La Evolución del Tratamiento Psiquiátrico Clínico

La historia de Freud es como las historias de la mayoría de las personas, evoluciona con otras. En su caso, se relaciona con otros dos jugadores principales, su mentor y amigo, el Dr. Ernest Bruke y el paciente de Bruke, mejor conocido como Anna O. Anna O. había sido paciente de Bruke desde 1880 hasta 1882. Anna, una joven de veintiún años, quien había pasado la mayor parte de su tiempo cuidando a su padre enfermo, sin embargo, durante el transcurso desarrolló una fuerte, que con tiempo demostró no tener una base física. Después de la tos, desarrolló algunas dificultades que le impedían el habla y luego se quedó muda, poco después; ya no podía hablar su alemán nativo, sino que solo hablaba inglés.

Tras la muerte de su padre, Anna comenzó a rechazar la comida y desarrolló una serie de problemas bastante inusual. Perdió el sentido del tacto en ambas manos, poco después desarrolló parálisis, y exhibió espasmos involuntarios en sus pies. Ana O, también desarrolló alucinaciones visuales y síntomas de visión de túnel. Sin embargo, cuando fue examinada por los especialistas, no encontraron ninguna causa física específicas para estos síntomas. A pesar de todos estos problemas que sucedieron en su vida, también experimentó fantasías de cuentos de hadas, cambios de humor dramáticos, e ideas de suicidio bastantes extrañas, seguidas por serios intentos de suicidio. Cuando el Dr. Bruke la diagnosticó, documentó en sus hallazgos que sufría de lo que entonces se conocía como histeria o trastorno de conversión, como se llamaría más tarde. Esto significaba que sufría de síntomas, que parecían ser físicos, pero de naturaleza psicológica. Durante las noches, Anna se hundía en "estados de nubes", como los llamaba, o lo que Bruke llamaba "hipnosis espontánea". Bruke descubrió que, durante estos estados de trance, Anna podía explicar sus fantasías diurnas y otras experiencias. Luego se dio cuenta de que pronto comenzaría a sentirse mejor justo después de dar tales explicaciones y compartir sus experiencias. Anna O, reconoció y nombró estos episodios como "La limpieza de chimeneas y la cura que habla".

Aunque a menudo durante los episodios de "limpieza de chimeneas," ella recordaba eventos emocionales que daban sentido a algunos síntomas particulares. El primer ejemplo llegó poco después de que ella se hubiera negado a beber por un tiempo. Recordó haber visto a una mujer beber de un vaso del que un perro acababa de beber, mientras recordaba esto, experimentó fuertes sentimientos de disgusto y luego tomó un trago de agua. Hablando claramente, sus síntomas y su evitación al agua, desaparecieron casi inmediatamente después de recordar la raíz de su evento y experimentar las fuertes emociones apropiadas al evento. Más tarde, Bruke llamó a este, un catarsis, que proviene de la palabra griega "limpieza o purga". Pasarían casi once años, antes de que Bruke y Sigmund Freud, quien era el asistente de Bruke, registrara, escribiera y documentara cualquier cosa relacionada con la histeria. Sin embargo, cuando lo hicieron, sin embargo, en él describieron su teoría. En eso, que afirmaron que cada episodio de histeria es el resultado directo de una experiencia traumática, una que no puede integrarse en la comprensión del mundo por parte de la persona. También explicaron que las emociones apropiadas para tal trauma no se expresan de manera directa, pero tampoco se evaporan. Tanto Bruke como Freud acordaron que estas emociones se expresaron en comportamientos que de una manera bastante débil, vaga e inusual tienden a ofrecer una respuesta al trauma. Y que estos síntomas eran, en otras palabras, significativos. Luego describieron que cuando el paciente puede ser consciente de los significados de sus síntomas a través de la hipnosis, las emociones no expresadas se liberan y ya no tendrían la necesidad de expresarse como síntomas. Lo compararon con forzar un hervor o drenar una herida infecciosa, "catarsis o purga". De este modo, Anna pudo librarse de síntoma tras síntoma. Sin embargo, también debe tenerse en cuenta que Ana necesitaba al Dr. Bruke para ayudarla a lograrlo. Por lo tanto, cuando estaba hipnotizada, necesitaba sentir sus manos sobre ella para tranquilizarla, antes del comienzo de su conversación. Lamentablemente, los problemas comenzaron a surgir poco después.

Según la declaración de Freud, Bruke se había dado cuenta de que Anna se estaba enamorando de él y que él, a su vez, también restaba enamorado de ella. Anna O, también comenzó a experimentar delirios y comenzó a decirles a todos que Bruke la había impregnado y que ahora llevaba a su hijo. "Si hubiera sido en una era diferente, la gente de hecho habría imaginado que lo deseaba mucho que su mente le hubiera dicho a su cuerpo que era cierto y que, por lo tanto, había desarrollado un embarazo histérico. Sin embargo, estos fueron durante ese tiempo de estrictas costumbres victorianas". El Dr. Bruke era un hombre casado que vivió durante la época victoriana. Por lo tanto, optó por terminar abruptamente sus sesiones juntos e inmediatamente perdió todo interés en cualquier investigación adicional sobre la histeria. Sin embargo, Freud agregaría más tarde que Bruke, se negó a reconocer públicamente sus deseos sexuales secretos para Anna, que estaban en el fondo de todas las neurosis histéricas. Anna pasó mucho tiempo en un sanatorio. Más tarde se convertiría en una activista humanitaria muy respetada, acreditada por convertirse en una de las primeras reformadoras y trabajadoras sociales de Alemania bajo su legitimo nombre de nacimiento, Bertha Pappenheim. Murió en 1936, a la edad de 77 años, es recordada no solo por sus propios logros posteriores en la vida, sino también como la inspiración de ser la personalidad teórica más influyente en la historia psiquiátrica

Cómo Alemania Extermina a su Primer Reformadora Social

La historia de Anna O es quizás la primera gran contribución judía al campo de la mentalidad.

Bertha Pappenheim nació en 1859 en Viena, Austria y murió en 1936, en Isselburg, Alemania. Fue trabajadora social, autora y líder del movimiento feminista alemán. Dedicó la mayor parte de su vida a mejorar la posición social y económica de las mujeres y niños judíos en Alemania. Ella consiguió con éxito un apoyo internacional a nivel nacional para sus causas, como fundadora y líder de la "Federación de mujeres judías". Era la tercera hija de cuatro hijos nacidos de una rica familia ortodoxa vienesa. Bertha Pappenheim, envidió la atención y las oportunidades que se le dieron a su hermano menor Wilhelm y lamentó su educación tradicional y ser tratada solo como 'una niña'. Bertha Pappenheim asistió y se graduó de una escuela católica en Viena, con fluidez en los idiomas francés, italiano e inglés. Aunque su potencial intelectual fue sofocado, mientras esperaba obedientemente el matrimonio y la feminidad ociosa que se esperaba de ella en aquellos tiempos, dado a la sociedad moral y los miembros de su familia. Ella se dedicaba ocasionalmente a obras de caridad. Más tarde alentaría y persuadiría a las mujeres privilegiadas ociosas para que se embarcaran y apoyaran campañas de caridad y justicia social. Después de amamantar a su moribundo padre, Pappenheim sufrió problemas psicológicos debilitantes, época durante cuales se clasificaron como histeria severa. El distinguido psicoanalista Ernest Bruke, que trató a Pappenheim en Viena desde 1880-1882, documentó su caso y se lo dio a conocer a Sigmund Freud, quien se refirió a ella en sus escritos como Anna O. Sus síntomas, parálisis, alucinaciones, incapacidad para comer y beber y las tendencias suicidas se aliviaron a través de la hipnosis y la explicación de sus recuerdos, la terapia, a la que Pappenheim se refirió como "limpieza de chimeneas" y "cura parlante". Antes de conocer a Freud, Bruke, previamente la había entrenado a tratarse ella misma. Pappenheim, luego seria aclamada por periodistas y comentaristas, como la "verdadera descubridora del método catártico". Pappenheim sufrió varias recaídas y ocasionalmente ingresó a sanatorios, después de su tratamiento por Bruke, hasta su traslado a Frankfurt en 1889.

Con la ayuda de familiares preocupados, Pappenheim cultivó su creciente interés en la justicia social y, una vez en Frankfurt, se sintió atraída por el feminismo alemán. Sobre todo, fue influenciada por el trabajo de activistas como Helen Lange. En 1890, bajo el nombre ficticio de Paul Berthold, expresó su preocupación por los niños y los pobres en un libro de cuentos titulado *"En la Tienda de Segunda Mano."* Pappenheim, se dedicó a incorporar su nueva pasión por el feminismo, con sus preocupaciones por la justicia social y su identidad como judía. Estos intereses recientemente desarrollados, fueron la base y el tema de su obra de 1899, *Derechos de las Mujeres,* que la impulsaron a publicar la traducción al alemán de *La reivindicación de los derechos de las Mujeres* de Mary Wollstonecraft. Después de una serie de trabajos como voluntaria de una cocina de beneficencia, una administradora de guardería y directora de un orfanato de Frankfurt, Pappenheim, publicó dos folletos en 1910 que conectaban a los pobres con las oportunidades educativas y la pobreza de la vida real, prevalente entre las niñas judías. El primero de ellos fue: *"El problema judío en Galicia"* y *"La condición de la población judía en Galicia"*. En 1902, Pappenheim, también fundó la Sociedad de Cuidado de Mujeres, en alemán *Weibliche Fuersorge*, diseñada específicamente para colocar huérfanos en hogares de acogida, educar a las madres en el cuidado de niños y brindar asesoramiento vocacional y oportunidades de empleo para mujeres. Como representante de la *Sociedad de Atención a la Mujer*, Pappenheim viajó por todo el Medio Oriente, Europa y Rusia. Se preocupó mucho por la prostitución, las trabajadoras sexuales y los problemas relacionados con la esclavitud blanca. Posteriormente, se publicaron en una de sus publicaciones ampliamente reconocidas, *The Sisyphus Work*. Bertha Pappenheim también vio la necesidad de una organización más grande, a nivel nacional, dedicada a los problemas sociales judíos y las preocupaciones de las mujeres, independiente y rival de las instituciones comparables establecidas por los hombres judíos. Junto con varios otros activistas, Pappenheim creó la Federación de mujeres judías en 1904, y se desempeñó como presidente durante más de veinte años después de su creación.

La liga de mujeres hizo campaña contra la trata de esclavos blancos, especialmente en Europa y trabajó para mejorar la protección legal de las mujeres en todo el mundo. Pappenheim caracterizó este aspecto de su trabajo como Sísifo o una tarea cuesta arriba sin fin, porque el progreso que hizo en el aumento de la conciencia a menudo provocó una fuerte resistencia de las comunidades judías, que negaban tener al alcance dichos problemas sociales dentro de sus propias filas. Irónicamente, Pappenheim más tarde tuvo que ser testigo de cómo los nazis usaban sus propios escritos, informes, investigaciones y resultados sobre la esclavitud blanca, entre los círculos Judeos, como propaganda antisemita. La liga de mujeres también trabajó para establecer la igualdad de las mujeres con los hombres, en otros asuntos de la comunidad secular. Pappenheim alentó a las mujeres a penetrar en las filas de la altamente regulada *Germeinde* (comunidad judía alemana). La capacitación profesional, un tercer énfasis de La Liga de Mujeres fue alentar y fomentar medios para la independencia financiera y la realización personal de las mujeres. A pesar de todo, la capacitación fue limitada y solo brindó oportunidades en aquellos campos tradicionalmente asociados con las mujeres, como la limpieza, la enfermería y el trabajo social. Pappenheim se aseguró de que el conocimiento de las tradiciones judías, en relación con las festividades y las celebraciones familiares, fuera el elemento central de dicha capacitación. Además de la edición y publicación de las publicaciones periódisticas de La liga de mujeres, Pappenheim tradujo al alemán moderno las Memorias de Gluekl von Hameln, un pariente lejano en 1910. En 1913 y 1916, Pappenheim publicó una obra, *"Momentos Trágicos y Varios Cuentos,"* compartiendo Los temas de la condición de la mujer en el judaísmo, el antisemitismo y el asimilacionismo. Pappenheim criticó duramente el sionismo en sus escritos, considerándolo divisivo para las familias y obviamente descuidado de los problemas de las mujeres. Después de abandonar la presidencia de *Frauenbund*, debido a su salud en declive, Pappenheim tradujo el *Maaseh Buch*, una colección de narraciones judías tradicionales, la *Ze'enah u-Re'enah*, una biblia de mujeres del siglo XVI, las Cinco *Megillot y las Haftarot*. Hacia el final de su vida, Pappenheim habló patrióticamente contra la emigración de judíos de Alemania, a pesar de la creciente legislación antijudía. Murió poco después de una extensa "tortura", cuando la Gestapo la estaba interrogando en 1936. La interrogación y tortura era sobre varios comentarios anti-Hitler hechos por uno de sus antiguos mayordomos. Su muerte, fue conmemorada con un pequeño funeral, en el cual ella misma antes había escrito su propio obituario. En 1904, fundó La liga de mujeres su importancia benefició a judíos por todo el mundo. Por lo tanto, judíos, hombres y mujeres a nivel mundial, aun quedan endeudados con ella, como agradecimiento por este logro social. Sin embargo, en cambio continuarían reteniendo tal. Nuestra suposición quizás se debió al estigma asociado a su batalla anterior con una enfermedad mental, no pudieron superarla como tal o tal vez, ya que ella simplemente dijo la verdad.

Hipnosis

La hipnosis es un fenómeno extraordinario, hasta el día de hoy no se ha desarrollado una definición satisfactoria completa para describirla. De hecho, los debates todavía se desatan sobre los hallazgos de sus orígenes y la naturaleza exacta de sus componentes. La Asociación Médica Británica y la Asociación Médica Estadounidense lo han definido tentativamente en parte como una condición temporal de atención alterada, en el tema que puede ser inducido por otra persona, pero todavía hay mucho sobre la hipnosis para ser entendida. Aunque la condición se parece al sueño normal, los científicos han descubierto que los patrones de ondas cerebrales de los sujetos hipnotizados se parecen mucho a los patrones de relajación profunda. Sin embargo, en lugar de ser solo un fenómeno psíquico o místico, la hipnosis ahora se ve generalmente como una forma de conciencia, accesible y altamente alerta, en la que todos los eventos externos o sin importancia se omiten y se ignoran. Cuando la hipnosis llegó por primera vez a la atención científica, se llamó "magnetismo animal" o "mesmerismo", en honor a Franz Mesmer de Viena, quien la usó por primera vez a finales del siglo XVIII y afirmó que curaba ciertas dolencias nerviosas. Su creencia era que algún tipo de magnetismo se transfería de él a sus pacientes y, en consecuencia, redistribuía sus fluidos corporales. Aunque el hipnotismo fue criticado durante muchos años por los médicos, quienes simplemente descartaron la hipnosis, quienes rápidamente asociaron su resultado con representaciones teatrales, escénicas, fraude y superstición. Sin embargo, fue ampliamente utilizado como anestésico por los médicos, que comenzaron a usar el mesmerismo durante todo el siglo XIX, en las cirugías antes del descubrimiento de los anestésicos. Descubrieron que un paciente profundamente hipnotizado yacería perfectamente quieto, sin verse afectado por el dolor. La hipnosis luego se usó, e incluso durante operaciones tan graves y dolorosas como las amputaciones.

Alrededor de 1840, un médico llamado James Braid acuñó el término hipnosis, que significa "sueño nervioso". El nuevo nombre era más aceptable que el mesmerismo, con sus implicaciones de fraude, y pronto suplantó el término anterior. A mediados y finales del siglo XIX, varios médicos, entre ellos, Jean-Martin Charcot y Sigmund Freud, se interesaron en el uso de la hipnosis durante su práctica de la medicina. Hoy la hipnosis todavía es ampliamente aceptada y utilizada con éxito por los médicos como cirujanos, dentistas y psicoterapeutas. Los médicos pueden usarlo para aliviar la ansiedad o como anestésico. Los psicoterapeutas lo usan para relajar al paciente, reducir la resistencia a la terapia, facilitar la memoria e incluso tratar algunas afecciones. La hipnosis también se usa en terapias especializadas, como las que ayudan a una persona a dejar de fumar, comer menos o combatir miedos específicos, como el miedo a volar en avión. Sin embargo, no está claro si dichos procedimientos tienen algún efecto positivo a largo plazo. La hipnosis también se ha utilizado durante las entrevistas policiales para mejorar la memoria de los testigos. Independientemente de la aplicación, la hipnosis se debe dejar a aquellos que están debidamente capacitados. Cuando es usado por novatos y personas no capacitadas, podría tener efectos indeseables e incluso muy peligrosos.

CAPÍTULO IV

La controvertida vida e historia del trabajador de salud mental

La evolución del tratamiento... De cuidadores, a los custodios, a asistentes de ayudas psiquiátricas, a técnicos en psicología, a trabajadores de salud mental, a asistentes de salud mental, a administradores de casos en psiquiatría, a enfermeria.

Perspectiva sobre los hospitales psiquiátricos... El sistema histórico de colonias

Primer psiquiatra estadounidense reconocido

El amanecer de los hospitales psicopáticos

Psicólogo y neurocientífico de renombre mundial

Freud, Sigmund 1856-1939

Neurocientífico busca aceptaciones internacionales: como una estrella de rock.

Enfoque de los modelos teóricos

Los modelos sociológicos

Los modelos intrapsíquicos

Ver la enfermedad mental como un mito ... Comprender el modelo de derechos del paciente

Los modelos integrados

Esquizofrenia

Los síntomas negativos de la esquizofrenia:

Los trastornos severos de la personalidad

Trastornos esquizotípicos de la personalidad

Grupo B: *Trastornos de personalidad antisocial, límite, histriónico, narcisista y antisocial*

Trastorno de personalidad histriónica

Trastorno de personalidad narcisista

Desorden de personalidad evasiva

Trastorno límite de la personalidad

Criterios de diagnóstico para el trastorno límite de la personalidad

La Vida e Historia Singularmente Interesantes del Trabajador de Salud Mental

La evolución de los tratantes: de cuidadores a custodios, asistentes, médicos, psiquiatras, psicólogos, sociólogos, médicos, trabajadores sociales, enfermeras psiquiátricas, asistentes psiquiátricos, técnicos psiquiátricos, trabajadores de salud mental, asistentes de salud mental y administradores de casos.

La primera institución estatal construida exclusivamente para los enfermos mentales se conocía como el Hospital para idiotas y lunáticos, renombrado años más tarde, como el Hospital Estatal del Este. Estaba ubicado en Williamsburg, Virginia, y abrió sus puertas en 1773. Sin embargo, se vio obligado a suspender los servicios durante la Guerra Revolucionaria, debido a la falta de fondos y, en cambio, se utilizó para albergar las tropas hasta 1783, cuando se reanudo como instituto para problemas de salud mental. Esta vez, administrado por personal no médico, mejor conocidos como guardianes, hasta alrededor de 1841, cuando la Asamblea Estatal suspendió el cargo y aprobó una ley cual especifica que la institución debe ser dirigida por un superintendente del hospital, que debe ser médico. En ese entonces, su nombre también fue cambiado a "Asilo Lunático Oriental." El Dr. John Galt II, 1819-1862, graduado de la Universidad de Pennsylvania, se convirtió en su primer superintendente médico. El Dr. Galt, quien hoy es aun mundial mente reconocido, como uno de los trece fundadores originales de la Asociación de superintendentes médicos, conocida hoy como la Asociación Americana de Psiquiatría (APA).

El Dr. Galt, también es mejor recordado a lo largo de la historia, por ser uno de los primeros médicos en el campo, en reconocer el valor del aire fresco, la recreación, la terapia musical, ocupacional e industrial. También alentó juegos y paseos en carruajes para pacientes, así como una biblioteca bien surtida, clases regulares de instrucciones de música y un coro. Durante su permanencia en el hospital, se aseguró de que hubiera una carpintería, una zapatería y una tienda de artesanías, que fabricaba artículos de cuero, escobas y, por supuesto, una sala de costura. Su administración duró un poco más de veintiún años, hasta el 6 de mayo de 1862. Su vida se vio truncada cuando el hospital estuvo bajo amenaza de ataque durante la Guerra Civil, y el Ejército de la Unión lo expulsó. No está claro si se suicidó a través de una sobredosis de láudano, que a menudo se dispensaba a los pacientes, como sustituto neuroléptico. Aunque se cree que su muerte fue más bien accidental, algunos investigadores también han documentado que el Dr. Galt, también sufria de depresión. El hospital luego entró en un período tormentoso que duró más de tres años, durante la ocupación del Ejército de la Unión. Aunque durante estos tiempos los oficiales médicos del Ejército continuaron brindando atención exclusivamente para los enfermos mentales; lo administraron civiles y militares blancos y negros, norteños y sureños por igual.

Después de que el Ejército de la Unión se retiró, la institución fue operada nuevamente por el Estado de Virginia y en 1894, se convirtió en el Hospital Estatal del Este. Durante este período, todavía había muy pocas instituciones dedicadas exclusivamente al cuidado a los enfermos mentales, antes de 1800. Las pocas que existían, funcionaban más como cárceles que como hospitales. El objetivo principal de estas instituciones era mantener a los reclusos bajo custodia por su seguridad, así como la protección de los asistentes y el público. Ese era su objetivo y eso es lo que se logró, generalmente por cualquier medio necesario. Los cuidadores en estas instituciones encargadas de atender pacientes a finados del siglo XVII y durante la mayor parte del siglo XVIII, fueron los asistentes. En general, eran incultos, sin educación, de carácter pobre, con personalidades inestables, intemperantes indisciplinados, no capacitados y, a menudo, incluso analfabetos. Muchos de ellos habían sido antes rechazados por la sociedad y a menudo desplazaban su hostilidad hacia los enfermos mentales, que involuntariamente se convertían en víctimas de su brutalidad. Asistentes masculinos, eran asignados a salas para hombres; y asistentes femeninas, asignadas a salas para mujeres. En términos generales, se cree que a las reclusas les fuese mucho mejor que a su homólogo masculino, debido a menor reporte de crueldad. Por lo general, también se emplearon dos supervisores igualmente no capacitados; uno, un hombre, asignado a cubrir el edificio y los terrenos ocupados por pacientes y sus asistentes masculinos; el otro, una mujer, generalmente llamada la "matrona", quien fuera asignada a las áreas ocupados por las pacientes y sus asistentes femeninas. Los asistentes trabajaban largas horas, tenían poco tiempo libre, les pagaban mal y generalmente vivían en las salas.

Antes de 1850, cada uno de estos empleados tenía bajo su responsabilidad mas de cincuenta pacientes, por cada turno de 24 horas consecutivas. Como no existían asistentes nocturnos, los reclusos no solo permanecían encerrados, sino que a menudo también estaban restringidos, o incluso encadenados a sus camas, para que los asistentes pudieran dormir un poco. Habían veces tras la escases de empleados, específicamente durante las guerras, en que los pacientes mientras mejoraban eran empleados como vigilantes, para hacer rondas durante las horas nocturnas. Las largas horas, los bajos salarios, las responsabilidades masivas y las malas condiciones de vida solo contribuyeron a inflamar aún más el ambiente ya hostil. No se apreciaba el trabajo, más bien se creía profundamente que el comportamiento agitado perturbado de los pacientes era más bien reforzado o incluso precipitado por estos factores externos. Durante estos tiempos, los asistentes dependían en gran medida de la reclusión, la restricción y la medicación (cloroformo, éter, paraldehído, hidrato de cloral, bromuro y alcohol compuesto) para controlarlos y mantenerlos en silencio. Los internos, eran confinados a sus camas por largos intervalos. La incontinencia de orina y heces también fue un problema grave notado. La atropina, la belladona y los cateterismos periódicos, así como los enemas a la hora de acostarse, a menudo se administraron para reducir la situación, que en ese momento se consideraba un problema. En general, estas medidas se utilizaron simplemente para ayudar a disminuir la carga de trabajo del asistente, en lugar de como una forma de tratamiento clínico. Los libros de registro que se encuentran en los archivos de estos hospitales a través de los Estados Unidos, que datan de principios del siglo XVIII, indican claramente los diversos medicamentos documentados, la lista utilizada por estas instituciones. Entre los enumerados, cada sala tenía una botella de whisky y una botella de medicina fuerte para dormir, también bromuros y cloral que los asistentes se repartían a discreción. Aunque está no se encuentra documentado en los libros de registro. Aunque lógicamente, uno se podría suponer que los asistentes, tanto hombres como mujeres, se ayudaban en gran medida con la botella de whisky de la sala, que luego se llenaban a su discreción o cuando lo desearan.

Alrededor de 1884, emergen las primeras revistas que advierten a los administradores de las instituciones contra el abuso de poder hacia los enfermos mentales, cuando George L. Harrison publicó sus escritos cual le llamo "Legislación sobre la Locura," a lo largo de la cual, escribió, solicitó y defendió persistentemente un tratamiento más humano hacia los enfermos mentales. En tales peticiones escritas declaró: "Hay una necesidad de vigilancia constante contra la negligencia, la imprudencia, la voluntad propia, las crueldades y el abuso de su poder inmediato". "Se trata de su pequeña y breve autoridad".

Harrison, advirtió y planteó reclamos contra algunos de los asistentes subordinados de estas instituciones. Harrison también expresó su preocupación por los hechos en los que los dementes hospitalizados eran aislados de la comunidad en contra de su libre albedrío y afirmó que "las experiencias sociales de los reclusos de casi todos los hospitales para 'locos' están diseñadas por naturaleza para inducir la locura, donde no existe, para intensificarlo donde existe, y arrastrar a la locura irremediable, víctimas infelices de tal compañía, a la que están consignados en estas instituciones". Aunque es triste la reflexión sobre el tratamiento de los enfermos mentales, a lo largo de estos Las publicaciones, los comentarios de Harrison sobre el comportamiento de los asistentes y las actitudes del público a finales del siglo XIX, fueron acertadas. Beers fue testigo de estos tratamientos solo 14 años después y confirmó este tipo de comportamiento en 1908, cuando publicó su autobiografía "Una Mente que se Encontró a Sí Misma". A pesar del hecho de que la Junta de Fideicomisarios de hospitales para enfermos mentales en todo el país, ya había comenzado a publicar reglas de trabajo revisadas para el "Gobierno de las personas empleadas" en estas instituciones, que datan de 1887, todavía no parecía importarles mucho. Uno de estos trabajos publicados se encontró en la biblioteca del Connecticut Valley Hospital que data del año 1887. Casi veinte años después del "Hospital de Connecticut para locos," hoy dia, el Connecticut Valley Hospital, como la primera institución pública, construida exclusivamente para el tratamiento y cuidado de enfermos mentales en Middletown, Connecticut.

Me considero bastante afortunado y más bendecido por la oportunidad que se me brinda, por la riqueza de haber servido a mi prójimo durante siete años y medio en una institución histórica tan excelente, como el Connecticut Valley Hospital.

Estas reglas enumeradas en el Connecticut Valley Hospital (CVH) reflejan claramente el énfasis durante esos momentos, sobre las expectativas del hospital de un buen empleado, la estricta disciplina y las largas y arduas horas impuestas a los asistentes. Teniendo en cuenta el hecho de que eran generalmente conocidos y etiquetados, como un grupo de personas sin cultura, sin educación, de carácter pobre, con personalidades inestables, mal genio, indisciplinados, sin formación y analfabetos. Todavía la administración hospitalaria, imponia sobre ellos y demandaba que trabajasen largas y extenuantes horas y que proporcionaran una especie de atención y tratamiento humanitario, a una población de pacientes ya superpoblada.

Para hacer un buen juicio histórico, uno debe tener en cuenta que, durante estos tiempos, todavía no había ningún tipo específico de psicotrópicos o neurolépticos disponibles en forma de medicamentos, terapia, ni siquiera un tratamiento racional para tratar mentalmente al enfermo. A los asistentes, tal vez se les dio una simple lista básica de reglas a seguir, estas, que fueron implementadas o aplicadas, mientras trabajaban mano a mano, con personas no medicadas con enfermedades mentales crónicas. Sin embargo, aun hoy día, el personal administrativo en ciertos hospitales, tiende a tratar a los trabajadores de salud mental, enfermeras y cuidadores directos como tal. Todavía recuerdo un artículo publicado a finales de la década de 1980, en el que un miembro de la Legislatura de Connecticut se había dirigido a un grupo de asistentes psiquiátricos y cuidadores directos como 'matones'. Insultos y comentarios de esta naturaleza, desacredita y simplemente hace la tarea un poco más difícil para aquellos que brindan atención a personas con enfermedades mentales por parte de legisladores, nunca se debe hacer ni tolerar. Hasta ahora, simplemente alienta el desplazamiento siendo ya bastante ofensivo.

Las copias de los documentos publicados a finales de 1800 se relacionan específicamente con las regulaciones programadas del hospital. Una rutina diaria para los asistentes de día fue la siguiente:

Hora de levantarse: sonido de la campana a las 5, 5:30 o 6 a.m. según la estación del año.

Desayuno: sonido de la campana. ½ hora después de levantar la campana.

Rondas del médico: 9 a.m. y después de la cena.

Cena: 12 del mediodía

Cena: 5:45 p.m.

Ejercicio al aire libre: cuatro horas diarias en verano, en invierno según el clima. Hora de acostarse: 7:30 p.m.

Antes del desayuno, todos los pacientes deben lavarse, vestirse y peinarse.

Las camas se abrirán para ventilarse y se quitarán las sábanas sucias.

Después del desayuno, las camas estarán ordenadas, los pisos barridos, los muebles y las paredes desempolvadas y todo debe estar en orden a las 9 a.m.

(Los asistentes deben estar preparados para informar al oficial médico en sus rondas de todas las circunstancias en sus pacientes que requieren atención, como pérdida de apetito, estreñimiento, tendencia suicida, etc.) Estas reglas elaboraron principalmente sobre los deberes y responsabilidades de los asistentes y se reflejaron la filosofía moralista y el cuidado de custodia existente aun hoy dia: también se tenia en cuenta la limpieza de los pacientes, su seguridad y comodidad, actividades de diversión, la aplicación de restricciones y aislamiento; ejercicio al aire libre; el cierre de puertas; etcétera. Poco o nada de atención, se centró en los horarios rígidos de los asistentes, que se vieron obligados a trabajar largas horas, debido al hecho de que muchos de estos hospitales, se esforzaron por seguir siendo autosuficientes e independientes de su comunidad. Esto, además, logró aislar aún más a los pacientes de sus familias y sus propias comunidades. Varios de estos hospitales también administraban y operaban sus propias fábricas, produciendo de todo, desde zapatos, ropa, colchones, ropa de cama, hasta cigarrillos y tabaco, etc. Lo que era necesario para ayudar a vestir y proveerle a los pacientes. Muchos de estos hospitales también mantenían sus propias granjas y criaban ganado, del cual se alimentaban a cientos de empleados y más de mil presos. Ahora también se sabe que a menudo, estos hospitales también suministraban y vendían sus productos y carnes a las ciudades vecinas. Sin embargo, los pacientes seguían encerrados en sus habitaciones al anochecer... como parte del reglamento, aunque no tuviese un razonamiento significativo con respecto a esta práctica, requería que: *"Después de tomar todas las precauciones para la seguridad y la comodidad de cada paciente, cada asistente, debe darle las buenas noches a sus pacientes y encerrarlos en sus habitaciones".* Algunos de los asistentes nocturnos eran asignados a vigilar pacientes epilépticos, suicidas u otros pacientes especiales; mientras otros acudirían a la sala por horas, acusados de la responsabilidad de asegurarse "de que los pacientes estaban seguros de que las puertas exteriores estaban cerradas por las cerraduras nocturnas de que ni el agua, el gas ni el vapor escapaban, que no se había iniciado un incendio y que al menos se gastaban cinco minutos en cada barra mientras hacían sus rondas." Mientras que a los pacientes sucios que se habían defecado, orinando, los mantenían lo más lejos posible, evitando asi a que se volvieran ofensivos, ruidosos y no despertar a los demás, o sea que simplemente los ignoraban hasta el día siguiente.

Además de informar sobre cambios en la condición de los pacientes, los asistentes también eran responsables de informar y reportar a los empleados, que llegaban tarde. *Esta práctica todavía se lleva a cabo vívidamente en todos los sistemas de hospitales estatales muy anticuado, pero aun sigue siendo alentada por algunos supervisores, empeñados en estresar aún más a las enfermeras, los trabajadores de salud mental y otros dedicados al cuidado directos. Igualmente, y de manera justa, algunos trabajadores de salud mental y enfermeras también desconsideran a sus compañeros y, a menudo, eligen no llegar a tiempo liberarlos.*

También informaban y reportaban sobre luces encendidas después de las 10 p.m.

y cualquier otro comportamiento considerado irregular por parte de los empleados. Dependiendo del tamaño de la institución, la disponibilidad de asistentes, la administración y la necesidad, generalmente uno o más asistentes, también se asignaron para visitar los graneros y los edificios a intervalos regulares todas las noches, para protegerse contra incendios e intrusos y especialmente para prestarle atención necesaria al ganado.

Los asistentes nocturnos, recibían apenas nueve horas libres, fuera de servicio, presumiblemente para descansar, o dormir, y unas quince horas en servicio. Los asistentes de día en estos hospitales también trabajaban largas horas, siete días a la semana y, si sus supervisores les daban permiso, o si estaban libres por la tarde. Estos permisos eran monitoreados cuidadosamente y se extendían desde después del almuerzo, hasta la hora de la cena, aproximadamente cinco horas, o una noche hasta las 10 p.m. y domingos alternos por la mañana desde las 10 a.m. a las 12:45 p.m. Sin embargo, esto generalmente era para asistir a los servicios de la iglesia. Se esperaba que todos los empleados del hospital cumplieran con las pautas del hospital de acuerdo con estas directrices, se dedicaban por completo a sus intereses, respetando fielmente sus normas y contribuyendo alegremente con todos sus talentos en ventaja de la institución. *"Aparentemente, estas instituciones fueron diseñadas para literalmente hacer trabajar excesivamente a sus empleados mientras servían, como un efecto de desplazamiento. por ejemplo, los Fideicomisarios demostraban a la administración, el personal médico, a su vez, a los asistentes, quienes luego descargaban su ira sobre los internos, quienes se volvían un poco más psicóticos que cuando fueron admitidos por primera vez "*.

A juzgar por el alcance y la especificidad de estas reglas, los Fideicomisarios estaban autorizados a establecer políticas y también eran responsables de la administración diaria del hospital y la disciplina de los empleados. El superintendente médico aparentemente funcionó más como médico que como administrador. Sin embargo, esta práctica aún está vigente entre médicos, enfermeras y trabajadores sociales. El hecho de que las escuelas de enfermería, los programas de diplomados en hospitales generales en todo el país se establecieran hace mucho tiempo y hubieran estado produciendo enfermeras desde el último cuarto del siglo XIX, tuvo poco o ningún impacto en la atención recibida de parte de los enfermos mentales. Los graduados de estas primeras escuelas de enfermería aparentemente rechazaron las instituciones mentales tanto estatales como privadas. Todos compartieron los conceptos erróneos y las actitudes negativas expresadas por el público en general, hacia los enfermos mentales. Ignoraron la difícil situación de los enfermos mentales, no los percibieron como enfermos y no podían ser inducidos a trabajar en hospitales psiquiátricos. Los hospitales mentales, particularmente los estatales y todos los que los trabajaban, al igual que sus pacientes, fueron constantemente criticados. El hacinamiento, las condiciones insalubres, el aislamiento, así como sus empleados presuntamente de mala reputación, solo sirvieron para reforzar aún más sus temores hacia el paciente mental... el miedo a ser lastimado e incluso a enfermarse mentalmente. Tal mito aún permanece vivo entre muchos laicos, principalmente aquellos, que no han tenido ningún tipo de contacto con una persona que padecen de alguna forma de enfermedad mental. *Incluso, aun durante la Gran Depresión de los 1920 -30, las enfermeras no habían superado ese estigma tan arraigado, ni el miedo, principalmente debido a prejuicios arraigados. Enfermeras desempleadas, ignoraron las oportunidades de empleo en los hospitales estatales, que necesitaban desesperadamente sus servicios. Estas actitudes persistieron al menos durante los años 1930 y 1940.*

Durante el transcurso a fines del siglo XIX, el cuidado del interno permaneció bajo la responsabilidad de cada estado, basándose principalmente en la enfermedad, que le dio derecho a la simpatía más reflexiva. La recuperación del paciente a menudo dependía del carácter de las restricciones de enfermería, reclusión, químicas, mecánicas y manuales. Aparentemente, los administradores sabían que estas prácticas protectoras estaban siendo abusadas. Lo siguiente es de una de sus explicaciones documentadas imprimidas en los periódicos a fines del siglo XIX, en cual expresaron su preocupación afirmando que:

Un paciente, a quien un médico le ha recetado moderación por medios mecánicos, requiere más atención que otros, debido a que es menos capaz de cuidarse por si solo. La restricción mecánica nunca debe ser aplicada castigo, también solo puede ser aplicada por un médico como tratamiento terapéutico. Tampoco se puede aislar a un paciente por un período de tiempo considerado sin la orden del médico. El paciente debe estar recluido, encerrado en una habitación, no en un armario ni en un baño.

A lo largo de los días oscuros, persistía aun mas la segregación de pacientes y personal por género sexual. Los pacientes eran privados de sus libertades y mantenidos a puertas cerradas, sujetos a la autoridad de los asistentes y las normas y reglamentos de cada institución. Las prácticas de custodia prevalecieron. Los pacientes continuaban siendo deshumanizados y aislados del contacto sostenido con amigos y familiares. Los asistentes durante dicha época, no tenían estatus, muy poca autoestima y varios de ellos eran poco mejor saludables que muchos de los propios pacientes. La inestabilidad y la fugacidad de este grupo, se demuestra aún más en las siguientes regulaciones. Con referencia a la protección contra las vergüenzas peculiares, incidentales a la retirada repentina del servicio por parte de los asistentes de la sala, *"no habrá ninguna personas enlistada en este departamento de trabajo, a menos que estén dispuestas a contratar, con el acuerdo a perder el salario de un mes si deciden irse del hospital sin previo aviso.* Los primeros asistentes eran literalmente trabajadores que laboraban largas horas por salarios muy bajos. Los registros documentados han señalado que ya a mediados de 1900, no era raro que los asistentes del personal de enfermería psiquiátrica estuvieran trabajando turnos diarios de catorce horas, o diez horas al día durante seis días y medio a la semana.

A principios del siglo XX, pocas enfermeras graduadas trabajaban en instituciones mentales públicas. Y había muy poca distinción entre las enfermeras y los asistentes, sus funciones, títulos, beneficios adicionales o salarios. Desde el principio, a las mujeres, aunque bien entrenadas, se les pagaba menos que a los hombres con antecedentes comparables.

Los documentos recopilados del Archivo de una Institución del Estado de Nueva York, nos muestran que, además de la habitación y las comidas, las asistentes reciben salarios mensuales que van desde $ 16.00 a $ 22.50; mientras que los asistentes masculinos recibieron de $ 22.00 a $ 30.00; enfermeras, $ 31.25 en comparación con los $ 31.25 a $ 37.50 pagados mensualmente a los enfermeros. Estas enfermeras generalmente fueron capacitadas en programas de enfermería mental y hospitalaria que duraban de dos a tres años. También muestra que las enfermeras recién empleadas recibieron solo $ 3.00 más que los asistentes masculinos y su salario máximo excedió el de los asistentes masculinos en solo $ 1.25.

Dentro de esta también se observa que, según los informes, las pacientes femeninas recibieron una mejor atención, se podría suponer que las enfermeras recibieron una mejor supervisión durante su capacitación, que los enfermeros y que funcionaron a un nivel superior. Sin embargo, a los enfermeros se le pagaba un salario inicial comparable al salario máximo pagado a las enfermeras. Durante nuestra investigación, se examinaron más de media docena de folletos de reclutamiento para enfermeras y asistentes en instituciones estatales que datan de fines de 1800 a principios de 1900, y estos ayudan a proporcionar una explicación más clara y detallada, sobre las prácticas hospitalarias de contratación y sus específicos requisitos:

No se requiere experiencia previa de los solicitantes para el puesto de enfermero o asistente en el servicio del Estado, pero aquellos certificados de otras instituciones, o que hayan tenido una valiosa experiencia, continúan con salarios superiores al mínimo. Los recién nombrados para el trabajo son asignados al deber con un asistente experimentado que comprende todos los deberes de su puesto y podría instruir a los recién llegados. Los supervisores también velarán por los intereses de los recién nombrados, a quienes se les dará la oportunidad de aprender el trabajo. El servicio requiere hombres y mujeres de buenos hábitos, que estén lo suficientemente maduros para asumir sus deberes de manera inteligente, pero que no sean demasiado viejos para hacer su trabajo eficientemente o sean demasiado ambiciosos para avanzar. El límite de edad para los solicitantes para el puesto de Enfermera o Asistente en estos hospitales para dementes varía un poco, pero prácticamente se coloca en 18 a 35 para las mujeres, y 21 a 35 o 40 para los hombres, al ingresar al trabajo. Los salarios no se pueden establecer definitivamente para todos los departamentos, pero en los hospitales para dementes en la entrada de $ 16.00 a $ 20.00 por mes para mujeres y de $ 20.00 a $ 25.00 para hombres, con mantenimiento o su equivalente. Hay garantía de promoción para un servicio eficiente continuo, de hasta $ 30.00 y $ 35.00 por mes. Las enfermeras graduadas y las que tienen experiencia en otras instituciones se contratan con salarios superiores al salario mínimo de entrada, *con las mismas oportunidades de promoción. Mientras que estén empleados, todo el tiempo de los asistentes y enfermeras estarán al servicio del estado, estarán seguros de alojamiento, comidas y lavandería, además de su salario regular, disfrutarán de un entorno hogareño. Se les proporciona horas de recreación y habrá mucho ejercicio al aire libre, durante los períodos establecidos.*

La gran mayoría de las personas que padecen de demencia mental o nerviosa no son violentas ni peligrosas, sino que deben ser tratadas como personas enfermas desafortunadas, que necesitan amabilidad y ayuda. La firmeza es necesaria en todo momento, pero con un autocontrol ordinario por parte del asistente, y con la cooperación de los demás asistentes en las salas... el trabajo continuará de manera cómoda y sin problema. Ciertamente, la ocupación tiene un noble propósito, y los hombres y mujeres que se dedican a este trabajo están ayudando a otros mientras se ganan una vida muy cómodamente. Durante la época colonial, cuidar a los enfermos era principalmente una tarea que debían realizar las madres, las esposas o las mujeres vecinas, y generalmente se realizaba en la propia casa del paciente. Estas mujeres dieron atención médica literariamente a oscuras y contra viento y marea, sin ningún conocimiento real sobre ninguna enfermedad específica, qué las causó o incluso cómo y qué tratamientos proporcionar. En su mayoría dependían de hierbas medicinales familiares, cáscaras, cortezas, aceites de pescado, ajo, grasas de aves y remedios caseros transmitidos por sus antepasados. Intentar cuidar a los enfermos durante los largos y fríos inviernos fue especialmente difícil. Hay que tener en cuenta que, durante esos tiempos, la calefacción central, la electricidad y los baños modernos eran inexistentes, estas mujeres tenían que ser ingeniosas y creativas para satisfacer todas las necesidades físicas, simples y diarias mientras se concentraban en mantener vidas básicas.

El primer hospital médico fue construido en 1731, en Filadelfia. Sin embargo, funcionó más en forma de un sistema de "cuido de ensaladas." Bajo una combinación de hospital para enfermos, mentales, huérfanos y prisioneros; y a la ves también servia como casa de beneficencia, una casa de laboral para los pobres, y hogar de ancianos. Durante ese periodo, los enfermos estaban en manos de sirvientes, indigentes y criminales, aunque otros hospitales se establecieron más tarde en el siglo XVIII.

Sin embargo, según las indicaciones, las enfermeras pertenecían a las clases sociales más bajas. Generalmente no podían leer ni escribir y en su mayoría eran borrachos y de corazón duro. Tal vez una razón válida, en cuanto a por qué principalmente solamente los pobres, indigentes y aquellos sin amigos ni familiares eran admitidos al hospital en ese entonces. Las frecuentes infecciones, las condiciones insalubres, el mal carácter de los empleados y la alta tasa de mortal, ayudaron a generar actitudes negativas hacia los hospitales. En esos días, las personas también veian vergonzoso e irrespetuoso el no cuidar a sus seres queridos enfermos en sus casa. Durante gran parte de la Guerra Revolucionaria, la atención médica y de enfermería dejó mucho que desear. Existía muy poca organización y disciplina, estaban casi excluídos de los vocabularios médicos. Los hospitales para los soldados enfermos y heridos generalmente eran tiendas improvisadas, en su mayoría superpobladas y muy insalubres. El transporte de campo de los heridos era primitivo y con frecuencia agravaba sus heridas. Los soldados a menudo sufrian y morían, no solo por heridas de combate, sino mas por fiebres e infecciones, que contribuían a la aniquilación de las fuerzas armadas. Sin embargo, durante esos tiempos, los hombres en su mayoría sin entrenamientos, realizaban enfermería y luego llamados asistentes.

En 1777, George Washington, mientras intentaba con poco esfuerzo mejorar las condiciones entre sus soldados heridos, ordenó que las mujeres fueran empleadas para cuidar a los enfermos. Sin embargo, estas mujeres funcionaban más como cocineras, mientras trataban de limitar su contacto con los enfermos, reduciendo así sus deberes a simplemente servirle la comida a sus soldados. Por lo tanto, cualquier tipo de enfermería realizada a los soldados, quedaba en manos de sus esposas y otros seguidores del campamento. Durante la mayor parte de la primera mitad del siglo XIX, tratamientos a los enfermos se hacía en sus propios hogares y la enfermería seguiría siendo responsabilidad de las mujeres. Los remedios específicos para las aflicciones comunes se transmitían verbalmente de madre a hijas. Los libros de cocina coloniales de estos tiempos incluían una sección primaria de primeros auxilios y cuidado de los enfermos. Estos libros frequentemente eran intercambiados como obsequios de bodas, considerados de vital importancia por las novias jóvenes quienes los consideraban como referentes y utensilios para su cocina y hogar. Sus contenidos también incluían reglas básicas que reflejaban sus creencias supersticiosas y la falta de conocimiento sobre las enfermedades durante dicho período. *i.e.,* mantener las ventanas cerradas por la noche; evitar el aire nocturno como una peste; no vivir cerca de un cementerio, no tomar baños calientes, y luego salir al aire fresco, etc. Estos libros también contenían ciertos conceptos de salud aun recomendados hoy en día, como evitar comer en exceso comenzar cada día alimentos nutritivos.

La primera escuela de medicina, con instrucciones planificadas y algunas pautas de admisión, abrieron sus puertas en 1765 en Filadelfia, pero no habían leyes uniformes que regularan las prácticas médicas en la mayor parte del país. Para 1840, solo alrededor de un tercio de los médicos ejerciendo carreras de medicina, eran graduados de una escuela de medicina, mientras que la mayoría había recibido capacitación médica como aprendices de médicos. La calidad y la naturaleza de esta capacitación variaron considerablemente para el mentor o profesional médico del individuo... el tiempo variaba significativamente, desde entre varios meses, a tres años. Esta capacitación médica se basó únicamente en aprender haciendo y observando. Los resultados también dependían consideradamente de las habilidades intuitivas y experimentales del médico en ejercicio, así como de sus cualidades personales e intelectuales.

Durante la Guerra Civil, muchos soldados murieron por negligencia, disentería y viruela. Este fue el comienzo para crear conciencia sobre nuestra necesidad de enfermeras capacitadas. Sin embargo, persistió el prejuicio profundamente arraigado hacia el empleo de mujeres como enfermeras en hospitales. Durante la era de la Guerra Civil, solo habían 68 hospitales en el país, pero para el año 1872, el número había aumentado a 178, un tremendo crecimiento en menos de una década. La Guerra Civil había provocado un impacto fenomenal en el desarrollo de nuevas medicinas y el progreso en el campo de la medicina y la neurología. Aunque logrando grandes avances en medicina; sin embargo, la psiquiatría y la enfermería permanecerían aún en la prehistoria del oscurantismo. A casi dieciocho años después del nacimiento de Dorothea Lynde Dix en Estados Unidos, y veinte años antes de su cruzada "a nivel mundial" tras su difícil lucha por la salud mental, aparecería Florence Nightingale, nacida en Florence, Italia, en 1820 – 1910. xxxx

La diferencia entre estas dos mujeres notables es la misma que haría sus vidas mucho más similares y bastante interesantes para el mundo. Florence nació en el hogar de una pareja inglesa culta y acomodada. El padre de Dorothea era un borracho frágil, nervioso y desinteresado, que había elegido no trabajar. Su madre era considerada ignorante, perezosa y grosera por sus suegros. Sin embargo, en el momento del nacimiento de Florence, la señorita Dix ya había abierto y operado con éxito una escuela para niños y al cierre del siglo XIX, estas dos mujeres notables, habrían hecho contribuciones a la humanidad que se prolongarían a lo largo de la historia. Dichas contribuciones no solo servirían a sus respectivos países, sino al mundo en su conjunto, aún no han sido igualadas por otros dos individuos, ya sean hombres o mujeres. Logrando todo, a pesar de las limitaciones sociales que los rodean. "Discriminación de mente estrecha y prejuicio, condición dependiente, que las mujeres enfrentaban a principios del siglo XIX". Dorothea y Florence, se atrevieron a apartarse de sus roles y costumbres e hicieron cosas que reflejaban sus filosofías religiosas, sus poderes intelectuales, sus convicciones, sus relaciones sociales. conciencia y sus preocupaciones por los enfermos y los desamparados, los descuidados y los oprimidos.

Sus espíritus invencibles, superaron sus debilidades físicas; Su coraje y perseverancia les permitieron lograr las mayores reformas históricas para el cuidado y tratamiento de las personas con discapacidad física y mental. La diferencia entre Dorothea y la infancia de Florence fue que uno se crió en un ambiente rico, culto, estimulante y estable y el otro apenas tuvo una oportunidad en la vida. La familia de Florence pasó los inviernos en Londres y Francia y el resto del tiempo en Embley Park, Hampshire, Inglaterra. El abuelo paterno de Florence era miembro del Parlamento y religioso fanático, y su padre tuvo una tremenda influencia en su desarrollo temprano. Su padre, contrario a la actitud pública existente, creía en la educación de las niñas. Por lo tanto, no solo por eso proporcionó una institutriz para Florence y su hermana mayor, además, él personalmente participó en su educación. A diferencia de la de Florence, Dorothea pasó su primera infancia huyendo de los caprichos y el lenguaje verbal abusivo de su padre a la casa de su abuela en Boston o a la de su tía en Worcester. Dorothea no tenía nada en común con ninguno de sus padres, pero le resultó más fácil modelar a su tía, en quien también encontró disciplina y con quien se identificó claramente. Mientras tanto, Florence, identificada con su padre, pero tenía poco en común con su madre y su hermana quienes, en su mayoría estaban satisfechas con la sociedad victoriana, disfrutaban de privilegios, heredados, en su clase social. Aunque Florence se presentaba habitualmente en la corte, encontró que su vida social era extraña, sombría e inadecuada para su naturaleza independiente. Por lo general, no le interesaba desarrollar relaciones con los hombres de su clase, que parecían interesados en ella. Florence mostró una atracción temprana a la enfermería, pero su padre se negó a dejarla participar en el campo, lo que, por supuesto, durante esos tiempos era principalmente consistente con individuos de mala reputación y sin educación. Inspirada por la filosofía religiosa de su abuelo, se dirigió a la iglesia y comenzó a trabajar con los pobres y los privados, a los que dedicaría la mayor parte de su tiempo, energía y cuidado.

A los 31 años, la señorita Nightingale viajaría a Kaiserwerth en el Rin; Allí pasó tres meses en la Institución para Diaconisas. Quedó tan impresionada con esta institución, que en menos de veinte años había pasado de haber una cama de dos hospitales a 100 camas, además de un orfanato, un asilo, una escuela para bebés, una prisión con doce reclusos y una escuela para la formación de maestros. Trabajó muy duro y no encontró ninguna tarea demasiado servil o desagradable y rápidamente aprendió mucho. Para 1854, ahora tenía 35 años y había aprendido bastante bien cómo manipular con éxito los contactos familiares, dentro de las figuras políticas y obtener acceso. A través de tales contactos, pudo obtener permiso para llevar a treinta y ocho enfermeras laicas y religiosas a Escutari, para ayudar a cuidar a los soldados enfermos y heridos durante la Guerra de Crimea. La simple idea de tener estas mujeres, reemplazar a los ayudantes no entrenados, mientras cuidaba a los enfermos era deplorable y ofensiva para los oficiales médicos del ejército. Expresaron fervientemente sus objeciones y se resistieron con vehemencia. Sin embargo, Florence y su pequeño grupo de pioneros perseverarían. Estaba molesta y disgustada por la condición en que encontró a los enfermos y heridos. La mayoría de ellos todavía estaban completamente vestidos con sus uniformes sucios y sangrientos. La tasa de mortalidad, casi se acercaba al 50%, Florence y su ejército de enfermeras trabajaron incansablemente para combatir cucarachas, ratas, chinches, enfermedades, suciedad y lodo. Ella seguía siendo intolerante a las reglas y regulaciones del ejército; y colocó sus prioridades en salvar las vidas de los soldados. Este grupo de mujeres dedicadas enfrentó obstáculos tremendos y difíciles, pero al final prevalecerían. Aunque muchas de estas mujeres, habían renunciado a sus vidas privilegiadas de tranquilidad y lujo a cambio de estas dificultades y privaciones, perduraron y pronto aprendieron a sobrellevarlo. Les tomaría más de seis meses para que sus esfuerzos tuvieran éxito. No solo mejoraron las condiciones sanitarias, y los soldados ahora estaban limpios, cómodos y bien alimentados, sino que la tasa de mortalidad había disminuido de casi un 50% a menos del 2%. La señorita Nightingale había demostrado su genio para la organización y la administración, aunque lo más importante cómo hacer las cosas. Más tarde convenció al ejército de que definitivamente podía sacar el orden del caos... se ganó el respeto de los oficiales médicos y el Departamento de Guerra. Florence y su equipo de enfermeras fueron colmadas con el amor y la admiración hacia los soldados del pueblo de Inglaterra. Durante la Guerra de Crimea, ella demostró por sus experiencias que cuidar de los enfermos y heridos se podía hacer con éxito; y que las enfermeras capacitadas son un activo, que proporcionan una valiosa contribución a la humanidad. Aunque algunos podrían encontrarlo algo sucio y, en el mejor de los casos, difícil de justificar, las guerras fueron la verdadera causa del éxito de la enfermería moderna. Tal fue el resultado positivo del desenlace de la Guerra de Crimea y los incansables esfuerzos de Florence Nightingale y su tripulación.

Dos años después, a su regreso a Inglaterra en 1856, la señorita Nightingale agotaría todos los contactos políticos y sociales para implementar reformas que mejorarían la vida y la salud de todos los ingleses. Mucho antes de los hallazgos documentados o el conocimiento científico de cualquier enfermedad bacteriológica, ella abogó por la limpieza en todos los hospitales y recomendó el aislamiento de pacientes con infecciones contagiosas. Ella presionó arduamente para la comodidad de las personas enfermas, mientras instruía que los pacientes tuvieran acceso a enfermeras bien capacitadas. Durante este período, escribió y publicó su libro, "Notas sobre enfermería," que hasta el día de hoy sigue siendo una inspiración para todos los que lo leen.

El papel incansable que jugó a lo largo de los años llevó a buen término su esfuerzo, cuando se fundó la Escuela de Medicina del Ejército en Fort Pitt, Chatham, en el otoño de 1860. La apertura de esta escuela también trajo consigo el comienzo de nuevas reformas, que incluyeron Una rigurosa práctica de higiene militar en su plan de estudios. Posteriormente, la escuela se trasladó más tarde a Londres, donde se convirtió en una de las principales escuelas de medicina de esa misma universidad. Florence Nightingale, realmente creía en la autodisciplina y la autoevaluación, aunque lo más importante, creía en un cuerpo y un alma sanos. Basada en esas creencias y sus arduos esfuerzos ese mismo año, la Escuela Nightingale para Enfermeras se estableció en Londres en 1860. La escuela es mejor conocida por ser la primera en el mundo en enseñar la profesión de enfermería. Al principio, estaba afiliado al Hospital St. Thomas, sin embargo, esto más tarde se convirtió en un desafío para Florence, debido a la gran cantidad de egos cubiertos por el personal médico que se oponían a las enfermeras. Los médicos de este hospital consideraban que las enfermeras no eran mucho más que sirvientes confidenciales y obedientes, responsables de mantener limpios a sus pacientes, o como camareras capacitadas listas para obedecer las órdenes del médico.

Sin embargo, Florence Nightingale no solo abogó por que su capacitación fuera una educación profesional formal de enfermería de un año, sino que también insistió en que la orientación individual; que se les enseñe ambos términos, el "cómo y el por qué en enfermería", y que sean tratados como un colega médico, no como sus sirvientas.

Además, se les puede proporcionar amplias oportunidades para aprender y estudiar. Hizo hincapié en cómo se debe tratar la importancia de las relaciones y el tratamiento a seguir de la persona y no solo la enfermedad a tratar.

El entusiasmo de Florence Nightingale no se detuvo allí con los enfermos. Le apasionaba tanto formular y desarrollar con éxito un entorno más adecuado de crecimiento significativo para sus estudiantes de enfermería como implementar una atención adecuada y un tratamiento efectivo para los enfermos. Además, ella sola revolucionó muchas ideas hacia el buen funcionamiento de los hospitales generales y en sus *"Notas Sobre Hospitales,"* publicadas en 1863; ella tuvo un impacto significativo en su estructura, construcción vital y en sus condiciones sanitarias. Esto no solo afectó a los hospitales en su Inglaterra natal, sino que también causó un efecto dominó en el diseño, construcción, funcionamiento, mantenimiento ambiental y operación de hospitales en todo el mundo moderno. Además, era muy independiente y, por supuesto, muy abierta. En una de sus muchas declaraciones, hizo una afirmación distintiva de que hasta el día de hoy todavía garantiza un respeto genuino por todas las enfermeras en todo el mundo. Más tarde señaló que: *"Una enfermera no debe hacer nada más que enfermería. Si quieres una mujer encantadora, entonces debes contratar a una mujer encantadora... La enfermería es una especialidad".*

Aunque en el sistema de salud actual, muchos argumentarían lo contrario. Dado el hecho de que las enfermeras pierden el foco central en lo que realmente significa su profesión. No se les puede culpar por mirar hacia la seguridad de su futuro subiendo la escalera política, de manera similar a los médicos, los trabajadores sociales y otros profesionales de la salud. Para ser justos con todas las enfermeras que se han convertido en enfermeras, debido a su amor por la distinguida profesión ... en el clima actual, las enfermeras aún luchan en los hospitales de todo el mundo, mientras tratan de adherirse al credo de Florence Nightingale y exponen su filosofía. La razón de esto es que la experiencia técnica del personal de enfermería capacitado se utiliza menos cada día en el servicio de atención directa, por lo que se dedica más en tareas que no son de enfermería, lo cual podría ser hecho fácilmente por otras disciplinas. Y en mi defensa de aquellas enfermeras y otros profesionales de la salud que pueden aspirar a posiciones políticas clave orientadas a las políticas médicas y de enfermería, sin duda vemos la necesidad inmediata de tales y, por lo tanto, debemos apoyar su esfuerzo. Porque muchas veces, necesitamos personal capacitado y competente dentro del campo de la atención psiquiátrica, dentro de esas posiciones políticas clave, que puedan servir mejor como defensores de los enfermos mentales. *Solo aquellos que han estado en la primera línea de la atención psiquiátrica, saben qué funciones podrían proporcionar un mejor crecimiento valioso y podrían beneficiar las necesidades del paciente, independientemente del costo, midiendo así la efectividad.*

El trabajo de salud mental es una especialidad, la enfermería psiquiátrica es un llamado y cada paciente, cliente y consumidor del sistema es un individuo con categorías únicas y un conjunto específico de necesidades cambiantes cotidianas. Por lo tanto, un abogado, un empresario, el clero y un político de carrera solo podían asumir y especular lo que han leído sobre el individuo. Es el trabajador de salud mental, la enfermera, los administradores de casos, tal vez un esfuerzo de colaboración de todo el equipo de profesionales de la salud, los únicos que han sido testigos, que han escuchado y entienden lo que mejor se adapta a las necesidades de un paciente para hacer una recomendación llena y completa. Aunque a menudo se da por sentado, en realidad llevamos una pesada carga sobre nuestros hombros y por estas razones, debemos permanecer persistentes moral y éticamente. *Por lo tanto, debemos tener el máximo respeto mutuo, independientemente de si una persona es un médico, una enfermera, un trabajador de salud mental, un administrador de casos, un trabajador social, un ayudante ordenado o una enfermera.* Somos defensores, somos bendecidos, somos de naturaleza benevolente; para la atención médica es un llamado selectivo y no solo un trabajo. E incluso si logramos ascender a la cima de nuestras carreras y somos elegidos por unanimidad para servir en puestos gubernamentales o administrativos clave, debemos insistir en mantenernos en posición moral, ética y espiritual. Además, nunca debemos olvidar a quién fuimos seleccionados para servir. Sin embargo, en los últimos años, al igual que el Sr. Clifford Beers, ha habido varias personas con enfermedades mentales que se han recuperado y ahora están trabajando en el campo. Algunos se han convertido en psiquiatras, otros como enfermeras capacitadas, psicólogos, defensores y miembros voluntarios para organizaciones de base, en conjunto, todos abogando por los derechos de los pacientes y un tratamiento más humano para las personas con enfermedades mentales.

El orgullo que la señorita Nightingale infundió en esas enfermeras hace más de 150 años se ha transmitido de generación en generación en la profesión de enfermería. Por lo tanto, uno no podría dejar de notar que, aunque la profesión se ha expandido desde Enfermera graduada a Enfermera práctica con licencia, a Enfermera registrada, a Enfermera registrada de práctica avanzada, etc. Y algunas enfermeras luego continuarían su educación y obtendrían doctorados, sin embargo, todavía usan y reconocen fundamentalmente la letra 'E' al final de su título formal al firmar legalmente sus nombres. Por supuesto, desde la década de 1870, las actitudes arrogantes de los médicos hacia la Escuela de Enfermería de Nightingale han cambiado progresivamente. Desde entonces, los médicos han aprendido a respetar y apreciar la importancia significativa del papel que juegan las enfermeras en sus equipos, *aunque no fue hace mucho tiempo, cuando se esperaba que las enfermeras y el personal de enfermería se pusieran de pie y prácticamente saludaran a los médicos, como aparecen en las salas psiquiátricas.*

En la década de 1870, el calibre de los estándares académicos y morales para la admisión a la Escuela de Enfermería Florence Nightingale comenzó a caer por debajo de las expectativas. Florence Nightingale, se activó prácticamente de inmediato en la administración de la supervisión a la estimada institución, restaurando así sus estándares de inscripción. En 1875, implementó varias reformas, afirmando que la formación educativa formal en el instituto es *"Un hogar, un lugar para la formación moral, religiosa y práctica ... Un lugar para la formación y la formación educativa del carácter, los hábitos y la inteligencia, así como para adquiriendo un conocimiento profundo "*.

En la década de 1870, el calibre de los estándares académicos y morales para la admisión a la Escuela de Enfermería Florence Nightingale comenzó a caer por debajo de las expectativas. Florence Nightingale, se activó prácticamente de inmediato en la administración de la supervisión a la estimada institución, restaurando así sus estándares de inscripción. En 1875, implementó varias reformas, afirmando que la formación educativa formal en el instituto es "Un hogar, un lugar para la formación moral, religiosa y práctica ... Un lugar para la formación y la formación educativa del carácter, los hábitos y la inteligencia, así como para adquirir un conocimiento profundo ".

Teniendo en cuenta que tanto la infancia de Dorothea Dix como la de Florence Nightingale fueron inmensamente diferentes, su aventura no fue diferente en su búsqueda de ideales, ni en su representación atribuible y dedicación optimista hacia sus convicciones fundamentales. Ambas fueron, quizás, las dos mujeres más excepcionalmente exitosas, en el campo de la salud y la atención científica ambiental, y en muchos esfuerzos distintos. Ambas eran escritoras, maestras, organizadoras, estadistas, líderes reconocidas, disciplinarias, defensoras de los pobres, los enfermos y los oprimidos. Eran reformadoras sociales y luchadoras, y eran hacedoras, no solo conversadoras. Ambos pudieron hacer las cosas contra viento y marea. Además, fueron las dos primeras mujeres en servir de manera colectiva y proactiva en capacidades gubernamentales oficiales durante la guerra. Y del mismo modo, ambas fueron también las dos primeras mujeres en ser honradas por sus respectivos gobiernos por sus servicios en el campo de la atención médica durante la Guerra de Crimea y la Guerra Civil. Seguramente, su espíritu benevolente y su servicio vocacional a la humanidad deben haber prolongado su longevidad. Ambas también vivieron para ver sus esfuerzos en nombre de la humanidad llegar a buen término. La señorita Dix vivió hasta los 85 años y la señorita Nightingale para ver su 90 cumpleaños. Su separación sacrificial de la 'era victoriana', los roles de tradición social no solo sirvieron a la humanidad en el campo de la salud durante aproximadamente dos siglos, sino que sus logros extraordinarios, allanaron el camino y ayudaron con éxito a garantizar el respeto, la admiración y la libertad que las mujeres de todo el mundo continúan beneficiándose de hoy.

Perspectivas Sobre Hospitales Psiquiátricos, Bajo el Sistema de Colonias

Nuestra visión hacia el período moderno es una indicación de dónde la mayoría de los estados se dedicaron a la construcción de hospitales psiquiátricos grandes, centralizados y parecidos a parques, aunque durante este tiempo la mayoría de las escuelas de medicina y enfermería no querían tener nada que ver con la salud mental, ni con tener de estas instituciones en su patio trasero. La mayoría de estos hospitales se construyeron en áreas remotas, a una gran distancia de la sociedad, muy lejos de cualquier metrópoli vecina. Aunque se encontraban en el país, se ubicaban principalmente en terrenos enormes y bien cuidados, simulando estéticamente los parques victorianos; razón por la cual, se cree que luego fueron apodados "palacios de indigentes". Quizás la idea original de tales diseños se hizo con una causa benévola en mente, se creía que los enfermos mentales, se beneficiarían de un entorno agradable y tranquilo; podría decirse que fue la razón principal para ubicar estos hospitales en el país.

Desafortunadamente, el tamaño de estas instituciones derrotó su propósito y estas grandes instituciones, más tarde se convertirían en el epítome del tratamiento masivo brutal y deshumanizante. Esto se debió principalmente a la dificultad de dotar de personal a instituciones tan grandes, un problema continuo que puso la atención de la mayoría de los pacientes en manos de personas poco educadas y mal remuneradas, a menudo sin la supervisión del personal profesional. Históricamente, incluso hubo casos registrados, cuando la escasez se volvió tan drástica que, a los pacientes, se les dio uniformes y se los puso a cargo de grandes grupos de sus compañeros pacientes o presos; (puntos notados en la historia fueron durante la Gran Depresión y la Segunda Guerra Mundial). Este sistema se conoció como el "sistema de colonias", estaba condenado y claramente mostraba signos de falla desde sus inicios. También se debe tener en cuenta que durante esos momentos, no se permitía a los afroamericanos "negros" trabajar en el campo de la salud mental, como proveedor de atención directa. En el estado del Departamento de Salud Mental de Connecticut, a los afroamericanos solo se les permitía trabajar como conserjes, departamento de lavandería y quizás en la dieta.

Tuve la suerte de haber tenido la maravillosa oportunidad de trabajar mano a mano, con la primera persona afroamericana que trabajó directamente con pacientes psiquiátricos, como trabajador de salud mental, en el Connecticut Valley Hospital, en el estado de Connecticut. El nombre del caballero es Sr. Ronald Poindexter. Durante la conversación, Ron me recordó que fue transferido del departamento de alimentación a mediados y finales de los años sesenta. Durante nuestra conversación, recuerdo que me dijo que "era como si cargara toda la carrera sobre mis hombros. Se suponía que debía representar a toda la raza. Y fui advertido por cualquier otro hombre negro en todo el hospital. No estropees esto. No se trata de ti, se trata más bien de todos nosotros. Porque si lo logras, todos lo lograremos. Así que debí tener éxito, no tuve otra opción, pero tener éxito, para mantener las puertas abiertas para la contratación de más personas negras para estos puestos".

Al principio, el sistema estuvo involucrado en la compra de grandes tierras de cultivo, en las que se construyeron estos grandes hospitales. Aunque, la intención original, era simular la vida normal de la aldea dentro de los límites de una institución, *eran exteriores llamativos, divagantes y victorianos, y a menudo se los llamaba 'palacio de indigentes'.* Sus estructuras, construidas a bajo costo y se prestaba muy poca atención a la utilidad o el diseño interno, la segunda mitad del siglo XIX trajo una era de competencia entre estos hospitales. Las administraciones hospitalarias, los comisionados y los políticos locales, pronto comenzaron a inflar groseramente sus hallazgos relacionados con el tratamiento y la investigación, por lo tanto, alardeando sobre tarifas rápidas de cura. Este período de tiempo se caracterizó por estadísticas falsificadas, inexactas e infladas, ya que cada hospital intentó superar al otro en sus afirmaciones de éxito en el tratamiento. Durante este período, varios estados aún no tenían hospitales para enfermos mentales y los que sí tenían dificultades para mantenerse al día con la demanda de admisión. Algunos de estos edificios se erigieron tan rápidamente que los estados no prestaron atención a los detalles, la calidad o la estructura, su objetivo era simplemente satisfacer la creciente demanda de la atención exagerada que se promueve.

A medida que la imposición de la tasa de curación se sobreexpuso rápidamente y estas desigualdades arquitectónicas, fiscales, médicas y psicológicas de los asilos mentales se hicieron evidentes, la opinión pública se volvió pesimista sobre los primeros reclamos de curabilidad, emitidos por los defensores de estos hospitales.

Aun así, todavía había muy pocos hospitales para dar cabida a la creciente población indigente de personas con enfermedades mentales, que ahora se desbordaban en los hospicios y las cárceles. Algunos de los principales arquitectos de muchos de estos edificios incluyeron a *HH Richardson, George Kessler, Gordon W. Lloyd, Stephen Vaughn Shipman* (quien también diseñó varios edificios del capitolio estatal) *Elijah E. Myers, Ward P. Delano, Isaac Perry, John Notman, Frederick Law Olmsted* (paisajes y terrenos), *AJ Davis, H.W.S. Cleveland, Edward O. Fallis, Warren Dunnell, Charles C Rittenhouse, Richard Karl August Kletting, John A. Fox* y otros. *Thomas Story Kirkbride,* aunque no era arquitecto, ideó el plano básico que muchos de estos arquitectos utilizaron en el diseño de sus principales edificios de asilo. Muchos de los cuales llevaban su nombre durante esa época, todavía se conocen hoy como el famoso estilo Kirkbride.

Primer Psiquiatra Estadounidense de Renombre

Aunque rara vez se menciona de pasada, el Dr. Benjamín Rush ha sido reconocido por mucho tiempo en Estados Unidos y por sus colegas como el primer psiquiatra mundial. En 1769, el Dr. Rush se convirtió en el primer profesor en el primer hospital psiquiátrico estadounidense. Este hospital, ubicado en Williamsburg, Virginia, sería la única institución de este tipo que atendería a los enfermos mentales en el país durante más de cincuenta años. El Dr. Rush se graduó de la Universidad de Princeton a la edad de quince años. En sus veintes, estudió medicina en la Universidad de Edimburgo. Inmediatamente después de graduarse, comenzó a practicar medicina y se dio cuenta poco después de que su interés principal estaba orientado al tratamiento de los enfermos mentales. Dividió a los enfermos mentales en dos grupos, aquellos que sufrieron un "trastorno" intelectual general y aquellos cuyos problemas parecían ser solo parciales. El Dr. Rush desaprobó por completo el uso de restricciones de cualquier tipo durante largos períodos de tiempo. Prohibió el uso de látigos, cadenas y camisas de fuerza y desarrolló sus propios métodos para mantener el control. Aunque mirando hacia atrás a algunos de los métodos por los que abogó, podríamos pensar que fue bastante duro. Pero en aquellos días, sus métodos se consideraban extremadamente humanos en comparación con los que existían.

Primeros métodos de tratamiento humanos: el Dr. Benjamín Rush es acreditado por inventar la "silla tranquilizadora". Esta herramienta terapéutica se considera el primer método de tratamiento humano conocido. La silla se conserva y se puede ver cuando visita la Biblioteca Nacional de Medicina en Bethesda, MD. La silla tranquilizadora era un dispositivo, cuyo objetivo proyectado era sanar bajando el pulso y relajando los músculos. Este artilugio fue diseñado para mantener la cabeza, el cuerpo, los brazos y las piernas inmóviles durante largos períodos de tiempo y ayudó a que el paciente se acomodara. El Dr. Rush también es conocido por revolucionar *"El Girador"*.

Comparable a lo que sugiere su nombre, *el Girador* era un artilugio similar a un radio en una rueda. El paciente quedaría atado a la tabla, con la cabeza hacia afuera y la rueda giraría a gran velocidad, enviando la sangre a la cabeza del paciente, supuestamente aliviando su cerebro congestionado. El Dr. Rush, también creía profundamente, y dependía en gran medida del uso del "columpio circulante". Este columpio funcionó de manera similar al giro, con el paciente atado en su lugar y sentado. Al mirar hacia atrás hoy, pudimos ver claramente cuán primitivos eran estos tipos de tratamientos, sin embargo, los cambios en el tratamiento estaban en el horizonte. Los cuáqueros construirían el segundo asilo estadounidense cerca de Filadelfia y lo llamaron "El Asilo de los Amigos Americanos" *The American Friends Asylum*. Este asilo y muchos otros, que pronto siguieron, abarcarían las enseñanzas del inglés William Tuke. El énfasis de Tuke consistió principalmente en brindar tratamiento moral a sus pacientes. No se utilizaron cadenas y los pacientes violentos se separaron de los demás. A mediados de

1800, muchas instituciones estaban haciendo el esfuerzo de ayudar verdaderamente a sus residentes, pero para los estándares actuales, sus esfuerzos aún eran bastante crudos. Los cambios reales comenzaron a tener lugar con la llegada del siglo XX, durante y después de la Primera Guerra Mundial.

Después de la Primera Guerra Mundial, poco después se descubrió que una gran cantidad de soldados regresaban a sus hogares incapacitados debido a problemas emocionales. Rápidamente, se hizo evidente que no solo unos pocos, sino muchos de los soldados, sufrían un comportamiento anormal. Investigadores científicos y tratadores de salud mental, luego razonaron que, si un trauma directo como una 'guerra' pudiera causar síntomas generalizados, entonces sería razonable suponer que un trauma menor, que ocurre diariamente con frecuencia y durante un período prolongado de tiempo, podría producir estos mismos efectos.

El Amanecer de los Hospitales Psicopáticos

Convencer a los hospitales generales de reconocer a los enfermos mentales como pacientes y tratarlos con dignidad, amabilidad o tal vez incluso verlos como humanos, no fue una tarea tan fácil como podríamos pensar hoy. Cerca del final del siglo XIX, las enfermedades mentales finalmente estaban comenzando a ganar algo de comprensión y un reconocimiento gradual de estar en el ámbito de la medicina en su origen. Aunque en cuanto al tipo de clasificación y los síntomas que aún continúan. A principios del siglo XX, el interés del público en la reforma social y su aceptación de la responsabilidad social comenzaron a mostrar un aumento, aunque persistía el estereotipo, los prejuicios, el estigma, el miedo y el odio hacia las instalaciones públicas para los enfermos mentales. Sin embargo, había un movimiento activista, que ya se había puesto en marcha para reconocer la necesidad de mejores servicios para el paciente mental, de ahí que el término "psicópata" evolucionó. Era el término utilizado para describir instituciones que proporcionaban evaluaciones de diagnóstico y servicios de tratamiento intensivo a corto plazo, y también se dedicaba a la capacitación y la investigación. La primera sala psicopática en un hospital general se estableció alrededor de 1902 en Albany, Nueva York. Varios años después, varios gobernadores estatales solicitaron sus Asambleas Generales, apoyaron disposiciones y estatutos, permitiendo la promulgación de hechos y leyes especiales que crearon comisiones especiales para investigar.

El propósito de tales comisiones era investigar la necesidad de que cada estado individual tuviera un hospital psicopático, al mismo tiempo que preguntaba, ¿por qué todavía no había uno? Estos informes e investigaciones exhaustivas produjeron miles de páginas de datos, que abarcaban todo, desde las instalaciones públicas y privadas existentes para el diagnóstico y tratamiento de los enfermos mentales; a los médicos, su formación académica y el alcance de sus conocimientos psiquiátricos. Más importante aún, también contenían datos sobre las actitudes generales del hospital, hacia la prestación de atención psiquiátrica para los enfermos mentales. Una de las principales recomendaciones de la comisión fue que "todos los estados del sindicato deberían tener un hospital psicopático en funcionamiento".

Aunque ahora era el año 1922, ninguno de los veintiocho hospitales generales en Connecticut atendía a pacientes psiquiátricos, ni se habían establecido hospitales psicopáticos en muchos de los estados. Años después, se formó una nueva comisión. Su recomendación fue que se estableciera un hospital psicopático estatal en Connecticut. La Universidad de Yale acordó donar la tierra si el estado proporcionaba el edificio, el personal de enfermería y el mantenimiento del edificio. La universidad proporcionaría el personal médico y el New Haven General Hospital proporcionaría los recursos clínicos. De este concepto de corporación estatal-universidad surgió el desarrollo del Centro de Salud Mental de Connecticut (CMHC) en New Haven, Connecticut. Luego se realizó una encuesta para seguir monitoreando el progreso. La mayoría de estos hospitales generales, incluído el New Haven General, no admitían intencionalmente a pacientes con enfermedades mentales en ese entonces. En cambio, argumentaron que sus instalaciones no estaban configuradas adecuadamente para proporcionar servicios de diagnóstico y tratamiento para estas personas. En los años cuarenta y cincuenta, ahora se descubrían medicamentos para ayudar a los enfermos mentales graves. Se ha puesto una gran esperanza en estos medicamentos, aunque pronto se descubrirá que estos nuevos avances científicos realmente no proporcionaron una cura completa para las enfermedades, por lo tanto, a menudo, más bien un alivio temporal. Aunque, en ciertos casos específicos, tuvieron bastante éxito en mejorar algunos de estos síntomas a los individuos. Muchos de estos medicamentos, especialmente los antipsicóticos, todavía se usan actualmente. Seguido por la terapia con insulina y la TEC (Terapia Electroconvulsiva) ambas que se produjeron alrededor de la cuarta parte del siglo XX. Durante esos tiempos, alrededor de 1933 se descubrió la terapia con insulina y se puso rápidamente en uso, seguida de TEC en 1939. Cabe señalar casi de inmediato que la TEC ayudó mucho a aquellos pacientes que sufren de depresión. La terapia con TEC todavía se está utilizando hasta el día de hoy, aunque se realiza en un modo más refinado y muy humano, en comparación con la forma en que se administraba anteriormente. Varios descubrimientos fortuitos en los años siguientes casi revolucionaron el tratamiento de los enfermos mentales. Se descubrieron nuevos medicamentos para ayudar en la mayoría de los casos de afecciones mentales graves, y las investigaciones para los nuevos se financien constantemente.

Psicólogo y neurocientífico de renombre mundial

Si alguna vez le pidieran que clasificara por nombre a alguien a quien creía que hizo la mayor contribución en el campo de la salud mental a lo largo de los siglos XIX y XX, ¿qué nombre mencionaría? Aunque algunos teólogos disputarían esta afirmación en realidad y hasta cierto punto también tienen un punto válido. Algunos teólogos consideran que "la psiquiatría es el hijo ilegítimo de la psicología", en parte debido a la gran cantidad de grandes afirmaciones hechas a lo largo de los años por un sistema casi desaparecido que rápidamente no logró alcanzar un significado científico. Según una declaración realizada en un simposio de "progreso en psiquiatría" en 1955 por un miembro entonces eminente de la Asociación Americana de Psiquiatría, declaró que "la psicoterapia hoy está en un estado de desorden, casi exactamente como era hace 200 años". El año siguiente, el psiquiatra Percival Bailey, también declaró que "la gran revolución en psiquiatría ha resuelto pocos problemas". Uno se pregunta por cuánto tiempo los viejos errores de Freud, ¿seguirán afectando a la psiquiatría?" Y agrega que" el éxito de la revolución freudiana parecía completo. Solo una cosa salió mal. Los pacientes no mejoraron ". Otras críticas a lo largo de los años han incluído que" la psicoterapia aún no ha demostrado ser más efectiva que el asesoramiento médico general, en el tratamiento de la neurosis o la psicosis. En general, la terapia funciona mejor con personas jóvenes, bien nacidas, bien educadas y no gravemente enfermas". Otra de las críticas más fuertes de Freud desde hace mucho tiempo, el Dr. Thomas Szasz es citado en su libro *"La Ética del Psico-análisis,"* ya que él defiende firmemente estos puntos de vista. *"Los partidarios de esta fe exagerada lo usaron como un escudo de ilusión, ocultando algunas realidades feas".* En él discutía, "entonces, ¿cuándo debemos entregar los documentos, indicando que el alcohólico, el violador o el vándalo deben ser entregados al cuidado psiquiátrico?" Estamos seguros de que el problema se está tratando de manera efectiva y lo descartamos de nuestras mentes. Sostengo que no tenemos derecho a esta fácil absolución de la responsabilidad." Mientras que algunos líderes cristianos modernos desafían y llevan esta noción un poco más allá preguntándose y cuestionando a otros sobre estos hechos ... parece haber una pequeña pregunta, ¿entonces se requiere tanto replanteamiento?" Otros también señalan el hecho y afirman que "los cristianos deberían ser los más destacados entre los que se dedican a este replanteamiento"

Desde entonces, otros teólogos se han enfrentado a la "ética freudiana" y han afirmado que el único logro por el que se debe dar crédito al freudismo es por el papel principal que desempeña en el actual colapso de la responsabilidad en la sociedad estadounidense. También han señalado la contribución de Freud al fundamentalismo y al presuposicionismo, como el declive de una nueva visión de la moralidad. Que el adoptó tal contribución de su instructor francés, Charcot y lo popularizó bajo el modelo médico. Sin embargo, eso se podía ver abiertamente en aquel entonces, e incluso hoy en día (simplemente le dio a la enfermedad un rostro humano). Antes de eso, los individuos con enfermedades mentales eran vistos como simuladores, en lugar de pacientes o incluso como seres humanos. Otras críticas desafían la ética de Freud en el psicoanálisis al desafiar la psicología misma. Dentro de las páginas de *"Psiquiatría y Responsabilidad"*, 1962, encontramos una cita directa, que indica que "la psiquiatría ha estado tratando de aburrir si no 'extrae los dientes de la ley,' y esto es bajo la suposición distintivamente freudiana de que es completamente natural que el criminal actúe como lo hace y bastante irracional para la sociedad que lo juzguen por ser su ser antisocial ".

Entonces, independientemente de si estamos en desacuerdo con gran parte de su aprendizaje y gran parte de sus enseñanzas, debemos aceptar estar en desacuerdo con la respuesta a la pregunta:

Si alguna vez te pidieron que clasificaras por nombre a alguien ¿a quién creías que había hecho la mayor contribución al campo de la salud mental durante los siglos XIX y XX? Solo di el nombre, Sigmund Freud fue primero. "En pocas palabras, Freud es para la psicología, lo que Einstein es para la física ... ¡él es su gran luz principal!"

Sigmund Freud nació el 6 de mayo de 1856 en la pequeña ciudad de Freiberg, Moravia.

Su padre era un comerciante de lana, con una mente aguda y un buen sentido del humor. Su madre, una mujer viva y mucho más joven, tenía 20 años menos que el padre de Freud y solo tenía 21 años, cuando dio a luz a su primer hijo, Sigmund. Freud tenía dos medios hermanos mayores y seis hermanos menores. Cuando Sigmund tenía cinco años, la familia se mudó a Viena, donde vivió durante la mayor parte de su vida infantil y adulta. Era un niño brillante, siempre permaneciendo a la cabeza en su clase. El mismo año que Freud visitó Viena y luego se mudó a vivir allí con sus padres, fue el mismo año en que Charles Darwin había publicado su libro *"El Origen de las Especies" (The Origins of Species.)* Tal estaba destinado a revolucionar la concepción del hombre. Antes de los escritos de Darwin, el hombre difería principalmente del reino animal en virtud de que teníamos un alma. El año siguiente a la publicación de Darwin, Gustav Fechner, se convertiría en el fundador de la ciencia de la psicología, al demostrar que la mente podía estudiarse científicamente y medirse cuantitativamente. La psicología pasaría a ocupar su lugar dentro de la jerarquía de las ciencias naturales, y Darwin y Fechner tendrían un tremendo impacto en el joven Freud. Esto daría forma y desarrollaría la intelectualidad de Freud. Sigmund asistió a la escuela de medicina, que era una de las pocas opciones viables para los niños judíos brillantes durante tal en Viena. Allí, estudió medicina y luego se involucró en la investigación, bajo la dirección de un profesor de fisiología llamado Ernest Burke. Burke, creía en lo que entonces era una noción popular y radical, conocida como Reduccionismo, que en realidad significa que no hay otras fuerzas que las físicas y químicas comunes, que están activas dentro del organismo. Freud pasó muchos años tratando de reducir la personalidad a la neurología, pero pronto renunciaría a estos estudios. Freud demostró ser muy bueno en la investigación, concentrándose principalmente en neurofisiología y en el proceso; inventó técnicas especiales de tinción celular.

Durante ese tiempo, solo había un número limitado de puestos disponibles para un joven científico judío. No podía permitirse el lujo de mantener a una esposa, seis hijos y otros miembros de la familia, que dependían de sus ganancias. Aunque había varios otros por delante de él, su mentor, el Dr. Burke, lo ayudó a obtener una beca para continuar sus estudios en el extranjero.

Freud comenzó a estudiar al principio con el gran psiquiatra francés, Charcot en París y luego con el rival de Burke, Bernheim en Nancy. Ambos hombres se dedicaron a investigar el uso de la hipnosis y el estudio de la histeria. Sin embargo, después de pasar poco tiempo como residente en neurología y como director de una sala de niños en Berlín, regresó a Viena y se casó con su novia de muchos años, Martha Bernays. Casi inmediatamente después de su regreso, realizó una práctica en neuro-psiquiatría, con la ayuda de su mentor y amigo, el Dr. Ernest Burke. Desafortunadamente, en este punto, sus libros y conferencias simultáneas lo traerían, una combinación de fama y ostracismo dentro de la corriente principal de la comunidad médica. Sin embargo, Freud atrajo a una gran cantidad de simpatizantes brillantes, que luego se convirtieron en el núcleo principal para el crecimiento del movimiento psicoanalítico. Desafortunadamente, Freud se entusiasmó con su afición por rechazar a aquellos que no estaban totalmente de acuerdo con él, varios se separaron y rompieron lazos con él de manera amistosa, otros no lo hicieron y simplemente continuaron buscando otras escuelas competitivas de pensamiento.

Freud, más tarde emigró a Inglaterra justo antes de la Primera Guerra Mundial, ya que Viena estaba convirtiéndose en un lugar cada vez más peligroso para los judíos, especialmente para judíos tan famosos como él. Poco después de mudarse a Inglaterra, Freud murió a causa de un cáncer de boca y mandíbula, que había sufrido con él durante más de 20 años de su vida.

Freud, Sigmund 1856-1939

Freud nació en Freiberg, ahora Příbor, que era parte de la República Checa, el 6 de mayo de 1856. Se educó en la Universidad de Viena. Su familia fue desarraigada y se mudó de Freigberg a Leipzig, cuando solo tenía cinco años, mientras que los disturbios antisemitas que se extendieron por Freiberg poco después, la familia se estableció en Viena, donde Freud permanecería durante la mayor parte de su vida. Aunque su sueño de infancia había sido una carrera en derecho, decidió convertirse en estudiante de medicina, antes de ingresar a la Universidad de Viena a la edad de 17 años en 1873. Las investigaciones científicas del poeta alemán Goethe inspirarían aún más la pasión y el deseo de Freud por estudia las ciencias naturales. Tales inspiraciones impulsaron su deseo de resolver algunos de los problemas más desafiantes que enfrentan los científicos contemporáneos. En su tercer año en la universidad, Freud comenzó a realizar trabajos de investigación sobre el sistema nervioso central, en el laboratorio fisiológico bajo la dirección del médico alemán, Ernst Wilhelm Von Bruke. La investigación neurológica fue tan fascinante que Freud descuidó los cursos prescritos y, como resultado, permaneció en la escuela de medicina tres años más de lo que normalmente le habría requerido para calificar como médico. En 1881, después de completar un año de servicio militar obligatorio, recibió su título de médico.

No dispuesto a renunciar a su trabajo experimental, permaneció en la universidad como demostrador, en el laboratorio fisiológico, hasta en 1883. Ante la influencia y el estímulo de Bruke, abandonaría de mala gana la investigación teórica y adquiriría experiencia práctica en el campo. Afortunadamente por el bien de las humanidades, se vio obligado a practicar la medicina. Se podría suponer que, si hubiera seguido siendo un científico, con el contacto paciente para surgir aún más, su estímulo, dinamismo a la psicología, habría sido bastante ilógico hasta el día de hoy. Freud pasó los siguientes tres años en el Hospital General de Viena, dedicándose sucesivamente a la psiquiatría, la dermatología y las enfermedades nerviosas.

En 1885, después de su nombramiento como profesor de neuropatología, en la Universidad de Viena, dejó su puesto en el hospital. Más tarde ese mismo año, recibió una subvención del gobierno, lo que le permitió pasar 19 semanas en París, como estudiante del neurólogo francés, Jean Charcot. Charcot, era entonces director de la clínica en el hospital psiquiátrico, el Salpatrire, que luego trataba los trastornos nerviosos mediante el uso de sugerencias hipnóticas. Los estudios de Freud, bajo la dirección de Charcot, se centraron en la histeria. Esto lo influyó enormemente al canalizar sus intereses hacia la psicopatología. En 1886 Freud, estableció una práctica privada en Viena, especializada en enfermedades nerviosas. Debido a su fuerte apoyo a las opiniones poco ortodoxas de Charcot sobre la histeria y la hipnoterapia, se encontró con una oposición casi violenta de la profesión médica vienesa. El resentimiento en el que incurrió retrasaría seriamente cualquier aceptación de sus hallazgos posteriores sobre el origen de la neurosis. El primer trabajo publicado de Freud, "sobre Afasia" apareció en 1891; fue un estudio del trastorno neurológico del cual, la capacidad de pronunciar palabras o nombrar objetos comunes se pierde, como resultado de una enfermedad cerebral orgánica. Su trabajo final en neurología, un artículo, *"Parálisis Cerebral Infantil"*, fue escrito en 1897 para una enciclopedia, solo ante la insistencia del editor. Durante este tiempo, Freud se ocupó principalmente de las explicaciones psicológicas más que fisiológicas de las enfermedades mentales. Sus escritos posteriores se dedicaron por completo a ese campo, que luego se llamaría psico-análisis en 1896. La nueva orientación de Freud fue anunciada por su trabajo colaborativo sobre la histeria, con el médico vienés, Ernest Bruke. El trabajo fue presentado en 1893, en un documento preliminar y dos años más tarde en forma expandida bajo el título, Estudios sobre la histeria. Su trabajo, los síntomas de la histeria, fue reconocido como manifestaciones de energías emocionales no descargadas, asociadas con traumas psíquicos olvidados.

Este procedimiento terapéutico, implicó el uso de un estado hipnótico, en el que el paciente fue llevado a recordar y recrear la experiencia traumática, descargando así por catarsis las emociones que causan sus síntomas. La publicación de este trabajo, que marcó el comienzo de la teoría psicoanalítica, se formuló sobre la base de observaciones clínicas.

Durante el período comprendido entre 1895 y 1900, Freud desarrolló muchos de los conceptos, que luego incorporaría como práctica y doctrina psicoanalítica. Poco después de publicar sus estudios sobre la histeria, abandonó el uso de la hipnosis, como procedimiento catártico, y lo sustituyó, con la investigación del flujo espontáneo de pensamiento del paciente, que luego llamó asociación libre, para revelar los procesos mentales inconscientes, en la raíz de la alteración neurótica. En sus observaciones clínicas, Freud encontró evidencia de los mecanismos mentales de represión y resistencia. Describió la represión, como un dispositivo que opera inconscientemente para hacer que la memoria de eventos dolorosos o amenazantes sea inaccesible para la mente consciente. La resistencia, se define como la defensa inconsciente contra la conciencia de las experiencias reprimidas, para evitar la ansiedad resultante. Rastreó el funcionamiento de los procesos inconscientes, utilizando las asociaciones libres del paciente para guiarlo en la interpretación de los sueños y las faltas de expresión. Fue el concepto del análisis de los sueños lo que lo llevó a descubrir la sexualidad infantil y el llamado "complejo de Edipo".

Esto constituye un apego erótico del niño y el padre del sexo opuesto, con la exhibición de sentimientos hostiles hacia el otro padre. En estos años, también desarrolló la teoría de la transferencia, el proceso en el que las actitudes emocionales, establecidas originalmente hacia las figuras parentales en la infancia, se transfieren más adelante en la vida a los demás. El final de este período estuvo marcado por la aparición de la obra más importante de Freud, La interpretación de los sueños, en 1899.

A través de este cuerpo de trabajo, Freud analizó muchos de sus propios sueños, registrados en un período de autoanálisis de tres años, que había comenzado a principios de 1897. A lo largo de este cuerpo de trabajo, daría más detalles sobre todos los conceptos fundamentales. subyacente, la técnica psicoanalítica y la doctrina. En 1902, Freud fue nombrado profesor titular en la Universidad de Viena. Sin embargo, este honor no se otorgó en reconocimiento de sus contribuciones, sino que se basó en el resultado de los esfuerzos de un paciente muy influyente, que había tratado previamente. El mundo médico aún consideraba su trabajo con hostilidad. Sus siguientes escritos en los años siguientes, *"La Psicopatología de la Vida Cotidiana,"* publicada en 1904 y sus otras tres, incluidas las *"Contribuciones a la Teoría Sexual,"* publicadas en 1905, solo lograron aumentar aún más su amargura hacia él. Como resultado, continuó trabajando prácticamente solo. Freud, que parecía más tranquilo durante esos momentos, fue cuando acuñó la frase "espléndido aislamiento". Sin embargo, en 1906, un pequeño número de alumnos y seguidores comenzaron a reunirse a su alrededor, incluidos los psiquiatras austríacos, William Stekel. y Alfred Adler, el psicólogo austríaco, Otto Rank, el psiquiatra estadounidense Abraham Brill, los psiquiatras suizos, Eugene Bleuler y el otro nacido en Suiza, Carl Jung. Otros asociados muy notables que luego se unirían a este círculo en 1908 fueron los psiquiatras húngaros, Sándor Ferenczi y el psiquiatra británico Ernest Jones.

El Neurocientífico Busca Aceptaciones Internacionales ... Como una Estrella de Rock.

En 1909, Freud recibiría su primer reconocimiento académico mundial, después de ser invitado a hablar en la celebración del vigésimo aniversario de la Universidad de Clark, en Worcester, Massachusetts. El doctor Stanley Hall, presidente de dicha Universidad, un distinguido psicólogo, había reconocido la importancia de la valiosa contribución de Freud a la humanidad. Después del discurso monumental de Freud, el Doctor Hall, inmediatamente se embarcó en promover las opiniones de Freud en Estados Unidos y en todo el resto del mundo. Un aumento en el reconocimiento del movimiento psicoanalítico hizo posible la formación de una organización mundial, llamada Asociación Internacional de Psicoanálisis, en 1910. El movimiento se extendió, ganando nuevos partidarios en toda Europa y los Estados Unidos. Durante esos momentos, Freud se volvió resentido y estaba bastante preocupado por los desacuerdos que surgieron entre los miembros de su círculo original. Lo más inquietante fueron las actitudes de los renegados entre los miembros del grupo, como Adler y Jung, cada uno de los cuales ya había desarrollado sus propias bases teóricas para el desacuerdo, que difieren del énfasis de Freud en el origen sexual de la neurosis. Freud se enfrentó a tales contratiempos desarrollando aún más sus conceptos básicos y elaborando sus propios puntos de vista sobre el mundo, a través de una gran cantidad de publicaciones e innumerables conferencias. Freud, más tarde recibiría más reconocimiento después de la Primera Guerra Mundial, y su nombre sería conocido por millones en todo el mundo. El término psicoanálisis pronto comenzaría a aparecer en las conversaciones diarias entre sus pares y laicos por igual y su influencia, sintiéndose a lo largo de la vida cotidiana, los teatros, la literatura, el arte, la religión, las costumbres sociales, la moral, la ética, la educación y las ciencias sociales. La vida y la educación, como se la conocía entonces, de repente comenzaron a cambiar. Las personas que se arrastraban fuera de la era victoriana, ahora podían decir y usar frases geniales, como "ser psicoanalizados" y poner palabras nuevas usadas, como el subconsciente, los impulsos reprimidos, las inhibiciones, los complejos y las fijaciones en sus conversaciones diarias.

Tras el inicio de la Primera Guerra Mundial, Freud dedicó poco tiempo a la observación clínica y centró su concentración principalmente en la aplicación de sus teorías a la interpretación de la religión, la mitología, el arte y la literatura. En 1923 contrajo cáncer de mandíbula y boca, por lo que se sometió a un tratamiento constante y doloroso y a varios procedimientos quirúrgicos. Independientemente de sus sufrimientos físicos, se mantuvo enfocado en sus actividades literarias. Durante los siguientes 2 años, continuó escribiendo desafiado principalmente por los problemas culturales y filosóficos de la época. En 1938, cuando Alemania ocupó Austria, Freud, siendo judío, fue persuadido por amigos para huir a Inglaterra, con su familia, donde moriría un año después en Londres el 23 de septiembre de 1939.

Freud diseñó un enfoque completamente nuevo para la comprensión de la personalidad humana mediante su demostración de la existencia y la fuerza del inconsciente. Además, fundó una nueva disciplina médica y formuló procedimientos terapéuticos básicos en los que sus formas modificadas todavía se aplican ampliamente en el tratamiento actual de las neurosis y las psicosis. Nunca sintió, como si cumpliera con todas las expectativas, o si lograra un reconocimiento completo durante su vida, ni sintió que su trabajo alguna vez se completó. Siempre buscaba nuevas pruebas entre sus pacientes y colegas, mientras revisaba y ampliaba continuamente a sus teóricos. Hoy, Freud es reconocido como una de las mentes creativas más grandes de los tiempos modernos. Aunque muchos de sus críticos todavía desafiaron esta declaración hoy, en realidad, ¿quién era Sigmund Freud? Freud, era un médico de profesión, que se dedicaba a tratar a los enfermos por métodos que él mismo había creado. Hoy sería reconocido como psiquiatra. La psiquiatría es una forma de medicina utilizada para tratar enfermedades mentales o anormalidades. Freud fue uno de los fundadores de la escuela de psiquiatría moderna. Aunque admitió ganarse la vida practicando medicina, no fue por elección. (Más tarde declaró). "Me convertí en médico al verme obligado a desviarme de mi propósito original".

Su propósito original era comprender algunos de los enigmas de la naturaleza, contribuyendo así en parte a sus soluciones. En realidad, Freud era médico, psiquiatra, psicoanalista, científico, psicólogo y filósofo. La filosofía en realidad significa amar el conocimiento. "Y sabemos que no hay nadie en su sano juicio, que intente disputar el hecho de que Sigmund Freud, no tenía amor por el conocimiento". Similar a otros grandes íconos, como Leonardo Da'Vinci, Shakespeare, etc. Iluminaba y daba vida a todo lo que tocaba. Él no era simplemente un hombre muy sabio, de hecho, solo una palabra, podría usarse mejor para describir a este hombre, "¡genio!"

Aunque Freud no inventó la idea de "la mente consciente frente a la mente inconsciente", fue sin duda el responsable de hacerla popular. La mente consciente, es de lo que eres consciente, en cualquier momento particular, de tus percepciones, recuerdos, pensamientos, fantasías, sentimientos, lo que has hecho y quién eres. Trabajar estrechamente con la mente consciente es lo que Freud llamó preconsciente. Esto es lo que muchos de nosotros podríamos llamar hoy "memoria disponible". Esto es cualquier cosa que pueda hacerse consciente fácilmente. Los recuerdos que no estás pensando en este momento, pero que puedes recordar fácilmente. Ahora, nadie tiene problemas para conceptualizar estas dos capas de la mente. Sin embargo, Freud sugirió que estas eran las partes más pequeñas. La mayor parte, con mucho, es el inconsciente; Esta parte incluye todas aquellas cosas que no están fácilmente disponibles para la conciencia, incluídas muchas cosas que tienen su origen allí. Estos incluyen nuestros impulsos, o instintos y cosas que hemos puesto allí, porque no podemos soportar mirar, como los recuerdos y las emociones asociadas con el trauma. Según Freud, el inconsciente es la fuente de nuestras motivaciones, ya sean simples deseos de comida o sexo, compulsiones neuróticas o los motivos de un artista o el de un científico. Y, sin embargo, a menudo nos vemos obligado a negar o resistir la toma de conciencia de estos motivos, sin embargo, a menudo están disponibles para nosotros, aunque a veces solo en formas disfrazadas.

La realidad psicológica freudiana comienza con un mundo lleno de objetos. Entre ellos, hay un objeto muy especial conocido como el organismo. El organismo es visto como algo especial porque actúa para sobrevivir y reproducirse, y es guiado, hacia esos fines, por sus propias necesidades, como el hambre, la sed, la evitación del dolor y el sexo. Una parte muy importante del organismo es el sistema nervioso, que es una de sus características sensibles a las necesidades del organismo. Al nacer ese sistema nervioso es poco más que el de cualquier otro animal, luego se considera un "eso" o *id*. El sistema nervioso, como *id*, traduce las necesidades del organismo en fuerzas de motivación, que en el idioma alemán se llama "Triebe". Esto se traduce como instintos o impulsos.

Freud también los llamó deseos. Esta traducción de una necesidad a un deseo se conoce como el proceso primario. Estos tres sistemas principales se conocen comúnmente como *id, ego* y *superego*. En la mente de las personas sanas, forman una orquesta colaborativa, unificada y armoniosa. Están bien sincronizados y funcionan al unísono, lo que nos permite establecer de manera eficiente, satisfaciendo las transacciones diarias dentro de nuestras vidas. Estas transacciones son imprescindibles para el cumplimiento y la realización de nuestras necesidades y deseos básicos. Sin embargo, cuando cualquiera de estos tres sistemas de personalidad está en desacuerdo con el otro, las capacidades y la eficiencia de funcionamiento del individuo se reducen enormemente y tienden a parecer insatisfechos consigo mismos y con el resto del mundo. Y es entonces cuando la sociedad considera que nosotros, como individuos, estamos separados, perturbados, desajustados y deformados.

La identificación... el único propósito de la identificación es proporcionar descargas rápidas de excitación masiva, energía o tensión, que se libera dentro del organismo mediante estimulación interna o externa. Freud llamó a esto "el principio del placer". La identificación, en realidad funciona para mantenerse al día con el principio del placer, que puede entenderse como una demanda para atender las necesidades inmediatas. ¿Alguna duda? ¡Solo imagina en tu mente a un niño hambriento, gritando hasta que comienza a perder el aliento y comienza a ponerse azul!

En un sentido verdadero, realmente no sabe lo que quiere, ¡solo sabe lo que quiere y lo quiere ahora mismo! Su madre, padre, abuelo o niñera, lo recoge, camina con él, lo alimenta o simplemente coloca un pezón de goma de algún tipo en su boca e inmediatamente se calma.

Según los estudios freudianos, el bebé es puro, o casi puro *id*. "La identificación no es nada, sino el representante psíquico de la biología". Desafortunadamente, un deseo de comida, como la imagen de un filete de salmón asado grueso, delicioso y jugoso, podría ser suficiente para satisfacer la identificación, pero no sería casi suficiente para satisfacer al organismo. La necesidad solo se hace más fuerte y los deseos simplemente te persiguen. En este punto, nos damos cuenta y notamos que cuando algunas necesidades quedan insatisfechas, como la necesidad de alimentos, la demanda se fortalece, solicitando su máxima atención, hasta que llega un punto en el que no podemos pensar en nada más que ofrecerlas. Este es el deseo o impulso, irrumpiendo en la conciencia. Afortunadamente para el organismo, existe esa pequeña porción de la mente ante la conciencia que está conectada al mundo a través de los sentidos. Alrededor de esta pequeña parte de conciencia durante el primer año de vida de un niño, parte del "eso" se convierte en "yo", parte de la identificación se convierte en ego. El ego relaciona el organismo con la realidad por medio de su conciencia y busca objetos para satisfacer los deseos que la identificación crea para representar las necesidades del organismo. Esta actividad de resolución de problemas se llama proceso secundario.

Enfoque de los modelos teóricos

No es necesario decir que una perspectiva científica y médica sobre la enfermedad crónica no siempre es la respuesta, aunque aún es posible adoptar una variedad de perspectivas teóricas que podrían conducir a una definición redefinida de la enfermedad. No solo se cambia el punto de vista de la enfermedad, sino también una definición diferente de las poblaciones de pacientes, se consideran enfermos crónicos. Las diferencias en la definición de enfermedades y poblaciones de pacientes, naturalmente, también podrían conducir a un conjunto muy diverso de necesidades de tratamiento que son deseables y agradables. Ahora debemos estudiar el precedente histórico y la justificación de estos métodos concebibles, utilizados para definir y tratar a los enfermos crónicos. Hay cinco métodos esenciales, en los que las enfermedades crónicas aún se pueden ver. A) teóricamente, es un método que obviamente toma una forma de enfoque médico; B) el enfoque epidemiológico, que se refiere a la incidencia y prevalencia de la enfermedad; y C) el enfoque sociológico, que centra su atención en los males de la sociedad y la naturaleza de la estructura institucional. Sin embargo, también existe el enfoque intrapsíquico, donde al igual que el sociológico, tiende a inclinarse hacia la perspectiva social, aunque su enfoque se centra en el individuo, en lugar del grupo y, en algún momento, se desvía lo suficiente como para descartar enfermedades crónicas, como un mito. Cada una de estas perspectivas tiene su propio conjunto de teorías, su propio enfoque y toma su propia forma única de intervención. Los enfoques teóricos que centran la atención en la naturaleza del problema deben examinarse cuidadosamente.

Aunque este estudio, se concentra principalmente en la enfermedad del cuerpo, al enfocarse en un interés pronunciado en el sistema nervioso central y el cerebro, se enfoca en la pieza orgánica, en lugar de en los fenómenos funcionales, como el ego o la psique. A menudo es muy criticado por su papel principal de humanizar las enfermedades mentales, como una enfermedad médica legítima, debido a su gran inversión en intervenciones físicas. Algunos sociólogos, investigadores y otros críticos lo han visto, como "ciencia en forma de investigación y tecnología médica, como una panacea que ha sido durante los últimos 95 años, la corriente principal de la psiquiatría y ha resultado en el establecimiento de la psiquiatría como una especialidad médica aceptada ". Otros argumentaron que" ha promovido la capacitación de la enfermera, el trabajador de salud mental, el trabajador de rehabilitación y los trabajadores sociales, como partes intrincadas del tratamiento, al tiempo que ayuda a solidificar el equipo de tratamiento ". Sin embargo, la realidad, por lo tanto, ha creado una subespecialidad de enfermería que coloca firmemente la atención de los enfermos mentales crónicos en un sistema de atención. Aunque los enfermos crónicos, todavía se están tratando en hospitales, hogares grupales o centros comunitarios de salud mental similares a hospitales, su objetivo a largo plazo es reducir el campo psico-farmacológico, con su gran cantidad de bendiciones, milagros y tribulaciones relacionadas. En el peor de los casos, ha incursionado en una amplia gama de remedios fallidos, como la psicocirugía, la terapia de choque con insulina, la TEC, etc.

El modelo médico ha generado nuestro interviniente más efectivo en medicamentos crónicos para enfermedades; sin embargo, ha encerrado un sistema de atención médica, ya abrumado por multitudes y financiamiento organizacional. En el mejor de los casos, recientemente ha comenzado a mostrar cierto progreso con una amplia lista de medicamentos psicotrópicos modernos recientemente aprobados y lanzados. Estos medicamentos han llegado como una bendición para muchos de esos pacientes previamente hospitalizados por largos períodos de tiempo. Hoy, a muchos se les permite vivir durante largos períodos de tiempo en comunidades con menos supervisión. Gradualmente, muchos de ellos son capaces de asimilarse a la sociedad. Por supuesto, ayuda tener los recursos disponibles en su lugar. Los psicólogos y sociólogos involucrados en la investigación sobre estas enfermedades, como análisis de estos modelos médicos actuales en psiquiatría, a menudo ignoran la importancia de documentar el progreso alcanzado por estos pacientes por razones, a menudo ignoradas por los propios pacientes. Entonces, esta práctica adopta fácilmente un patrón político de atención, que a veces se considera necesario para atraer más fondos a través de rutas estadísticas. En términos generales, el progreso del paciente se ignora y el propósito político se cumple bajo el estandarte de "trabajos versus votos". El paciente es nuevamente hospitalizado, el estigma, se oculta nuevamente y la amenaza para la sociedad se elimina nuevamente.

Cuando existe una amenaza para la vida, o cuando el organismo gravemente desordenado está volviendo al equilibrio, la necesidad de una reacción rápida y precisa conlleva a la necesidad de una estructura jerárquica abierta con una cadena de mando clara.

En otras palabras, el modelo médico es el modelo de enfermedad aguda. Si se considera que esto es cierto, entonces podríamos decir fácilmente que el cuidado de los enfermos crónicos está actualmente encerrado dentro de un sistema que está claramente orientado al individuo gravemente enfermo. Los expertos en el campo también han echado la culpa a este "modelo médico" al afirmar que "dado que la enfermedad proviene de adentro y sin padecimientos graves, debe curarse desde afuera, por otro, luego las personas enfermas cuando se sienten impotentes y se vuelven hacia el médico. Tanto los médicos como la enfermedad, que invadió al paciente, resuelven el problema desde afuera. Así, una vez más, la impotencia, la desesperanza y la irresponsabilidad son los resultados naturales del modelo médico. Porque si los problemas de enfermedad y afección de una persona, en lugar de los problemas de comportamiento, no tiene esperanza, a menos que haya medicamentos o terapia, que se pueden aplicar a su caso. Como no existe una cura médica para las personas con tales problemas, pasan de la desesperación a la desesperación más profunda.

Este modelo ha generado mucha investigación y mucha literatura a lo largo de los años. Se refiere principalmente a la incidencia y prevalencia de la enfermedad. Se centra en la acumulación de datos y el establecimiento de una base de datos de interés, que se centra en la demografía de las personas afectadas, sus factores causantes y el inicio de las enfermedades, así como los patrones de transmisión y facilidad dentro de cada población. Está relacionado con el modelo médico en vista de un trastorno psiquiátrico crónico, como una enfermedad, en la que luego ayuda a asumir una definición médica como tal. Sin embargo, no está directamente relacionado con la intervención en sí misma, sino que desempeña el papel complejo de recurso de información para los médicos.

Dichos datos recopilados nos dirigen a la cantidad de ingresos hospitalarios previos, que a veces es el único y mejor predictor de recaída dentro de la población ambulatoria.

Una de sus mayores contribuciones ha sido proporcionarnos una estimación invaluable del alcance del problema que enfrentamos al atender a los enfermos crónicos. Además, nos proporciona una conciencia preparada, señalando el verdadero impacto o la falta de un impacto en el sistema de atención médica. Entonces podríamos sentirnos seguros de admitir que, en ambos, la incidencia y la prevalencia de enfermedades crónicas, hasta en los últimos años, se han mantenido relativamente en el mismo nivel base desde el cambio de siglo. Claramente, lo que ha logrado mostrarnos es que todavía no curamos a los pacientes, sino que simplemente los trasladamos por razones puramente administrativas y políticas y, al hacerlo, son más o menos visibles para el público en general. "Todo depende de la forma en que se balancee el péndulo político". El peor efecto de este modelo ha sido ocultar los problemas reales de las enfermedades crónicas (los niveles de funcionamiento, el control de los síntomas y la calidad de vida) en una gran cantidad de números y un laberinto cubierto de maleza. Tablas imaginarias. Un claro ejemplo de esto sería el cierre del Hospital Estatal de Norwich y el Hospital Estatal de Fairfield Hills en Connecticut. Estos dos hospitales se cerraron en 1995 y la razón dada por los políticos a los pacientes, sus familias y empleados del hospital, fue que colocarían el dinero en programas basados en la comunidad. "Que esto ayudaría a dar a los pacientes más independencia y ayudarlos a restablecerse en sus propias comunidades de manera más efectiva". También les dijeron a los empleados de atención médica que mantendrían sus trabajos, obtendrían promociones y, en algunos casos, incluso trabajarían al lado de estos mismos pacientes, dentro de estos programas comunitarios. La idea parecía bastante sólida y prometedora en el papel, un gran concepto teórico, sin embargo, en realidad era bastante infundada y carecía de sentido común.

Algunos pacientes lo hicieron bastante bien e incluso obtuvieron un progreso sorprendente con estos cambios, al igual que los empleados, que se rompieron la espalda y trabajaron mano a mano, ayudándolos a lograr estos objetivos, sin embargo, eran en un pequeño número. Aunque al final, un gran número de pacientes con enfermedades crónicas se vieron gravemente afectados. Después de una investigación de siete años, muchos permanecieron semi-ignorados, aun luchando por adaptarse a las viviendas grupales y las condiciones de vida del refugio, otros pasaron innumerables horas dentro y fuera de las salas de emergencia. Además, también se ocuparon de la escasez de hogares grupales, debido a una supervisión o incapacidad para estimar de manera proactiva y prepararse para la ocupación disponible suficiente para esta población recién liberada. La seguridad y la responsabilidad también se ignoraron en gran medida, al igual que la falta de personal bien capacitado y un sistema de datos conciso de la historia pasada del paciente. A pesar de todo esto, casi seis años después de cerrar estos dos hospitales principales, el estado finalmente llegó a una conclusión sin fundamento, determinado por política que los programas de Iniciativa de Base Comunitaria, (CBI) que era operado por empleados estatales bien capacitados, ahora eran demasiado costoso de mantener, de lo que previamente se estimó y decidió cerrar y privatizar estos valiosos programas, en lugar de expandirse.

Con los únicos dos hospitales estatales restantes que se encuentran atrapados en medio de una batalla administrativa (pero aparentemente preocupados por el hacinamiento, sin embargo, a pesar de sus escaramuzas políticas) el único que ha sufrido una interrupción en su vida y ha sido desplazado de un lugar a otro durante los últimos siete años, fue el de los pacientes.

Hay que hacer una pausa para darse cuenta de que somos parte de una unidad de negociación, por lo que todos los empleados del hospital mantuvieron sus trabajos, francamente, algunos incluso recibieron promociones fuera del acuerdo, tal como lo habían advertido previamente los funcionarios estatales. También habían sido advertidos de cómo un impacto tan severo no solo interrumpiría la vida de estos pacientes, sino que más bien afectaría el sistema de atención durante años en el futuro. Los miembros de nuestro 1199, el personal del Sindicato de Atención Médica de Nueva Inglaterra, también compartieron su investigación y advirtieron a los funcionarios estatales, los resultados relacionados con los cierres drásticos y abruptos, en todo el país. Sin embargo, quizás a través de las ambiciones políticas de los gobernadores, se negaron a escuchar incluso a las personas que trabajaban al lado de los pacientes. Claramente subestimaron sus sufrimientos, su aprovechamiento, si estos movimientos fallaran. A corto plazo, este es un caso clásico de "los modelos epidemiológicos que salieron mal". Los individuos con enfermedades crónicas son seres humanos con una enfermedad. La salud mental es una enfermedad que necesita tratamiento. Su persona promedio en la calle o incluso recién salido de la universidad no lo entiende, la profesión de salud mental lleva tiempo, implica generar confianza en el tratamiento. En pocas palabras, los pacientes no pueden cuidarse solos. Los datos simplemente equivalen a lo que se imputa a un sistema y se ve a través de un terminal de computadora, no es científico y, lo que es más importante, no se trata específicamente de la atención directa.

Los Modelos Sociológicos

Este modelo se centra en los males de la sociedad y en la naturaleza de las estructuras institucionales que se han creado, para hacer frente a los enfermos crónicos. Viene a nosotros, principalmente, como una base de ciencias sociales. En contraste con enfocarse únicamente en un individuo, estudia los males de cada grupo. La prevención, la planificación y las estructuras son su principal preocupación. La ingeniería social se centra en cualquiera de estos cambios, ya sea institucional o social. Los conceptos teóricos para este modelo en particular, es una sociedad desviada y una comunidad ambiental. Nos ha dicho mucho sobre el proceso de socialización en el rol del paciente, sobre la pérdida de poder y sobre los roles y el desarrollo. Claramente, nos ha señalado las muchas formas en que las enfermedades mentales, especialmente las enfermedades mentales crónicas, a menudo se ven erróneamente, como desviación en lugar de enfermedad. Que muchas de nuestras mejores intervenciones son meras formas de conducta desviada de control social. En los últimos años, los ensayos sociológicos posiblemente hayan creado un punto de vista, que se presta a la noción de que la sociedad siempre se acerca, busca, encuentra y elige una forma de comportamiento, en la que define la normalidad de los límites.

Una vez que se hacen y sostienen tales afirmaciones, podríamos admitir claramente que la enfermedad mental solo se volvió repugnante y completamente repugnante, a nuestra vista después de que la lepra desapareció durante la Europa medieval, ¡entonces los trastornos mentales salieron a la luz! Al ser inicialmente rechazado, luego rechazado, criticado, temido y finalmente considerado una enfermedad. Esta percepción establece sus puntos de vista y a veces ve la enfermedad crónica como una clase social y circunstancias de modus vivendi económico. Los sociólogos y algunos profesionales de la salud mental han sugerido anteriormente que, sin saberlo, las personas con escasos recursos financieros, bajo estatus social y sin dinero, claramente no tienen los medios para tomar vacaciones como las personas de clase media y alta, por lo que a menudo deben recurrir a un centro hospitalario 'manicomio.' Aunque esta creencia ha sido muy debatida.

Hemos observado que muchas veces, los pacientes se negaron a abandonar los hospitales, se sabe que algunos se lesionaron o incluso crearon caos para manipular y prolongar su estadía. Hablando sarcásticamente, tal síndrome conductual, aunque silencioso, pero conocido entre los tratantes en todo el negocio de la salud mental como *"seguridad laboral"*.

Históricamente, este comportamiento ha proporcionado material de investigación para obras literarias como *Métodos de Locura, El Hospital Mental como Último Recurso* y muchos otros documentos de investigación literaria. Estos, que ven la reinstitucionalización crónica, como una vía para detenerse de las presiones de la vida diaria de la comunidad y dan fe de la percepción que ayuda a caracterizar las enfermedades crónicas, como un comportamiento social aprendido. También se presta a la idea de que, si los ajustes sociales y ocupacionales fueran mejor atendidos, *"el paciente crónico de clase socioeconómica más baja sería más accesible para el tratamiento"*, en todas las áreas de patología, tanto sociales como psicológicas. Lo que pasa por alto son los detalles, los síntomas reales de la psicodinámica de sus trastornos y el hecho de que las personas de una amplia gama de entornos sociales y ambientales parecen desarrollar problemas similares. Tampoco reconoce que las formas conocidas de ingeniería social no han sido capaces de introducirse en los problemas de las enfermedades psiquiátricas crónicas. Se las arregla para sensibilizarnos sobre los temas generales de la reforma social y nos trajo recursos psiquiátricos de la comunidad para llevarlo a cabo con éxito. Sin embargo, algunos intransigentes seguirían argumentando que las personas que experimentan una reinstitucionalización crónica simplemente usan estos hospitales, como un disfrute social que disfrutaron al estar allí, porque recuperan algo de control, una vez que conocen todas las reglas. Que tienen garantizadas tres comidas, una cuna, ropa limpia, una enfermera y una docena de sirvientas y, por supuesto, recuperan todos sus derechos, que generalmente han sido pisoteados por miembros de su círculo íntimo, mientras están dados de alta conviviendo en el exterior del hospital.

Sin embargo, incluso si se sospecha eso, uno nunca debe juzgar y siempre debe estar listo para tratar a cada paciente como un individuo y con el máximo respeto. Deberíamos tratar de educar a estas personas sobre cómo usar todos sus recursos naturales, mientras están en sus comunidades, cómo encontrar o construir otros nuevos. Mi creencia es que, a veces, el paciente mental hospitalizado ve de manera poco realista a los profesionales de la salud mental y que vivimos una vida sin problemas en un mundo sin problemas, con pocas o ninguna dificultad. Sin embargo, como cuidadores, muchos de nosotros tendemos a obtener un poder inestimable a través de este método de pensamiento... es decir, "alimentamos a nuestros egos con un pensamiento tan poco realista". Sin embargo, como profesionales de la salud mental, debemos continuar guiándolos en la dirección correcta. Por supuesto, esto debe hacerse sin involucrarnos en nuestros propios asuntos privados, sino más bien al señalarles que *"la vida es difícil y que cuanto antes uno se da cuenta de que la vida es difícil, ya no es así; sino que simplemente se convierte en vida"*. Además, debemos insistir en que todos experimentamos factores estresantes, pero que uno debe ayudar a crear entornos más saludables para ellos mismos, establecer metas para obtener acceso. Por supuesto, esta conversación solo podría lograrse con pacientes que sean coherentes y capaces de comprender. Al ponerlo en práctica, debe hacerse en pequeños pasos y con un resultado orientado a objetivos. A los pacientes también se les debe enseñar cómo lidiar con los factores estresantes y los factores de ansiedad de la vida real. Una vez pregunté a un colega: "¿no sería grandioso que una persona creyera que una sala psiquiátrica dentro de un hospital es el mejor lugar del mundo?".

Los Modelos Intrapsíquicos

Este modelo también proviene de una perspectiva social, pero se refiere al individuo, más que al grupo. Ubica su preocupación hacia los males de la mente. Su objetivo principal es alterar los factores ambientales interpersonales del paciente, a través de grupos individuales o de psicoterapia, en los que podríamos explorar y estructurar su mente o psique. El objetivo principal de este modelo se refiere a si la fuente y los problemas se consideran funcionales en lugar de orgánicos. Estudia las experiencias internas de cada individuo durante el proceso de crecimiento y cómo han vivido como adultos. Este proceso es visto como una fuente de dificultad por derecho propio, por lo tanto, sin una patología orgánica subyacente.

Este punto de vista abre el camino hacia otra perspectiva de intervención, ya que el tratamiento ahora podría verse finalmente desde la perspectiva psicológica o interpersonal. Por supuesto, la compasión, la interacción social y los ambientes agradables se habían analizado previamente como terapéuticos, sin embargo, estas intervenciones se realizaron de la misma manera en que tratamos de manera beneficiosa a las personas con enfermedades médicas, como las que padecen del SIDA o cáncer. En años anteriores, estos ajustes ambientales interpersonales se habrían considerado, ya sea como accesorios útiles para las formas convencionales de intervenciones médicas, o como medidas calmantes útiles, cuando el tratamiento médico era inaccesible.

Antes de la época de Freud, era prácticamente imposible imaginar las fuentes de la enfermedad, ya que provenían de los aspectos o experiencias intrapsíquicas e interpersonales; "Excepto en los casos en que se pensaba que uno era poseído por demonios". Aunque incluso hoy en día, existe la tendencia a creer que el entorno debe ser interactivo, con cierta predisposición genética inherente al trastorno para que se produzca una enfermedad psiquiátrica. Esto es especialmente cierto en el caso de la enfermedad psiquiátrica crónica.

Para muchos médicos con formación médica es difícil no dejarse seducir por una perspectiva que busca una debilidad estructural subyacente, como causante. Freud también nos permitió, poner la enfermedad mental en un continuo con un comportamiento normal, para ver la enfermedad crónica como no tan diferente en tipo, sino en un grado de lo que todos experimentamos. Esta perspectiva, nos permite ubicar las enfermedades crónicas, dentro del alcance territorial de las experiencias humanas, en lugar de fuera de los muros, al tiempo que nos permite ver y tratar al paciente mental como un ser humano viviente al igual que vosotros, cual si fuesen menos que seres humanos. Esta perspectiva psicodinámica, está profundamente concentrada en las causas interpersonales o intrapsíquicas de la enfermedad mental. Analiza estructuras de la mente, como el yo o el ego. Se esfuerza por la visión de las enfermedades y la modificación del comportamiento, sobre la base de la comprensión. Muchos psiquiatras psicoanalíticos, comenzando con Freud o psicólogos del ego, como Ericsson, entran en esta categoría. Ven la enfermedad crónica, no solo como una etiqueta social o un conjunto aprendido de conducta social, sino también como un conjunto de conductas aprendidas al servicio de ciertas necesidades psicológicas muy reales. Estas necesidades deben satisfacerse de manera más productiva antes de que se puedan lograr nuevos datos. Aunque sin lugar a duda, las actitudes aferradas y exigentes pasivas de muchos de los enfermos crónicos hacia los médicos, podrían verse como defensas del ego al servicio de la salud, en lugar de simplemente actos hostiles y agresivos. Tal comportamiento, podría verse como una alternativa saludable a la desintegración psicótica; Ciertamente, la enfermedad crónica en sí misma puede verse como un grito de auxilio, socorro por ayuda, en lugar de un retiro de la enfermedad. Se ha sugerido que, si las psicosis agudas pueden verse como una lucha de crecimiento, las psicosis pueden verse como una lucha fallida hacia el desarrollo continuo. Esta perspectiva agrega muchas ideas útiles sobre los orígenes y la naturaleza de las enfermedades crónicas; aumenta la apreciación por las experiencias pasadas significativas y permite una visión positiva del desarrollo de la enfermedad misma.

También nos permite tener una perspectiva más amplia de la vida como un todo, una que nos permite ver la vida del paciente como un todo, y cada paciente, como un individuo, en lugar de principalmente como un miembro de un grupo o simplemente pertenecer a un grupo de individuos.

Sin embargo, pasa por alto el lugar real de las presiones sociales y ambientales, más allá de la familia o experiencia inmediata del individuo. Tampoco ha podido demostrar ninguna eficacia, en la erradicación o el alivio de la enfermedad psiquiátrica crónica, a pesar del esfuerzo de muy largo alcance de una multitud de médicos dedicados, tratando de demostrar lo contrario. En el mejor de los casos, este modelo nos ha dado una perspectiva más amplia sobre el desorden y la visión completa de toda la persona, incluida su historia personal única.

Este modelo, también ha promovido una preocupación genuina por el individuo, en lugar de una preocupación social fragmentada por el grupo, también ha servido para ayudar a lograr una justificación sólida y teórica de la amabilidad y un tratamiento terapéutico humano obligatorio, en lugar de una simple ética visión general. En el peor de los casos, no ha podido apreciar el impacto real de las presiones sociales y ambientales en la familia y el individuo.

Viendo a la Enfermedad Mental Como un Mito... Comprendiendo el Modelo, Derechos del Paciente

Este modelo es realmente la antítesis de los anteriores. Es quizás la más extrema de las perspectivas sobre la enfermedad psiquiátrica crónica y una que intenta refutar la existencia del fenómeno por completo. Los partidarios de este punto de vista han sugerido que es lo convencional y que son los individuos cuerdos los que son bastante engañosos. Argumentaron y declararon firmemente que son los enfermos los que están cuerdos y quienes también poseen una verdadera visión creativa de la naturaleza de nuestro mundo. Esta es la extensión lógica de la noción prevaleciente y la creencia de que, de alguna manera, algunos de los individuos con enfermedades mentales crónicas, son de hecho superiores en inteligencia o imaginación, que aquellos que llevan vidas más convencionales y racionales. El artista, el dramaturgo, el poeta, el compositor y el pintor han sido interpretados por varios individuos con enfermedades crónicas. A veces, una actuación se considera brillante y otras veces aburrida, pero hay tolerancia e incluso admiración por este tipo de comportamiento desviado. Los defensores, por igual, el Dr. Thomas Szasz y otros han discutido con vehemencia y han planteado reclamos para abogar por la destitución de las enfermedades mentales, especialmente las enfermedades crónicas, como se entienden comúnmente. Szasz se convirtió en el defensor número uno de los derechos civiles de los pacientes con enfermedades crónicas, y argumentó de manera convincente que cualquier tipo de tratamiento a largo plazo, e ilimitado, no es más que una hospitalización y encarcelamiento involuntario. Por lo tanto, en defensa de sus argumentos, también señala que "incluso los delincuentes, criminales, acusados y encontrados culpables de cometer delitos graves, tienen derecho a una apelación y su duración de encarcelamiento claramente establecida ante la ley. Mientras tanto, los enfermos mentales, tradicionalmente, siguen aun sin recurso, muchas veces son encarcelados de por vida, relativamente por comportamientos inofensivos". En realidad, esta perspectiva ha hecho contribuciones reales a nuestra comprensión de los abusos actuales y potenciales en todo el sistema de servicios de salud mental en los Estados Unidos y a nivel mundial. Este modelo en particular ha alentado y, en última instancia, exigido un enfoque humanitario e ilustrado para el tratamiento de los trastornos mentales.

También ha señalado la falta de tolerancia a formas relativamente menores de desviaciones y la injusticia de muchas formas de tratamiento. Sin embargo, esta perspectiva modelo ha pasado por alto el hecho de que los problemas que enfrentan los pacientes no son imaginarios, sino bastante reales. Los pacientes enfrentan dificultades diarias que son dolorosas y debilitantes y estos no se alivian fácilmente, simplemente por tener compasión, ni mayor tolerancia social. También hemos minimizado el papel que juegan los pacientes con enfermedades crónicas en la creación de actitudes negativas hacia su situación. Es claramente un modelo no científico y uno cuya preocupación es más una cuestión de moralidad pura y una base de humanidad. En muchos aspectos, este concepto se centra más en los males del espíritu; sin embargo, nos ha alertado sobre el hecho de que el paciente necesita defensores firmes y mucho más firmes dentro del sistema de salud actual.

Sin embargo, también nos recuerda que existen fuerzas políticas y legales en el trabajo, que configuran la experiencia de la enfermedad crónica, y que nosotros, como sociedad, tenemos una tolerancia limitada a esta forma de conducta desviada. Ha tratado de mostrarnos dónde nosotros, como profesionales, hemos castigado a los pacientes sin saberlo, bajo el pretexto del tratamiento y donde hemos asumido el control sobre la vida de las personas, que, de lo contrario, podrían ser capaces de existir perfectamente sin nuestra ayuda, aunque, tal vez, no de acuerdo con nuestros valores y nuestros estándares. Sus principales defensores, de hecho, famosos en los círculos profesionales y laicos, Laing y Szasz, son campeones de estas causas. Szasz, afirma *que "la enfermedad mental no es más que una frase simbólica orientada a parecerse a un diagnóstico médico, cual adopta una postura defensiva argumentando que la enfermedad mental no es más que una etiqueta estigmatizante aplicada a las personas cuyo comportamiento molesto u ofende a los demás".* La novela de Mary Barnes, *"Dos Reportes de un Viaje a Través de la Locura,"* hace varios años, los defensores sugirieron firmemente que intentar explicar esta perspectiva peculiar sobre la enfermedad argumentando que *"la peor forma de enfermedad mental es algo llamado esquizofrenia y que la definición de esta enfermedad, nunca podría coincidir con la realidad de las personas que se suponía que lo manifestarían".* Ven la esquizofrenia como una carrera, en lugar de una enfermedad, y que esta carrera siempre involucra al menos a dos profesionales, un paciente y un psiquiatra. Sin embargo, la mayoría de las veces se lanza con la ayuda y el estímulo de la familia inmediata del paciente.

Además, han argumentado que "las experiencias que ocurren en estas personas etiquetadas como esquizofrénicos, luego se incluyen bajo el término 'psicótico', no son del todo ininteligibles, ni locos, y que éstas, simplemente ocurren en un orden diferente de realidad, similar a un sueño despierto. "Que la invalidación social de tales experiencias se obtiene al llamarlos 'enfermos' o 'locos', no es más que una maniobra interpersonal básica de personas en todas las culturas occidentales, en las que los sueños y los estados de alucinación no son considerado un vehículo válido para transmitir la realidad, sin importar cuánta verdad puedan expresar". Por lo tanto, se cree firmemente que este modelo nos ha alertado sobre los muchos defectos y abusos reales y potenciales que se encuentran en todo nuestro sistema de atención de salud mental. Sin embargo, ha logrado engañar a un gran número de personas con una noción romántica de que las personas con enfermedades mentales deben ser más envidiadas que tratadas. En realidad, tiende a minimizar el sufrimiento sintomático muy real de las personas con enfermedades crónicas. "Sin embargo, desear que la esquizofrenia crónica no fuera real, es un sueño bastante hermoso; aunque con simplemente desearlo, nunca convertiremos ese sueño en realidad". Talvez sea esta la misma creencia compartida en sueño cual surge de los escritorios y computadoras de algunas oficinas administradoras de hospitales, con las horas extras, laboral obligatoria, forzadas diarias, cual se imponen en exceso. Dicha práctica no solo debe considerarse un abuso sobre el sistema y sus empleados, sino más bien un abuso sobre el paciente, que espera recibir un servicio de tratamiento al cien por ciento, en un lugar seguro y de alta calidad.

En realidad, ordenar a alguien que trabaje más de la cantidad de horas estipulada durante su turno, en una institución mental, es simplemente preparar a esa persona para que se vuelva hostil y más bien abusiva hacia los más vulnerables. Esto solo podría verse como esclavitud, o al menos como servidumbre por contrato moderno, independientemente de que sea un tiempo extra negociado y forzado pagado. Es inseguro y poco saludable tanto para el personal del hospital como para el paciente.

Los Modelos Integrados

Si la enfermedad mental crónica no se puede ver desde un modelo médico, epidémico, sociológico o intrapsíquico y si no se puede ver como un mito, ¿cómo se debe ver, evaluar o examinar? Es esencial para nosotros tener un enfoque integrado que incluya todas estas perspectivas, sin limitarse a una sola. Se vuelve más crítico para los médicos desarrollar una perspectiva coordinada; uno que aísle los componentes únicos y esenciales de la experiencia de la enfermedad crónica.

Los componentes son críticos en el diagnóstico, tratamiento y prueba de enfermedad crónica. En cierto sentido, es más fácil decir qué es una enfermedad psiquiátrica, en lugar de definirla directamente. No es un diagnóstico ni una categoría diagnóstica específica. Cualquier categoría de enfermedad mental puede volverse crónica. Este es un punto importante, ya que el término enfermedad psiquiátrica crónica se entiende con frecuencia como esquizofrenia crónica. Aunque hay muchos casos de esquizofrenia crónica y muchos otros tipos de enfermedades mentales, que deben considerarse al planificar estos servicios para los enfermos mentales como grupo. Los trastornos afectivos, las dificultades neuróticas, los trastornos de la personalidad, así como las afecciones orgánicas, pueden considerarse enfermedades potencialmente crónicas. También debemos tener en cuenta que la enfermedad psiquiátrica crónica no es exclusiva de un grupo de edad en particular. Hay una tendencia a identificarlo como sinónimo de problemas geriátricos, esto no significa que todas las personas mayores padecen trastornos mentales; de hecho, este problema está lejos de ser exclusivo para adultos de cualquier edad.

Debido al hecho de que los niños, los adolescentes, los adultos jóvenes y las personas mayores pueden desarrollar y desarrollan una amplia variedad de formas de enfermedades mentales crónicas. El hecho de que las enfermedades crónicas no estén relacionadas con la edad ni con un claro desarrollo, es una de las cinco perspectivas más difíciles que afectan su prevención y diagnóstico. Además, la enfermedad psiquiátrica crónica no es un fenómeno relacionado con la clase social.

Aunque existe una tendencia a pensar en las enfermedades crónicas como una enfermedad de los pobres, cuando en realidad éstos no tienen el monopolio del mercado de enfermedades crónicas. A mediados de la década de 1980, tuve el honor y el privilegio de trabajar en el, Institute of Living (IOL) Instituto de la Vida, cuando era una instalación totalmente privada y exclusiva para millonarios. Es decir que los familiares de estas personas, debían tener mucho dinero para ser admitidos en una instalación. Durante dicha época, solamente los ricos y "súper ricos" tenían derecho a tal tratamiento. Hay muchas otras excelentes instalaciones psiquiátricas privadas, que brindan atención a largo plazo a quienes las necesitan y pueden pagarla. Estos centros de tratamiento nos brindan una amplia evidencia de que el dinero no puede comprar la salud mental. Si la enfermedad crónica no es un diagnóstico específico, no está relacionado con la edad, no es un trastorno socioeconómico, entonces, ¿qué es? Es posible observar las propiedades de las experiencias de enfermedades crónicas, cruzando una edad de vida, diagnóstico, sexo y clases sociales. Incluso es posible encontrar áreas comunes de dificultad que crucen los límites entre las diversas formas de intervenciones psicoterapéuticas. Está claro que el problema principal de la enfermedad psiquiátrica crónica es una de las perspectivas, hay que encontrar una perspectiva que "funcione" y que incluya la consideración de las propiedades importantes de este fenómeno. Una vez que las dificultades de un paciente se hayan clasificado como "enfermedad mental" de cualquier variedad, la enfermedad puede considerarse crónica, si se encuentran cuatro propiedades (que se narrarán en el siguiente párrafo). Estas cuatro propiedades especiales diferencian claramente los trastornos crónicos de los trastornos situacionales agudos o transitorios. Estos cuatro están presentes cuando una enfermedad es... grave, permanente, estigmatizada y contagiosa.

Cuando a menudo hay una sensación de que algo está muy mal, independientemente del patrón de síntomas específico. Cuando todos los involucrados acuerdan que el individuo afectado ya no puede vivir con el problema tal como existe y se acuerda además que, por lo tanto, es necesaria la intervención profesional. Cuando la enfermedad, puede caracterizarse por episodios recientes de discapacidad grave. Cuando puede haber diversos grados de deterioro real en el funcionamiento. Cuando generalmente hay una sensación de diversos grados de estrés emocional para el paciente, un miembro de la familia u otra persona importante. Cuando la carga total de la enfermedad parece intolerable incluso con intervención ... Cuando el reconocimiento de la magnitud de la carga de la enfermedad para el paciente y otros es una característica destacada de la enfermedad crónica. Cuando esta carga generalmente es causada por el grado de discapacidad social y laboral, creado por los síntomas del paciente. Dado que muchos de estos síntomas no están completamente controlados por medicamentos o psicoterapia, con frecuencia se deben producir alteraciones masivas en los estilos de vida del paciente y su familia.

Aunque los trastornos pueden alterar o inhibir la capacidad del paciente para resolver problemas en su vida cotidiana. La dificultad, ya sea de pensamiento o afecto, puede obstaculizar las relaciones importantes de roles del paciente. Entonces, el paciente puede ser totalmente incapaz de desempeñar un papel ocupacional habitual o puede que nunca haya adquirido uno en primer lugar, entonces el problema nunca se considera benigno. Existe la sensación de que los síntomas persistirán y que éste no es solo un episodio agudo que se resolverá rápidamente. Aunque algunos síntomas pueden ser relativamente leves, como alteraciones del estado de ánimo, el sueño, el apetito o el funcionamiento sexual, el número total de síntomas puede sumarse a una imagen más grave de discapacidad y, si persiste, puede ser una amenaza adicional para la vida, creando así un problema social y psicológico. Las dificultades siempre son evidentes en los roles adultos convencionales, como la interacción laboral o social, también puede haber un mayor riesgo de muerte por suicidio, pero más allá de la amenaza, activa o pasiva, muchos pacientes pueden ponerse en riesgo de una variedad de problemas, por negligencia de su bienestar físico. La gravedad de la discapacidad puede indicar la necesidad de más grupos, asesoramiento individual o una forma de atención institucional. Incluso cuando la hospitalización no está indicada, puede ser necesario supervisar continuamente las necesidades físicas, como la ropa, la comida, la higiene, etc. Problemas adicionales como la confusión o la deambulación pueden hacer que el paciente se convierta fácilmente en una presa fácil para una variedad de antisociales o actos criminales. También debe tenerse en cuenta la falta de una nutrición adecuada, una higiene adecuada y un cuidado personal adecuado.

Aunque es menos frecuente la aparición y persistencia de síntomas extraños, como el habla inapropiada o los comportamientos violentos, a menudo hacen imposible el tratamiento comunitario. Esto va más allá de la mera falta de disponibilidad de un número suficiente de situaciones de vida, de falta de disponibilidad protegidas para esas personas con discapacidad crónica. Entonces se convierte en la pregunta muy real sobre la viabilidad de mantener a muchas personas fuera de las instituciones de atención total, debido a la gravedad de la dificultad psiquiátrica que pueden estar experimentando. Las consideraciones de riesgo para uno mismo o para otros son críticas. A lo largo de este segmento, intentaré enumerar por nombre y definición los diferentes tipos de enfermedades mentales que ininterrumpidamente continúan afectando e interrumpiendo tantas vidas. En mi intento, también trataré mostrar cómo las familias luchan a diario, cuando un miembro está afligido por esto. En la parte superior de la lista está la esquizofrenia, por supuesto. ¿Por qué esquizofrenia? porque es una de las categorías de enfermedades mentales más perturbadoras y debilitantes.

Esquizofrenia

¿Quizás haya notado que la esquizofrenia se ha mencionado más, a lo largo de este trabajo, que cualquier otra de las diversas enfermedades mentales? Según las pautas específicas que se encuentran en los criterios de los Manuales Estadísticos de Diagnóstico (DSM), indica que, para diagnosticar a alguien con esquizofrenia, una persona debe haber sufrido esta enfermedad durante al menos seis meses y exhibir al menos dos de los siguientes cinco síntomas: delirios, alucinaciones, comportamiento desorganizado, pensamiento y habla desorganizados y síntomas negativos. Además, no deben exhibir síntomas maníacos ni depresivos significativos y, por supuesto, también deben descartarse tanto el abuso de sustancias como otras afecciones médicas. La razón de esto es porque el alcohol etílico y otras sustancias, ya sea una intoxicación o abstinencia, también pueden causar síntomas psicóticos muy parecidos a los que se presentan con esquizofrenia. Ciertas condiciones médicas y neurológicas también pueden producir síntomas psicóticos que pueden no cumplir con los criterios para el diagnóstico.

Esquizofrenia ... Esquizofrenia y otros trastornos psicóticos: Tipos de trastornos psicóticos: Esquizofrenia, esquizofreniforme, esquizoafectivo, delirios, psicótico breve, psicótico compartido, trastorno psicótico debido a una afección médica general, medicamentos recetados, que también pueden conducir a un trastorno psicótico inducido por sustancias y varios otros tipos de trastorno psicótico. Según el DSM, debe tomar esquizofrenia +6 meses, 1 mes en fase activa y mostrar 2 o más de los siguientes síntomas: *delirios, alucinaciones, habla desorganizada, comportamiento desorganizado o catatónico, síntomas negativos antes de hacer dicho diagnóstico.*

Subtipos de esquizofrenia: tipo paranoide, tipo desorganizado, tipo catatónico, tipo indiferenciado, tipo residual. Los síntomas positivos relacionados con la esquizofrenia son los siguientes:

Delirios, alucinaciones, lenguaje desorganizado, comportamiento desorganizado o catatónico, síntomas negativos.

Los Síntomas Negativos de la Esquizofrenia

La expresión emocional es plana, o el aplanamiento afectivo, los pensamientos y el habla se reducen *alogia*, disminuye la capacidad de iniciar un comportamiento dirigido por objetivos.

Esquizofreniforme, es muy similar a la esquizofrenia, excepto que los síntomas son de uno a menos de 6 meses.

El trastorno esquizoafectivo es igual a los síntomas de esquizofrenia, más un episodio maníaco o mixto depresivo mayor de trastornos delirantes, con uno o más delirios no extraños, que dura aproximadamente un mes = +1. No hay criterios para la esquizofrenia. Los tipos de delirios son: erotomaníaco, delirios de grandeza, celoso, persecutorio, somático mixto. Un trastorno psicótico breve, podría clasificarse como un inicio repentino que generalmente dura de un día a un mes. Se exhibe uno de los siguientes, alucinaciones, delirios, discurso desorganizado, comportamiento desorganizado o comportamiento catatónico.

El trastorno psicótico compartido, o *Folie a deux*, (en francés) se clasifica como una ilusión, que se desarrolla en un individuo en el contexto de una relación cercana con otra, que ya tiene una ilusión ya establecida. La ilusión es similar a la persona con la ilusión establecida.

Trastorno psicótico, debido a una condición médica general, las alucinaciones, los delirios, debido a una condición fisiológica directa, no solo ocurren durante el delirio.

¿Están también interconectados con alucinaciones y delirios que están directamente relacionados con los efectos específicos de una sustancia, medicamento, abuso de drogas y toxinas?

Episodios maníacos: la persona debe exhibir los siguientes comportamientos durante al menos una semana: mostrar signos de euforia, éxtasis o en un estado de felicidad intensa. A veces, también pueden parecer irritables, habladores, tener delirios de grandeza, hiperactivos, distraibles y/o exhiben mal juicio, lo que de hecho podría llevar al individuo a un grave deterioro social o laboral.

Episodios mixtos: en este caso, el paciente habría cumplido los criterios sintomáticos para los episodios maníacos y depresivos mayores, pero ha durado tan solo una semana.

Episodio Hipomaníaco. Esto es muy parecido al episodio maníaco, aunque es breve, mucho menos severo y generalmente se trata en clínicas ambulatorias.

Trastorno del estado de ánimo: generalmente se clasifica según un patrón de enfermedad, que se debe a un estado de ánimo anormal. Aunque la mayoría de los pacientes experimentan trastornos del estado de ánimo, han experimentado depresión en algún momento. Sin embargo, algunos muestran altos y otros muestran bajos. Sin embargo, no todos los trastornos del estado de ánimo se diagnostican sobre la base de episodios de estado de ánimo. Un paciente debe primero encajar en las siguientes categorías para ser diagnosticado como tal:

Trastornos depresivos

Trastornos depresivos mayores: estos individuos no deben haber mostrado episodios maníacos o hipomaníacos, pero han exhibido uno o más episodios depresivos mayores. Estos episodios pueden ser recurrentes o un solo episodio.

Trastorno distímico: este tipo de depresión no es lo suficientemente grave como para considerarse un episodio depresivo mayor, aunque dura mucho más que la depresión mayor y no tiene fases altas. Trastornos depresivos no especificados: esta categoría se estudia cuando un individuo muestra síntomas depresivos y no cumple con los criterios para un diagnóstico depresivo en el que se presenta la depresión.

Trastornos bipolares: aproximadamente el 30% de las personas con trastornos del estado de ánimo, también experimentan episodios maníacos o hipomaníacos y aproximadamente el 95% de estas personas también experimentan depresión. Sin embargo, la gravedad y la duración de los altibajos del individuo ayudarían a determinar el trastorno bipolar específico.

Tipo de trastorno bipolar 1: debe haber al menos un episodio maníaco, sin embargo, la mayoría de los pacientes con trastorno bipolar 1 también habrían experimentado un episodio depresivo mayor.

Trastorno bipolar 2: este diagnóstico requiere al menos un episodio hipomaníaco y al menos un episodio depresivo mayor.

Trastorno ciclotímico: las personas antes de ser diagnosticadas con trastorno ciclotímico deben tener cambios de humor repetidos, pero ninguno lo suficientemente grave como para ser considerado una depresión mayor o un episodio maníaco.

"Sin embargo, los trastornos del estado de ánimo también podrían confundirse fácilmente con una afección médica".

Tenga en cuenta que los altibajos en el estado de ánimo de una persona pueden ser causados por una variedad de enfermedades físicas. El abuso de sustancias también podría enmascarar los trastornos del estado de ánimo inducidos por la sustancia. El alcohol y otras sustancias pueden causar las marcas registradas altas y bajas de los trastornos del estado de ánimo, pero las que no cumplen con los criterios para ninguno de los criterios mencionados anteriormente para un diagnóstico. Otras causas de los trastornos del estado de ánimo podrían ser el estado de ánimo disfórico del trastorno de la personalidad, que se menciona en los criterios para el trastorno límite de la personalidad, aunque es un estado de ánimo deprimido, acompañado de un trastorno de personalidad evitativo, dependiente e histriónico. La depresión también se puede encontrar, en muchos otros trastornos mentales, incluídos, entre otros, esquizofrenia, trastornos alimentarios y trastornos de somatización, trastornos sexuales, de género y de identidad. Los síntomas del estado de ánimo también pueden observarse en personas que padecen trastornos de ansiedad, trastornos de pánico, trastornos obsesivo-compulsivos, trastornos fóbicos y trastornos de estrés postraumático.

Los Trastornos Severos de la Personalidad

A través de los 5 ejes anormales en el Manual Estadístico de Diagnóstico (DSM), es la forma en que todas las personas se abordan principalmente durante un diagnóstico. En el DSM IV, los trastornos clínicos se enumeran en 3 ejes separados, como se describe a continuación. El eje 1 se refiere ampliamente al trastorno principal que necesita atención inmediata; es decir, un episodio depresivo mayor, una exacerbación de la esquizofrenia o un brote de trastorno de pánico. El eje 2, enumera los trastornos de la personalidad que pueden dar forma a la respuesta actual al problema del eje 1. El eje 2 también indica cualquier trastorno del desarrollo, en otras palabras, discapacidad de aprendizaje, etc., que puede ser el factor predisponente hacia el eje 1. Ejemplo: alguien con discapacidad grave de aprendizaje, retraso mental o trastornos de la personalidad paranoica, tal vez puede sucumbir rápidamente en un estado depresivo clínico, ante una situación estresante. Eje 3, enumere cualquier problema médico o neurológico que pueda ser relevante para los desafíos psiquiátricos actuales o pasados del individuo. Por ejemplo, alguien con asma severa, que también está lidiando con problemas psiquiátricos, puede creer que sufre de un ataque de ansiedad o pánico debido a los síntomas de las vías respiratorias superiores. El Eje 4, sirve para codificar efectivamente los principales estresores psicológicos del individuo. El eje 5 codifica el nivel de funcionamiento que muestra el paciente en el momento de la evaluación. Este código también puede servir para indicar un nivel más alto de funcionamiento que el cliente pudo haber logrado durante el año pasado. Ejemplo, escala 0 - 100, con 0 siendo el más bajo y 100, siendo casi perfecto... ¡aunque ninguno de nosotros obtendría un puntaje tan alto, francamente!

A lo largo de los años, los investigadores han encontrado que los medicamentos a veces son útiles en el tratamiento de trastornos graves de la personalidad. Esto lo han estudiado y documentado extensamente, las razones de esto pueden ser porque los factores biológicos, como los cambios en las temperaturas, probablemente podrían desempeñar un papel importante en los estilos de afrontamiento emocional y cognitivo que finalmente dan forma a una personalidad. También se han dado cuenta de que algunas de las dimensiones subyacentes que influyen en las personalidades, como la agresión y la sensibilidad emocional a la separación, en parte se heredan biológicamente y podrían tener una base en fisiología y, por lo tanto, pueden ser susceptibles de intervenciones biológicas, como la medicación. También se ha observado que las personas que desarrollan trastornos graves de la personalidad experimentan respuestas extremas o estereotipadas a situaciones comunes, en parte debido a ciertas vulnerabilidades biológicas. Estas vulnerabilidades biológicas pueden compartirse con otras personas, que desarrollan trastornos más agudos al mostrar síntomas similares. Los expertos defensores de estos estudios también han sugerido y han propuesto que los síntomas de algunos trastornos graves de la personalidad se superpongan sustancialmente con los trastornos del eje 1 e incluso con algunas afecciones neurológicas, como el síndrome de Tourette.

Algunos trastornos graves de la personalidad, por lo tanto, podrían ser parte de los "espectros de trastornos que reflejan vulnerabilidades biológicas comunes". Según estas conceptualizaciones, la investigación también indica que los trastornos graves de la personalidad, bien pueden ser la manifestación de "subumbrales", trastornos de ansiedad, trastornos depresivos, trastornos de control de impulsos, y así sucesivamente. Y en los debates actuales han argumentado que, si tal razonamiento es correcto, los medicamentos que son efectivos en el manejo de los síntomas de trastornos agudos dentro del espectro, también pueden ser efectivos en el manejo de síntomas crónicos similares experimentados en ese "rango".

Aunque los hechos clínicos nos han demostrado que las intervenciones biológicas, como la medicación, pueden ser de ayuda para las personas con trastornos graves de la personalidad, no debemos invalidar o incluso desafiar la visión equilibrada que pueden producir otras experiencias de desarrollo.

Estos podrían ser tan simples como aprender la naturaleza de los procesos cognitivos del individuo, lo que podría ser de importancia crítica en el desarrollo de los trastornos de personalidad, la manifestación y el tratamiento del trastorno de personalidad grave. La causa de un trastorno grave de la personalidad no necesariamente debe determinar la mejor forma de tratarlo con medicamentos. La elección de los medicamentos en este momento, tal vez estén muy basados en los síntomas. Por lo tanto, desde entonces se han establecido recomendaciones firmes para la consideración del médico con respecto al tratamiento de individuos con trastorno de personalidad grave con medicamentos.

Por lo tanto, se les ha recordado que deben tener una idea cualitativa y cuantitativa clara sobre los síntomas objetivo que deben abordarse. También es importante tener en cuenta que, lamentablemente, algunos de los trastornos de personalidad más graves, como el trastorno esquizoide, histriónico narcisista, dependiente y obsesivo-compulsivo de la personalidad, no responden particularmente bien al tratamiento con medicamentos, a pesar de que están (posiblemente) relacionados Trastornos del eje 1, responden. Puede ser que hayamos pasado por alto algún factor importante en nuestra clasificación de esos trastornos de personalidad severos particulares, porque, aunque superficialmente, parecen similares a algunos trastornos del eje I, no responden a los medicamentos que se espera que traten esos trastornos del eje 1. Estas entrevistas, si se realizan de manera sistemática, se enfocarían mejor en mostrar o extraer patrones de personalidad y, por lo tanto, en un trastorno grave de la personalidad. Los comportamientos anteriores en la vida son piezas de información muy importantes, debido en parte a que un trastorno grave de la personalidad se habría formado en un individuo desde su período de adolescencia. "La actual crisis de opioides y el uso excesivo de la epidemia de medicamentos recetados, que actualmente causa estragos en toda nuestra nación, sobre nuestros jóvenes adictos y no adictos, podría ser un claro ejemplo de estos estudios que durante demasiado tiempo permanecieron ampliamente ignorados".

Estos estudios también recomendaron que una entrevista clínica, profunda y cuidadosa permitiría a los entrevistadores diferenciar entre la mayoría de los trastornos del eje 1 que podrían haberse superpuesto a la estructura de la personalidad y los trastornos graves de la personalidad. Los expertos en el campo también creían que todos los tratamientos de los trastornos del eje 1, deberían estar en conjunción con el tratamiento del trastorno grave de la personalidad. La entrevista clínica de una persona veraz, un buen historiador, que aclararía si alguna afección o tratamiento médico que interviene, o el abuso de drogas o alcohol, puede estar afectando estos comportamientos. Si la historia no es confiable, por supuesto, la corroboración de terceros podría ser esencial. La historia cultural y familiar también podría ayudar a revelar la vulnerabilidad biológica de ciertas condiciones. El historial médico, incluidas las enfermedades o medicamentos pasados o actuales, también es importante porque pueden estar causando los síntomas actuales. En el caso de la impulsividad o la agresión, una evaluación médica se convierte en algo imperativo. Esto ayudaría a descartar convulsiones u otros trastornos cerebrales, trastornos degenerativos, etc.

En algunas situaciones, los antecedentes familiares muy religiosos de una persona podrían afectarlo. Es posible que hayan tenido un pariente muy religioso, sometido al hospital por preocupación por la seguridad de la persona, mientras practicaban rituales religiosos. ¿Se comportaba el paciente adecuadamente dentro de ese contexto cultural? A veces, nos abruman los clérigos, que podrían argumentar que las prácticas religiosas de este individuo eran completamente correctas, lo que tal vez podría ser cierto. Los investigadores también han recomendado que, en ciertos casos, a veces sería bastante útil dejar de distraerse con prácticas basadas en la cultura y darse cuenta de que uno podría cometer errores graves, debido a su propio juicio valioso. Los pares y colegas expertos actualmente en el campo estarían de acuerdo una vez más en que los médicos deberían decidir centrarse en la naturaleza de la relación interpersonal del individuo. El ingrediente principal utilizado, al hacer un diagnóstico de trastorno de personalidad. En conclusión, podríamos encontrar que hubo un trastorno de personalidad grave presente en este individuo, sin embargo, podría no haber respondido al tratamiento farmacológico.

Finalmente, aunque el trastorno de estrés postraumático puede predisponer a algunas personas a desarrollar el trastorno límite de la personalidad, a menudo nos impresiona la remisión de los "síntomas de personalidad", cuando el trastorno del eje 1 ha sido tratado.

A medida que reflexionamos sobre el enfoque y los estudios de varias experiencias clínicas de psicoterapeutas, nos aseguraremos de que algunos de sus trastornos de personalidad más difíciles, diferenciales y graves se hayan producido, cuando han sido tomados de las personas que tenían ambos, un trastorno de personalidad grave y algunas otras condiciones psiquiátricas o médicas relacionadas. A lo largo de estas medidas, uno podría aprender a evitar el cierre prematuro y cuándo descubrir la condición principal que afecta principalmente a ese individuo. Los estudiantes de medicina y los médicos a menudo se sienten aliviados cuando hacen un diagnóstico de salud mental y remiten a un paciente desafiante a un profesional de salud mental. También se debe tener en cuenta que no hay nada en tener una enfermedad mental o un trastorno de la personalidad que evite que una persona tenga una enfermedad cardíaca, diabetes, esclerosis múltiple o cáncer de seno, etc. De hecho, los estudios han demostrado que las personas con enfermedades mentales tienen un riesgo mucho mayor de contraer afecciones médicas complicadas que las personas sanas promedio. Esto se debe en parte a una larga lista de posibilidades incluidas, por lo tanto, no limitadas a los efectos secundarios de los medicamentos, la falta de una dieta adecuada, la falta de sueño, el uso de sustancias, las habilidades sociales de socialización, el aislamiento. Todo lo cual se compone además de ser sedentario debido a la alta dosis de medicamentos, la incapacidad de seguir dicha dieta, debido a la depresión de las voces, etc. A veces hemos tenido dificultades para diferenciar el trastorno afectivo bipolar (ciclotimia) del trastorno límite de la personalidad, porque existe una responsabilidad afectiva. Afortunadamente, el manejo de la medicación es de alguna forma similar.

El abuso recurrente de sustancias es además un desafío, ya que puede estar presente en un individuo con trastorno de personalidad grave, que podría estar auto-medicándose. Los médicos a quienes he entrevistado me aseguraron que siempre le han preguntado a una persona tan confiable qué medicamentos han tomado que parecen haberlos ayudado a sentirse mejor". Varios han establecido que a veces pueden llevar a cabo una base biológica del desorden de personalidad individual al encontrarlos y ayudarlos en las calles donde residían. Cuando el individuo se da cuenta de que dicha clínica no está informándose o investigando sobre su uso de drogas para luego criticarlo o criminalizarlo, se muestra mucho más comunicativo con la información. Otro desafío para los médicos ha sido determinar si un trastorno grave de la personalidad estaba presente en un individuo que estaba recibiendo medicamentos como los esteroides. Estos individuos particulares son esencialmente aquellos con un trasplante de riñón, colitis ulcerosa, esclerosis múltiple, etc. Por lo tanto, recomiendan encarecidamente que exploremos todas las condiciones que afectan el cerebro, lo que eventualmente podría cambiar la aparente "personalidad". Recuerdo haber leído sobre un grupo particular de médicos, que pasaron por alto una masa frontal en un hombre, que presentó cambios de personalidad. Siempre debemos mantener una mente abierta y fundamentalmente darnos cuenta de que los trastornos de la personalidad simplemente no aparecen y luego desaparecen. La persona con problemas mentales y de desarrollo, que está actuando de alguna manera, puede o no tener un trastorno grave de la personalidad. Una regla práctica útil para muchos terapeutas a lo largo de los años, altamente recomendada por expertos confiables, ha sido cuestionar si el comportamiento de la persona con problemas de desarrollo mental es apropiado para su edad de desarrollo cognitivo, desafíos superpuestos que la pubertad puede haber causado, o es ¿no? Los médicos, las enfermeras registradas de práctica avanzada, los médicos, las enfermeras y, sobre todo, el personal psiquiátrico general, evidentemente han descubierto que el manejo de medicamentos en alguien con un trastorno grave de la personalidad es difícil cuando la persona está médicamente enferma, especialmente con insuficiencia renal o hepática, o si el metabolismo tiene ha sido alterado por otros medicamentos.

Por lo tanto, antes de prescribir un estabilizador del estado de ánimo para tales individuos, no es inusual que los médicos intenten elegir favorablemente uno que sea metabolizado por un sistema de órganos que esté razonablemente intacto. Razón por la cual, se cree que el litio se convirtió en una droga de elección, en la década de 1980. A lo largo de los años para las personas con insuficiencia hepática, el litio se excreta principalmente a través del riñón, por lo tanto, se expulsa de sus cuerpos a través del tracto urinario. El valproato de sodio, por lo tanto, en una persona que padece insuficiencia renal se metaboliza posteriormente en el hígado. Mientras compilaba los datos de mi investigación e interrogaba a varias enfermeras registradas de práctica avanzada, y médicos, todos llegaron a un acuerdo de que era bastante fundamental que supieran básicamente, o que tuvieran un historial médico detallado de exactamente qué medicamentos está tomando el individuo incluidas las dosis. Además de enfatizar la importancia de antemano y la comprensión exhaustiva de cualquier estudio de laboratorio anormal. En conclusión, general, las dosis de medicamentos pueden ser necesarias para aumentar en momentos de estrés físico emocional y disminuir si la toxicidad, los efectos secundarios se vuelven lo suficientemente significativos como para superar los beneficios. Las dificultades inherentes al establecer una alianza terapéutica con alguien que tiene un trastorno de personalidad severo y alguien que, por lo tanto, tiene problemas significativos con las relaciones interpersonales, pueden hacer que el cumplimiento de la medicación sea problemático. Sin embargo, todos los que he interrogado revelaron claramente preocupaciones similares con respecto a los individuos más impulsivos o que actúan, asimismo, estaban naturalmente preocupados por las sobredosis. Por lo tanto, es imperativo definir operativamente, cualitativa y cuantitativamente cada síntoma objetivo para cada psicotrópico tomado. Definir los ejemplos de posibles síntomas objetivos, incluída la impulsividad y la compulsividad, y no ignorar la inestabilidad afectiva, la ira, la rabia, la depresión, la baja autoestima o la alta capacidad de respuesta o baja capacidad de respuesta, o la agresión hacia uno mismo u otros.

Toda la información investigativa a lo largo del tiempo ha aconsejado continuamente a los médicos que actualicen los métodos de monitoreo precisos y documenten significativamente, con respecto a los niveles de ansiedad, así como la habituación más lenta a nuevos estímulos. Estos, que pueden manifestarse en el miedo a la separación o la fobia social, anormalidades en la organización perceptiva o cognitiva, como episodios psicóticos transitorios, ideas de referencia o proyecciones paranoides y el uso de defensas primitivas como; *períodos de disociación, escisión, negación, falta de conciencia, conciencia rígida, idealización o devaluación de uno mismo.*

La mayoría de los médicos y profesionales de la salud que entrevisté, prácticamente han acordado por unanimidad que cuando remiten a un individuo con trastorno de personalidad grave a otro profesional para la evaluación de medicamentos, es importante investigar primero y comunicar claramente la actitud del cliente sobre la toma de medicamentos para sus síntomas. La razón que han declarado es porque muchos de estos individuos están preocupados por alterar significativamente su "yo" inherente, porque ven sus síntomas como una manifestación genuina de sí mismos. Esta preocupación va al centro de la identidad de un individuo y, por lo tanto, puede ser una preocupación aún mayor para aquellas personas diagnosticadas con *trastorno límite de la personalidad o trastorno narcisista de la personalidad.* Por lo tanto, cuando sea posible, este problema importante requiere un trabajo exhaustivo o abordarlo en detalle antes de remitirlos. Además, los pacientes *histriónicos* o dependientes pueden volverse resentidos con la derivación de un medicamento, porque temen ampliamente abandonar la manifestación. Las personas diagnosticadas con Trastorno Límite de Personalidad (TLP,) además, pueden ver una derivación de medicamentos, como un abandono por parte de un psicoterapeuta, que los ha abandonado. Por lo tanto, se advierte una conciencia efectiva hacia la etapa inicial ahora establecida para dividir entre el terapeuta y el especialista.

De la misma manera, una persona que sufre síntomas severos pronto podría darse cuenta de que el consejero, que no hace una derivación de medicamentos, no está obteniendo, ni proponiendo todo el potencial que es accesible.

Por supuesto, el paciente paranoico, sin embargo, puede rechazarlo por ambas razones, *a) ser referido para medicamentos y (b) no ser referido para medicamentos.* Posteriormente, la confianza se convierte en el tema central y una "dosis fuerte de discusión franca y directa" sobre los riesgos potenciales y las ventajas de tomar medicamentos, debería ser un enfoque muy beneficioso.

Debido a las similitudes descriptivas encontradas en el Manual Diagnóstico y Estadístico de los Trastornos Mentales (DSM IV plus) *publicado por* la Asociación Americana de Psiquiatría, los trastornos de la personalidad se agruparon en tres grupos. *Grupo A*, que incluye un trastorno de la personalidad paranoide, esquizoide y esquizotípico. Según el DSM IV, las personas con estos trastornos se describen como extrañas o excéntricas. *El grupo B*, que incluye los trastornos de personalidad antisocial, límite, histriónico y narcisista, y estos individuos fueron descritos como dramáticos, emocionales o erráticos. *Grupo C*, que incluye los trastornos de personalidad evitativos, dependientes y obsesivo-compulsivos. Las personas con estos trastornos a menudo parecen ansiosas o temerosas. Algunos profesionales de la salud mental descubrieron que dicho sistema de agrupamiento podría tener limitaciones significativas, particularmente con aquellos individuos con trastornos de personalidad concurrentes, que podrían tender a cruzar el grupo. Además, los investigadores han encontrado rastros de evidencia científica, lo que demuestra que puede existir una posible relación genética entre el trastorno de la personalidad paranoide, la esquizofrenia y el trastorno de la personalidad esquizotípica. Y han documentado ampliamente sobre estas personas con trastorno de personalidad paranoide, que a menudo desarrollan los trastornos del eje 1 de abuso de sustancias, trastorno obsesivo compulsivo y trastornos basados en la ansiedad, como la agorafobia.

Y han afirmado que a menudo experimentan depresión, debido a su recelo y desconfianza, son ego-sintomáticos, debido a su visión del mundo. Que es más probable que acudan a una clínica u oficina para el tratamiento del estado de ánimo de ansiedad asociado o trastornos relacionados con sustancias, problemas para controlar su ira o diversos problemas personales, legales o situacionales atribuibles a malas relaciones y habilidades interpersonales. Los médicos con experiencia en este tipo de clientes han recomendado que, al hablar sobre medicamentos para el tratamiento de los síntomas relacionados, es mejor ser especialmente directo y preciso, de modo que no sientan que se está reteniendo algo. Alguna evidencia ha demostrado que los neurolépticos pueden ser útiles si existe una ideación psicótica directa y franca. Sin embargo, la presentación más común de sospecha no psicótica no parece responder a la medicación; de hecho, las sugerencias sobre el uso de medicamentos pueden hacer que la persona sienta que está tratando de suprimir o controlar preocupaciones legítimas. Los médicos han comentado sobre sus experiencias al administrar medicamentos con tales pacientes y se han dado cuenta de que podría ser un error permitir que el individuo revele demasiado durante la entrevista inicial. Han recomendado que, en cambio, debamos permitir varias sesiones para obtener suficiente información antes de determinar si el medicamento podría ser útil o no. Otros terapeutas también han confesado, han descubierto de la manera difícil que, al apresurar dicho proceso, el paciente inicialmente actúa conforme a la entrevista, pero trata de incorporarlos a una cosmovisión agresiva, o puede sospechar de su verdadera motivación para aprender. mucho sobre ellos. Aunque no es raro que un paciente con trastorno de personalidad paranoica despida a su terapeuta antes del final de la primera sesión o abandone el tratamiento poco después. Las personas con trastorno esquizoide de la personalidad transmiten una sensación de desapego social y expresión emocional restringida.

Este trastorno no tiende a estar genéticamente relacionado con la esquizofrenia y puede entenderse mejor como una manifestación de introversión extrema, un temperamento que se compone de una base genética. Sin embargo, debido a que el síntoma principal es el de una capacidad aparente muy baja de experimentar un afecto positivo, los expertos en el campo de la psiquiatría y la neurofarmacología han sugerido que el trastorno esquizoide de la personalidad representa los signos de síntomas negativos de la esquizofrenia por debajo del umbral y esa personalidad esquizotípica. El trastorno representa un subumbral, síntomas positivos de esquizofrenia. Por lo tanto, el trastorno esquizoide de la personalidad no responde bien incluso a los neurolépticos atípicos más nuevos, que generalmente son más efectivos que los medicamentos anteriores, cuando se dirigen a los síntomas negativos de la esquizofrenia. Las principales diferencias notadas entre el trastorno esquizoide de la personalidad y el trastorno evitativo de la personalidad aparecen, como un síntoma basado en la ansiedad, que aparece en forma de ausencia en los deseos de relaciones sociales íntimas en la persona con trastorno esquizoide de la personalidad. Estas personas pueden parecer deprimidas a veces, pero la mayoría de las veces esta apariencia realmente parece reflejar un desprendimiento sin depresión.

A lo largo de mis más de treinta años de experiencia en trabajar con personas con enfermedades mentales, mientras estudiaba el campo de la salud mental, realizaba investigaciones, interrogaba a psiquiatras, psicólogos, enfermeras, trabajadores sociales, observaba y empleaba habilidades de investigación policiales previamente obtenidas para investigar seriamente a personas con trastornos de personalidad. Al observar que las personas con trastornos esquizoides de la personalidad parecen algo más receptivos al personal y sus compañeros, cuando reciben medicamentos antidepresivos. Cuando se les preguntó: "¿por qué?", el psiquiatra, el psicólogo y las enfermeras respondieron a esta pregunta en conclusión y, por lo general, de la misma manera: "¡inhibidor de la recaptación de serotonina!". Aunque el mecanismo exacto de acción de los inhibidores selectivos del reuptake de la serotonina (SSRIS) aún se desconoce... curiosamente la mayoría estuvo de acuerdo, los mismos pacientes, rara vez informan sentirse mejor.

He observado a menudo durante las entrevistas, los pacientes parecen no tener idea de lo que estamos hablando cuando les decimos "te has visto mucho mejor en estos días". También se observa que, en ese momento, casi todos quieren descontinuar sus medicamentos, pero que también quieran seguir en tratamiento. Recientemente, los clientes que padecen enfermedades mentales comenzaron a buscar un enfoque natural para el tratamiento, a través de la neuropatía, la homeopatía, los remedios, etc. Planeo continuar mi evaluación después de esta publicación. Muchos de los profesionales de la salud mental a quienes entrevisté durante esta investigación también respondieron a esta pregunta de la misma manera. Y he acordado que este fenómeno no se está causando, debido al hecho de que estos individuos no desean relaciones sociales íntimas, sino que es más bien su dificultad para conceptualizar, sobre cómo lograr tener una relación y lo que esto podría significar para sus vidas.

Trastornos Esquizotípicos de la Personalidad.

Las personas diagnosticadas con trastorno esquizotípico de la personalidad en realidad sienten un malestar agudo por las relaciones cercanas. Los investigadores han encontrado genética asociada entre el trastorno esquizotípico de la personalidad y la esquizofrenia. Y han relacionado que sus hallazgos sean los de personas diagnosticadas con cualquiera de estos trastornos, tienen un déficit en el proceso cognitivo de atención y selección. Esto les dificulta mucho relacionarse con su entorno. Lo más natural es que sienten una gran incomodidad en los aislamientos sociales y, por lo tanto, se aíslan. Los médicos también han sugerido que antes de diagnosticar a un individuo con trastorno esquizotípico de la personalidad, primero se debe tener en cuenta la diferenciación entre ellos y aquellos que sufren de epilepsia del lóbulo frontal, sin embargo, no es difícil, porque los síntomas de la epilepsia ocurren episódicamente. El comportamiento esquizotípico de la personalidad también se puede encontrar en algunos pacientes que han sido diagnosticados con un comportamiento límite de la personalidad. Aunque a diferencia de los diagnosticados exclusivamente con TLP, las personas con trastorno esquizotípico de la personalidad tienen aberraciones cognitivo-perceptivas duraderas que no se limitan a períodos de estrés o ansiedad intensa. Como se señaló en una serie de estudios, se ha descubierto que el trastorno esquizotípico de la personalidad puede considerarse como una manifestación subsindrómica de algunos de los síntomas positivos de la esquizofrenia y, como tal, podría responder a la medicación neuroléptica en dosis bajas. Los psiquiatras y otros profesionales de la salud han afirmado que esto es cierto, aunque en el menor de los síntomas clínicos, como el aislamiento social, que se considera como ansiedad. Han recomendado y advertido sobre los riesgos de discinesia tardía y otros efectos secundarios, por lo tanto, probablemente sea mejor disminuir los neurolépticos durante los momentos en que el paciente está menos angustiado. Actualmente se están estudiando varios medicamentos antipsicóticos y antidepresivos más nuevos para su uso en esta afección.

Grupo B: *Trastornos de personalidad antisocial, límite, histriónico, narcisista y antisocial*

Las personas diagnosticadas con trastornos de personalidad antisocial son impulsivas y muestran un desprecio agresivo por las normas sociales. La impulsividad que conduce a la agresión es una dimensión que probablemente sea heredable. Esto también se ve en los trastornos del eje 1 del trastorno explosivo intermitente DSM IV, como un trastorno afectivo bipolar y como un trastorno de conducta. La evidencia de factores genéticos asociados con el trastorno de personalidad antisocial parece más sólida que la mayoría de los otros trastornos psiquiátricos, incluidos el trastorno bipolar y la esquizofrenia.

La literatura muestra que estos individuos tienen un nivel de excitación basal bajo, especialmente cuando se trata de posibles estímulos dolorosos.

Se ha postulado que desarrollan menos miedo y culpa en torno a las consecuencias de ignorar las normas sociales. Dos tercios de las personas con trastornos de personalidad antisocial tienden a tener un trastorno de abuso de sustancias asociado y esto solo ayuda a disminuir aún más su control de los impulsos. El terapeuta considera que las personas con trastorno de personalidad antisocial son algunos de los trastornos de personalidad más difíciles de tratar, razón por la cual la terapia ambulatoria rara vez es exitosa. La mayoría ha acordado que la terapia funciona mejor cuando está respaldada por las consecuencias reales de sus contínuos actos antisociales, especialmente para aquellas personas con comportamientos psicópatas. La investigación ha encontrado que un enfoque práctico que se centra en el valor de los patrones de comportamiento que se ajustan a la norma social, es el mejor enfoque para la mayoría de estos individuos, en lugar de utilizar enfoques que intentan lidiar con el miedo, la culpa o una técnica de construcción de conciencia. Debido a que las personas con trastorno de personalidad antisocial a menudo no aceptan fácilmente la responsabilidad de sus comportamientos y, por lo tanto, culpan o aceptan la idea de que los medicamentos deben controlar sus síntomas.

Sin embargo, los expertos consideran que este hecho tiene condiciones positivas y negativas, como depresión e irritabilidad, que podrían conducir a la agresión, la ansiedad y el abuso de sustancias ... y que la intervención inmediata con medicamentos podría reducir indirectamente el comportamiento antisocial y es una propensión a la violencia. Por otro lado, los médicos individuales podrían argumentar que uno no debería tener que excusar la responsabilidad por el comportamiento. Las personas con trastornos de personalidad antisocial, que han estado deprimidos, han respondido bien a los medicamentos antidepresivos en términos de afecto y su capacidad para controlar los arrebatos emocionales y la impulsividad. Hallazgos recientes han sugerido que el trastorno de personalidad antisocial podría considerarse algo así como una anormalidad del desarrollo neurológico. Lo que también podría estar asociado con anomalías físicas menores, hiperactividad y dificultades de aprendizaje ... o más simplemente, como adultos con un trastorno de déficit de atención residual, con impulsividad, irritabilidad, labilidad del estado de ánimo, dificultad para enfocarse y discapacidades de aprendizaje sutiles, que son atribuibles al trastorno por déficit de atención.

Trastorno de Personalidad Histriónica

El individuo con trastorno de personalidad histriónica, con sus siglas en inglés (*HPD*) muestra un comportamiento de búsqueda de atención emocional excesivo. Estas personas tienen grandes dificultades para retrasar la gratificación. El trastorno de personalidad histriónico puede compartir una disposición genética hacia la impulsividad o la búsqueda de sensaciones, que también caracteriza a las personas con trastorno de personalidad antisocial. Los síntomas de la persona histriónica empeoran, cuando reconocen una amenaza para el atractivo físico o la integridad corporal, por lo tanto, la enfermedad médica y la hospitalización pueden ser especialmente difíciles para estas personas. Los profesionales de la salud mental también han encontrado que este trastorno es difícil de tratar con medicamentos, además, han acordado que algunos síntomas pueden responder al tratamiento con antidepresivos, especialmente la reactividad del estado de ánimo, la hipersomnia y la sensibilidad al rechazo.

Trastorno de personalidad narcisista

La personalidad narcisista de los individuos desordenados, muestran una configuración generalizada de comportamiento y pensamiento de grandiosidad, una necesidad de admiración y una falta de empatía con los demás. Idealizan y luego devalúan a los demás y están preocupados por conflictos e inseguridades hacia su autoestima. Buscan tratamiento para el abuso de sustancias; La intervención con medicamentos puede ser útil aquí, ya que a menudo se presentan con síntomas depresivos. Los médicos también han encontrado que los medicamentos antidepresivos son especialmente útiles para este grupo de pacientes. Aunque primero deben considerar si continúan administrando estos medicamentos cuando la depresión está presente y han acordado tomarlos. También han descubierto que el individuo narcisista deprimido es bastante impredecible y, en ocasiones, puede representar un alto riesgo.

Desorden de Personalidad Evasiva

Las personas con trastorno de personalidad evasiva tienen un mayor nivel de actividad tónica del sistema nervioso simpático, niveles más altos de excitación cortical y una habituación más lenta a nuevos estímulos. El trastorno de personalidad evasiva y los trastornos de personalidad dependientes pueden coexistir con la depresión mayor y el trastorno obsesivo compulsivo, los síntomas del trastorno de personalidad evitativo aparente se pueden remitir a través del tratamiento de los trastornos del eje asociados.

Trastorno de personalidad dependiente

El individuo con trastorno de personalidad dependiente experimenta la necesidad de ser atendido. Esto más tarde podría conducir a un comportamiento sumiso y miedo a la separación. Este trastorno puede ser el resultado de una interacción entre un temperamento ansioso inhibido y un apego inseguro a una figura parental que puede ocurrir por una variedad de razones. *El trastorno de personalidad dependiente a menudo se observa en personas con retraso mental y también en otras personas que han sufrido desde la infancia un trastorno médico general grave.* Los expertos de este grupo de pacientes han sugerido fuertemente que es muy importante tomar un historial médico al evaluar y tratar a estas personas. El trastorno de personalidad dependiente a menudo se asocia con trastornos del estado de ánimo o ansiedad, el tratamiento de estos trastornos asociados puede ser útil para la persona, aunque no existe un enfoque farmacológico conocido para tratar el trastorno de personalidad en sí. La relación con el psicoterapeuta o la farmacoterapia puede convertirse en un fin en sí mismo para el paciente. *Esto puede ser un problema si resulta en que la persona se vuelve menos directa sobre la resolución de los síntomas o el uso de medicamentos. Todos han acordado que es importante establecer algunos límites a estos pacientes desde el principio, para que sus expectativas de contacto no excedan lo que los miembros del equipo de tratamiento pueden o están dispuestos a hacer por ellos a largo plazo.*

Los estudios han encontrado que estos individuos responden bien al establecimiento de límites, una vez que se han asegurado de que no serán abandonados. Los médicos también han recomendado que todos los tratantes deben explicar por adelantado que tal continuidad en su relación se vea como tal y no irritarlos de una vez. Esto también debe documentarse, verse y discutirse a través del plan de tratamiento entre el equipo de tratamiento.

Trastorno obsesivo compulsivo de la personalidad

Los estudios nos han demostrado que el trastorno de personalidad obsesivo compulsivo difiere del eje 1, en que el trastorno de personalidad obsesivo compulsivo no se caracteriza por la presencia de obsesiones o compulsiones. Por lo tanto, implica un patrón más generalizado de preocupación por el orden, el perfeccionismo y el control, que comienza en la edad adulta temprana. Puede haber rasgos de obsesionalidad genéticamente heredados, relacionados con el desarrollo de este trastorno. El trastorno de personalidad obsesivo-compulsivo también implica patrones de comportamiento rígidos que son algo ego-sintomáticos para el individuo. Los pacientes con trastorno de personalidad obsesivo-compulsivo pueden ser propensos a la ansiedad, sentimientos de hostilidad y trastornos físicos relacionados con una preocupación constante. La depresión puede desarrollarse en la mediana edad o si ocurren problemas profesionales. Estos síntomas pueden ser tratados. Los médicos con experiencia en este grupo recomiendan encarecidamente el tratamiento farmacológico, que debe incluir el tratamiento de los trastornos asociados del eje 1 que involucran ansiedad o depresión. A diferencia de las obsesiones y compulsiones del trastorno del eje 1, que pueden responder a la medicación, la preocupación por el orden y el perfeccionismo de la persona con trastorno obsesivo compulsivo de la personalidad no responde a ningún tratamiento conocido con medicación.

Trastorno Límite de la Personalidad

Cabe señalar que he elegido enumerar este estudio de personalidad para el final y la razón de esto es simplemente porque ha sido uno de los comportamientos de personalidad más desafiantes entre todos los comportamientos severos de personalidad para profesionales de salud mental y para profesionales para tratar. El terapeuta generalmente se encoge de hombros cuando un individuo diagnosticado con Trastorno Límite de la Personalidad (TLP) aparece entre sus casos. La razón es que las personas diagnosticadas con trastorno límite de la personalidad tienden a mostrar un patrón de impulsividad, inestabilidad anímica, relaciones interpersonales inestables e insatisfactorias, y una imagen inestable. La creencia del investigador hacia tales inestabilidades del estado de ánimo presentes en los Trastornos Límite de la Personalidad probablemente se deba a un rasgo genético.

Debido a que estas personas son impulsivas, tienen problemas para controlar su enojo rápido e intenso y pueden realizar actos de autolesión física. Su recuerdo selectivo de eventos cargados de emoción puede estar relacionado con su ira intensa, que puede distorsionar su registro, nublando así su memoria de un evento. La patología límite de la personalidad juega un papel muy importante en el suicidio de personas en sus 20 años. Los factores estresantes que rodean estos suicidios a menudo son bastante leves y se postula que esto podría reflejar un umbral más bajo para el suicidio entre los pacientes límite. Por lo tanto, los médicos recomiendan que, al tratar los síntomas depresivos en estos individuos, los resultados se obtengan mucho mejor con los inhibidores de la recaptación de serotonina que con los antidepresivos. Existe alguna evidencia que muestra que los comportamientos de lesiones se reducen cuando se trata a pacientes limítrofes con inhibidores de la recaptación de serotonina. Aquellos pacientes que experimentan disminución de energía, hipersomnia e hiperfagia, a veces responden mejor a los antidepresivos conocidos como inhibidores de la monoamino oxidasa. Han descubierto que los benzodiacepinas no son una buena opción debido al potencial de control del comportamiento y que el litio reduce la inestabilidad del estado de ánimo, lo que se asocia con una disminución de la actuación agresiva.

Es especialmente efectivo en aquellos individuos limítrofes, que tienen un pariente con trastorno afectivo bipolar. Los anticonvulsivos como el valproato de sodio y la carbamazepina también son útiles para estabilizar la labilidad afectiva y aumentar la capacidad de retrasar la acción impulsiva y, en cierta medida, también para mejorar los episodios psicóticos breves.

Los pacientes con descontrol conductual o agresión física y verbal responden bien a los inhibidores de la monoamino oxidasa y casi tan bien a un neuroléptico o estabilizadores del estado de ánimo, como la carbamazepina. Sus síntomas empeoran con los benzodiacepinas en términos de mayor gravedad en los episodios de descontrol conductual. Algunos estudios han revelado una superposición sustancial entre el trastorno límite de la personalidad y el trastorno esquizotípico de la personalidad. Por lo tanto, los pacientes con estos dos trastornos, el atípico y el típico, se benefician enormemente cuando reciben neurolépticos. Este tratamiento parece igualmente efectivo para los síntomas psicóticos sutiles como la sospecha y también podría dispersar sus cualidades estabilizadoras del estado de ánimo en estos individuos, reduciendo la depresión y la sensibilidad interpersonal. A lo largo de mis años de observación y trato con personas que habían sido diagnosticadas con TLP, noté que los médicos a lo largo de su práctica han encontrado útil determinar primero, si un individuo con trastorno límite de la personalidad tiene síntomas predominantemente afectivos o psicóticos.

Una vez que se distingue este énfasis, proceden a tratar de controlar los síntomas más prominentes. Muchos psicoterapeutas han optado por no tratar los síntomas transitorios o los que pueden mejorarse, o continuar con la psicoterapia de apoyo. Muchos psicoterapeutas, que anteriormente se han ocupado de problemas de resistencia al tratamiento, incluida la resistencia a tomar medicamentos correctamente, en general proceden a enseñar al paciente a manejar las habilidades de afrontamiento y las reacciones a los factores estresantes de la vida.

Se debe incluir enseñarle a este grupo cómo lidiar con los sentimientos de difusión de identidad y mejorar las relaciones interpersonales. De ahora en adelante, se ha descubierto que el nacimiento de la terapia conductual dialéctica es especialmente útil en personas con comportamiento relacionado con el suicidio, como la ideación suicida, la desesperanza y la ira que se dirige a uno mismo u otros, la disociación y los comportamientos de riesgo. En un estudio reciente realizado sobre el resultado de los clientes involucrados en el tratamiento con DBT, se descubrió que, para el cuarto mes de tratamiento, solo el 25% de los pacientes seguían tomando medicamentos, en comparación con el 60% en el grupo de control. Así, el uso del paciente en la sala de emergencias y la hospitalización psiquiátrica también habían disminuido en gran número.

Características de Diagnóstico para el Trastorno Límite de la Personalidad

Las personas con trastorno límite de la personalidad tienen un patrón de relaciones inestables e intensas.

Criterio 2. Está claramente definido como: *"usted es lo mejor que me ha pasado, o el mejor terapeuta que he conocido para el síndrome".* Pueden idealizar a los posibles cuidadores o amantes en su primera o segunda reunión, exigen gastar pasar mucho tiempo juntos y compartir los detalles más íntimos al principio de la relación. Sin embargo, pueden cambiar rápidamente de idealizar a otras personas a devaluarlas, sintiendo que a la otra persona no le importa lo suficiente, no da lo suficiente, no está 'allí' lo suficiente, etc. Estas personas pueden empatizar y nutrir a otras personas, pero solo con la expectativa de que la otra persona estará allí a cambio de satisfacer sus propias necesidades y demandas. Estas personas son propensas a cambios repentinos y dramáticos en su visión sobre los demás, quienes alternativamente pueden ser vistos como apoyos benéficos o cruelmente punitivos. Tales cambios a menudo reflejan desilusión con un cuidador, cuyas cualidades nutritivas se habían idealizado o cuyo rechazo o abandono se espera. Puede haber una alteración de la identidad caracterizada por una autoimagen o un sentido del yo marcada y persistentemente inestable.

Criterio 3: nos muestra que hay cambios repentinos y dramáticos en la autoimagen caracterizados por objetivos, valores y aspiraciones vocacionales cambiantes. Puede haber cambios repentinos en las opciones y planes sobre carrera, identidad sexual, valores y tipos de amigos. Estas personas pueden cambiar repentinamente del papel de un suplicante necesitado de ayuda a un vengador justo de malos tratos pasados. Aunque generalmente tienen una autoimagen que se basa en ser malo o malvado. Las personas con este trastorno a veces pueden sentir que no existen en absoluto.

Tales experiencias usualmente ocurren en situaciones en las que el individuo siente la falta de una relación significativa, de crianza y apoyo. Estas personas pueden mostrar un peor desempeño en situaciones laborales o escolares no estructuradas. Las personas con este trastorno muestran impulsividad en al menos dos áreas que pueden autolesionarse.

Criterio 4: indica que estas personas pueden apostar, gastar dinero de manera irresponsable, comer en exceso, abusar de sustancias, tener relaciones sexuales inseguras o conducir imprudentemente. Las personas con trastorno límite de la personalidad, a menudo muestran gestos recurrentes de comportamiento suicida, o amenazas de comportamiento automutilante.

Criterio 5. El suicidio completo ocurre en 8 a 10% de tales individuos y los actos automutilativos, por ejemplo, corte o quema y amenazas e intentos de suicidio son muy comunes. El suicidio recurrente es a menudo la razón por la cual estas personas buscan ayuda. Estos actos autodestructivos suelen precipitarse por amenazas de separación o rechazo o por expectativas de que asumen una mayor responsabilidad. La automutilación puede ocurrir durante las experiencias disociativas y, a menudo, brinda alivio al reafirmar la capacidad de sentir o al expiar la sensación de maldad del individuo.

Las personas con trastorno límite de la personalidad pueden mostrar una inestabilidad afectiva que se debe a una marcada reactividad del estado de ánimo, por ejemplo, disforia episódica intensa, irritabilidad o ansiedad, que generalmente dura unas pocas horas y rara vez más de unos pocos días.

Criterio 6: El estado de ánimo disfórico básico de las personas con trastorno límite de la personalidad a menudo se ve interrumpido por períodos de ira, pánico o desesperación y rara vez se alivia con períodos de bienestar o satisfacción. Estos episodios pueden reflejar la extrema reactividad del individuo al estrés interpersonal. Las personas con trastorno límite de la personalidad pueden estar preocupadas por sentimientos crónicos de vacío.

El criterio 7. es bastante indicativo para las personas con TLP que se aburren fácilmente y pueden hacer que busquen constantemente algo que hacer. Las personas con trastorno límite de la personalidad con frecuencia expresan enojo intenso inapropiado o tienen dificultades para controlar su enojo.

Criterio 8. Pueden mostrar sarcasmo extremo, amargura duradera o arrebatos verbales. La ira a menudo se produce cuando un cuidador o amante es visto como negligente, reteniendo, descuidando o abandonando. Estas expresiones de ira a menudo van seguidas de vergüenza y culpa y contribuyen a la sensación que tienen de ser malvados. Durante períodos de estrés extremo, puede ocurrir ideación paranoide transitoria o síntomas disociativos, por ejemplo, despersonalización.

El criterio 9, generalmente apunta a una gravedad o duración insuficiente para garantizar un diagnóstico adicional. Estos episodios ocurren con mayor frecuencia en respuesta a un abandono real o imaginario. Sus síntomas tienden a ser transitorios y duran minutos u horas. El retorno real o percibido de la nutrición del cuidador puede resultar en una remisión de los síntomas.

Criterios de Diagnóstico para el Trastorno Límite de la Personalidad

Los pacientes límite generalmente muestran un patrón generalizado de inestabilidad hacia sus relaciones interpersonales, su propia imagen y sus afectos, su marcada impulsividad. Estos, que aparecen al comienzo de la edad adulta temprana y permanecen presentes en una variedad de contextos, como lo indican cinco o más de los siguientes:

1: Esfuerzos frenéticos para evitar el abandono real o imaginario = esto no incluye el comportamiento suicida o automutilante, que se encuentra en el Criterio 5.

2: un patrón de relaciones interpersonales inestables e intensas, caracterizado por alternar entre extremos de idealización y devaluación.

3: Alteración de la identidad de una autoimagen o sentido del yo marcada y persistentemente inestable.

4: Impulsividad, en al menos dos áreas que son potencialmente autodestructivas, por ejemplo, gasto errático, sexo, abuso de sustancias, conducción imprudente, atracones, etc. Esto tampoco incluye el comportamiento suicida o automutilado cubierto en el Criterio 5.

5: Gestos recurrentes de comportamiento suicida, amenazas o comportamiento de automutilación.

6: Inestabilidad afectiva debido a una marcada reactividad del estado de ánimo, por ejemplo, disforia episódica intensa, irritabilidad o ansiedad, que generalmente dura unas pocas horas y rara vez más de unos pocos días.

7: Sentimientos crónicos de vacío.

8: Ira intensa inapropiada o dificultad para controlar la ira, por ejemplo, muestras frecuentes de mal genio, ira constante y peleas físicas recurrentes.

9: Ideación paranoide transitoria relacionada con el estrés o síntomas disociativos graves.

CAPÍTULO V

El nacimiento tan esperado ... La llegada de la terapia conductual dialéctica

El éxito de la investigación DBT

El origen de un nombre para una palabra de código que = "Problema".

El surgimiento de la luz hacia la piel emocional

Preguntas frecuentes = DBT - DBT-S

Mi viaje espiritual hacia el cristianismo y la consejería espiritual

Pautas recomendadas por el Teólogo = Orientar a los enfermos emocionales ...

Escrituras recomendadas para aconsejar a los enfermos emocionales.

Listado por Consejeros Cristianos ...

Al servicio de Dios, a la gloria de Dios ... Viaje espiritual al cristianismo

El sistema de salud mental, una vez más está en extrema necesidad de la presencia de Dios

Un Nacimiento Largamente Esperado ... la Llegada de la Terapia Conductual Dialéctica.

Como si la sabiduría antigua se reintrodujera en la perspectiva del mundo moderno

El historiador Arnold Toynbee lo dijo mejor, cuando declaró que: "la llegada del budismo a Occidente puede haber demostrado ser uno de los eventos más importantes del siglo XX". El individuo promedio podría haberse *preguntado "quién, ¿qué, etc.?" Sin embargo, en términos realistas, para las personas diagnosticadas con trastornos límite de la personalidad tiene un significado completamente nuevo y diferente.* Aunque Toynbee no estaba hablando exactamente sobre BPD, al budismo DBT se le atribuye salvar muchas vidas. Si bien podemos preguntarnos ingenuamente qué tienen en común Albert Einstein, DBT, el budismo y Marsha Leinahan. Albert Einstein escribió una vez que, *"La religión del futuro será una religión cósmica ... que debería trascender a un Dios personal y evitar el dogma y la teología. Cubriendo tanto lo natural como lo espiritual, debe basarse en un sentido religioso, que surge de las experiencias de todas las cosas naturales y espirituales, como una unidad significativa". El budismo responde a esta descripción. Otros han seguido su declaración, reconociendo que "si hay una religión mejor preparada para hacer frente a nuestras necesidades científicas modernas, en donde es menos culpar y señalar con el dedo, sería el budismo". En realidad, lo que Albert Einstein, DBT, el budismo y el Dr. Leinahan tienen en común es ese punto en la religión que es mejor conocido en la tradición budista como, (rueda de 8 radios de enlaces interconectados, que se dirige al desarrollo de nuestra sabiduría, ética y conciencia meditativa).* El budismo ha demostrado a la comunidad psiquiátrica logros importantes en el tratamiento de los trastornos límite de la personalidad a través de la *Terapia Conductual Dialéctica*. Esto no se había logrado previamente con la farmacoterapia y todos los demás enfoques terapéuticos no hace mucho tiempo.

Los enlaces interconectados de la Terapia dialéctica conductual están dirigidos a ayudar a este grupo a desarrollar los valores esenciales de la vida. También es un enlace directo a la mejora del valor propio, la autoestima y, por lo tanto, proporciona una mejor comprensión de nuestro prójimo y de nosotros mismos. A su vez, es un enlace directo con todas las demás religiones, porque nos ayuda a comprendernos y aceptarnos a nosotros mismos y a los demás. Es mi humilde opinión y mi esperanza de que tal vez el reingreso del cristianismo y otros grupos religiosos y espirituales en el campo de la salud mental a través del evangelio y el asesoramiento espiritual quizás pueda ayudar a alcanzar alturas aún mayores y encontrar grandes avances en el tratamiento.

Un Poco de Historia sobre la Exitosa Investigación DBT

A finales de la década de 1980, cuando la mayoría de los terapeutas se rascaban la cabeza, se arrancaban el cabello con frustración y estaban a punto de tirar la toalla y darse por vencidos ... casi al mismo tiempo, casi todos pensaron que trabajar con personas diagnosticadas con personalidad límite era inútil y vieron que intentar tratar de no ser más que una larga y exasperante batalla perdida. La Dra. Marsha Linehan, era hasta entonces, una profesora universitaria casi desconocida que surgiría con un tratamiento innovador para salvar el día.

No solo salvó el día, sino que ayudó a devolverle la vida a toda una generación y a salvar innumerables vidas. Armada con una subvención del Instituto Nacional de Salud, la señorita Linehan abrió una tienda y comenzó a probar ensayos clínicos con su nuevo tipo de terapia acumulativa, primero localizando clientes y evaluándolos para los rasgos de personalidad límite e iniciando la terapia, mientras recopilaba datos. Sin embargo, no sería hasta el final de la década, cuando su instinto natural, junto con años de impulso de investigación intelectual estimulante, por supuesto, se despertó a través del poder, la sabiduría y la guía de Dios. Una guía despierta que sirvió espiritualmente a sus creencias altruistas bien fundamentadas y a su instinto interno hacia la atención plena. Aunque todavía está un tanto insegura acerca de sus hallazgos, hasta el análisis final de datos, la profesora Leinahan recuerda que muchas veces estuvo sentada durante incontables horas en su escritorio en el centro de computación de la Universidad de Washington tratando de realizar la investigación. Hasta ese momento, ella escribió algunas palabras, presionó varias teclas y minutos después, las palabras Terapia dialéctica conductual aparecieron en su pantalla. Posteriormente, este nuevo enfoque terapéutico superaría en cientos de veces el rendimiento del tratamiento del molino. Se había inspirado en varias docenas de personas límite muy suicidas y autodestructivas, a quienes había tratado y alentado no solo por su fe en Dios y sus nuevos hallazgos, sino por el éxito logrado que había visto en sus clientes, la profesora Leinahan, pronto comenzaría a presentar y presentar talleres DBT donde pudiera.

Abrumada por la cantidad de pacientes que se desperdician en las salas de hospitalización de pacientes remitidos, donde se sospechaba que los clientes limítrofes eran hostiles por acciones aparentemente normales, como "reducir la confianza en sí mismo", cuando se enfrentan a una sala de médicos completos y otras acciones menores. Apareció y viajó por hospitales de todo el país, su objetivo final era simplemente cambiar la mentalidad del clínico hacia los clientes límite. Para evitar que odien a estas personas y lograr que empiecen a verlas más como personas enfermas que como personas odiosas.

La señorita Linehan pronunció uno de sus primeros discursos memorables, cuando habló en el otoño de 1991, en una conferencia organizada por la Asociación de Psicología de Carolina del Norte en Durham. Después de su presentación, muchos profesionales de la salud mental se inscribieron para asistir a su primera capacitación clínica intensiva de DBT de 10 días. Los psicólogos y otros médicos que asistieron a este entrenamiento luego lo enseñaron a otros en el campo, DBT luego se prendió y se extendió como un fuego salvaje poco después. Uno de los estudios completos más recientes sobre los trastornos límite de la personalidad mostró que para el cuarto mes de tratamiento, solo el 25% de los pacientes seguían tomando medicamentos, en comparación con el 60% en el grupo control, el uso de pacientes en la sala de emergencias y la hospitalización psiquiátrica también disminuyeron, y lo que es más importante, la tasa de suicidios también se redujo en un porcentaje alarmante. Quizás los críticos que todavía están decididos a argumentar si Dios, la fe, la religión y la espiritualidad no pertenecen al campo de la salud mental no serán tan difíciles después de comparar la notable mejora entre esta población de pacientes. Todavía no se comprende del todo por qué el nombre de Dios no está incluido en estos tratamientos, cuando uno puede ver claramente sus acciones a lo largo de sus enseñanzas. ¿Es quizás debido a la separación de la iglesia y el estado?

Después de pasar años trabajando con esta población y viendo innumerables mutilaciones, comportamientos autodestructivos y tantos suicidios exitosos, realmente no creo que estos pacientes estén muy interesados en la "jerga" política, sino en vivir vidas exitosas. Creo que, si estudiáramos un poco más el éxito de DBT, los hospitales psiquiátricos privados y estatales podrían reconsiderar abrir sus puertas y dejar que Dios vuelva a entrar.

Antes de la terapia dialéctica conductual y durante nuestros muchos años de estudio, investigación y enseñanza de habilidades de afrontamiento y otros enfoques, habíamos visto poca o ninguna mejora en ninguno de estos individuos. A pesar de sus cinco días por semana de conversación psicodinámica, tratamiento con electrochoque, litio, tricíclicos o cualquier otra terapia antipsicótica. Muchos de estos individuos incluso habían renunciado a tratar de encontrar formas de terminar con sus vidas y algunos incluso habían perdido la fe en su capacidad de suicidarse. "Una de estas personas una vez me dijo que habían dejado de tomar píldoras porque habían sido rescatadas muchas veces". Un terapeuta que se convirtió en instructor de DBT, una vez me dijo que "los estudios todavía encuentran que las armas son bastante extrañas para muchos límites, aunque permanecen dentro y fuera de los hospitales. Por lo tanto, más adentro que afuera, se cortan y se golpean la cabeza, y se vuelven agresivos o autodestructivos, pero en realidad, realmente no desean morir."

El Origen de un Nombre para una Palabra de Código El "Problema".

Mucho antes de que la mayoría de los hombres mayores heterosexuales acuñaran el término ambiguo "límite" y lo pusieran sobre las mujeres, hace casi cien años, las personas que hoy conocemos como "límites" eran consideradas pesadillas públicas, *islas de miseria intratable* y la molestia en la vida de muchos psicoterapeutas. Siglos de etiquetas diagnósticas cambiantes y crecientes simpatías feministas, no pueden empapelar todo el sistema de salud mental, ni el tratamiento soportado por estos individuos. Esto se debe en gran parte a la terapia mal orientada señalada por profesionales de la salud mental cegados, quienes les han fallado repetidamente. Entre los individuos con trastornos límite de la personalidad, encontramos que casi el ochenta por ciento de ellos son mujeres y también hemos descubierto que aproximadamente un porcentaje igual de todas las personas diagnosticadas como límite, tienden a informar las mismas similitudes repetidas. Todos comparten la misma historia y esa es una historia de abuso sexual infantil, más del triple de la tasa de clientes que recibieron otro diagnóstico.

Muchos intentan repetidamente suicidarse y desafortunadamente más del nueve por ciento de ellos finalmente tienen éxito. Entre ellos, encontramos a las personas volátiles, traumatizadas y dañadas, que Freud llamó "histéricas" e intentó tratar con muy poco éxito durante el siglo pasado. Muchos otros, empeoraron, se deterioraron y acudieron a los perros durante el gran período de psicoanálisis clásico. Otto Stern más tarde describió esto como estar en el límite entre la psicosis y la neurosis. Las personas que fueron tratadas por terapeutas feministas durante la primera parte de la década de 1980 lograron un resultado igualmente mixto ... aunque en este momento la etiqueta despectiva de 'límite' estaba siendo abandonada a favor de un término menos intimidante y más humano, optaron por llamarlas *sobrevivientes de trauma'*.

El DSM-IV +, hoy simplemente define la personalidad límite como un trastorno del carácter del eje 1, marcado por la inestabilidad de las relaciones interpersonales, la autoimagen, los afectos y la impulsividad marcada. Los síntomas enumerados del trastorno incluyen esfuerzos frenéticos para evitar el abandono real o imaginado, seguidos de episodios de despersonalización y disociación, oscilación entre idealización y denigración de otras tendencias suicidas, automutilación, soledad, ira, vacío interno e impulsividad en al menos dos áreas que son potencialmente autodestructivos, por ejemplo: gastos extraños, abuso de sustancias, conducción imprudente, atracones, etc. Entre la frustración de los terapeutas y la jerga secreta, el término límites también va acompañado de muchas revelaciones, que durante mucho tiempo ha sido el palo corto para aquellos clientes que nunca llegaron más allá La crisis de los clientes, al igual que la frágil alcohólica Blanche Dubois, el personaje de la película "Un Tranvía Llamado Deseo," que dependía eternamente de la amabilidad de los extraños. Los clientes que recuerdan a Marilyn Monroe, quien fue retirada del cuidado de su madre psicótica y fue abusada sexualmente repetidamente durante la infancia, ella permanece errante, entrando y saliendo de las relaciones de explotación, por lo que no puede protegerse.

En realidad, el término "límite" era una "palabra clave" definida no para un individuo, sino más bien para una relación, *un doble ahogamiento terapéutico si se puede*. Estaba destinado a etiquetar prácticamente a cualquier individuo que aterrorizara, enfureciera o rechazara a su terapeuta, como Alex Forrest, la aparentemente competente mujer de la ciudad de Nueva York, la vida, a quien Glen Close retrata en la película "Atracción Fatal." Ella se enfureció, se cortó las muñecas y acechó a su amante casado, cuando él intentó dejarla. Bob, el "pegamento humano loco" interpretado por Bill Murray en la película *¡Qué tal Bob!* Quien siguió a su psiquiatra congestionado hasta su casa de verano y lo volvió loco. El frustrado terapeuta más tarde comenzó a tratar de volarlo con dinamita. Y, por supuesto, ¿cómo podemos olvidar el poderoso personaje de Barbara Streisand en la película "Me Quieren Volver Loca?"

Algunos de estos terapeutas frustrados entrevistados en la vida real fueron tan lejos como para considerarlos y definirlos como *"la amenaza terapéutica del infierno"*. eran secretamente conocidos como los *terroristas de la sala de reclusión* en aquel entonces. Hace varios años, antes de la llegada de DBT, podrían haber sido fácilmente identificados como *los talibanes del mundo terapéutico de Bin Laden*.

Aunque muchos de ellos eran muy agradables, algunos terapeutas se negaron a trabajar con ellos, alegando que había demasiado esfuerzo para tan poco resultado. Hablé con un médico que claramente todavía recuerda a dos clientes que la hicieron arrancarse el cabello a principios de los años ochenta. Un hombre con frecuencia amenazaba con suicidarse y hacía llamadas por cobrar a su oficina para decir cosas como *"Usted descriptivo + explícito + descriptivo ... no da #$%& sobre mí. Solo soy un sueldo para ti ... mi enfermedad no significa nada más que un trabajo para ti "*. Añadió que ese mismo cliente luego arrojó café caliente en su traje nuevo. Otro cliente simplemente pasaba el puño por las ventanas de vidrio o intentaba perforar bloques de cemento, *su mano derecha tenía más fracturas de tejido cicatricial que un reptil con escamas en la espalda*.

A lo largo de mi carrera de muchos años en el campo de la salud mental, con frecuencia he sido testigo y he tratado con más personas diagnosticadas en el límite de lo que podría recordar, aunque fuera de todo, uno en particular viene inevitablemente a mi mente. Un individuo que persistentemente los superará a todos. En estos escritos haré referencia a él como (Sr. B.G). Aunque este no es el nombre real de los hombres debido a la responsabilidad, la confidencialidad y el respeto debido a él como una persona individual afectada por una enfermedad grave, que desde entonces ha fallecido. Aunque su nombre se había convertido en sinónimo en la mayoría de las instalaciones y hospitales estatales y privados de salud mental en todo el noreste.

Algunos de los trabajadores de salud mental, que lo conocían, creen en broma que, si se aprueba oficialmente, el DSM y el Webster's Dictionary habrían colocado inmediatamente una copia reconocida de su fotografía justo al lado del "criterio límite gráfico". Después de recorrer casi todas las instalaciones psiquiátricas en todo el Noreste, fue enviado de regreso al hospital donde yo trabajaba en ese momento. En su segundo día de llegada, tramó y sin reservas, alentó a otro cliente, a quien también se le había diagnosticado TLP, a atar bolsas de plástico alrededor de sus pies y piernas, encender una cerilla, y juntos se prendieron fuego. Una semana después, se salió de control y golpeó a una enfermera, mientras ella se acercaba a él con un vaso de jugo frío para calmar su sed. La golpeó tan fuerte; ella se recuperó unos tres o cuatro pies y se golpeó la cabeza contra la pared. Hasta el día de hoy permanece paralizada del cuello para abajo, por este acto cruel, más tarde fue enviado a un instituto forense para delincuentes locos (uno de los centros de tratamiento conductual más estrictos y rigurosos de la región). Mientras estuvo allí, él egoístamente logró acumular el mayor número de horas de restricción mecánica registradas hasta el día de hoy, en la historia de los hospitales psiquiátricos estatales en el país. En total, estas horas equivaldrían a más de mil doscientos días en poco más de cuatro años. Sin embargo, no se presentaron cargos penales ni se presentaron contra él por el ataque a la enfermera. Después de años más tarde, la Junta de Revisión Psiquiátrica (PSRB) fue desarrollada por expertos, posteriormente sacaron su archivo para una revisión de conducta para darse cuenta de que ya no podría permanecer allí si en realidad no era condenado por cometer un delito. Sr. B.G. luego fue enviado de vuelta a nuestras instalaciones; desafortunadamente, aterrizó en nuestra sala. Por suerte, fui seleccionado y nombrado su terapeuta de atención primaria. Todos los miembros del personal estaban preocupados por su regreso nuevamente al hospital, y especialmente parecían sentir empatía conmigo por mi fe en este paciente, como si de alguna manera pudieran medir el nivel de mi ansiedad interna, el calibrador del medidor. Durante las semanas que siguieron y esos días tan esperados, lo único en lo que pensé fue en explorar nuevas vías e intentar encontrar con éxito formas prácticas para trabajar eficazmente con este cliente. Me senté y me pregunté qué de todas las instalaciones disponibles en todo el estado, ¿por qué tendría que ser nuestra unidad ... nuestro pequeño barrio tranquilo?

Entonces me di cuenta de que la razón fundamental para que lo enviaran a nuestra sala era porque habíamos sido elegidos la unidad piloto designada en todo el estado para la droga recién lanzada, Clozaril. Los límites, así como los esquizofrénicos también se estaban probando en ese entonces con este nuevo medicamento curativo. Al principio creía que me estaban preparando para fallar, pero como más tarde reflexioné, hablé con mi supervisor y me tranquilizaron porque la razón por la que fui designado para ello se debía a mi experiencia previa con pacientes límite y a mi capacidad para ser productivo y mantenerlos enfocados y constantemente ocupados. Finalmente demostraría ser la persona más desafiante que he conocido ... y el resto del hospital también. A veces, anticiparíamos tener una buena noche, me aseguraba de dedicarle de diez a quince minutos de atención individual en cada turno, trabajar con él en metas breves y alcanzables, mientras le proponía tareas de su agrado, etc. Se aseguró de satisfacer sus necesidades inmediatas y lo entrevisté abiertamente sobre detalles específicos y dirigidos de su preferencia. Aunque la noche se habría estado moviendo tranquilamente, con los otros veintitrés pacientes restantes descansando, en la cama, socializando en la sala de fumadores, o sentados en la sala viendo la televisión, etc. El Sr. BG, caminaría hacia el televisor, lo arrancó de la pared y lo estrelló contra el suelo, contra la pared o simplemente cogió una silla y la colocó en la pantalla. A él no le importaba, si había otros clientes sentados, lo estaban mirando o no. "Para él no hizo ninguna diferencia". En ocasiones separadas se enfrentó a otros pacientes varones, preparados para defenderse y, por lo tanto, interrumpir toda la sala. A veces, saltaba o golpeaba al personal y a otros clientes sin ninguna provocación. Uno de los casos más extraños y memorables que inevitablemente se me viene a la mente es el que tuvo lugar durante una temporada de Navidad, cuando los legisladores estatales lucharon por recortar el presupuesto del estado. En verdad, todo el sistema de salud mental se estaba ejecutando muy por debajo del presupuesto, la administración no asignó los fondos necesarios para las golosinas especiales y convencionales de Navidad en estas salas, ni compraron los artículos necesarios para los clientes. La jefa de enfermeras y el resto del personal de la unidad juntos hurgamos en nuestros bolsillos y financiamos una fiesta de Navidad de la unidad. El personal horneó galletas navideñas, compró sidra de manzana, dulces y yo traje una máquina de karaoke ... tocamos música, cantamos y juntos celebramos la Navidad. Todos los clientes parecían haber disfrutado, incluso el Sr. B.G. se ofreció a ayudarnos a limpiar después de la actividad recreativa. Una vez que terminó, decidió levantar una silla y rompió la ventana de plexiglás de la estación de enfermería, luego, tomó la silla y la usó como arma, mientras amenazaba al personal y a los pacientes. Luego optamos por ponerlo en la sala de reclusión, a la que entró voluntariamente, sin embargo, una vez allí, inmediatamente comenzó a golpearse la cabeza contra el muro de hormigón. Mi compañero de trabajo, Joan y yo fuimos a hablar con él, mientras intentamos disuadirlo de golpearse la cabeza y hacerse más daño ... a regañadientes, aceptó detenerse. Sin embargo, cuando nos dimos la vuelta para salir de la habitación, él procedió a saltarla por detrás.

Joan, quien tenía el pelo largo, le llegaba a la mitad de la espalda ... recibía cumplidos a diario y de forma regular y estaba muy orgullosa de su cabello castaño y rizado, este paciente fue capaz de envolver su mano entera entre cada hebra de ella y absolutamente no la quería soltar. Luego llamamos a una emergencia psíquica y eventualmente se necesitaron alrededor de siete miembros del personal para despegar gradualmente cada dedo, uno a la vez. Aun así, él continuó luchando y luego fue puesto en una restricción de cuatro puntos y tuve que sentarme allí y observarlo, debido a que los pacientes requerían ser monitoreados una vez colocados en restricciones mecánicas. El hombre continuó gritando, vociferando, jalando y maldiciendo ... "Si oí o escuché el comentario de la "palabra N" una vez más esa noche", pensé para mí mismo. Lo había usado más de cincuenta veces en menos de una hora. De hecho, incluso comenzó a cantar en voz alta. Me quedé sentado en silencio mientras yo mismo lo vigilaba. Por supuesto, además había sido medicado con una inyección de medicina intramuscular. Más tarde, mi supervisor se acercó a mí y me preguntó: "¿cómo puedes tolerar esto de manera explícita y? ¿No te molesta? Antes de que pudiera responder a sus preguntas, se dirigió hacia el Sr. BG, que estaba atado en la cama, todavía jurando y gritando, luego se acercó a él e inmediatamente comenzó a abofetearlo. pero este fue un momento crítico y en lugar de gritar, llorar o pedir ayuda, comenzó a reírse espontáneamente histéricamente, como si le estuvieran haciendo cosquillas. En menos de una hora, había visto a este hombre dejar de cantar karaoke y disfrutar de una fiesta navideña, ayudar amablemente a limpiar la "unidad", ser agresivo, volverse psicótico e incluso llevar a una enfermera psiquiátrica veterana al límite. Por cierto, fue la noche de Navidad de 1993. Por supuesto, el supervisor, recuperó el control poco después, todavía estaba en estado de shock cuando se volvió hacia mí y me preguntó si había visto algo. Yo mismo estaba sorprendido de tal comportamiento derivado de la parte de un profesional y... absolutamente le recomendé que se inscribiera a sí mismo que completara un informe de incidente y que buscara asesoramiento y grupos de manejo de ira, porque necesitaba ayuda para lidiar con su problema de control de la ira.

El Surgimiento de la Luz, Hacia la Piel Emocional

A lo largo de las décadas, desde que la mayoría de los médicos que tenían la opción de evitar, evitaban a los clientes limítrofes, mientras que el personal del estado y de la agencia que no podía hacerlo, simplemente realizaban los movimientos con una sensación de inutilidad e ineficacia. Otros optaron por adoptar una visión psicoanalítica, atribuyendo el trastorno a las perturbaciones en el apego madre-bebé o un exceso constitucional de agresión. En términos simples, su terapia consistió únicamente en protegerse contra la manipulación y la hostilidad, frente a las reacciones límite al terapeuta, que diariamente buscaba pistas sobre su fragmentado mundo interior. Fue difícil tanto para los clientes como para los terapeutas por igual". Estábamos acostumbrados a suponer demasiado que, si entendiéramos directamente los conflictos de los pacientes e hiciéramos las interpretaciones correctas, sabrían decir 'no' o enfrentarnos a alguien o pasar por una entrevista de trabajo. Al menos esa era la creencia de muchos psiquiatras en aquellos días que aún seguían al psicoanalista, las teorías de Otto Kernberg. Quien tiene una opinión sobre el "juego de roles o la enseñanza de una habilidad de comportamiento", se consideró un no-no, simplemente porque pensó que crearía un tipo diferente de transferencia, donde la persona se volvería dependiente de su terapeuta y desarrollaría falsas esperanzas. Otros médicos adoptaron el punto de vista "centrado en el trauma feminista", que se concentró más en las historias de trauma sexual, físico y psicológico del cliente.

Al igual que Sigmund Freud y Burke, que habían estudiado previamente a Anna O, casi cien años antes, los médicos gradualmente comenzaron a recuperar el sentido y a darse cuenta de que el trauma, montado con un trauma no tratado, el dolor empeora, la ira empeora y esas personas a quienes no se les consideró con habilidades de afrontamiento adecuadas, el dolor definitivamente empeoró. A pesar de todo, el tratamiento de la terapia conductual dialéctica (DBT) no saldría a la luz hasta finales de 1991, después de que un artículo publicara este nuevo estudio en *Los Archivos de la Psiquiatría General.*

Las principales publicaciones de psiquiatría ... el artículo no dio mucha importancia al tratamiento en su informe inicial, quizás en parte porque no fue escrito por un psiquiatra blanco, a quien todavía creíamos que mantenía los reinados como las únicas autoridades líderes en el campo... Tal vez, porque se inclinó más hacia la fe, que hasta entonces todavía se consideraba como 'no tradicional'. Sin embargo, señaló amablemente hacia un pequeño fondo indiscriminado del *Instituto Nacional de Salud Mental para ensayos clínicos que había mostrado una mejora dramática, en medio de dos -docenas de mujeres límite, suicidas y severamente autodestructivas.* Para asombro de muchos en las comunidades psiquiátricas y psicológicas, quienes leyeron el artículo, el autor principal e investigador, ni siquiera era psiquiatra, sino psicólogo del comportamiento y estudiante zen de la Universidad de Washington; se llamaba Marsha Linehan. El tratamiento se identificaba como terapia de comportamiento dialéctico o DBT. El artículo también indicó que las mujeres del estudio de Marsha habían intentado suicidarse al menos dos veces y muchas habían practicado para suicidios. Atacaron adictivamente sus propios cuerpos durante destellos de crisis emocional. Cortándose los antebrazos, los tendones y las muñecas, se quemaron con cigarrillos y encendedores e incluso se estrangularon lo suficiente como para arriesgarse a morir, perder el conocimiento y hospitalizarse.

El artículo también indicó que después de solo cuatro meses de tratamiento, menos de la mitad todavía se dañaban a sí mismos, en comparación con aproximadamente las tres cuartas partes del grupo de control de 22 mujeres igualmente auto castigadoras que recibieron el tratamiento habitual. *Fue hasta entonces que los establecimientos comenzaron a prestar más atención.* El artículo concluyó que, durante el transcurso de un año, las "mujeres DBT" mejoraron constantemente, pasando significativamente menos días en hospitales mentales y participando en menos intentos de suicidio y para suicidio. Aunque fue un paso pequeño y limitado, todavía fue una mejora importante, en comparación con lo que había estado disponible anteriormente en las áreas de tratamiento para individuos, diagnosticados con trastorno límite de la personalidad. *El estudio había establecido la DBT como el único tratamiento para el suicidio límite jamás validado por un ensayo clínico aleatorizado y publicado en dicha revista.*

El tratamiento se basa en un conjunto de técnicas conductuales, que la doctora Linehan llamó "una tecnología de cambio, equilibrada por una tecnología de aceptación". Es un énfasis asiático suave, gentil y semi-místico en la aceptación radical y ejercicios para calmar la mente. siguiendo la respiración Los médicos les enseñan a estas personas cómo tolerar situaciones difíciles y sus propias emociones intensas mediante el uso de prácticas de meditación consciente y el cultivo de la aceptación radical. Por extraño que parezca, todos los sujetos clínicos de Marsha consecutivamente también habían aprendido habilidades sociales occidentales, como la eficacia interpersonal para satisfacer sus necesidades y el análisis de la cadena de comportamiento, lo que les ayudó a determinar exactamente qué provocó sus deseos de suicidio. Sin embargo, DBT no es un paseo por el parque. Requiere un enfoque de equipo de tratamiento consistente; incluyendo terapia individual semanal, una clase de entrenamiento de habilidades de un año, entrenamiento telefónico y supervisión de apoyo. Sin embargo, las recompensas no tienen precio tanto para el terapeuta como para el cliente por igual ... ofrece tanto esperanza como tranquilidad y una salida más apacible del caos. DBT es un paquete clínico sistemático que integra las fortalezas técnicas y analíticas de las sutilezas conductistas del entrenamiento zen, la calidez y la aceptación de las terapias centradas en las relaciones y el poder a menudo infravalorado de la psicoeducación. Aunque más importante que todos, DBT ha ayudado a devolverles la vida a estas personas. El nombre de la Dra. Linehan se registrará indiscutiblemente en los libros de historias como el no solo el defensor más articulado para que el individuo diagnosticado en la frontera emerja en el campo de la salud mental, sino, sin duda, el primero en existir.

Su capacidad inimitable para explicar el mundo interior del límite en términos que los profesionales y los laicos podrían entender, la hace mucho más valiosa para los individuos límite, su terapeuta y para nuestro mundo. En sus escritos, nos muestra claramente que estos individuos previamente no tenían piel emocional que habían sido criados en familias donde su hipersensibilidad se había descartado de forma rutinaria. Por lo tanto, esto generó desconfianza en sí mismo y creó dentro de ellos una tendencia que conduce a extremos y una "desregulación emocional, interpersonal y cognitiva" generalizada.

A lo largo de sus escritos, también observó cómo la terapia recapitula el entorno familiar invalidante, cuando ofrece interpretaciones insultantes, ignora los gritos de angustia y recompensa inadvertidamente explosiones emocionales o suicidios con atención adicional. Un ejemplo de esto es el de aquellos que se ven en pacientes que están constantemente en observación 1:1 u hospitalización frecuente. Y eso en el peor de los casos, la terapia se convierte en "iatrogénica" o médica. Este enfoque de tratamiento también nos ayudó a reconfigurar el diagnóstico límite en los conductistas, colocándolo en un término más humano, desvistiéndolo y librándolo del veredicto directo, la indignidad y la vergüenza. Su enfoque coloca virtualmente el diagnóstico bajo una luz más suave y femenina que sus predecesores masculinos, que reinan en el ámbito de los teóricos psicodinámicos durante el siglo pasado. Otto Kernberg, James Masterson y John Gunderson, son algunos de los que vienen a la mente. Se dedicaron a dar forma y condenar pesimistamente el campo con sus puntos de vista. Ella nos recordó que las personas límite tienen enormes déficits en las habilidades para la vida y, en cambio, no son personalidades deficientes. En un área donde los psicoanalistas masculinos habían visto previamente "un exceso constitucional de agresión, pensamiento primitivo y manipulación", vio terror, dificultades relacionadas con el estrés en el procesamiento cognitivo y la desesperación. Indicó que era mucho más factible enseñar BPD, individuos diagnosticados, mejores formas de controlar su estado de ánimo para hacer frente al mundo y, por lo tanto, ayudarles a recordar que reduzcan su comportamiento autodestructivo. Escritos encontrados mientras investigaba su muy popular, 1993, Manual de Capacitación de Habilidades Para Tratar el Trastorno Límite de la Personalidad. Ella también sugiere y nos proporcionó maneras de cómo se podrían lograr estos nuevos enfoques. En estos nos entregó una amplia combinación de orientación hacia el asertividad y la atención plena. A lo largo de sus libros encontramos citas profundas, inspiradoras y espiritualmente edificantes, escritas y popularizadas por el monje budista vietnamita, Thich Nhat Hanh y varios otros maestros espirituales.

Su tipo de lenguaje de enfoque directo, tan claramente escrito, los textos atrajeron atención inmediata y elogios de psiquiatras convencionales y escuelas de psicólogos por igual. Por lo tanto, logrando gradualmente convertir a aquellos que de otro modo habrían descartado cualquier tipo de enfoque cognitivo conductual y permanecer ignorantes a la oración o la meditación en cualquier forma. Aunque los médicos tradicionales a lo largo de los años se habían dedicado a la aplicación de este viejo diagnóstico límite utilizado durante años, que ya había demostrado ser bastante culpable, sin embargo, la Dra. Linehan salió de la nada para rescatarlo de la tradición de la culpa y comenzó describiéndolo como una respuesta comprensible a la forma en que estos individuos crecieron. Sus estándares les dieron a los pacientes grandes habilidades de afrontamiento, mientras que los médicos también se beneficiaron de ello, así como su organización de capacitación del Grupo de Transferencia de Tecnología de Comportamiento. Desde que su artículo de 1991 apareció en la revista psiquiátrica, sus libros publicados por *Guilford Press* se han convertido en de los más vendidos o *best-sellers* profesionales. Un estimado de más de 70,000 terapeutas en todo el mundo ha comprado y usado sus libros, que desde entonces han sido traducidos al francés, alemán, italiano, holandés, sueco, español y pronto serán traducidos a varios otros idiomas. En este punto todavía no tengo una estimación clara de los números, pero está bien en las decenas de miles de médicos que han asistido a capacitaciones introductorias de DBT y desde entonces más de 500 agencias gubernamentales y sin fines de lucro han brindado capacitación intensiva de DBT para su personal. Para alimentar nuestra curiosidad intelectual voraz, el nombre de este tratamiento de terapia de comportamiento dialéctico es una referencia a la propuesta filosófica popularizada por Immanuel Kant, Friedrich Hegel y Karl Marx. En esencia, la dialéctica supone que hay dos caras en cada moneda. *Cada extremo en el pensamiento y en el mundo invoca su opuesto y señala el camino hacia una síntesis o reconciliación. Aunque lo suficientemente amplia como para hacer frente a la paradoja, la dialéctica a veces simplemente mantiene las contradicciones en equilibrio en lugar de integrarlas ...* "Tienes que cambiar, pero eres tan perfecto como lo eres". Esa es la dialéctica esencial del tratamiento. Los terapeutas de DBT, dice ella, deberían preguntarse continuamente sobre "¿qué están dejando de lado como una parte importante del tratamiento?" Bajo el amplio paraguas de DBT se encuentra un grupo de tácticas terapéuticas que requieren un grado de honestidad intestinal, garantía y flexibilidad de los terapeutas.

La Dra. Marsha Linehan todavía enseña en la Universidad de Washington. Estudió budismo zen con el monje benedictino alemán, Willigis Jager. El trabajo de su vida con DBT consistió en enfrentar numerosos desafíos. En lugar de confrontar a DBT, ella rompió el dilema límite en pedazos pequeños y los resolvió uno por uno hasta que su terapia incluyó todo incluido, el gabinete del baño y la cocina. Para evitar que las emergencias actuales abrumen los intentos de los cambios de comportamiento, se creó la clase de entrenamiento de habilidades, por lo tanto, la hipótesis de la autolesión detuvo las cascadas neurobiológicas de sentimientos insoportables. La investigación también apuntó hacia la gratificación retrasada y preguntó a los amigos sobre cómo han superado los momentos difíciles. El resultado condujo a un folleto sobre tolerancia a la angustia y consejos simples para calmarse y distraerse, como tomar un baño, pensar en alguien más miserable que nosotros o encender una vela y mirar la llama.

Los clientes a lo largo de la investigación también descubrieron que retener el hielo y dejar que se derritiera a menudo sofocaba su impulso de cortarse y esto también se incorporó y todo se convirtió en parte de los consejos de capacitación. A lo largo de su investigación, la Dra. Linehan descubrió que incluso aquellos entre sus clientes de aspecto más competente, a menudo no sabían los conceptos básicos de negociar con otros o actuar independientemente del estado de ánimo actual. Posteriormente, su programa de estudios creció para incluir secciones sobre la efectividad interpersonal y la regulación de las emociones, observando las emociones actuales y actuando a pesar de ellas. El paquete terapéutico se organizó estrechamente, pero nada resolvió la paradoja central que la había hecho tropezar a principios de la década de 1970: la dificultad de mantener una buena relación terapéutica y obtener un cambio de comportamiento al mismo tiempo. Luego, en 1986, cuando tenía 42 años y sufría de una sequedad en su propia vida espiritual, Linehan tomó impulsivamente un año de ausencia para entrenarse en monasterios zen en California y Alemania y luego se comprometió a seguir las instrucciones, en lugar de darlas y estaba allí en los monasterios, donde Linehan meditaba en soledad y encontraba las bases espirituales para la fundación de DBT.

Preguntas Frecuentes Sobre DBT = DBT-S

A) DBT significa terapia de comportamiento dialéctico.

B) DBT fue desarrollado como una terapia ambulatoria para pacientes con trastorno límite de la personalidad.

C) DBT ahora se ha adaptado para su uso en entornos de tratamiento residencial y diurno para pacientes hospitalizados. ¿Cuáles son los modos terapéuticos de DBT?

D) Terapia individual que se centra en una lista de objetivos de tratamiento.

E) La capacitación en habilidades se centró en ayudar a los pacientes a aprender nuevas habilidades y reemplazar las viejas y desadaptativas.

F) El coaching en tiempo real para ayudar a los pacientes a usar habilidades en situaciones particulares.

G) Manejo de contingencia para usar el poder de refuerzo y castigo para ayudar a dar forma y mantener el comportamiento.

¿Cuáles son los objetivos para el tratamiento con DBT?

H) Desarrollar y mantener un compromiso con el tratamiento...disminuyendo los comportamientos para suicidas y potencialmente mortales.

I) Disminuir el comportamiento agresivo o destructivo.

J) Disminución de la terapia que interfiere en el comportamiento.

K) Comportamiento decreciente que interfiere con la alta calidad de vida.

L) Incremento del comportamiento adaptativo y hábil. ¿Qué nuevas habilidades aprenden los pacientes de DBT?

M) Habilidades de atención plena que se centran en apoderarse de la mente.

N) Habilidades de efectividad interpersonal, que se enfoca en tratar con otras personas.

O) Habilidades de regulación de la emoción, que se enfoca en identificar la modulación y tratar con las emociones.

P) Habilidades de tolerancia a la angustia que se centran en cómo superar una crisis.

¿Cómo se adapta DBT para un entorno hospitalario?

Q) Los objetivos del tratamiento pueden modificarse para centrarse en el comportamiento que causa o prolonga la hospitalización.

R) El entorno hospitalario ofrece muchas oportunidades para entrenar a los pacientes en el uso de habilidades, animarlos cuando los usan y consultar con el paciente sobre cómo manejar los problemas que surgen con otros pacientes y el personal.

S) Los pacientes se unen a los grupos de capacitación de habilidades en cualquier lugar del ciclo de módulos que se imparten.

T) Hay un mayor énfasis en las estrategias de orientación y compromiso, ya que muchos pacientes están siendo introducidos a DBT por primera vez.

U) DBT-S es un programa de tratamiento que extiende la DBT estándar para tratar pacientes con TLP y abuso de sustancias. ***¿Cómo difiere el DBT-S del DBT estándar?***

V) Las conductas de abuso de sustancias se enfocan antes en el tratamiento. DBT-S incluye nuevas estrategias para mejorar la motivación del paciente para permanecer en tratamiento.

W) Las habilidades específicas para hacer frente a los impulsos y las tendencias al abuso de sustancias se enseñan en habilidades

Grupos de entrenamiento diseñados para DBT.

X) Se agrega un nuevo modo de "administración de casos" a los modos de terapia DBT estándar.

Y) Se agrega un modo de farmacoterapia específico a los modos de terapia DBT estándar.

Viaje de Consejería Espiritual. Pautas Sugeridas por los Teólogos para Aconsejar a los Enfermos Emocionales Desde el Púlpito.

Aunque a lo largo de los años trabajar con los enfermos mentales fue visto como una responsabilidad solo para la psiquiatría y las comunidades psicológicas... En los últimos años, teólogos, cristianos y consejeros religiosos han surgido desde entonces y han demostrado a través de la investigación que aconsejan espiritualmente a los enfermos mentales y emocionales. También tienen grandes beneficios. Aunque la salud mental sigue siendo principalmente una preocupación psicológica y psiquiátrica especial, han sugerido que un enfoque combinado entre los campos psiquiátricos, psicológicos y teológicos altamente calificados tal vez podría traer mejores resultados. Los estudios han demostrado que es un esfuerzo de equipo, en el que todas las personas interesadas juegan un papel vital.

Cristianos, judíos, musulmanes y todos los demás consejeros espirituales también pueden ofrecer una ayuda incalculable. De hecho, han demostrado en muchos casos una responsabilidad compartida y un resultado exitoso, que se deriva de un privilegio y un deber en sus vidas como curanderos de fe, mientras visitaban y ayudaban a la persona que sufre de angustia mental.

Sanadores de Fe Sugirió 9 Talentos para Ayudar.

Todos los consejeros espirituales primero deben detenerse y reconocer sus limitaciones. Cuando un caso está más allá de su capacitación y su capacidad, deben derivar a su aconsejado a otro especialista, como un médico, clínico, terapeuta, psicólogo o psiquiatra. "Porque ningún consejero es lo suficientemente competente como para manejar todos los casos presentados ante ellos". Es un signo de madurez cuando un consejero sabe que no es capaz de hacer todos los diagnósticos necesarios y, por lo tanto, está dispuesto a referir a un cliente a alguien que tal vez es más adecuado para satisfacer las necesidades particulares de ese individuo. ¡Y hazte a un lado!

1) Para aceptar la enfermedad del individuo como su condición natural:

Siempre que hable con un individuo que sufre emocionalmente o tiene una enfermedad mental, primero debe darse cuenta de que su comportamiento es causado por su enfermedad. Lo que hacen y cómo piensan es principalmente una consecuencia natural de lo que está sucediendo en sus vidas. Si un consejero pudiera obtener una imagen mental precisa del ser interno del individuo y comprender todas sus experiencias al ingresar a sus vidas a través de tal enfermedad, se darían cuenta de que el comportamiento del individuo se ajusta a su patrón de vida. Si pudieras conocer su verdadera condición física, entenderías fácilmente por qué piensan, hablan, reaccionan y por qué su proceso de pensamiento y funcionamiento es como tal. Aunque como consejero puede que no tenga toda la información de inmediato, y tal vez tampoco su médico tenga todos los hechos, sin embargo, se recomienda que se conduzca sobre la base de que existen causas reales para su enfermedad y, por lo tanto, su comportamiento... una actitud positiva, y estar bien informado, podría evitarlo y, por lo tanto, evitar que seamos demasiado perplejos y confundidos sobre las experiencias a través de las cuales ahora se enfrentan. A cambio, estaremos mucho más cómodos y relajados si el cliente también puede sentir su comprensión y, por lo tanto, producir un resultado más positivo.

2) Abstenerse de discutir con una persona gravemente perturbada:

Un argumento de un consejero es una forma bastante enfática de decirle al cliente que no podemos aceptar su comportamiento y que no estamos listos para aceptarlo tal como es. El cliente ya percibe sus diferencias con la norma, por lo tanto, cuando se enfrenta o no está de acuerdo con ellos, podría decirse que solo sirve para su rápida retirada. Por lo tanto, destruye cualquier confianza que podríamos haber ganado, empujándolos rápidamente a un mayor aislamiento. Aunque como individuos racionales o de escena, es bastante natural discutir, cuando hablamos con alguien que no entiende nuestro punto. De hecho, a menudo puede ser la única forma de hacer que vean claramente la luz. Sin embargo, en el caso de los individuos con enfermedades mentales, la argumentación no cambiará sus actitudes. Descontar sus sentimientos no ofrece solución y desacuerdos, rompe lazos de confianza y amistad. En muchos casos, no sirve de nada discutir con una persona que está bien y, por lo tanto, mucho menos con una persona que padece una enfermedad mental. Ya sienten que pueden estar seriamente preocupados, esperan que los ayude.

Además, usted, su consejero, alguien a quien han considerado como un supuesto amigo que tampoco los comprende, podría ser mucho más de lo que podrían soportar.

3) *Alentar a los clientes a expresarse:*

Primero debemos tener en cuenta que el primer paso hacia su recuperación comienza con su expresión de cómo se sienten. Quizás podríamos recordarles que hablar las cosas es solo otra forma de pensar las cosas. Por lo tanto, piense mientras hablamos. Al hablar, aclaramos nuestros sentimientos, a medida que buscamos nuevas direcciones a lo largo de la vida. Una de las mejores recomendaciones que los expertos han indicado es alentar al cliente a hablar, reflexionar sobre lo que le acaban de decir y pedirle que explique más. Se podría usar un ejemplo de esto, cuando el cliente le dice "Me siento terrible. A veces siento que me gustaría morir". Su reflexión profesional podría ser la siguiente: "¿A veces sientes que no vale la pena vivir la vida?". Una de mis favoritas era preguntarle a un cliente de inmediato: "¿Qué parte de ti realmente quiere morir?". Aunque está un poco desactualizado, pero generalmente los involucro en la conversación y, a menudo, los devuelvo a un estado mental presente. Este último, sin embargo, se basa en la confianza. Primero debe haber desarrollado algún tipo de facilidad terapéutica, antes de intentar dicha intervención. El cliente también debe estar en una especie de estado mental relajado.

Estas respuestas, naturalmente, dejan una puerta abierta para que puedan hacer una declaración más amplia. De hecho, incluso pueden decir algo como "bueno, a veces no me siento tan mal, ¡pero a veces me siento terrible!". Incluso podría alentarlos a continuar hablando simplemente diciendo: "en este momento te sientes mejor, pero a veces no lo haces". Es probable que brinden más información como voluntarios mediante el uso de una técnica efectiva. Una vez más, todos estos enfoques se basan principalmente en la confianza. Los clientes también sentirían que son libres de hablar sobre las cosas que les preocupan y que pronto podrían descubrir otros sentimientos ocultos que actualmente afectan sus vidas. Disuadirlos de hablar sobre otras personas y cualquier chisme, las pausas también son muy importantes. No es necesario mantener la bola convencional rodando todo el tiempo. Una persona que padece una enfermedad mental a menudo necesita momentos de silencio para pensar sobre las cosas. Podrían tomar largas pausas para respirar y luego reiniciarían su conversación. La paciencia se convierte en un regalo extremadamente importante para el consejero.

4) No siempre esperar que las personas que padecen enfermedades mentales nos respondan de manera "normal". Si los departamentos de policía de toda América entendieran este concepto, lo implementaran en su capacitación y siguieran dicho protocolo, la vida sería mucho más fácil para las personas en nuestras comunidades con enfermedades mentales, para los contribuyentes y para los propios policías.

Como consejeros, debemos tener en cuenta que las respuestas extrañas de las personas que padecen enfermedades mentales son más bien una indicación clara de que no les está yendo bien. Entonces, si sus respuestas e ideas parecen ser inusuales, acéptelas tal como son. Si le prestan poca atención, debe darse cuenta de que esto es normal para una persona en esta condición. Después de que comiencen a mejorar, reaccionarán con más entusiasmo a sus visitas. Muchas veces, hemos visto clérigos sin experiencia, o laicos despistados que visitan a pacientes en hospitales, a quienes no les está yendo bien, por lo tanto, no reciben una recepción cordial o normal, y no regresan. Desafortunadamente, esto indica que esas personas no entienden la naturaleza de la enfermedad mental. Cuando los consejeros visitan a una persona que está enferma en un entorno psiquiátrico, no pueden esperar las mismas reacciones normales, como si visitaran a una persona con buena salud mental o trataran con meras quejas físicas. Los ministros, el clero, los miembros de la iglesia, los feligreses, a través del comité de la iglesia, tal vez necesiten designar a un miembro de la familia, o una persona de la iglesia con conocimientos en cuidado pastoral, o alguien que tenga el mejor enfoque con el individuo y tal vez conozca las políticas del hospital con respecto a las visitas,) llame a la unidad psiquiátrica y solicite a las personas de atención primaria de clientes, estabilidad, capacidad para recibir visitas, etc.

5) Implemente el enfoque de seguridad asegurándole al paciente que se sentirá bien.

Algunos pacientes con enfermedades mentales y que sufren otra recaída pueden tender a creer que su recuperación es imposible. Por lo tanto, el simple acto de expresar confianza y tranquilidad para que se recuperen, la ayuda del consejero se vuelve inconmensurable, esto a menudo podría significar la diferencia entre la esperanza y la desesperación. Uno de los mejores fortificadores de la salud es el estímulo. Es como un bálsamo para nuestra alma. El estímulo también sirve como remedio curativo, cuando un cliente se da cuenta de que otros han sufrido el mismo tipo de dificultad y que se han recuperado por completo. Los consejeros pastorales necesitan tranquilizar a las personas con enfermedades mentales de que indudablemente, con el tiempo, se sentirán mucho mejor. Un consejero bien versado debería poder compartir su aliento con confianza, ya que innumerables recursos de investigación han demostrado que la mayoría de las personas con enfermedades mentales se recuperan con el tratamiento adecuado.

6) *Mostrar preocupación e interés genuino en la persona.*

A veces cometemos el error de no decirle a la gente cuánto nos importa realmente y cuánto le importamos a Dios. Como consejeros teológicos, es bastante importante que hagamos esto al llegar y justo antes de partir. Esto es especialmente necesario cuando se trata de personas que sufren enfermedades mentales. También debemos hacer esto, cuando visitemos a amigos que padecen enfermedades mentales de este tipo, debemos hacerle saber que estamos interesados en ellos, en su salud y en que nos importan. De hecho, esto podría ayudar a contrarrestar el insoportable aislamiento que pueden estar experimentando actualmente. También deberíamos usar comentarios suaves como, "ciertamente te hemos extrañado, Dorothy. Todos tus amigos en la iglesia están orando por ti, y todos estamos ansiosos por verte bien otra vez," trae mucho aliento. Asegúrese de llamarlos por su primer nombre. También es importante que les recuerde a sus compañeros de trabajo y colegas, que tal vez les hayan preguntado. Es importante que pueda hablar con ellos sobre sus amistades, sobre sus amigos, su trabajo y sobre su familia, cuando los visite. Esto les ofrece un vínculo importante que apreciarán de una visita a otra.

7) *Intentar animarlos a seguir su tratamiento como se indica.*

Las personas que reciben atención psiquiátrica impaciente, a veces su antipatía por los médicos crece. Pueden desanimarse, sentir que los médicos y las enfermeras no están haciendo todo lo que deberían hacer por ellos. Incluso pueden transferir sus hostilidades de familiares o de otros a sus médicos. Es su responsabilidad como consejero cristiano, como visitante teológico como clérigo, ayudar al paciente a ganar más confianza en aquellos que los están tratando clínicamente. Trate de alentarlos a expresarse, al tiempo que les asegura que sus médicos están haciendo lo mejor que pueden y que tienen interés en su bienestar. A veces los pacientes tienden a culpar a sus médicos por su hospitalización. Estos resentimientos pueden ser muy profundos. Por lo tanto, su aliento como consejero, miembro de la iglesia y amigo para seguir las órdenes de su médico, ayudará a esa persona enferma a confiar más en quienes los están tratando. Intente ser sensible a sus necesidades y a las demandas que le gustaría imponer a alguien que tiene una enfermedad mental.

Muchas veces, algunos consejeros cristianos y espirituales no se sienten contentos a menos que salgan de la habitación de una persona enferma, después de haber asignado cantidades considerables de materiales de lectura. Como consejero efectivo, debe abstenerse de hacerlo. Primero debemos tener en cuenta que una persona enferma puede no estar a la altura de esto. Es posible que solo quieran descansar... no pueden gravarse a sí mismos hasta el punto de recoger libros y leer. Durante cada visita, podríamos querer leerles de la Biblia o de un libro elegido. Aunque, en cambio, podríamos querer limitarnos a los eventos actuales que son agradables, no políticos, no frustrantes, ni estresantes. Puede preguntar cosas como: "Me gustaría compartir una maravillosa porción de la Palabra de Dios con usted y pensé que le gustaría escucharla". Su lectura ayudará a brindar consuelo. Las Escrituras podrían significar mucho para ellos y ayudar con una recuperación mucho más rápida. También se recomienda que, como consejeros, debemos ser discretos en el uso de las Escrituras. Las verdaderas palabras de Dios son muy importantes para quienes padecen enfermedades mentales, pero recuerde que es posible que no puedan absorber demasiado a la vez. Entonces, cuando visite a una persona con enfermedad mental, use solo unos pocos versículos a la vez. Continúe repitiéndolos a medida que pasan los meses. Un hombre que había estado en una institución mental, una vez le preguntó a su pastor que lo visitó en ese momento, "¿si alguna vez tuvo la experiencia de estar mentalmente enfermo?". El pastor respondió: "no". El hombre dijo entonces: "Déjame darte un consejo. Al aconsejar a los enfermos mentales, no les arrojes toda la Biblia, solo dales uno o dos versículos a la vez, luego sigue usando la misma escritura semana tras semana ". Mientras continuaba," mientras estaba hospitalizado, allí eran grupos que venían a visitar nuestra unidad y usaban demasiadas escrituras. Nos confundieron a todos". ¡Tenía razón! Hemos visto tantos ministros y consejeros teológicos, visitando a los enfermos mentales y decidiendo establecer una iglesia en una sala psiquiátrica. Si bien la mayoría de los pacientes, no están realmente listos para sermones largos. Los pacientes con los que he hablado sobre esto, de hecho, prefieren solo unos pocos versículos de las Escrituras, en lugar de grandes porciones. Este simple plan de repetición no es abrumador y deja un solo impacto espiritual. Además, demasiado también podría ser perjudicial para otros pacientes en esta unidad, que no entienden, no quieren ser molestados, actualmente están angustiados y prefieren estar en silencio.

8) *Usar los materiales devocionales sabiamente, al aconsejar*

Si una persona con enfermedad mental se siente lo suficientemente bien como para leer, hay materiales devocionales judíos, islámicos, budistas y centrados en Cristo, que podrían ayudarlos. La serie *Moody Colportage* (que es la distribución de publicaciones, libros y tratados religiosos por transportistas) y los diarios espirituales, también hay una serie de excelentes libros. Intente enfocarse principalmente en materiales devocionales que sean cortos y fáciles de leer. Intente utilizar materiales que provienen del corazón y aquellos que brinden nuevas esperanzas y victorias a quienes están perturbados. Todos los que aconsejan a los enfermos mentales y emocionales también deben visitar las librerías cristianas y espirituales pertinentes a sus creencias y seleccionar cuidadosamente los materiales que sean especialmente adecuados. Además de los materiales de lectura, hay espléndidas devociones disponibles en las grabaciones. Estos combinan música, las Escrituras, los poemas y las oraciones en combinación son ideales para aquellos que no están bien. Intenta enfatizar el amor y la comodidad de Dios. El mayor consuelo es el consuelo de Dios. Dios es el autor de todo amor y misericordia. Por mucho que las personas se cuiden unas a otras, en una fe cristiana, el amor humano nunca es igual al amor de Dios. Cuando las personas tienen enfermedades mentales, a veces sienten que Dios las ha olvidado. Entonces, cuando los visites, cuéntales sobre el amor de Dios. Dales versos de las Escrituras como: "Ponga todo su cuidado sobre ellos, a través de un creador que se preocupa por nosotros". Hágales saber que Dios está realmente interesado en ellos.

9) *Para tratar de no acortar demasiado sus visitas.*

A las personas enfermas no les gusta que les apuren. Así que dales suficiente tiempo. Esto les dice que estás genuinamente interesado y que son dignos de tu amor y respeto. También permite suficiente tiempo para hablar. Este tiempo adicional los ayudará a compartir sus verdaderos sentimientos. La paciencia de su parte lo ayudará a obtener una mejor posición sobre ellos, contribuyendo así a una recuperación más rápida. La enfermedad mental puede afectar a cualquier persona, en cualquier lugar y en cualquier momento. No es solo el deber del consejero cristiano, sino su privilegio visitar y aconsejar a los enfermos mentales. Recuerde que una vez escuchó a un ex paciente aconsejar sabiamente a sus amigos: "Sus visitas y su verdadera comprensión pueden significar la diferencia entre mi recuperación y la prolongación de mi enfermedad".

CAPÍTULO VI

Definición de los trastornos de ansiedad (dicho espectro podría definirse fácilmente de la siguiente manera)

Trastornos asociados a MDD (trastornos depresivos mayores)

Mecanismos de defensa

Las etapas

La crisis edípica

Terapia de Freud

Diálogo

¿Cuáles son los aspectos positivos de la teoría de Freud?

Definición de Trastornos de Ansiedad

El espectro de los trastornos de ansiedad podría definirse fácilmente de la siguiente manera...

Ansiedad = Síntoma + Definición = Miedo.

Antecedentes de trastornos de ansiedad, depresión atípica, hiperventilación, síndrome de Da Costa, hipocondríaco, neurosis, neurosis histérica, etc.

Sistema nervioso autónomo: simpático *= vuelo \ lucha*

Parasimpático *= Alimento \ Raza*

Los síntomas psicológicos de la ansiedad se pueden encontrar fácilmente en las siguientes categorías: ansiedad, impaciencia, tiempo, nervioso, miedo, alarma, pánico, desintegración mental, etc.

Los síntomas cognitivos de la ansiedad son los siguientes:

Atención deteriorada, imágenes visuales aterradoras, poca concentración, olvido, bloqueo de pensamientos, lesiones, disminución del campo perceptual, reflexiones e hipervigilancia.

Etapas de ansiedad: ansiedad leve, ansiedad moderada y ansiedad severa, pánico.

Tipos de ansiedad: *trastorno de estrés agudo, ansiedad generalizada, trastorno de pánico, trastorno de ansiedad debido a una afección médica, trastorno de ansiedad inducido por sustancias, trastorno de pánico, pánico con o sin agorafobia, agorafobia sin antecedentes de pánico.*

Ansiedades por evitar: *fobia específica, fobia social, trastorno obsesivo compulsivo, trastorno de estrés postraumático.*

Trastornos Asociados a MDD Listados

Trastornos Depresivos Mayores

Trastorno de pánico sin agorafobia, trastorno de pánico con agorafobia, agorafobia sin antecedentes de trastorno de pánico, fobia específica, fobia social, trastorno obsesivo compulsivo, trastorno de estrés postraumático, trastorno de estrés agudo, trastorno de ansiedad generalizada, trastorno de ansiedad debido a una afección médica general, sustancia inducida por trastorno de ansiedad y trastorno de ansiedad no especificado de otra manera. Debido a que los ataques de pánico y la agorafobia ocurren en el contexto de varios de estos trastornos, los criterios establecidos para un ataque de pánico y la agorafobia se enumeraron por separado al comienzo de esta sección.

Un ataque de pánico es un período discreto en el que se produce la aparición repentina de una aprensión intensa, miedo o terror a menudo asociado con sentimientos de fatalidad inminente. Durante estos ataques, síntomas como falta de aliento, palpitaciones, dolor o molestias en el pecho, sensación de asfixia o ahogamiento y miedo a "volverse loco" o perder el control siempre están presentes.

La agorafobia es en realidad una ansiedad o la evitación de lugares o situaciones de los cuales escapar podría ser difícil o incluso vergonzoso, o tal vez estar en un lugar en el que la ayuda puede no estar disponible en caso de un ataque de pánico o síntomas de pánico.

El trastorno de pánico sin agorafobia se caracteriza por ataques de pánico inesperados recurrentes sobre los cuales existe una preocupación persistente.

El trastorno de pánico con agorafobia se caracteriza por ataques de pánico inesperados recurrentes y agorafobia.

La agorafobia sin antecedentes de trastorno de pánico se caracteriza por la presencia de agorafobia y síntomas similares al pánico, sin antecedentes de ataques de pánico inesperados.

Una fobia específica: se caracteriza por ansiedad clínicamente significativa provocada por la exposición a un objeto o situación temida específica, que a menudo conduce a un comportamiento de evitación.

Una fobia social: se caracteriza por una ansiedad clínicamente significativa provocada por la exposición a ciertos tipos de situaciones sociales o de rendimiento, que a menudo conducen a un comportamiento de evitación.

Trastorno obsesivo compulsivo: se caracteriza por obsesiones, que causan ansiedad o angustia marcadas y / o compulsiones (que sirven para neutralizar la ansiedad).

Trastorno de estrés postraumático: se caracteriza por la repetición de un evento extremadamente traumático acompañado de síntomas de aumento de la excitación y por la evitación de los estímulos asociados con el trauma.

Trastorno de estrés agudo: se caracteriza por síntomas similares a los del trastorno de estrés postraumático que ocurren inmediatamente después de un evento extremadamente traumático.

El trastorno de ansiedad generalizada se caracteriza por al menos 6 meses de ansiedad y preocupación persistentes y excesivas.

Trastorno de ansiedad debido a una afección médica general: se caracteriza por síntomas prominentes de ansiedad que se consideran una consecuencia fisiológica directa de una afección médica general.

Trastorno de ansiedad inducido por sustancias: se caracteriza por síntomas prominentes de ansiedad que se consideran una consecuencia fisiológica directa de un medicamento o abuso de un medicamento, o exposición a toxinas.

Trastorno de ansiedad por lo demás no especificado: se incluye para codificar trastornos con ansiedad prominente o evitación fóbica que no cumplen con los criterios para ninguno de los trastornos de ansiedad específicos definidos en esta sección o síntomas de ansiedad sobre los cuales hay información inadecuada o contradictoria. Porque *el trastorno de ansiedad por separación*, que se caracteriza por la ansiedad relacionada con la separación de las figuras parentales, generalmente se desarrolla durante la infancia. Se incluye en los "trastornos que generalmente se diagnostican por primera vez en la infancia, la niñez o la adolescencia". La evitación fóbica que se limita al contacto sexual genital con una pareja sexual se clasifica como *trastorno de aversión sexual* y se incluye en los "trastornos de identidad sexual y de género". *"Ansiedad"* ¡la vida no es fácil! "El ego, el" yo ", se encuentra en el centro de algunas fuerzas bastante poderosas: *en realidad, la sociedad está representada por el "súper yo" y la biología está representada por la identificación.* Cuando estos hacen demandas contradictorias sobre el pobre ego, es comprensible que te sientas amenazado, te sientas abrumado y que sientas que estás a punto de colapsar bajo el peso de todo. Este sentimiento se llama ansiedad y sirve como señal de alerta y también para proteger el ego. Es su supervivencia y la supervivencia de todo el organismo cuando está en peligro.

A lo largo de sus escritos, Freud menciona tres tipos diferentes de ansiedad: la primera es la ansiedad realista, la clase que tú y yo llamamos miedo. En realidad, Freud también lo hizo, aunque lo hizo en alemán, pero sus traductores pensaron que la palabra miedo era demasiado mundana. Sin embargo, si te empujaron a un estanque de caimanes, creo que definitivamente podrías experimentar una gran cantidad de ansiedad realista, ¿no crees?

El segundo es la ansiedad moral. Esto es lo que sentimos cuando la amenaza no proviene del mundo físico externo, sino del mundo social internalizado del súper yo. De hecho, es solo otra palabra para sentimientos como vergüenza y culpa, y el miedo al castigo.

El tercero es la ansiedad neurótica. Este es el miedo a ser abrumado por los impulsos de la identificación. Si alguna vez ha sentido que está a punto de perder el control de su temperamento, su racionalidad o incluso su mente, ha sentido ansiedad neurótica. La palabra neurótico en realidad significa en latín nervioso, así que esto es ansiedad nerviosa. Es este tipo de ansiedad lo que más intrigó a Freud, aunque generalmente lo llamamos ansiedad, simple y llanamente.

Mecanismos de Defensa

El ego se ocupa de las demandas de la realidad, cuando se coloca en la identificación y el súper yo lo mejor que puede. Pero cuando la ansiedad se vuelve abrumadora, el ego debe defenderse. Lo hace bloqueando inconscientemente los impulsos, o distorsionándolos en una forma más aceptable y menos amenazante ... "estas técnicas se llaman mecanismos de defensa del ego".

La negación implica bloquear eventos externos de la conciencia.

A continuación, se enumeran algunas descripciones de la vida real de cómo funcionan realmente:

Si una situación es demasiado difícil de manejar, las personas se niegan automáticamente a experimentarla. Como uno podría imaginar, esta es una defensa primitiva y peligrosa, nadie ignora la realidad y se sale con la suya por mucho tiempo. Este mecanismo puede funcionar solo o más comúnmente en combinación con otros mecanismos más sutiles que lo soportan.

Hace varios años, mientras trabajaba como administrador de casos en un programa estatal de base comunitaria, uno de nuestros clientes se suicidó. Durante los últimos siete años antes de su desafortunada muerte prematura, trabajé estrechamente con él y lo conocí bastante bien. Desde el día de su primera admisión en el hospital estatal de Middletown, Connecticut, fui asignado a su caso como traductor y lo ayudé en una serie de servicios legales, financieros y terapéuticos, entre él, su psiquiatra y otros medios de defensa en un lapso de unos siete años. Durante la mayor parte de este tiempo crítico, fui uno de los únicos trabajadores bilingües de salud mental empleados en el hospital y me había convertido en su línea de vida legal y terapéutica. En las últimas semanas antes de suicidarse, su tratamiento se había vuelto crítico, ya que se deprimió clínicamente, había rechazado los medicamentos y el tratamiento esencial. En esta tarde en particular, después de regresar de una actividad recreativa, baloncesto, pasó junto a mí mientras entraba a la oficina, lo saludé y no respondió. No pensé nada al respecto. "Algunos pacientes tienden a cerrar el mundo cuando están deprimidos". Estaba enojado con su terapeuta y, por supuesto, conmigo porque lo estaba transfiriendo a su nuevo terapeuta y tal vez fue visto como una extensión de sus problemas. Entró y devolvió el baloncesto y salió de la oficina sin decirme nada a mí ni a nadie más. Unos diez minutos después, escuchamos un golpe apresurado de alguien en la puerta de la oficina. Cuando lo abrí, había una mujer con la voz temblorosa y temblorosa diciéndonos que "uno de sus clientes saltó del techo". Este joven acababa de salir de la oficina, se dirigió al techo y se lanzó desde el cuarto piso impactando de cabeza al asfalto causando su muerte. Inmediatamente corrí y mi primer instinto fue un intento de iniciar la reanimación cardiopulmonar (RCP), aunque a medida que me acercaba a él, me di cuenta de que era imposible.

Su cráneo había sido completamente aplastado debido al impacto en el pavimento, también tenía varios huesos fracturados que le salían de las cuatro extremidades. Se enumeraron puntos afilados de los huesos rotos, sobresalían visiblemente a través de la piel desgarrada, por todo su cuerpo. Los paramédicos ya habían sido llamados y llegaron poco después. Les proporcioné todos los datos necesarios y les ayudé a conectar los dispositivos de reanimación. Mientras que mi colega, aunque terriblemente afectado, intentó seguir el procedimiento de emergencia mediante la recopilación de gráficos, el recuento de personal y la iniciación para continuar con la reunión y el asesoramiento a los otros quince clientes. Como dictaba el protocolo del programa, más tarde recorrí el edificio con un psicólogo de Crisis Móvil, pregunté y conversé con varios otros inquilinos que parecían afectados emocionalmente. Mi colega conmocionado y yo trabajamos durante toda la noche, completando nuestro turno, casi como si fuera como siempre. Sin embargo, a la mañana siguiente, fue una experiencia completamente diferente. Me sentí desanimado, enojado, culpable, insignificante, estúpido, agotado, etc. Parecía como si todas mis emociones hubieran caído sobre mí de repente como un camión Mack cargado con toneladas de ladrillos.

Luego derramé algunas lágrimas y me negué a comer, mi sueño también fue interrumpido. Entonces me di cuenta de que finalmente tenía que reponerme, si iba a ser de alguna utilidad para el resto de los clientes, que dependían de nosotros, y de nuestro programa para mantenerlos a salvo. Me tomé dos días más de descanso del trabajo y pasé el tiempo separando mi estudio de grabación casera, limpié cada pieza de equipo, mientras tocaba y cantaba al ritmo de mis canciones de reggae favoritas. Al darme cuenta quizás de que había hecho todo lo que era humanamente posible. Ese fue mi mecanismo de defensa en su mejor momento.

Para el lunes siguiente, pude tolerar a regañadientes y lidiar con la situación un poco mejor, y seguir adelante ... Solo entonces pude entender su muerte adoptando un punto de vista profesional, en lugar de hacerlo personal. Desde entonces, he observado y notado que los niños pequeños miran de reojo cuando se enfrentan a circunstancias con las que no quieren ser enfrentadas. Desde entonces, también he estudiado e investigado estudios de casos sobre personas que se desmayan en el sitio donde se realizan las autopsias. Se sabe que las personas niegan la realidad de la muerte de un ser querido, también escuchamos sobre estudiantes que se sabe que no pueden recoger los resultados de sus exámenes por miedo; Esta es la negación 101.

La represión, también llamada "olvido motivado", es solo eso. No ser capaz de recordar una situación, persona o evento sombrío también es peligroso y juega un papel importante en la mayoría de nuestras otras defensas. Como amante de las mascotas y dueño de tres gatos, he escuchado y visto personas con un miedo bastante fuerte a los gatos, especialmente a los gatos de pelo largo, como mi persa y mi Himalaya. Una amiga de la que no sabía que sufría tanto miedo vino a visitarme una noche y, por supuesto, mi amigable gato bajó corriendo las escaleras para saludarla. Él corrió inocentemente hacia ella y ella salió corriendo; ella tropezó, se desolló los brazos y las rodillas, y casi se rompió las piernas. Estaba llorando histérica y no fue por la caída, sino por el miedo ... aunque ya había puesto a mis gatos en una habitación y había cerrado la puerta detrás de ellos. Varios meses después, me contó sobre un sueño que había estado teniendo y que estaba buscando asesoramiento profesional. Ella me dijo que la estaban ayudando a superar sus miedos con una técnica llamada desensibilización sistemática, aunque todavía no tenía idea de dónde había venido este miedo. Varios años después la volví a ver y otra vez ella habló sobre el mismo sueño. Esta vez presté mucha atención y escuché. Ella explicó cómo este sueño en particular, claramente la involucró a ser encerrada en el sótano de su abuela por algunos primos mayores cuando era muy joven. El sótano era pequeño, oscuro y tenía suelos de tierra sin terminar cubiertos con lana de oveja recién cortada y arrojaban a sus vecinos cuatro gatos de pelo largo con ella y cerraban la puerta. Según la analogía freudiana y la comprensión de esta fobia es que: Ella había reprimido un evento traumático del incidente de los gatos y la lana de oveja, pero ver gatos de pelo largo despertó la ansiedad del evento sin despertar la memoria. Otros ejemplos comunes de estas fobias son: "Una joven culpable de sus fuertes deseos sexuales tiende a olvidar el nombre de su novio, incluso cuando trata de presentarle a sus familiares y amigos". O "un alcohólico no puede recordar su intento de suicidio y afirma haberse desmayado". O tal vez alguien casi se ahoga cuando era niño, pero no puede recordar el evento, incluso cuando la gente trata de recordárselo, pero tienen miedo a las aguas abiertas. Nota: *para ser un verdadero ejemplo de defensa, debe funcionar inconscientemente.*

Mi hijo le tenía miedo a los perros cuando era un niño pequeño, pero no hay defensa involucrada. Fue mordido por uno cuando era niño y tiene muchas ganas de no revivir la experiencia. Por lo general, los miedos irracionales a los que llamamos fobias se derivan de la represión de los traumas.

El ascetismo, o la renuncia a las necesidades, es algo de lo que la mayoría de la gente no ha oído hablar, pero se ha vuelto relevante con la aparición del trastorno llamado anorexia. Los preadolescentes cuando se sienten amenazados por sus deseos sexuales emergentes pueden tratar de protegerse inconscientemente al negar no solo sus deseos sexuales, sino también todos los deseos. Se involucran en algún tipo de estilo de vida monje ascético en el que renuncian a su interés en lo que otras personas disfrutan. En los niños de hoy en día, existe un gran interés en la autodisciplina de las artes marciales. Afortunadamente, las artes marciales no te lastiman tanto, de hecho, en realidad pueden ayudarte.

Desafortunadamente, las niñas en nuestra sociedad a menudo desarrollan un gran interés en alcanzar un estándar de belleza excesivamente delgado y artificial. En la teoría freudiana, su negación de su necesidad de alimento es en realidad una tapadera para su negación de su desarrollo sexual. Nuestra sociedad conspira contra ellos. Después de todo, lo que la mayoría de las sociedades considera una figura normal para una mujer madura se considera en la nuestra un sobrepeso de 20 a 30 libras.

El aislamiento, que también se conoce como intelectualización, implica quitar la emoción de una memoria difícil o un impulso amenazador. Una persona puede reconocer de una manera muy desdeñosa que ha sido abusada de niña, o mostrar una curiosidad puramente intelectual en su orientación sexual recién descubierta. Algo que debería ser un gran problema se trata como si no lo fuera. En situaciones de emergencia, muchas personas se encuentran completamente tranquilas y calmadas hasta que la emergencia termina, momento en el que se caen a pedazos. Algo le dice que, durante la emergencia, no puede darse el lujo de desmoronarse. Es común encontrar a alguien totalmente inmerso en las obligaciones sociales que rodean la muerte de un ser querido. Los médicos y enfermeras deben aprender a separar sus reacciones naturales a la sangre, heridas, agujas y escalpelos, y tratar al paciente, temporalmente, como algo menos que un ser humano cálido y maravilloso con amigos y familiares. Los adolescentes a menudo pasan por una etapa en la que están obsesionados con las películas de terror, tal vez para enfrentarse a sus propios miedos. Nada demuestra el aislamiento más claramente que un teatro lleno de gente riendo histéricamente, mientras se muestra a alguien desmembrado.

El desplazamiento es la redirección de un impulso hacia un objetivo sustituto. Si el impulso o el deseo está bien para usted, pero la persona a la que dirige ese deseo es demasiado amenazante, puede desplazarlo hacia alguien o algo que pueda servir como un sustituto simbólico. Alguien que odia a su madre, puede reprimir ese odio, pero dirigirlo hacia las mujeres en general. Alguien que no haya tenido la oportunidad de amar a alguien puede sustituir a los gatos o perros por seres humanos. Alguien que se sienta incómodo con su deseo sexual por una persona real puede sustituirlo por un fetiche. Alguien que está frustrado por sus superiores puede irse a casa y patear al perro, o golpear a un miembro de la familia, o participar en quemaduras cruzadas y difamaciones raciales. Volverse contra uno mismo es una forma muy especial de desplazamiento, donde la persona se convierte en su propio objetivo sustituto. Normalmente se usa en referencia al odio, la ira y la agresión, en lugar de impulsos más positivos y es la explicación freudiana de muchos de nuestros sentimientos de inferioridad, culpa y depresión. La idea de que la depresión es a menudo el resultado de la ira que nos negamos a reconocer, de hecho, es aceptada por muchas personas, tanto freudianas como no freudianas.

La proyección, que Anna Freud también llamó desplazamiento hacia afuera, es casi todo lo contrario de volverse contra uno mismo. Implica la tendencia a ver tus propios deseos inaceptables en otras personas. En otras palabras, los deseos siguen ahí, pero ya no son tus deseos. Debemos ser conscientes de que cada vez que escuchamos a alguien hablar sobre lo agresivo que es todo el mundo, o lo pervertidos que son todos, uno debería preguntarse si esta persona no tiene una veta agresiva o sexual dentro de sí misma que preferiría no reconocer. Aquí hay un par de ejemplos en vivo: un esposo, bueno y fiel, se siente terriblemente atraído por la encantadora y coqueta dama de al lado. Pero en lugar de reconocer sus propios deseos, apenas anormales, se vuelve cada vez más celoso de su esposa, constantemente preocupado por su fidelidad, y así sucesivamente. O una mujer se encuentra teniendo sentimientos vagamente sexuales sobre sus amigas. En lugar de reconocer esos sentimientos como normales, se preocupa cada vez más por la presencia de lesbianas en su comunidad.

La rendición del altruismo es una forma de proyección que a primera vista parece ser lo contrario: aquí, la persona intenta satisfacer sus propias necesidades indirectamente, a través de otras personas. Un ejemplo común de esto es el amigo, de alguien que, mientras no busca ninguna relación por sí mismo, ¿está constantemente empujando a otras personas hacia ellas y tiene una curiosidad particular por "lo que sucedió entre usted y su cita anoche" y "preocupado por cómo están cosas entre usted y? 'El ejemplo extremo de la rendición altruista, es la persona que vive toda su vida por y/o a través de otra. Al igual que algunos padres que han depositado todos sus ahorros en la universidad, para la boda de sus hijos, les compra su primer hogar y luego esperan vivir la vida de la joven pareja.

La formación de reacción, también conocida como creer lo contrario, está cambiando un impulso inaceptable, en su opuesto. Por lo tanto, un niño enojado con su madre puede preocuparse demasiado por ella y, de manera dramática, colmarla de afecto. Un niño abusado puede correr hacia el padre abusador. O alguien que no puede aceptar un impulso homosexual puede afirmar que desprecia a los homosexuales. Quizás el ejemplo más común y claro de formación de reacciones se encuentra en niños de entre siete y once años más o menos: la mayoría de los niños le dirán en términos inequívocos lo desagradables que son las niñas y las niñas le dirán con igual vigor qué tan groseros son los niños. Sin embargo, los adultos que observan sus interacciones pueden decir con bastante facilidad cuáles son realmente sus verdaderos sentimientos.

Deshacer, implica gestos mágicos o rituales que están destinados a cancelar pensamientos o sentimientos desagradables después de que ya hayan ocurrido. Anna Freud menciona, por ejemplo, un niño que recitaba el alfabeto al revés cada vez que tenía un pensamiento sexual, o se daba la vuelta y escupía cada vez que se encontraba con otro niño era porque compartía su pasión por la masturbación. En las personas "normales", la ruina es, por supuesto, más consciente y podríamos participar en un acto de expiación por algún comportamiento, o formalmente pedir perdón. Pero en algunas personas, el acto de expiación no es consciente en absoluto. Considere al padre alcohólico que después de un año de abuso verbal y quizás físico, organiza la mejor y más grande fiesta de Navidad para sus hijos. Cuando termina la temporada, y los niños no se han dejado engañar por su gesto mágico, regresa a su cantinero con quejas sobre lo desagradecido que es su familia y cómo lo llevaron a beber. Uno de los ejemplos clásicos de deshacer se refiere a la higiene personal después del sexo: es perfectamente razonable lavarse después del sexo. Después de todo, ¡puede ponerse desordenado! Pero si siente la necesidad de tomar tres o cuatro duchas completas con jabón arenoso, tal vez el sexo no esté del todo de acuerdo con usted.

Las introyecciones, a veces llamadas identificación, implican asumir la personalidad y las características de otra persona, porque al hacerlo, podrían ayudar a resolver algunas dificultades emocionales. Por ejemplo, un niño que se queda solo con frecuencia puede de alguna manera tratar de convertirse en "mamá" para disminuir sus temores. A veces puedes atraparlos diciéndoles a sus muñecas o animales que no tengan miedo. Y encontramos que el niño mayor o el adolescente imitan a su estrella, músico o héroe deportivo favorito en un esfuerzo por establecer una identidad. Un ejemplo más inusual es el de una mujer cuyo esposo muere y ella comienza a usar su ropa, aunque perfectamente adaptada a su figura. Luego comenzó a adoptar algunos de sus hábitos, como fumar una pipa. Aunque los vecinos podrían encontrarlo extraño e incluso referirse a ella como el hombre-mujer, ella podría no estar sufriendo ninguna confusión sobre su identidad sexual. De hecho, incluso podría volverse a casar y conservar hasta el final los trajes de sus hombres y la rutina de la pipa. La identificación era muy importante para la teoría freudiana como mecanismo orientado al desarrollo de los súper yo. La identificación con el agresor es una versión de introyecciones que se enfoca en la adopción, no de rasgos generales o positivos, sino de rasgos negativos o temidos. Si tienes miedo de alguien, puedes conquistar ese miedo parcialmente si te pareces más a él. Esto se puede ver en las películas clásicas de pandilleros y en los patrones de los jóvenes pandilleros que temen a sus líderes, solo para luego eliminarlos para tomar el control. Un ejemplo más dramático es el llamado síndrome de Estocolmo. Después de una crisis de rehenes en Estocolmo, los psicólogos se sorprendieron al descubrir que los rehenes no solo estaban terriblemente enojados con sus captores, sino que a menudo eran francamente comprensivos. Un estudio de caso más reciente es el de Patty Hearst, de la familia rica e influyente de Hearst. Fue capturada por un grupo muy pequeño de autoproclamados revolucionarios llamado Ejército de Liberación Simbionés. Fue mantenida en armarios, violada y maltratada. Sin embargo, aparentemente decidió unirse a ellos, haciendo pequeños videos de propaganda para ellos e incluso agitando una ametralladora durante un robo a un banco. Cuando más tarde fue juzgada, los psicólogos sugirieron fuertemente que ella era una víctima, no una criminal.

Sin embargo, fue declarada culpable de robo a un banco y sentenciada a 7 años de prisión. El presidente Carter, sin embargo, luego conmutó su sentencia, después de 2 años. Las introyecciones podrían haber sido quizás los mismos abogados de racionalización para la defensa de John Walker Lynd, que los "talibanes estadounidenses" consideran usar cuando explican su toma de armas contra los Estados Unidos.

La regresión es un retroceso en el tiempo psicológico cuando uno se enfrenta al estrés. Cuando estamos preocupados o asustados, nuestros comportamientos a menudo se vuelven más infantiles o primitivos. Un niño puede comenzar a chuparse el pulgar nuevamente o mojar la cama cuando necesita pasar un tiempo en el hospital. Los adolescentes pueden reírse sin control cuando se los introduce en una situación social que involucra al sexo opuesto. Un estudiante universitario de primer año puede necesitar traer un juguete viejo de casa o dormir con su animal de peluche favorito. Una reunión de personas civilizadas puede convertirse en una multitud violenta cuando se les hace creer que sus medios de vida están en juego. O un hombre mayor, después de pasar veinte años en una empresa y ahora encontrarse despedido, puede retirarse a su sillón reclinable y volverse infantilmente dependiente de su esposa. Muchos de nosotros aún podíamos recordar las imágenes televisivas del reverendo James Baker, ampliamente televisadas, en cuclillas en posición fetal. Aunque algunos podrían discutir que es su carta de triunfo en un juego de búsqueda de simpatía. ¿Dónde nos retiramos ante el estrés? Hasta la última vez en la vida cuando nos sentimos seguros, de acuerdo con la teoría freudiana.

La racionalización es la distorsión cognitiva de "los hechos" para hacer que un evento o un impulso sea menos amenazante. Lo hacemos con bastante frecuencia en un nivel bastante consciente cuando nos damos excusas. Pero para muchas personas con egos sensibles, poner excusas es tan fácil que nunca se dan cuenta de ello. En otras palabras, muchos de nosotros estamos bastante preparados para creer nuestras mentiras. Sin embargo, a veces pueden parecer ilusiones de grandeza. Una forma útil de entender las defensas es verlas como una combinación de negación o represión, con varios tipos de racionalizaciones. Todas las defensas son, por supuesto, "mentiras", incluso si no somos conscientes de hacerlas. Pero eso no los hace menos peligrosos, de hecho, los hace aún más peligrosos.

Como su abuela puede haberle dicho, "Oh, qué telaraña enredada tejemos..." Las mentiras engendran mentiras y tienden a alejarnos más y más de la verdad y de la realidad. Después de un tiempo, el ego ya no puede atender las demandas de la identificación o prestar atención a los superegos. Las ansiedades vuelven rápidamente y luego te derrumbas e incluso puedes arremeter contra sus defensas. Y, sin embargo, Freud vió las defensas necesarias. Difícilmente puede esperar que una persona, especialmente un niño, tome el dolor y la tristeza de la vida por completo. Mientras que algunos de sus seguidores sugirieron que todas las defensas podrían usarse positivamente, el propio Freud sugirió que había una defensa positiva, a la que llamó sublimación.

La sublimación es la transformación de un impulso inaceptable, ya sea sexo, ira, miedo o lo que sea, en una forma socialmente aceptable o incluso productiva. Entonces, alguien con mucha hostilidad puede convertirse en un cazador, un carnicero, un jugador de fútbol o un mercenario. Un buen ejemplo de esto podría remontarse a los días de los romanos y el triunfo de la victoria de los esclavos convierte a los gladiadores en las arenas. Alguien que sufre una gran ansiedad en un mundo confuso puede convertirse en un organizador, un hombre de negocios o un científico. Alguien con deseos sexuales poderosos puede convertirse en artista, fotógrafo o novelista, y así sucesivamente. Para Freud, de hecho, todas las actividades positivas y creativas fueron sublimaciones, y predominantemente del deseo sexual.

Las Etapas

Como hemos visto al principio mientras estudiaba a Freud, nos dimos cuenta de que, para Freud, el deseo sexual es la fuerza motivadora más importante. De hecho, Freud sintió que era la principal fuerza motivadora no solo para adultos sino también para niños e incluso bebés. Cuando presentó sus ideas sobre la sexualidad infantil al público vienés de su época, apenas estaban preparados para hablar sobre la sexualidad en adultos, mucho menos en bebés. Es cierto que la capacidad para el orgasmo existe neurológicamente desde el nacimiento, pero Freud no solo estaba hablando del orgasmo.

Para Freud, la sexualidad significaba no solo relaciones sexuales, sino toda la sensación placentera que experimenta nuestra piel, como el tacto, las caricias, los besos, etc. Freud señaló que, en diferentes momentos de nuestras vidas, diferentes partes de nuestra piel nos dan los mayores placeres. En años posteriores, los teóricos llamarían a estas áreas zonas erógenas. A Freud le pareció que el bebé encontraba su mayor placer en succionar, especialmente en el seno. De hecho, a los bebés les gusta poner en contacto casi todo lo que hay en su entorno con la boca. Un poco más tarde en la vida, el niño se enfoca en los placeres anales de sostenerlo y soltarlo. A los tres o cuatro años, el niño puede haber descubierto el placer de tocar o frotar sus genitales. Solo más adelante en nuestra madurez sexual encontramos nuestro mayor placer en las relaciones sexuales. En estas observaciones, Freud tenía los principios de una teoría psicosexual del escenario. La etapa oral dura desde el nacimiento hasta aproximadamente los 18 meses. El foco del placer es, por supuesto, la boca. Chupar y morder son nuestras actividades favoritas. La etapa anal dura de aproximadamente 18 meses a tres o cuatro años. El foco del placer es el ano. Sosteniéndolo y dejándolo ir, se disfruta mucho.

La etapa fálica generalmente dura de tres o cuatro a cinco, seis o incluso siete años. El foco del placer son los genitales. La masturbación es común. La etapa latente dura desde cinco, seis o siete hasta la pubertad, que tiene alrededor de 12 años. Durante esta etapa, Freud creía que el impulso sexual se suprimía al servicio del aprendizaje. Debo señalar que, si bien la mayoría de los niños parecen estar bastante tranquilos, sexualmente, durante sus años de escuela primaria, tal vez hasta una cuarta parte de ellos están bastante ocupados masturbándose y jugando a 'médico, enfermeras, etc.' En la era represiva de Freud, estos niños estaban al menos más silencioso que sus contrapartes modernas.

La etapa genital comienza en la pubertad y representa el resurgimiento del deseo sexual en la adolescencia, aunque se centra más específicamente en los placeres recibidos en las relaciones sexuales. Freud sintió que la masturbación, el sexo oral, la homosexualidad y muchas otras cosas que encontramos aceptables hoy en la edad adulta eran inmaduras. Esta es una teoría de la etapa real, lo que significa que los freudianos creen que todos pasamos por estas etapas en este orden, o que estamos bastante cerca de estas edades.

La Crisis Edípica

Según Freud, cada etapa tiene ciertas tareas difíciles asociadas, donde es más probable que surjan problemas. Para la etapa oral, esto es el destete. Para la etapa anal, es el entrenamiento para ir al baño. Para la etapa fálica, es la crisis edípica, llamada así por la antigua historia griega del rey Edipo, quien inadvertidamente mató a su padre y se casó con su madre. Así es como funciona la crisis edípica, según la teoría de Freud: el primer objeto de amor para todos nosotros es nuestra madre. Queremos su atención, queremos su afecto, queremos sus caricias y la queremos de una manera muy sexual. Sin embargo, el joven tiene un rival por el encanto de su madre, "su padre". Su padre es más grande, más fuerte, más inteligente, y también se acuesta con su madre, mientras que junior se lamenta en su pequeña cama solitaria. Papá es el enemigo. En el momento en que el niño reconoce esta situación arquetípica, se ha dado cuenta de algunas de las diferencias más sutiles entre niños y niñas, aparte de la longitud del cabello y los estilos de ropa. Desde su ingenua perspectiva, la diferencia es que él tiene un pene y las niñas no. En este punto de la vida, le parece al niño que tener algo es infinitamente mejor que no tener algo, por lo que está satisfecho con este estado del caso.

Pero surge la pregunta, ¿dónde está el pene de la niña? Quizás ella lo haya perdido de alguna manera; tal vez fue cortado. Quizás esto podría pasarle a él. Según la teoría de Freud, este es el comienzo de la ansiedad por la castración, un ligero nombre inapropiado por temor a perder el pene. Para volver a la historia, el niño, reconociendo la superioridad de su padre y temiendo por su pene, compromete algunas de sus defensas del ego: desplaza sus impulsos sexuales hacia su madre, a las niñas y luego a las mujeres, y se identifica con el agresor: 'su papá'. Luego intenta ser más y más como él, es decir, un hombre. Después de unos años de su estado latente, ingresa a la adolescencia y al mundo de la heterosexualidad madura. La niña también comienza su vida enamorada de su madre, por lo que tenemos el problema de hacer que cambie su afecto por su padre antes de que pueda tener lugar el proceso de Edipo. Freud logra esto con la idea de la envidia del pene. La joven también ha notado la diferencia entre niños y niñas y siente que de alguna manera no está a la altura. A ella también le gustaría tener uno y todo el poder asociado con él. Como mínimo, le gustaría un sustituto del pene, como un bebé. Como todos los niños saben, se necesita un padre y una madre para tener un bebé, por lo que la joven pone su mirada en papá, pero papá, por supuesto, ya está ocupado. La joven se desplaza de él a niños y hombres, y se identifica con la madre, la mujer que consiguió el hombre que realmente quería. Tenga en cuenta que falta una cosa aquí. La niña no sufre la poderosa motivación de la ansiedad de castración, ya que no puede perder lo que no tiene. Freud sintió que la falta de este gran miedo explica el hecho (como él lo vio) de que las mujeres eran menos heterosexuales que los hombres e incluso algo menos inclinadas moralmente.

No se apresure a llegar a conclusiones todavía y antes de sentirse demasiado molesto por este relato poco halagador de la sexualidad de las mujeres, tenga la seguridad de que muchas personas han respondido. Le recomiendo que haga preguntas e investigue, siéntese con un grupo de mujeres y pregunte sobre todos los detalles. *Freud sintió que las experiencias traumáticas tuvieron un efecto especialmente fuerte. Por supuesto, cada trauma específico tendría su propio impacto único en una persona, que solo puede ser explorado y entendido de forma individual. Pero los traumas asociados con el desarrollo de la etapa, ya que todos tenemos que pasar por ellos, deberían tener más consistencia. Si tiene dificultades en cualquiera de las tareas asociadas con las etapas, el destete, el entrenamiento para ir al baño o para encontrar su identidad sexual, tenderá a retener ciertos hábitos infantiles. Esto se llama fijación. La fijación le da a cada problema en cada etapa un efecto a largo plazo en términos de nuestra personalidad o carácter.*

Si los primeros ocho meses de la vida de un bebé, a menudo se llenan de frustración en su necesidad de amamantar, tal vez porque la madre se siente incómoda o incluso dura con ellos, o trata de destetarlos demasiado temprano, entonces podrían desarrollar un carácter oral pasivo. Una personalidad oral-pasiva tiende a depender bastante de los demás. A menudo mantienen un interés en las gratificaciones orales como comer, beber y fumar. Es como si estuvieran buscando los placeres que se perdieron durante la infancia. Cuando tenemos entre cinco y ocho meses de edad, comenzamos la dentición. Una cosa satisfactoria para hacer cuando se está en período de dentición es morder algo como los pezones de mamá. Si esto causa una gran molestia y precipita un destete temprano, entonces estos bebés podrían desarrollar una personalidad oral agresiva. Estas personas mantienen un deseo de por vida de morder cosas, como lápices, chicles y otras personas. Tienen una tendencia a ser verbalmente agresivos, argumentativos, sarcásticos, etc. En la etapa anal, estamos fascinados con nuestras "funciones corporales". Al principio, podemos ir cuando y donde queramos. Luego, de la nada y sin ninguna razón que aún no podamos entender, comprendemos los poderes que son "nuestros padres" quieren que hagamos las cosas solo en ciertos momentos y en ciertos lugares; nuestros padres parecen valorar realmente el producto final de todo este esfuerzo. Algunos padres se ponen a merced del niño en el proceso de entrenamiento para ir al baño. Suplican, se engatusan, muestran una gran alegría cuando lo han hecho bien y actúan como si sus corazones estuvieran rotos cuando no se hace bien. El niño es el rey de la casa y él lo sabe. Este niño crecerá teniendo una personalidad anal expulsiva *(también conocida como agresiva anal)*. Estas personas tienden a ser descuidadas, desorganizadas y generosas hasta la exageración. Pueden ser crueles, destructivos y dedicados al vandalismo y al grafiti. El personaje de Oscar Madison en la película "Pareja Extraña" *The Odd Couple* es un buen ejemplo. Otros padres son estrictos, pueden estar compitiendo con sus vecinos y parientes en cuanto a quién puede entrenar a su hijo primero, *(el entrenamiento inicial se asocia en la mente de muchas personas con gran inteligencia).* Pueden usar castigo o humillación. Este niño probablemente se estreñirá, ya que intentan desesperadamente contenerlo en todo momento y crecerá para tener una personalidad anal retentiva. Tienden a ser especialmente limpios, perfeccionistas, dictatoriales, muy tercos y tacaños. En otras palabras, la retención anal es estrecha en todas las áreas. El personaje de Felix Unger en "Pareja Extraña" es un ejemplo perfecto. También hay dos personalidades fálicas, aunque nadie les ha dado nombres. Si el niño es rechazado severamente por su madre y más bien amenazado por su padre muy masculino, es probable que tenga un pobre sentido de autoestima cuando se trata de su sexualidad. Puede lidiar con esto retirándose de la interacción heterosexual, quizás convirtiéndose en un ratón de biblioteca, o haciendo un acto bastante machista e interpretando al hombre de las damas. Una niña rechazada por su padre y amenazada por su madre muy femenina también es probable que se sienta mal consigo misma y se convierta en una alhelí o en una "bella" hiperfemenina. Mientras tanto, si un niño no es rechazado por su madre y es más bien favorecido que su débil padre *Milquetoast* 'persona tímida o débil' puede desarrollar una gran opinión de sí mismo (que puede sufrir mucho cuando ingresa al mundo real, donde nadie lo ama como lo hizo su madre), y puede parecer bastante afeminado. Después de todo, no tiene motivos para identificarse con su padre. Del mismo modo, si una niña es la princesita de papá y la mejor amiga, y mamá ha sido relegado a una especie de función de sirvienta, entonces puede volverse bastante vanidosa y egocéntrica, o posiblemente más bien masculina. Estos diversos personajes fálicos demuestran un punto importante en la caracterología freudiana: los extremos conducen a los extremos.

Si está frustrado de alguna manera o demasiado complacido en otras, puede tener problemas... y aunque cada problema tiende a conducir a ciertas características, estas características también pueden revertirse fácilmente. Entonces, según Freud, una persona retentiva anal puede de repente volverse extremadamente generosa, o puede tener una parte de su vida en la que está terriblemente desordenada. Esto es frustrante para los científicos, pero puede reflejar la realidad de la personalidad.

Terapia del Dr. Freud

A lo largo de los años, la terapia de Freud sigue siendo una de las más influyentes entre las demás en el campo de la salud mental occidental ... aunque algunos podrían estar en desacuerdo, pero no hasta que abramos las puertas y nuestras mentes a otras formas alternativas, su teoría seguirá siendo la más influyente entre las comunidades científicas terapéuticas.

Ambiente relajado: significa que el cliente debe sentirse libre de expresar cualquier cosa. La situación de la terapia es, de hecho, una situación social única, en la que no tiene que temer el juicio social o el ostracismo. De hecho, en la terapia freudiana, el terapeuta prácticamente desaparece. Además de eso, está el sofá físicamente relajante, las luces tenues, las paredes insonorizadas y el saludo; El escenario está listo.

Asociación libre: significa que el cliente puede hablar sobre cualquier cosa. La teoría es que, con la relajación, los conflictos inconscientes inevitablemente pasarán a primer plano. No está lejos de ver las similitudes entre la terapia freudiana y los sueños. Sin embargo, en la terapia está el terapeuta, que está capacitado para reconocer ciertas pistas sobre los problemas y sus soluciones que el cliente podría pasar por alto fácilmente.

Resistencia: significa que cuando un cliente intenta cambiar el tema, se queda completamente en blanco, se queda dormido, llega tarde o se salta una cita por completo, el terapeuta luego dice "¡ajá!". Estas resistencias sugieren que el cliente se está acercando a algo dentro de su libre asociación que inconscientemente puede encontrar amenazante, por supuesto.

Análisis de los sueños: según Freud, cuando dormimos somos algo menos resistentes a nuestro inconsciente y permitiremos algunas cosas en formas simbólicas, para llegar al punto de conciencia, por supuesto. Estos deseos de la identificación proporcionan al terapeuta y al cliente más pistas. Muchas formas de terapia hacen uso de los sueños del cliente, pero la interpretación freudiana es distinta en la tendencia a encontrar significados sexuales.

Parapraxes: Significa que los "Parapraxes" son un deslizamiento de la lengua, a menudo llamado deslizamiento freudiano. Freud sintió que también eran pistas de conflictos inconscientes. Él también estaba interesado en las bromas que contaban sus clientes. De hecho, Freud sintió que casi todo significaba algo casi todo el tiempo, marcar un número equivocado, dar un giro equivocado e incluso escribir mal una palabra, eran objetos serios de estudio para Freud. Sin embargo, él mismo, señaló en respuesta a un estudiante que preguntó por qué su cigarro podría ser un símbolo. "Oh, eso" respondió Freud. "A veces un cigarrillo es solo un cigarrillo. " ¿O es eso? Otros freudianos se interesaron en las pruebas proyectadas, como el famoso Rorschach o las pruebas de manchas de tinta. La teoría detrás de estas pruebas es que cuando el estímulo es vago, el cliente lo llena con sus propios temas inconscientes. Nuevamente, estos también podrían proporcionarle al terapeuta pistas.

Catarsis: *es el flujo repentino y dramático de emociones que ocurre cuando el trauma resucita. La caja de pañuelos en la mesa final no está allí para la decoración. La comprensión es ser consciente de la fuente de la emoción, del evento traumático original. La mayor parte de la terapia se completa cuando se experimentan catarsis e información.* Lo que debería haber sucedido hace muchos años, porque eras demasiado pequeño para lidiar con eso, o bajo demasiadas presiones conflictivas, ahora ha sucedido. *Freud dijo que el objetivo de la terapia* es simplemente hacer consciente al inconsciente.

Diálogo

Una crítica más general de la teoría de Freud es su énfasis en la sexualidad. Todo, tanto bueno como malo, parece provenir de la expresión o represión del deseo sexual. Mucha gente cuestiona eso y se pregunta si hay otras fuerzas trabajando. Freud mismo más tarde agregó el instinto de muerte, pero resultó ser otra de sus ideas menos populares.

Primero debemos recordar observar que, de hecho, gran parte de nuestras actividades están motivadas de alguna manera por el sexo. Si tuviéramos que echar un buen vistazo a nuestra sociedad moderna, encontraremos que la mayoría de la publicidad usa imágenes sexuales y nuestra percepción tal vez es que las películas y los programas de televisión a menudo no se venderán bien si no incluyen algunos coqueteos, gestos sexuales o idiomas explícitos.

Pero esta es nuestra percepción y no la hemos comparado con nada más. Recientemente, varias de las series de televisión mejor calificadas involucraron más filosofía y enseñanzas cristianas, y lo hicieron bastante bien. Otra práctica común vista en la industria de la moda se basa principalmente en un juego continuo de escondite sexual, que sugiere que todos pasamos una parte considerable de nuestro día a día jugando al juego de apareamiento. Sin embargo, todavía no sentimos que la vida se trata solo de ser sexual. Aunque el énfasis de Freud en la sexualidad no se basó en la gran cantidad de sexualidad obvia en su sociedad; sino más bien basado en la intensa evitación de la sexualidad, especialmente entre las clases medias y altas y más especialmente entre las mujeres. Lo que parecemos haber olvidado fácilmente es que el mundo ha cambiado dramáticamente en los últimos cien años. Aunque olvidamos que en aquel entonces los médicos y los ministros recomendaban un fuerte castigo por la masturbación, "pierna" se consideraba una palabra sucia y que cualquier mujer que sentía deseos sexuales, automáticamente se consideraba una prostituta potencial, y que una novia fuera tomada por sorpresa en su noche de bodas, y podría desmayarse ante la idea. "Aunque todavía podríamos estar en desacuerdo con Freud, pero Freud se lleva el crédito que logró elevarse por encima de las actitudes sexuales de su cultura". Podríamos tener que volver y reexaminar a Ana O, para darnos cuenta de que incluso sus mentores Burke y el brillante Charcot, no pudieron reconocer completamente la naturaleza sexual de los problemas de sus clientes. El error de Freud fue más una cuestión de generalizar demasiado y no tener en cuenta los cambios culturales. Aunque es irónico que gran parte de los cambios culturales en las actitudes sexuales se debieron al trabajo de Freud. Su inconsciente explica parte de nuestro comportamiento, sino más bien cuánto y cuál es la naturaleza exacta de la bestia. Los conductistas, los humanistas y los existencialistas creen que (a) las motivaciones y los problemas que se pueden atribuir al inconsciente son mucho menores de lo que Freud pensaba, y (b) el inconsciente no es el gran caldero de actividad que lo hizo parecer. La mayoría de los psicólogos de hoy ven el inconsciente como *lo que no necesitamos o no queremos ver.* Algunos teóricos no usan este concepto en absoluto. Un teórico que viene a la mente es Carl Jung, quien propuso un inconsciente que hace que Freud se vea insignificante.

¿Cuáles son los aspectos positivos de la teoría de Freud?

La gente tiene la desafortunada tendencia de *tirar al bebé con el agua del baño*. Si no están de acuerdo con las ideas *a, b y c,* también calculan que *x, y,* Y *z* también deben estar equivocadas. Pero Freud tenía bastantes buenas ideas, tan buenas que se han incorporado a muchas otras teorías, hasta el punto de que olvidamos darle crédito. Primero, Freud nos hizo conscientes de dos fuerzas poderosas y sus demandas que nos imponen. Cuando todos creían que las personas eran básicamente racionales, mostró cuánto de nuestro comportamiento se basaba en la biología. Cuando todos concibieron a las personas como responsables individuales de sus acciones, nos dirigió hacia el impacto de la sociedad. Cuando todos pensaban que los roles masculinos y femeninos estaban determinados únicamente por la naturaleza, también mostró cuánto dependían de la dinámica de nuestra familia. Y que la identificación y el súper yo que sirven a nuestras manifestaciones psíquicas a la biología en nuestra sociedad siempre estarán con nosotros de una forma u otra. La segunda es la teoría básica, que se remonta al estudio de Burke sobre ciertos síntomas neuróticos, causados por traumas psicológicos; Aunque la mayoría de los teóricos ya no creen que toda la neurosis pueda explicarse de esta manera, o que es necesario revivir el trauma para mejorar, se ha convertido en un entendimiento común que una infancia llena de negligencia, abuso y tragedia tiende a conducir a una vida infeliz adulta.

En tercer lugar, está la idea de las defensas del ego. Incluso si no se siente cómodo con la idea del inconsciente de Freud, está claro que nos involucramos en pequeñas manipulaciones de la realidad y nuestros recuerdos de esa realidad para satisfacer nuestras propias necesidades, especialmente cuando esas necesidades son fuertes. "Mi recomendación para usted es que aprenda a reconocer estas defensas". Y descubrirá que tener nombres para ellos lo ayudaría a notarlos en usted y en los demás. Finalmente, nos damos cuenta de que Freud ha establecido en gran medida la forma básica de la terapia. Excepto por algunas terapias conductistas, la mayoría de las terapias sigue siendo la cura para hablar y aún implica el uso de una atmósfera relajada física y socialmente. E incluso si a otros teóricos no les importa la idea de transferencia, la naturaleza altamente personal de la relación terapéutica es generalmente aceptada como importante para el éxito.

Algunas de las ideas de Freud están claramente vinculadas a su cultura y época. Otras ideas no son fácilmente comprobables. Algunos incluso pueden ser una cuestión de la propia personalidad y experiencias de Freud. Pero Freud fue un excelente observador de la condición humana y suficiente de lo que dijo tiene relevancia hoy en día para que forme parte de los libros de texto de la personalidad. Incluso cuando los teóricos presentan ideas dramáticamente diferentes sobre cómo funcionamos y cómo trabajamos, aún comparan sus ideas con las de Freud.

CAPÍTULO VII

Resolución de problemas del estudio sobre drogas ilícitas ... Investigación educativa

Enfoque del alcoholismo y la adicción a los narcóticos

Enfoque de la neurobiología ...

(Modelos de enseñanza de neurociencia para jóvenes)

Marihuana (nombres comunes de la calle para la marihuana)

¿Aproximadamente cuántos adolescentes te han llevado a creer que consumas marihuana hoy?

Opiáceos

Cómo se desencadenan las adicciones ... es bastante simple

¿Cómo funcionan los opiáceos en nuestro sistema?

¿Cuáles son los beneficios médicos obtenidos ...?

Inhalantes (¿Qué son ... cómo nos afectan y por qué?)

Alucinógenos

Esteroides anabólicos

¿Qué es la nicotina?

Metanfetamina

Estimulantes

Los nombres comunes conocidos de las drogas callejeras son los siguientes ...

Los peligros para la salud de la cocaína en nuestros cuerpos

Las drogas ilícitas y su salud mental ... La verdadera historia de un joven

Enfoque moderno para el tratamiento de los trastornos por abuso de sustancias concurrentes.

Protocolo Nacional de Prevención del Suicidio

Las funciones básicas del protocolo de prevención del suicidio de enfermería

Las opiniones de Freud sobre el suicidio.

Resolución de Problemas del Estudio Sobre Drogas Ilícitas... Investigación Educativa

A partir de un anuncio típico de Coca Cola en 1890, Coca Cola fue una de las docenas de colas y tónicos vendidos en los Estados Unidos que contenían cocaína a principios de siglo. Esta fue la parte intrínseca de la primera explosión de cocaína. Jarabe y extracto para agua de soda y otras bebidas carbonatadas.

Historia y Glamour

La planta de coca y la antigua práctica de masticar la hoja de coca han existido durante mucho tiempo. Se remonta al siglo IX, ya que los restos de cerámica de esa época; en consecuencia, especificando que el pueblo mohicano usó coca al menos durante todo el siglo XVIII. En Europa y en muchas otras partes del mundo, las hojas de coca también se masticaban como derivados estimulantes y agradables. Alrededor de 1860, el científico Albert Niemann aisló el alcaloide principal de la coca y lo denominó cocaína, y en 1884, Sigmund Freud, lo usó mientras realizaba experimentos e inmediatamente comenzó a escribir mucho sobre él. Por esa misma época, *Park Davis and Company* comenzó una producción masiva de cocaína y ésta se convirtió en una droga estadounidense popular. Varios años después, el químico *Pemberton* introdujo Coca-Cola, como un nuevo jarabe de refresco que contiene cocaína. Y la fuente de soda se convirtió en una parte intrínseca de la escena estadounidense de la nueva ola. Las personas en todos los niveles de la sociedad comenzaron a usar cocaína, ya que se vendía en forma pura. Además de ser utilizado como ingrediente principal en una lista interminable de tónicos y elixires médicos. No mucho después, los periódicos comenzaron a informar sobre la inevitable adicción y las historias de horror vinculadas de manera creíble y el gobierno finalmente intervino para poner fin a la epidemia en expansión. Después de 1906, la comercialización de tónicos potenciados con cocaína ya no estaba permitida en Estados Unidos y se aprobó la Ley de Drogas, que ordenaba a todas las compañías fabricantes de drogas que enumeraran sus ingredientes en las etiquetas de los productos. En 1914, se aprobó la *Ley Harrison,* que identificaba la cocaína como un narcótico y básicamente requería que se informaran todas las transacciones relacionadas con el uso de ella. En la década de 1930, la cocaína había pasado a la clandestinidad y su popularidad era principalmente entre un pequeño grupo seleccionado de músicos, proxenetas, artistas y un número limitado de escritores. No fue sino hasta alrededor de 1970 que la cocaína recuperó su popularidad, poco después de 1971, la Agencia de Control de Drogas, estaba incautando más cocaína que heroína. Una vez más, Estados Unidos había comenzado a experimentar la segunda gran explosión de cocaína. Con cinco a seis millones de personas regularmente, usando cocaína, "tal vez la historia se estaba repitiendo". El consenso entre las autoridades a lo largo de la década de 1980 fue que alrededor de cuarenta y cinco, a cincuenta millones de personas habían probado la cocaína y especularon que seis a siete millones la consumían regularmente... Las estimaciones indicaron previamente y nos mostraron que todos los días entre cinco y seis mil personas lo intentaban por primera vez.

Enfoque del Alcoholismo y la Adicción a los Narcóticos

Al igual que en otros campos de la medicina y la ciencia del comportamiento, un enfoque interactivo de la etiología, la epidemiología, la psicopatología y el tratamiento de la adicción a los narcóticos implica la operación de la causalidad múltiple dentro de la persona y su entorno cultural. En tales interacciones, primero debemos considerar dos factores significativos:

1) El factor predisponente a largo plazo, 2) el factor precipitante más inmediato. El factor desencadenante más inmediato en la adicción a los narcóticos es el grado de fácil acceso a las drogas ilícitas. Este primer factor demuestra en parte que las tasas de adicción a los narcóticos son más altas en los barrios marginales urbanos, proyectos de vivienda y zonas de mala calidad, etc., que en los suburbios de clase media. Aunque con el advenimiento de la tecnología moderna de alta velocidad, las redes sociales en línea, el fácil acceso desde el campo, a los suburbios y el interior de las ciudades, han cambiado mucho en los últimos años. Este factor nos da un ejemplo de por qué durante la Segunda Guerra Mundial, los incidentes reportables de adicciones a narcóticos se acercaron a los niveles cero. "Cuando se interrumpen los canales comerciales normales dentro del comercio de drogas ilegales, la demanda disminuirá", independientemente de cuán grande sea la tolerancia cultural y actitudinal a las prácticas adictivas, o cuán fuerte sea la predisposición de la personalidad de un individuo a las drogas ilícitas... "¡nadie puede volverse adicto a las drogas, sin tener acceso a ellas!" De ahí la lógica de la ley de prevención del componente de aplicación.

El segundo factor predisponente más importante en la etiología de la adicción a los narcóticos es el grado prevaleciente de tolerancia actitudinal hacia la práctica estándar en la cultura, subcultura étnica, racial y social del individuo. Este factor explica las diferencias en las tasas de incidentes entre los grupos de clase baja y de clase media; entre europeos, estadounidenses y asiáticos, y entre miembros de las profesiones médicas y aliadas de la salud y otros grupos ocupacionales. Los factores contribuyentes en el desarrollo de este síndrome son probablemente genéticos, poligénicos en los orígenes y sin duda son fomentados por la membresía de la clase social. Esto se ha observado particularmente en familias que han estado recibiendo asistencia social durante una o más generaciones. La mayoría de los cuales (los jóvenes mayores ciertamente no son motivados inadecuadamente) tienden a ser consumidores ocasionales de narcóticos, que no se vuelven psicológica ni fisiológicamente dependientes de la droga en cuestión. Los estudios epidemiológicos realizados por el Centro de Investigación de Relaciones Humanas de la Universidad de Nueva York en 1975 desarrollaron varios criterios conductuales, familiares y socioeconómicos entre estos grupos. Descubrir que las propiedades eufóricas que se encuentran en las drogas ilícitas narcóticas obviamente desencadenan cierto efecto en la depresión de la facultad autocrítica y el placer positivo. Otras investigaciones científicas continuas también mostraron que los adictos recibían una forma inmediata no ganada de gratificación de la mejora del ego. Estas mismas propiedades eufóricas también son evidentemente ajustables para personas con antecedentes de depresión reactiva reciente.

Los estudios avanzados realizados a lo largo de los años 80 y principios de los 90 sobre opiáceos y endorfinas producidos endógenamente encontraron que, en algunos casos, las deficiencias mentales en la producción de las sustancias que contribuyen a nuestro optimismo normal frente a las vicisitudes de la vida, por lo tanto, tienen un valor evolutivo de supervivencia para las especies naturales. Lamentablemente, esto también contribuye a la incidencia de la adicción a los narcóticos. Otros estudios realizados en adictos psicológicamente discapacitados descubrieron que los adictos de la clase trabajadora más baja tienden casi exclusivamente a desarrollar un estado de ansiedad crítica y depresión reactiva, cuando están bajo estrés emocional o ambiental. Sus hallazgos, que indican dónde los adictos de los barrios marginales urbanos y los antecedentes de bienestar desarrollaron síntomas esquizofrénicos casi invariablemente en circunstancias comparables.

Esta diferencia obvia en el resultado clínico probablemente refleja cierta internalización insidiosa de los rasgos motivacionales maduros por parte de los adictos de clase media baja y los de la clase trabajadora, a pesar del dominio manifiesto de la personalidad inadecuada. El estilo cognitivo de una persona, que usa y abusa de las drogas, es visto como un factor fundamental en el cambio de la experimentación con drogas al abuso de drogas. Existe una tendencia actual en la terapia conductual, haciendo hincapié en los enfoques cognitivos y los principales principios cognitivos del comportamiento cognitivo. El comportamiento humano está mediado por inobservables que intervienen entre un estímulo y la respuesta a ese estímulo. Los conjuntos de estrategias y expectativas competitivas de creencia son los ejemplos de los tipos de mediación, actualmente considerados cruciales para la comprensión profunda de las emociones y el comportamiento. La forma en que la etiqueta individual, o evaluar una situación, determina su respuesta emocional y conductual a ella. Otra suposición básica es que los pensamientos, sentimientos y comportamientos son casualmente interactivos, para vincular lo cognitivo con los drogadictos. Esta teoría plantea el proceso de abuso, con el conflicto, como un factor predisponente de las personas que tienen dificultades para satisfacer las demandas o expectativas que les imponen el trabajo, la sociedad, los amigos y ellos mismos. El resultado directo del estrés es la ansiedad.

La ansiedad es un sentimiento universal. Es algo que experimentamos hasta cierto punto cada día. Sin embargo, no es la extensa experiencia de ansiedad en cuestión sino la forma en que cada individuo interpreta el estado de ansiedad lo que hace que la situación sea tan crucial para la teoría general. Subyacente a la ansiedad de los drogadictos está la simple creencia de que no pueden alterar o controlar significativamente la situación de que son impotentes para su entorno y no pueden eliminar o disminuir la fuente de estrés. La creencia de que no pueden hacer frente al estrés es la principal disposición cognitiva de los toxicómanos. Una consecuencia de tal comportamiento es el intenso sentimiento de baja autoestima, que es una entidad clínica bien conocida entre los toxicómanos. Un sentimiento de auto desprecio, que forma la creencia de que no tiene poder, es la experiencia de la ansiedad. Esto es, por supuesto, incómodo y crea un medio para una reducción de ansiedad necesaria. El principal efecto farmacológico de la heroína es la reducción de la ansiedad, porque la droga no solo proporciona un alivio de la ansiedad, sino que el individuo también obtiene una sensación de éxtasis temporal. Bajo la influencia de la droga alta, los individuos experimentan temporalmente una mayor sensación de poder, autoestima y control y una sensación de bienestar. La sensación de impotencia, inmediatamente reemplazada por una sensación exagerada de ser todopoderoso, ninguna tarea es demasiado grande, y ninguna hazaña es imposible, mientras él /ella está en un estado inconsciente por las drogas. Por lo tanto, la droga puede hacer por los abusadores lo que no pueden hacer por sí mismos. Desafortunadamente para el drogadicto, los efectos son de corta duración y cualquier ganancia temporal, se convierte en pérdidas a largo plazo. Inevitablemente, después de que el efecto desaparece, alguna fuente interna o externa de estrés reavivará el conflicto y la ansiedad. Por lo tanto, no solo regresa la sensación de falta de control, sino que también es probable que sean más fuertes que antes. Sin embargo, darse cuenta de que las ansiedades no tienen que ser toleradas, porque hay drogas a la vuelta de la esquina. Sabiendo que tales drogas han tenido éxito en el pasado al eliminar la tensión y producir buenos sentimientos, el proceso de uso, ¡casi inmediatamente se gradúa para abusar! Por lo tanto, se espera que el uso de drogas aumente en frecuencia y en el número de situaciones diferentes en las que se emplea (ejemplo dado). Argumentos con los padres, pérdida de empleos, conflictos con el cónyuge, quizás solo algunas fuentes primarias de conflicto y ansiedad para los jóvenes, que actualmente experimentan con sustancias ilegales por primera vez. *Cada vez que los usuarios de drogas confían en una droga ilícita para aliviar tensiones, ganar euforia no ganada y sentirse bien consigo mismos, se vuelven menos capaces de sobrellevarlos por su cuenta. Al usar drogas para hacer frente, el individuo biológicamente deja de usar sus mecanismos adaptativos naturales para hacer frente a la situación y se vuelve menos tolerante al dolor y la ansiedad. Este es un hecho comprobado, independientemente del usuario individual y el tipo de drogas o alcohol. Bíblica o naturalmente hablando, interferimos con la creación de Dios para que nuestros cuerpos ya hayan sido diseñados para lidiar con los estresores de la vida. Por supuesto, la necesidad de un médico es imprescindible cuando estamos enfermos, pero esto implica una comprensión profunda del metabolismo, las funciones físicas y cognitivas de la persona. Una leyenda de una caricatura de 1970 indica dónde está sentado un hombre en un bar solicitando otra bebida, luego el camarero lo mira y le pregunta. "¿Pensaste que habías dicho que solo bebías para ahogar tus penas?" El hombre se vuelve hacia él, arrastrando las palabras, y luego responde: "sí, pero mis penas se han convertido en excelentes nadadores desde la última vez que hablaste".*

Cocaína

Oído, nariz y garganta: la cocaína se absorbe fácilmente a través de la mucosa nasal, después de la administración intranasal de 1,5 mg de cocaína a trece pacientes quirúrgicos, se detectó cocaína en el plasma en tres minutos; y las concentraciones plasmáticas máximas se alcanzaron en 15 a 60 minutos. Además, la cocaína todavía era detectable en la mucosa nasal hasta tres horas después de su aplicación. Los niveles plasmáticos máximos alcanzados dependen de las dosis intranasales más altas de cocaína. Debido a sus pronunciadas propiedades de vasoconstricción, la cocaína puede causar rinitis aguda y crónica y sinusitis crónica, y ulceración y perforación del tabique nasal. También se han encontrado informes sobre casos de fuga de líquido cefalorraquídeo de la nariz y la incapacidad concomitante para oler, después de inhalar cocaína. Presumiblemente, esto se debe a cambios en la porción ósea del cráneo (en esta área) y el nervio responsable del sentido del olfato. La inhalación de cocaína también puede producir un enrojecimiento profundo y rebote y congestión de la mucosa nasal. Los traficantes de cocaína crónicos también son propensos a desarrollar infecciones de las vías respiratorias superiores y tienden a usar una variedad de aerosoles nasales, es decir, sal o agua del grifo, glicerina y aceites de vitamina E para prevenir y calmar la irritación de la mucosa nasal. En retrospectiva, el adulterante y las diluciones utilizadas para cortar la cocaína también pueden desempeñar un papel en el daño de la mucosa nasal (Siegel 1980). A lo largo de sus estudios sobre fumadores crónicos de base libre, Siegel también informó sobre labios secos crónicos y dolor de garganta. También descubrió que las gotas de cocaína aplicadas repetidamente en el ojo podrían causar nubosidad en la córnea. Esta es la razón principal del por qué la cocaína ya no se usa en cirugía ocular. Por la afirmación que el glaucoma agudo puede ocurrir después de la aplicación tópica de cocaína en el ojo y que la aplicación de cocaína en el oído medio ha causado náuseas, vómitos y vértigo. Klough, 1982, ha comentado sobre el peligro potencial de aspiración, cuando se aplica cocaína a la nariz y corre para anestesiar la faringe y la laringe.

Respiratorio: fumar cocaína, como (pasta), o pasta de cocaína, o como base libre, es una forma extremadamente eficiente de alcanzar rápidamente niveles sanguíneos sustanciales. Sin embargo, ha habido informes extensos sobre el fenómeno de la pasta de coca. En Perú, la pasta de cacao es una forma cruda de cocaína, que contiene varias otras sustancias, como queroseno, metanol, ácido sulfúrico, etc. La pasta contiene 40 a 85% de sulfato de cocaína y generalmente se mezcla con tabaco o marihuana en un cigarrillo.

Los atracones de fumar pueden durar varios días y los fumadores pueden consumir hasta 50 cigarrillos en una noche. Como resultado de este uso prolongado y la administración de dosis altas de cocaína, los usuarios experimentan euforia, seguida de disforia, alucinaciones y psicosis de cocaína. Los estudios realizados sobre el sistema nervioso central de los adictos nos han demostrado que los efectos de los niveles plasmáticos de cocaína alcanzan los 975 mg. se puede lograr dentro de los cinco minutos después de fumar 0.5 gramos de cocaína de alto grado. Los experimentos realizados a lo largo de 1982 con pasta de cocaína mezclada con tabaco concluyeron que las concentraciones plasmáticas de cocaína tan altas como 462 ng / ml se obtuvieron solo tres minutos después de que los sujetos fumaran combinaciones similares de pasta de cocaína de alto grado y tabaco. Estos niveles aún se obtuvieron, aunque solo se recuperó un promedio del 6,1% de la base libre de cocaína del humo principal de los cigarrillos encendidos. La biodisponibilidad relativa promedio de cocaína es solo el 70% de la obtenida por vía nasal. La vida media principal de la cocaína por esta ruta fue de 38 minutos, lo cual es un poco más corto de lo que se ha informado para otras vías de administración. Los niveles y plazos anteriores son aproximadamente equivalentes a los obtenidos por vía intravenosa.

El tabaco de base libre de cocaína se ha practicado en los Estados Unidos desde principios de la década de 1970, este método de administración probablemente se deba a la disminución de su eficiencia. Por lo que permite que se consuman cantidades significativamente mayores de cocaína que posiblemente a través de la vía nasal o intravenosa. Siegel ha informado que las personas pueden consumir hasta 30 g, por veinticuatro horas, o hasta 150, en setenta y dos horas. Además, los usuarios pueden fumar sin interrupción durante períodos prolongados de tiempo "una carrera". La carrera más larga reportada fue, catorce días, pero los fumadores libres de cocaína siempre experimentan una progresión de paranoia y psicosis. Los usuarios informaron una serie de problemas físicos concurrentes, incluidos labios secos y agrietados, dolor de garganta, voces tenues, dolores en el pecho y la espalda; y ocasionalmente esputo negro y sangriento. Sería razonable suponer que los usuarios también tienen una mayor incidencia de bronquitis, debido a la cantidad de complicaciones pulmonares informadas por las bases libres de cocaína, por ejemplo, neumomendiastino de neumotórax. Sin embargo, también se han informado complicaciones similares después del uso de marihuana. La posibilidad de maniobras frecuentes y prolongadas de Valsalva, y el intento de espiración forzada con la glotis cerrada, es significativa en la reducción de los usuarios, el monóxido de carbono pulmonar, lo que difunde su capacidad. Sin embargo, se presume que el daño puede ser causado por un efecto vasoconstrictor directo sobre la vasculatura pulmonar. Sin embargo, no se ha demostrado si este efecto fue agudo o si persistió en una complicación muy inusual. Se informó de la inhalación de cocaína, cuando se encontraron granulomas de celulosa en los pulmones de un caso mortal de edema pulmonar, en un hombre de veintiséis años que inyectó base libre de cocaína.

Cardiovascular: pequeñas dosis de cocaína pueden disminuir la frecuencia cardíaca, como resultado de la estimulación vagal central, pero grandes dosis aumentan tanto la frecuencia cardíaca como la presión arterial. Según estudios comprobados realizados por la American Heart Association, los efectos parecen estar relacionados con la dosis, (ejemplo dado) 8mg. de cocaína, administrada por vía intravenosa a voluntarios sanos normales, aumentó su frecuencia cardíaca al 21%; y 16 - 32mg, aumentaron su frecuencia cardíaca a 30 y 37.5%. Respectivamente, los aumentos en la presión arterial fueron menos sorprendentes con una dosis de 8 mg. dosificación. A 16 - 32mg. La inyección de cocaína mostró un aumento máximo de aproximadamente el 15%. Tales aumentos fueron el resultado directo mostrado en la estimulación simpática central y de la vasoconstricción simpática mediada periféricamente. Por el contrario, una gran dosis intravenosa de cocaína puede causar la muerte inmediata por insuficiencia cardíaca, debido a una acción tóxica directa sobre los músculos del corazón. Clínicamente hablando, además de la hipertensión y la taquicardia, se ha informado que la cocaína causa un ritmo ventricular acelerado, latidos ectópicos del corazón ventricular, angina, subsecuentes subendocárdicos, infracciones miocárdicas, fibrilación ventricular y muerte. Aunque no existe una dosis constante o definitiva a la que pueda ocurrir alguno de los efectos tóxicos anteriores, los investigadores han demostrado que los voluntarios tomaron hasta 244 mg. de cocaína por vía intravenosa sin evidencia de arritmia cardíaca, ni ningún otro signo de toxicidad cardiovascular. Sin embargo, se han informado casos de reacciones fatales con tan solo 22 mg inyectados por vía submucosa.

Después de muchos años de ensayos clínicos fallidos y repetidos y una amplia variedad de interacciones terapéuticas e inconvenientes científicos, Script Research en la década de 1990 descubrió una vacuna diseñada para depositar una barrera de cocaína de cuatro meses en el cerebro. La vacuna aún no ha sido aprobada por la Administración de Drogas y Alimentos, pero su función está diseñada para evitar que los adictos recaigan, y también podría administrarse al usuario para evitar que se vuelvan adictos. Pero todavía no estamos del todo claros.

Enfoque de la Neurobiología... (Modelos de Enseñanza de Neurociencia para Jóvenes)

La neurobiología de la drogadicción: nuestro intento aquí es brindar información valiosa disponible que nos permita analizar mejor los efectos del abuso de drogas en el cerebro para que se entienda fácilmente. Es importante transmitir cómo la neurobiología de la drogadicción juega un papel crucial en la salud mental y las deficiencias psiquiátricas.

Esta serie está diseñada para enseñar a pacientes, estudiantes, padres, miembros de la familia y al individuo promedio interesado en aprender cómo las diversas drogas callejeras afectan el cerebro y el cuerpo. Como cuidadores, consejeros y educadores, también es crucial para nosotros compartir esta valiosa información sobre por qué estas drogas son perjudiciales para los seres humanos y el impacto que ejercen sobre el usuario individual y la sociedad en general. Aquí se incluyen breves estudios sobre marihuana, nicotina, opiáceos, inhalantes, alucinógenos, esteroides anabólicos, estimulantes y metanfetamina. *Nuestro objetivo principal dentro de esta serie, además de ayudar a los estudiantes a comprender el impacto del uso de drogas en el cerebro y el cuerpo, es generar su interés y curiosidad en la neurociencia.* Dado que estos modelos son herramientas que también podrían usarse para proporcionar a los maestros información actual sobre diversos aspectos del abuso y adicción a las drogas, los estudiantes de secundaria, preparatoria y universidad entienden la biología de la adicción, así como las drogas de abuso específicas... *esta información también puede ser muy útil en el aula u otros entornos de enseñanza.*

Lo siguiente incluye una lista de drogas para el cerebro y las acciones de la cocaína, los opiáceos y la marihuana; la neurobiología de la drogadicción; Comprender el abuso de drogas y la adicción y la neurobiología del éxtasis.

Marihuana... Nombres Comunes de las Calles para la Marihuana

La marihuana, aunque es posible que haya escuchado que se llama maceta o pote, carruco, hierba, María o mofeta, sin embargo, no se engañe a pesar del nombre del momento que se le puede dar, y su reciente fruto hacia la legalización, la marihuana sigue siendo una droga y afecta el cerebro, aunque, tal vez no a largo plazo, pero al igual que todas las otras drogas callejeras, sus efectos varían de una persona a otra en cuanto a las adicciones, la etiología, etc. La marihuana es una mezcla de hojas, tallos, semillas y flores secas y trituradas de la planta del cáñamo. El nombre científico del cáñamo es *Cannabis Sativa* y sus colores pueden ser una mezcla de verde, marrón o gris. Aunque un montón de hojas puede parecer inofensivo para nosotros, debemos tener en cuenta que la marihuana contiene un químico llamado tetrahidrocannabinol, mejor conocido como THC. Aunque el THC es el ingrediente activo principal, la investigación ha encontrado que muchos otros químicos también se encuentran en la marihuana, en realidad alrededor de 500 de ellos y muchos de estos, son conocidos por causar cáncer de pulmón. Aunque la investigación se encuentra actualmente en su infancia con respecto a los resultados positivos hacia nuestro uso medicinal. Puede ser más sabio que alguien que tiene problemas de abuso de sustancias o cualquier tipo de deficiencias mentales se mantenga alejado de la marihuana hasta que esto ocurra, al igual que su nombre se resolvió y se solucionó. Hay más de 200 nombres callejeros comunes o términos de lenguaje callejero para describir la marihuana, que varían de una ciudad a otra y de un vecindario a otro. Algunos de los nombres más comunes son: maceta, hierba, Mary Jane, porro, zorrillo, boom, pandillero, kif, crónica y ganja. La marihuana se usa de muchas maneras. Algunos usuarios lo preparan como té o lo mezclan con alimentos. Otros fuman cigarros romos ahuecados y llenos de la droga. Y a veces la marihuana se fuma a través de una tubería de agua llamada bong. El método más común para fumar marihuana suelta y se enrolla en un cigarrillo llamado articulación o uña. Puede ser bastante prudente para cualquier persona que padezca una enfermedad mental o adicción a las drogas mantenerse alejado de la marihuana, a menos que esté bajo el cuidado de un médico con licencia y altamente calificado, un psiquiatra y un psicólogo.

¿Aproximadamente Cuántos Adolescentes Crees que Usan Marihuana Hoy?

Apuesto a que a menudo escuchaste la excusa de la frase "todo el mundo lo está haciendo". Bueno, ahora puedes decirle a esa persona que compruebe los hechos. Un reciente estudio de investigadores financiado por el Instituto Nacional sobre el Abuso de Drogas (NIDA), sobre los resultados del uso de drogas entre adolescentes, indicó que cuando los investigadores en el campo realmente les preguntaron a los adolescentes si habían usado marihuana o *hachís* en el último mes, (el hachís es otra forma de marihuana) la investigación encontró que solo el 8.4% de todos los estudiantes de octavo grado encuestados dijeron que sí, solo el 17.9% de los estudiantes de décimo grado habían usado o probado la droga por primera vez en el último mes y solo el 21.6% de los estudiantes de 12° grado lo habían usado alguna vez. *¿Cuáles crees que son los efectos más comunes de la marihuana en nuestros cuerpos como droga recreativa?*

Imagínese como jugador de fútbol y usted es el centro hacia adelante. Un delantero que recibe el balón y le envía un pase dentro del área de penalti, mientras el arquero está en el suelo, pero cuando el balón fácil llega a sus pies, ¿está demasiado mentalizado y olvida qué hacer con el balón? Entonces, en lugar de patearlo hacia la red, lo entregas al portero en cámara lenta, lo que elimina por completo tus sueños de gloria.

Esta pérdida de coordinación es causada por fumar marihuana, bajo la influencia de la marihuana, podría olvidar su propio número de teléfono, la dirección de su mejor amigo, para qué examen supuestamente estudiaba, mientras se sienta en un aula y observa su promedio de calificaciones. caer como una papa caliente en la lluvia, o quizás peor, pierda concentración mientras conduce y tenga un accidente automovilístico... y estos son solo algunos de los muchos efectos secundarios negativos causados por el uso diario y frecuente de marihuana en un cerebro en desarrollo. Peor aún, ya que fumar marihuana en altas dosis también causa paranoia, ansiedad, ataques de pánico y retiros extremos, especialmente en los jóvenes.

Vale, vale, retrocedamos un poco antes de ver todos los daños causados por la marihuana, detengámonos por un segundo y analicemos una verdad engañosa. Porque también escuchará a algunas personas decirle que fumar marihuana los hace sentir muy bien. Ahora déjame decirte por qué sucede eso y qué le sucede al cerebro para alcanzar ese nivel. A los pocos minutos de inhalar marihuana, los usuarios comienzan a sentirse drogados o a tener una sensación agradable, y esto se debe a que el THC, el químico que se encuentra en la marihuana activa las células cerebrales para liberar el químico llamado dopamina. La dopamina es responsable de crear buenos sentimientos por poco tiempo... razones en cuanto a la causa de la adicción. Ahora aquí está el hecho real... tenga en cuenta que una vez que la dopamina comienza a fluir, los usuarios sienten la necesidad de seguir fumando marihuana una y otra vez. El uso continuo y repetido podría conducir a la adicción, y la adicción es una enfermedad cerebral.

Debido a las estrictas medidas represivas federales contra los traficantes de marihuana, esto a menudo lleva a los usuarios de marihuana recreativa de fin de semana a buscar desesperadamente drogas más fuertes y rápidas, para alcanzar su nivel de punto de partida alto.

Aunque en los últimos años varios estados han promulgado leyes, legalizándolas, reduciendo estas restricciones y creando pautas, con respecto a la calidad y minimizando la necesidad de un "un poco de THC", creando varias otras medidas por las cuales podría administrarse con efectos secundarios mucho menos negativos. Desde entonces, la marihuana también se ha implementado en terapias y en el uso de medicamentos naturales, mientras que sigue luchando en todo el sistema judicial, que varía de estado a estado. Sin embargo, según el gobierno federal, la marihuana sigue siendo ilegal, aunque los cambios parecen estar en el horizonte.

Opiáceos

¿Cuáles son, cuál es su propósito y cómo funcionan en nuestro organismo?

Cuando piense en opiáceos, piense en las drogas llamadas heroína, morfina o codeína. Estos son ejemplos de opiáceos. Cualquiera que use opiáceos regularmente, su cerebro probablemente se volverá dependiente de ellos... de ahí la adicción a los opiáceos.

Los opiáceos son drogas poderosas que se derivan de la planta de amapola. A lo largo de la historia se han utilizado para aliviar el dolor. Dentro de las familias de opiáceos se incluyen opio, heroína, morfina y codeína. A pesar de todos los avances tecnológicos en el campo de la medicina y aunque han pasado siglos desde el descubrimiento del papel efectivo de los opiáceos en el tratamiento del dolor, los médicos siguen siendo los analgésicos más disponibles y recetados por los médicos, en el tratamiento del dolor actual. La mayoría de las familias de los opiáceos se utilizan en procedimientos médicos, por ejemplo: la morfina y la codeína se usan en el tratamiento de enfermedades relacionadas con el dolor, como cáncer, odontología, cirugía y otros procedimientos médicos. Cuando se usan apropiadamente o según lo prescrito por los médicos, los opiáceos son seguros y generalmente no producen adicción. Sin embargo, los opiáceos poseen fuertes propiedades de refuerzo relacionadas con los placeres, esto puede desencadenar rápidamente la adicción si se usa incorrectamente. La heroína es la única de las familias de opiáceos que no tiene uso medicinal.

Los opiáceos ... su mecanismo de acción y cómo funcionan

Los opiáceos producen sus poderosos efectos activando los receptores de opiáceos ampliamente distribuidos por todo el cuerpo humano; una vez que un opiáceo llega al cerebro, activa rápidamente los receptores de opiáceos, distribuidos dentro de las regiones del cerebro. Luego produce un efecto que se correlaciona con el área donde está involucrado el cerebro. Los dos efectos más importantes producidos por los opiáceos son la morfina, que implica placer o recompensa y alivio del dolor. Sin embargo, nuestro cerebro también produce una sustancia conocida como endorfina, estas endorfinas también sirven para activar los receptores de opiáceos. Lo que significa que normalmente podríamos regular y modular nuestro dolor, cuando estamos a niveles normales... aunque la investigación también indica que las endorfinas están involucradas en muchas otras funciones en nuestro cuerpo, incluyendo respiración, náuseas, vómitos, modulación del dolor y regulación hormonal.

Los opiáceos son recetados por médicos para el tratamiento del dolor y se toman siguiendo las dosis prescritas que son seguras. Sin embargo, en los últimos años, los investigadores desafiaron y debatieron este hecho en audiencia pública, "hay muy pocas posibilidades de que alguien se vuelva adicto si sigue las indicaciones del médico". Sin embargo, esto claramente ya no es el caso. Debido a la alta demanda y al aumento del valor de los medicamentos ilícitos y recetados, los médicos codiciosos y sin escrúpulos que están siendo manipulados por la industria farmacéutica, quienes responden directamente a sus codiciosas empresas de inversión, exigiendo una mayor ganancia para sus inversores y accionistas, han creado un enorme caos, la tormenta perfecta que ha resultado en un aumento reciente de las adicciones estadounidenses, sobredosis de drogas y muertes.

Sin embargo, si se abusa de los opiáceos y se toma en dosis excesivas distintas a las prescritas, la adicción es definitiva. Los hallazgos de investigaciones recientes en el estudio de grupos de control de animales también han indicado que los opiáceos también pueden activar su sistema de recompensa cerebral, al igual que la cocaína y otras drogas abusadas. Los resultados de la investigación de *NIDA* (Instituto Nacional de Abuso de Drogas) también han indicado que cuando un individuo se inyecta, huele o ingiere heroína o morfina por vía oral, la droga viaja rápidamente al cerebro a través del torrente sanguíneo. Una vez en el cerebro, la heroína se convierte rápidamente en morfina, que a su vez activa los receptores de opiáceos ubicados en todo el cerebro, incluso dentro del sistema de recompensa.

Cómo se Desencadenan las Adicciones, es Rápido y Bastante Simple

Adenosín monofosfato cíclico o *CAMP*, es un mensajero de proteínas presente en muchos tipos diferentes de células, que activa la proteína dependiente de CAM P, las quinasas, haciendo que transfieran grupos fosfato de las moléculas de adenosina trifosfato ATP. En bioquímica, el ATP es una moneda molecular de transferencia de energía intracelular utilizada en la transferencia de diversas proteínas a las células. El aumento de CAMP producido en la célula postsináptica en una vista más cercana, muestra cómo esto afecta la función de la célula postsináptica. Como se libera más dopamina; Hay una mayor activación de los receptores de dopamina. Esto es muy similar al efecto de la cocaína, que causa una mayor producción dentro de la célula postsináptica. Esto altera la actividad normal de la neurona y muestra que hay impulsos aumentados que dejan el núcleo accumbens para activar el sistema de recompensa que apunta a la corteza frontal. Al igual que con cualquier tipo de uso excesivo o abuso de drogas... el uso continuo de opiáceos, cocaína, etc., hace que el cuerpo confíe en la presencia de la droga para mantener sentimientos gratificantes y otros comportamientos normales. La persona ya no puede sentir los beneficios de las recompensas naturales, como la comida, el agua, el sexo, etc. Esto significa que no puede funcionar normalmente sin que la droga esté presente en su sistema.

Las investigaciones dentro de los ensayos clínicos muestran que el sistema de recompensa y la morfina activan los receptores de opiáceos en el área tegmental ventral (VTA), el núcleo accumbens y la corteza cerebral. Los principales núcleos accumbens, incluyen la corteza prefrontal, la amígdala, el hipocampo y las neuronas de dopamina ubicadas en el VTA, a través de la vía mesolímbica, lo que sugiere que la estimulación de los receptores de opiáceos por la morfina produce sentimientos de recompensa, que activan el circuito de placer al causar mayores cantidades de dopamina que se liberarán dentro del núcleo accumbens. Esto causa una euforia intensa, o prisa, que dura solo brevemente y es seguida por unas pocas horas de un estado relajado y contento. La liberación excesiva de dopamina y la breve estimulación del sistema de recompensas es un camino claro indicativo que conduce a la adicción. El hipocampo, se cree responsable de nuestro sistema emocional, aprendizaje, memoria y nuestro sistema nervioso automático.

Cabe señalar que, debido a su estructura química, la heroína penetra en el cerebro más rápido que cualquier otro opiáceo, esto podría ser un indicador de por qué la droga de elección de muchos adictos es la heroína. Los estímulos continuos y prolongados a esta parte más importante de nuestro cerebro podrían compararse con los continuos golpes con un martillo en los dedos, esto podría llevar a una explicación clara de una catástrofe rápida de adictos.

Las personas deben tener en cuenta que los opiáceos también afectan directamente el centro respiratorio dentro del tronco encefálico, donde participan en la desaceleración de la actividad... por supuesto, esto desencadena una disminución en nuestra frecuencia respiratoria. El uso continuo de cantidades excesivas de opiáceos, especialmente heroína, hace que los centros respiratorios dejen de respirar por completo. Por lo tanto, cuando un individuo toma una sobredosis de heroína, es la acción directa de la heroína en los centros respiratorios del tronco encefálico lo que hace que deje de respirar y muera.

Debemos tener en cuenta que el cerebro mismo produce endorfinas que a menudo juegan un papel importante en el alivio o la modulación del dolor. Por lo tanto, no es el cuento de una anciana cuando la gente habla sobre el cuerpo que realmente se está curando. ¿Alguna vez notó el dolor que siente al volver al gimnasio, correr o practicar un deporte después de estar inactivo durante un largo período de tiempo? La única cura para este tipo de dolor es ir al gimnasio nuevamente a la mañana siguiente, o mantenerse activo hasta que se alivie. "De acuerdo, no lo retrasaste ese primer día y causaste daños físicos al tejido muscular". Sin embargo, cuando hay lesiones, cirugías, traumas y dolor demasiado intenso, el cerebro no puede producir suficientes endorfinas para proporcionar alivio a este nivel de dolor. Es entonces y solo entonces que necesitaríamos una receta, afortunadamente podremos tener un seguro y visitar a un médico que podría recetarlo, ya que los humanos no pueden producir opiáceos, morfina o codeína fuertes, lo suficientemente potentes como para proporcionar alivio a un dolor intenso. Se debe recordar que cuando estos se usan adecuadamente y bajo el cuidado de un médico, los opiáceos pueden aliviar efectivamente el dolor intenso sin causar ningún tipo de adicción.

¿Cómo Funcionan los Opiáceos en Nuestro Sistema?

Las molestias y las sensaciones de dolor se producen cuando un conjunto especial de nervios se activa por traumatismo en alguna parte del cuerpo, ya sea a través de una lesión o enfermedad. Estos nervios especializados están diseñados para llevar mensajes de dolor a la médula espinal, para facilitar el transporte que se encuentra en todo nuestro cuerpo. Una vez que el mensaje de dolor llega a nuestra médula espinal, el mensaje se transmite a otras neuronas, cuyo trabajo exclusivo para estas neuronas en particular es transportar y enviar mensajes de dolor al cerebro. Los opiáceos ayudan a aliviar nuestro dolor porque actúa tanto en la médula espinal como en el cerebro. El primer papel de los opiáceos es a nivel de la médula espinal, donde interfiere con la transmisión de mensajes de dolor entre las neuronas, evitando así que lleguen al cerebro. Tal interferencia o bloqueo del dolor del mensajero, sirve para protegernos de experimentar demasiado dolor o, en ciertos casos, adormecerlo por completo ... esto se conoce como analgésico.

Los opiáceos también juegan otro papel importante al actuar dentro del cerebro para ayudar a aliviar el dolor, sin embargo, esto se logra de una manera diferente de lo que se hace cuando se opera dentro de la médula espinal. Hay varias áreas en el cerebro involucradas en la interpretación de mensajes de dolor y respuestas subjetivas al dolor. Estas regiones del cerebro son responsables de notificarnos y permitirnos saber cuándo experimentamos dolor y sus sentimientos desagradables. Los opiáceos actúan en estas regiones del cerebro, sin embargo, no bloquean los mensajes de dolor por sí mismos. En cambio, sirven para cambiar las experiencias subjetivas recibidas en el cerebro, lo que indica el dolor. Por tal razón, el significado de cuando la enfermera de un hospicio habla de mantener a los pacientes cómodos... *Si le preguntamos a una persona que recibe terapia de morfina si todavía siente dolor, diría que todavía siente dolor pero que ya no les molesta.*

Los humanos y los animales que naturalmente producen endorfinas pueden ser inadecuados para aliviar el dolor intenso, pero son muy importantes y también juegan un papel vital en el ámbito de nuestra supervivencia. Cuando un individuo o incluso un animal se lastima gravemente y necesita escapar rápidamente de una situación dañina, sería bastante difícil hacerlo si experimentamos un dolor intenso. La cantidad de endorfinas que se liberan inmediatamente después de una lesión a menudo son suficientes para proporcionar el alivio necesario y permitirnos escapar de una situación dañina. En un momento posterior, cuando nos sentimos seguros, nuestros niveles de endorfinas vuelven a disminuir, entonces quizás se sienta un dolor intenso. Si las endorfinas continuaron reduciendo nuestro dolor, entonces es bastante fácil ignorar una lesión y no buscar atención médica.

Nuestro cerebro contiene varios tipos de receptores opiáceos, el delta, la mu y la kappa. Estos receptores mantienen funciones cerebrales individuales específicas, cada una con un factor de control diferente. Por ejemplo: los opiáceos y las endorfinas bloquean las señales de dolor al unirse y unirse al sitio del receptor mu. En los últimos años, los científicos han podido copiar los genes que producen cada uno de estos receptores. El advenimiento de la tecnología moderna ha permitido a su vez la clonación, los investigadores ahora están realizando estudios de laboratorio para comprender mejor las funciones de los opiáceos en nuestro cerebro. Además, los científicos de investigación ahora pueden estudiar y centrarse en cómo interactúan los opiáceos con cada receptor de opiáceos para producir dicho efecto. *El propósito de recopilar esta valiosa información puede eventualmente llevarnos a encontrar mejores tratamientos para las personas que sufren dolor crónico y formas mucho más efectivas de combatir las adicciones a los opiáceos.*

Personalmente, podría dar fe de que la batalla del dolor físico es real, ya que me he sometido a tres cirugías de espalda separadas en los últimos veintiocho años, desde 1989, sin embargo, permanecí libre de drogas y nunca desarrollé una adicción a los narcóticos. Me sometí a una discectomía de la parte baja de la espalda en 1989, me recuperé y luego me volví a lesionar en el trabajo en una unidad psiquiátrica aguda en 2003, tuve otra cirugía en 2008. Esta vez se implantó un estimulador de la médula espinal, con dos hilos (RL) tejido a través de mis vértebras, viajando desde mi espalda baja, hasta la parte superior media de la espalda. También se implantó un generador, transmisor, controlador, en mis glúteos superiores derechos. Este dispositivo, fue diseñado para bloquear las señales de dolor que viajan a través de mi sistema nervioso a través de la médula espinal, enviando pulsaciones como vibraciones que interrumpieron los interruptores automáticos de dolor en todo mi cuerpo. Funcionaba con baterías, y las baterías se cargaron a través de una varilla inalámbrica que tuve que pegar con cinta adhesiva a mi piel externa sobre el generador, luego enchufarlo a una toma de corriente de 110 vatios... debía permanecer estable durante aproximadamente una hora, hasta que estaba completamente cargado.

Ayudaba cuando el dolor era realmente intenso, a veces no. Sin embargo, los cables se separaron y siete años después, los cables se desconectaron y el generador de pulso implantado (IPG) se rompió mientras estaba dentro de mi espalda. La sugerencia del Dr. fue entrar y repararlo, quitar las partes rotas y volver a conectarlo. Opté por eliminarlo y enfrentar los desafíos día a día. Veintinueve grapas en mi piel externa y una cantidad incalculable de puntos internos, decidí que era hora de dejar todos los narcóticos y lidiar con mi dolor a la natural. Mi médico, su asistente y el asistente médico, no lo podía creer cuando reuní todas las tabletas recetadas de oxycodín, percocet y otros narcóticos, las devolví a su oficina, las firmé y solicité un recibo. ¿Quizás el doctor pensó y preguntó si los factores estresantes del dolor continuo habían comenzado a afectarme psicológicamente? Optó por darme un recibo de receta en espera en caso de que lo necesitara más tarde. Eso fue hace casi tres años. Desde entonces, recibí dosis diarias de batidos, tés, remedios naturales, una dieta saludable y el gimnasio. Por supuesto, tengo brotes de vez en cuando que pueden requerir mi necesidad de una inyección de la médula espinal, aunque incluso eso se ha reducido de cuatro, tres veces al año, a dos y contando. Mi esposa Damaris lo expresó mejor cuando me miró y dijo: "¡Realmente has tomado tu recuperación en tus propias manos!". He conocido adictos que todavía culpan a sus médicos, por lo tanto, ¡los responsabilizan por sus adicciones!

Inhalantes ¿Qué Son? ¿Cómo nos Afectan y Por Qué?

Los inhalantes son la laca para el cabello, gasolina, pintura en aerosol, quita esmalte, trementina, pegamento e incluso marcadores mágicos... todos son inhalantes, por lo que hay una larga lista de otros artículos para el hogar que se encuentran en la tienda de la esquina y supermercados regulares, entre éstos, también encontramos corchetes *"poppers,"* que se hicieron famosos durante los años 70 y principios de los 80 durante el *Studio 54,* la era disco de *Saturday Night Fever.* Poppers, creo que está hecho de una solución líquida de limpieza de anteojos, concentrado y comprimido en un paquete de espuma de poliestireno que se hizo estalló e inmediatamente se inhaló, de ahí el nombre de *"poppers".*

Con base en la observación de la primera infancia, los viajes globales, esta y varias otras investigaciones, nos dimos cuenta de que a muchas personas en todo el mundo les gusta inhalar los vapores a propósito ... aquí intentaré explicar por qué. Aunque la mayoría de los inhalantes son productos domésticos comunes que, cuando se inhalan, causan un efecto psicoactivo que altera la mente. Hay literalmente cientos de inhalantes, incluidos productos cotidianos como quita esmaltes, pegamento, gasolina, productos de limpieza para el hogar y gas hirviendo de óxido nitroso, que se pueden encontrar en los dispensadores de crema batida y que a menudo se inhalan a través de un globo. Los inhalantes también incluyen hidrocarburos fluorados que se encuentran en aerosoles como laca para el cabello y pintura en aerosol. También hay una amplia gama de químicos encontrados en diferentes productos y pueden tener diferentes efectos, sin embargo, los inhalantes generalmente se dividen en tres categorías que son: solventes, gases y nitritos. Entre los disolventes incluimos ciertos productos industriales o domésticos, como *diluyentes de pintura, quita esmaltes, desengrasantes, líquidos de limpieza en seco, gasolina, pegamento y algunos suministros de arte u oficina, como líquido corrector, líquido marcador de punta de fieltro, y limpiador de contactos electrónicos.* Entre los gases, también incluimos productos domésticos y comerciales como: *encendedores de butano, tanques de propano, dispensadores de crema batida, gases refrigerantes,* etc. También hay ciertos propulsores de aerosol domésticos, como los que se encuentran en la pintura, aerosol, laca para el cabello, el desodorante en aerosol, y aerosol protector de tela. Entre los nitritos, los encontramos principalmente orientados al campo médico, incluidos los gases anestésicos, como éter, cloroformo, halotano y óxido nitroso, nitrito de amilo, etc. Excepto el nitrito de ciclohexilo, que es una sustancia utilizada en los desodorantes de habitación de hotel y butilo. El nitrito, utilizado anteriormente en perfumes y anticongelantes (que ahora está prohibido y etiquetado como sustancia ilegal.) Aunque no es un inhalante y no es dañino, a través del conocimiento adquirido de la ciencia y la medicina, las enfermeras, los médicos, los trabajadores de salud mental y otros trabajadores del hospital han practicado durante mucho tiempo la inserción o inhalación de oxígeno en sus pulmones para estar sobrios, después de una noche de fiesta. y comienzan su turno de mañana. Años antes, durante cada cambio de turno durante el censo de las unidades, los trabajadores de salud mental y las enfermeras a menudo tenían que verificar los medidores en nuestros tanques de oxígeno, antes de aceptar un cambio de turno oficial, lo que garantiza la seguridad completa del hospital y del paciente en caso de un emergencia que salva vidas. "Por lo tanto, durante los años 80 y 90, durante mi permanencia, no era raro correr por los pasillos de una sala psiquiátrica durante una emergencia y recoger un 'carro de emergencia' y un kit, solo para darme cuenta de que el tanque de oxígeno estaba vacío. o más bien casi vacío".

¿Cuántos Adolescentes Estimamos que Usan Inhalantes con Frecuencia?

Una encuesta reciente de *NIDA* sobre abuso de drogas, informó que más de 23.5 millones de estadounidenses habían abusado de inhalantes al menos dos veces en sus vidas, sin embargo, este número se duplica cuando pensamos en términos más amplios. El abuso de inhalantes a menudo comienza a una edad muy temprana, según el último informe de *NIDA* realizado entre 2004 y 2005, que mostró que algunos jóvenes usaban inhalantes, debido a su fácil acceso en hogares y tiendas, por lo que, en muchos casos, se usa como un sustituto para el alcohol, obviamente el precursor de otras drogas ilícitas. Otras encuestas durante los últimos años también encontraron que el 3.5% de los alumnos de cuarto grado habían usado inhalantes al menos una vez al año. Por supuesto, estos números aumentan enormemente si llevamos a cabo una investigación sobre los niños de la calle en América Latina, que olfatearon pegamento y gasolina al aire libre en las calles de Tegucigalpa, San Pedro Sula y otras ciudades importantes de América Latina, de forma regular. Según otra encuesta financiada por el *NIDA* sobre el consumo de drogas entre los alumnos de 8°, 9°, 10°, 11° y 12° grado, los estudiantes de 8° grado informaron regularmente la tasa más alta de abuso de inhalantes, en comparación con sus homólogos mayores. Este es quizás un ejemplo de acceso frente a la disponibilidad. Un uso notorio, pero gradual y persistente de inhalantes entre los adolescentes aumentó en todo Estados Unidos de 1975 a 1996. Después de mediados de los años 1990 comenzó a mostrar una disminución constante, la caída de diez años y duró hasta hace poco. La investigación y encuesta realizada por *NIDA* en 2004 - 2005, informó otro aumento en el uso y abuso de inhalantes entre los alumnos de 8° y 9° grado; un aumento constante no experimentado previamente en América por una población tan joven. El informe de dos años también mostró que el 18.2% de los alumnos de octavo grado, el 13.1% de los alumnos de décimo grado y el 12.5% de los alumnos de duodécimo grado habían probado inhalantes al menos una vez en sus vidas y al igual que los niños latinoamericanos de la calle, muchos niños estadounidenses estaban ahora usándolo regularmente. El estudio también encontró que entre 2002 y 2005, más de 250 muertes entre adolescentes en todo Estados Unidos se asociaron con abuso de inhalantes.

Alucinógenos

Alucinógenos, siempre escuchamos sobre ellos, pero ¿qué sabemos sobre los alucinógenos? En realidad, hacen que las personas experimenten alucinaciones, o experiencias imaginarias que parecen reales, cuando son irreales.

Los alucinógenos son un tipo de drogas que producen un estado alterado de percepción y sensación que puede producir retrocesos mucho después de que los efectos de las drogas hayan desaparecido. Entre ellos encontramos sustancias naturales, como la mezcalina y la psilocibina, que es producida naturalmente por las plantas de cactus y hongos. También encontramos el tipo de alucinógenos fabricados químicamente, como el ácido (*LSD)* y éxtasis (*MDMA*.) El ácido lisérgico se utiliza para fabricar LSD. Este ácido se encuentra en el cornezuelo o ergot que es un hongo, que crece en el centeno y otros granos. *MDMA* es una droga sintética que altera la mente y que contiene propiedades estimulantes y alucinógenas. La *PCP* o fenciclidina, aunque no se reconoce como un alucinógeno en el sentido farmacológico, causa muchos de estos mismos efectos que los éstos, por lo que a menudo se confunde y se incluye con este grupo de medicamentos. Los potentes efectos alucinógenos que alteran la mente pueden cambiar la forma en que nuestro cerebro percibe el tiempo, nuestra realidad cotidiana y nuestro entorno. Los alucinógenos también afectan regiones y estructuras en el cerebro que son responsables de la coordinación, nuestros procesos de pensamiento, nuestra audición y nuestra vista. Las personas que usan alucinógenos pueden comenzar a escuchar voces, ver imágenes y tener sensaciones que no existen. Según los investigadores, los científicos aún no están seguros de sí nuestra química cerebral podría cambiar permanentemente al usar alucinógeno. Desde entonces, otras investigaciones han demostrado que algunas personas que han usado ciertos tipos de alucinógenos regularmente desarrollan trastornos mentales crónicos. La *PCP* y la *MDMA* suelen ser muy adictivas, mientras que el *LSD*, la psilocibina y la mezcalina no lo son. La investigación nos ha dado una idea de cómo funcionan los alucinógenos en nuestro cerebro para causar efectos tan poderosos, sin embargo, debido a que existen tres tipos diferentes de alucinógenos que actúan de manera diferente, todos con sus diversos efectos específicos, todavía se desconoce mucho acerca de ellos.

Esteroides Anabólicos

¿Qué son los esteroides anabólicos? Los esteroides anabólicos son en realidad la versión artificial de la testosterona, una hormona de crecimiento humano que todos y cada uno de nosotros produce de forma natural. Algunas personas toman pastillas o inyecciones de esteroides anabólicos para tratar de desarrollar músculo más rápido.

En realidad, los esteroides anabólicos son sustancias sintéticas relacionadas con las hormonas sexuales masculinas, llamadas andrógenos, que tienen una serie de efectos fisiológicos en el individuo. Lo más notable es que el efecto anabólico promueve el crecimiento del músculo esquelético y los efectos androgénicos que fomentan el desarrollo de las características sexuales masculinas. Aunque el término apropiado para estos compuestos es esteroides anabolizantes androgénicos, comúnmente se denominan esteroides anabólicos. Los esteroides anabólicos están legalmente disponibles solo con receta médica en los Estados Unidos. Los médicos usan estos medicamentos para tratar la pubertad tardía, la impotencia y el desgaste corporal en pacientes con SIDA y otras enfermedades físicas. El abuso ilícito de esteroides se obtiene con mayor frecuencia de laboratorios clandestinos, de contrabando o desviado ilegalmente. Tradicionalmente, el abuso de esteroides ha sido mayor entre los hombres que entre las mujeres, sin embargo, se observa un rápido aumento entre las mujeres jóvenes, que ahora usan esteroides. Según una encuesta previa financiada por el *NIDA* sobre abuso de drogas entre adolescentes, los investigadores encontraron que aproximadamente el 3.2% de los alumnos de octavo grado, el 4.5% de los alumnos de décimo grado y el 5.5% de los alumnos de duodécimo grado habían tomado esteroides anabólicos al menos una vez en sus vidas. Estas cifras representaron grandes aumentos desde sus encuestas de 1990 hasta principios de 2000. Eso indicó aproximadamente el 80% entre los alumnos de 8° grado y más del 75% entre los alumnos de 10° y 12° grado.

El abuso de los esteroides anabólicos es impulsado en la mayoría de los casos por la moda, seguido de la necesidad y el deseo de desarrollar músculo, reducir la grasa corporal y verse bien entre sus pares. Por supuesto, a todos estos les sigue la necesidad de mejorar el rendimiento deportivo, al tiempo que solicitan puestos en los equipos que los colocarán en la posición de atletas estudiantes competitivos para ganar becas universitarias, o como estudiantes universitarios, con la esperanza de ser notados por *NBA, NFL, NHL*, béisbol y otras ligas deportivas competitivas profesionales.

Se estima que el abuso muestra un aumento entre los fisicoculturistas competitivos y ahora está muy extendido entre muchos otros atletas perezosos que se negaron a hacer el trabajo duro, tiempo, ¡pero aun así quieren lucir "profesionales"! Algunos hombres que abusan de los esteroides perciben que sus propios cuerpos son pequeños y débiles, incluso si son grandes y musculosos. Algunas mujeres que abusan de estas drogas piensan que se ven obesas o flácidas, a pesar de que en realidad son delgadas y musculosas. Los esteroides anabólicos generalmente se toman por vía oral en forma de tabletas o cápsulas, por inyección en los músculos o como geles o cremas que luego se frotan en la piel. Los estudios han indicado que las dosis tomadas por este tipo de abuso pueden ser hasta 150 veces más altas que cualquier tratamiento terapéutico recomendado en una afección médica. Los abusadores de esteroides a menudo toman esteroides anabólicos en combinación con esteroides orales e intravenosos en una práctica llamada apilamiento, por la cual el abusador mezcla ambos tipos de esteroides anabólicos. Los consumidores de drogas a menudo también acumulan compuestos piramidales en ciclos de 6, 8 a 12 semanas. Las personas aumentan gradualmente las dosis, luego las disminuye lentamente a niveles cero. Su creencia es que dicha práctica produce músculos más grandes, al tiempo que permite que el cuerpo se ajuste y se recupere de altas dosis de esteroides. Aunque en realidad dicha teoría no ha sido científicamente fundamentada. Excepto, para probar su efecto secundario negativo.

¿Qué es la Nicotina?

La nicotina es la droga que se encuentra en las hojas de tabaco... ya sea que la fume, la mastique o huela tabaco, en realidad está enviando nicotina a su cerebro. Cuando se fuma tabaco, la nicotina es absorbida por los pulmones y se traslada rápidamente al torrente sanguíneo, uno de los procesos más rápidos por los cuales circula la nicotina por todo el cerebro.

Cada cigarrillo contiene aproximadamente 10 miligramos de nicotina. La nicotina es la propiedad que mantiene a las personas fumando a pesar de los efectos nocivos impuestos al cuerpo humano. Aunque un fumador inhala solo parte del humo de un cigarrillo y no se absorbe toda la bocanada individual en los pulmones, un fumador obtiene aproximadamente 1 a 2 miligramos de la droga de cada cigarrillo. La nicotina es letal y muy venenosa en su forma pura... una sola gota de nicotina pura podría matar fácilmente a una persona si se ingiere. De hecho, la nicotina es lo suficientemente poderosa como para que pueda usarse fácilmente como pesticida en cultivos agrícolas con un gran resultado significativo para los agricultores.

Las formas más populares de administrar tabaco, aunque son dañinas, generalmente son fumando a través de cigarrillos, cigarros o pipas. El tabaco también se puede masticar o inhalar en forma de polvo. Otra alternativa a los cigarrillos es bidis, los bidis son originalmente puros baratos enrollados y envasados a mano en India. Los bidis son actualmente populares en los Estados Unidos entre los adolescentes, debido en parte a sus coloridos paquetes y opciones de sabores. Muchas veces, los fumadores creen que los bidis son menos dañinos que los cigarrillos normales, pero en realidad, los bidis tienen más nicotina que los cigarrillos, lo que tiende a hacerlos fumar más, por lo tanto, son más dañinos para los pulmones que los cigarrillos.

Los cigarrillos son muy adictivos y su adicción afecta bastante rápido... Según los hallazgos de investigaciones recientes, más de 4 millones de adolescentes entre las edades de 12 y 17 han consumido tabaco al menos una vez... estos mismos estudios también mostraron que aproximadamente el 16% de los adolescentes que la edad que lo probó por primera vez continuó usándolo. Un estudio más reciente realizado en más de 1,500 estudiantes de seis grados mostró que el 30% de los niños que fuman, se vuelven adictos dentro de un mes después de tomar esa primera inhalación. Terriblemente, el 10% de ellos se enganchan después de solo dos días de fumar. La investigación también descubrió que fumar solo unos pocos cigarrillos durante un mes entero puede conducir a la abstinencia de nicotina, lo que hace que sea mucho más difícil dejar la adicción. *En el momento de estos escritos, más de 67.5 millones de estadounidenses o aproximadamente el 30% de la población, consumían tabaco a diario.*

Metanfetaminas

La metanfetamina viene en una variedad de formas acompañadas de muchas maneras diferentes de administrarla o abusar de ella. Ya sea que se inhale, se ingiera, se inyecte o se fume, las metanfetaminas pueden causar mucho daño a nuestros organismos, incluida la incapacidad para dormir, la paranoia, las alucinaciones y el comportamiento agresivo.

Entonces, ¿qué es la metanfetamina? La metanfetamina, es una droga... es un estimulante muy adictivo que activa ciertos sistemas en el cerebro, sus componentes químicos están relacionados con la anfetamina, aunque a dosis comparables, los efectos de la metanfetamina son mucho más potentes, además más dañinos y sus efectos nocivos mucho más duradero para nuestro SNC o sistema nervioso central.

Dentro de las comunidades de investigación científica, médica o terapéutica, la metanfetamina se considera un estimulante de la lista II, lo que significa que tiene un alto potencial de abuso, por lo tanto, está disponible solo con receta médica. Aunque la mayor parte de la sustancia ilícita que se encuentra en las calles, seguramente se produce en pequeños laboratorios ilegales. Dichas producciones ponen en peligro no solo a las personas que trabajan en estos laboratorios, sino también a las empresas vecinas, los barrios residenciales y el medio ambiente, sino también a los usuarios. Este poderoso estimulante comparte una variedad de formas de abuso. Y también hay muchos nombres para ello en las calles. Entre los nombres conocidos de la calle por los cuales se hace referencia a la metanfetamina, incluimos: "velocidad," metanfetamina y tiza. El clorhidrato de metanfetamina, que es un cristal grueso transparente que se asemeja al hielo y que se puede inhalar fumando, se llama hielo, cristal, vidrio, tina, etc.

Las formas más populares de tomar metanfetamina son por vía oral, intranasal o inhalando la forma de polvo, por inyección intravenosa con aguja y fumando. Los abusadores tienden a volverse adictos rápidamente, por lo tanto, requieren dosis más altas e intervalos más frecuentes para curvar tales ansias. Actualmente, los tratamientos más efectivos para las adicciones a la metanfetamina son las terapias conductuales, como las intervenciones cognitivas conductuales y de manejo de contingencias.

Los riesgos para la salud que se encuentran dentro del abuso de drogas son los siguientes...

La metanfetamina normalmente aumenta la liberación de la neurotransmisora dopamina, a niveles muy altos este neurotransmisor se encarga de estimular nuestras células cerebrales, mejorando así el estado de ánimo y el movimiento corporal. Los continuos estudios de investigación realizados en animales que se remontan a más de 35 años nos han demostrado en repetidas ocasiones que el abuso crónico de metanfetamina cambia significativamente el funcionamiento del cerebro. Además, estos estudios también han demostrado que las dosis altas de metanfetamina dañan las terminaciones de las células neuronales; Aunque las neuronas que contienen dopamina y serotonina no mueren después de un uso prolongado de metanfetamina, sus terminaciones nerviosas o terminales se reducen, lo que previene y limita su nuevo crecimiento. Los estudios no invasivos de imágenes del cerebro humano han mostrado alteraciones en la actividad del sistema de dopamina. Estas alteraciones están asociadas con una velocidad motora reducida y un aprendizaje verbal deficiente. Estudios recientes en personas que abusan crónicamente de metanfetamina también han revelado cambios estructurales y funcionales severos en áreas del cerebro asociadas con la emoción y la memoria, lo que puede explicar muchos de los problemas emocionales y cognitivos observados al tratar a los consumidores crónicos de metanfetamina.

Una pequeña dosis de metanfetamina puede provocar un aumento del insomnio, aumento de la actividad física, disminución del apetito, aumento de la respiración, frecuencia cardíaca rápida, latidos cardíacos irregulares, aumento de la presión arterial e hipertermia. Otros efectos conocidos informados por los consumidores de metanfetamina fueron irritabilidad, ansiedad, insomnio, confusión, temblores, convulsiones, colapso cardiovascular y muerte.

Los efectos a largo plazo observados en los consumidores crónicos de metanfetamina fueron paranoia clínica, agresividad, anorexia extrema, pérdida grave de memoria, alucinaciones visuales y auditivas, delirios y problemas dentales graves.

Dentro de esta población también encontramos un alto nivel de transmisión del VIH, hepatitis B y C como una posible consecuencia directa del abuso de metanfetamina. Nuestros estudios también mostraron una serie de casos documentados entre los abusadores que se inyectan la droga, aunque infectados con el VIH y otras enfermedades infecciosas, aún comparten jeringas, agujas y otros equipos de inyección contaminados con más de una persona. Debido a los efectos intoxicantes causados por la metanfetamina, ya sea inyectada, por vía oral o por las fosas nasales, altera nuestro juicio y disminuye nuestras inhibiciones, lo que puede llevar al individuo a participar en comportamientos inseguros. Los abusadores de metanfetamina contaminados con el VIH, en realidad pueden empeorar la progresión del virus y sus consecuencias en sus organismos. Estudios recientes realizados en personas que abusan de la metanfetamina con VIH, han indicado que el VIH causa una mayor lesión neuronal y deterioro cognitivo, en comparación con las personas con prueba de VIH que no abusan de dicho medicamento.

Estos datos recopilados del Instituto Nacional de Abuso de Drogas NIDA y los Institutos Nacionales de Salud, dicho estudio de investigación financiado por el DHHS (Agencia del gobierno federal de los Estados Unidos responsable de la protección de la salud pública y la prestación de servicios importantes) mostró que no hubo aumentos estadísticamente significativos en el abuso de metanfetamina entre los alumnos de 8°, 10° y 12° grado en el año 2005. El abuso de metanfetamina entre los alumnos de 8° grado se mantuvo estable y fue más bajo que los de 10° y 12° grado... además, los alumnos de 10° y 12° grado informaron disminuciones significativas en el abuso de metanfetamina de por vida y los alumnos de 12° grado informaron una caída significativa en el abuso anual y de 90 días.

Estimulantes

¿Qué son? Los estimulantes son un tipo de drogas. La cocaína, el crack, las anfetaminas y la cafeína son sustancias que ayudan a acelerar la actividad dentro de nuestro cerebro y la médula espinal. Estos a menudo influyen en el individuo para volverse más platicador, ansioso y experimentar sentimientos de emoción. Los estimulantes son una clase de medicamentos conocidos como elevadores del estado de ánimo, o aumentan la sensación de bienestar y aumentan la energía, el estado de alerta, la vigilancia, etc. A menudo producen sentimientos de euforia no ganada entre los usuarios. Entre los estimulantes mencionados se incluyen cocaína, crack, anfetaminas, metanfetamina, metilfenidato o ritalín, nicotina y Metilendioxi MDMA, mejor conocido como éxtasis.

La cocaína es una sal de hidrocloruro, hecha de la hoja de la planta de coca, y viene en forma de polvo blanco. El crack es una forma ahumada de cocaína, que se procesa con amoníaco, bicarbonato de sodio, agua y se calienta para eliminar el clorhidrato. Las anfetaminas a veces son recetadas por médicos para problemas físicos, sin embargo, estas píldoras a menudo son abusadas por sus efectos en el cerebro. La metanfetamina es una forma poderosa de anfetaminas que viene en cristales transparentes o en polvo y se disuelve fácilmente en agua o alcohol. A menudo se elabora en laboratorios ilegales con ingredientes económicos y fácilmente disponibles, como limpiadores de drenaje, ácido de batería y anticongelante. Metilfenidato Ritalín es un medicamento recetado para personas generalmente niños pequeños con trastorno por déficit de atención e hiperactividad Trastorno por Déficit de Atención e Hiperactividad (TDAH.) Numerosos estudios han demostrado su eficacia, cuando se usa según lo prescrito, en el tratamiento del TDAH. Sin embargo, cuando se abusa de él o no se usa según lo prescrito, el metilfenidato puede provocar muchos de los mismos problemas experimentados con otros estimulantes. La nicotina y el éxtasis MDMA también se considera como un estimulante y se cubren ampliamente en temas separados a lo largo de este estudio.

Los nombres conocidos comunes de las drogas callejeras son los siguientes...

La cocaína generalmente se vende en las calles como un polvo fino, blanco y cristalino. En las calles, se le conoce como *Coca, C, nieve, escamas, golpes, dulces, Charlie, roca, bocina, etc.*

Grieta, aparece en forma de roca, llamada "piedra" en español. Es un nombre de calle para la forma de cocaína ahumada, el nombre crack se debe al crujido que se produce cuando se está derritiendo. Una bola rápida es cocaína o crack combinada con heroína o crack y heroína fumadas juntas.

Algunos de los nombres callejeros conocidos para las anfetaminas incluyen: *"velocidad, Benny, bellezas negras, cruces, corazones, doblar en Los Ángeles, conductores de camiones y levantadores."*

El nombre de la calle para la metanfetamina se conoce comúnmente como "velocidad, metanfetamina, tiza y tina." Cuando se vende o compra en forma ahumada, a menudo se le llama "hielo, cristal, manivela, vidrio, fuego e ir rápido." Los nombres callejeros para metilfenidato son ritos, vitamina R y Costa Oeste.

Estos estimulantes se pueden tomar de varias maneras... se pueden tragar en forma de píldora y se inhalan en forma de polvo, a través de las fosas nasales, donde el medicamento se absorbe rápidamente en el torrente sanguíneo a través de los tejidos nasales. También se pueden inyectar, usando una aguja y una jeringa, para liberar el medicamento directamente en una vena, calentarlo en forma de cristal y fumarlo o inhalarlo en los pulmones. Los estimulantes que se tragan o inhalan, en comparación con los que se inyectan o se fuman, se absorben más rápidamente en el torrente sanguíneo, lo que intensifica los efectos del medicamento. También es importante tener en cuenta que a veces estos medicamentos se diluyen con otras sustancias tóxicas. La cocaína a menudo se inhala o inyecta a través de un proceso llamado *revestimiento principal*, o también se frota sobre los tejidos mucosos, como las encías. También se sabe que los vendedores ambulantes generalmente diluyen la cocaína con otras sustancias como la maicena, el talco o el azúcar; y otras drogas activas como la procaína, que es un químico que produce anestesia local; o con otros estimulantes como las anfetaminas. El crack de cocaína se fuma en una pipa de vidrio. Entre los estimulantes, definimos la cocaína como una de las drogas más poderosamente adictivas. La forma de sal de clorhidrato en polvo de cocaína se puede inhalar o disolver en agua e inyectar. El crack es cocaína que no ha sido neutralizada por un ácido para formar la sal clorhidrato. Esta forma de cocaína viene en un cristal de roca que se puede calentar y fumar sus vapores. *Hay que tener en cuenta que, independientemente de cómo se use la cocaína o con qué frecuencia, un usuario puede experimentar emergencias cardiovasculares o vasculares cerebrales agudas, como un ataque cardíaco o accidente cerebrovascular, que podría provocar la muerte súbita. Las muertes relacionadas con la cocaína a menudo son el resultado de un paro cardíaco o una convulsión seguida de un paro respiratorio ... el cuerpo humano nunca puede ser entrenado para el uso o abuso de la cocaína. Las anfetaminas generalmente se tragan en forma de píldora. La metanfetamina se ingiere, se inhala, se inyecta o se fuma. El hielo, la forma ahumada de metanfetamina, es un cristal grande, generalmente transparente de alta pureza que también se fuma como crack, en un tubo de vidrio.*

¿Cuántos adolescentes creemos que usan este tipo de drogas hoy?

De acuerdo con el estudio 2004-2005 financiado por *NIDA* entre los siguientes porcentajes de octavo, décimo y duodécimo grado: 3.4% de los alumnos de octavo grado, 5.4% de los alumnos de décimo grado y 8.1% de los alumnos de duodécimo grado habían probado la cocaína al menos una vez. Mientras tanto, 2.4% de los alumnos de 8° grado, 2.6% de los alumnos de 10° grado y 3.9% de los alumnos de 12° grado habían intentado crack al menos una vez. Entre los usuarios de anfetaminas, la investigación mostró que el 7,5% de los alumnos de 8° grado, el 11,9% de los alumnos de 10° grado y el 15,0% de los alumnos de 12° grado habían probado los medicamentos al menos una vez. Aunque los números mostraron una caída tremenda entre el uso de metanfetaminas, donde solo el 2.5% de los alumnos de octavo grado, 5.2% de los alumnos de décimo grado y 6.2% de los alumnos de duodécimo grado habían probado estos medicamentos al menos una vez. A lo largo de la investigación, los alumnos de duodécimo grado informaron regularmente la tasa más alta de uso de las tres drogas. Por el contrario, los alumnos de octavo grado informaron una caída en el uso de los tres medicamentos, con una caída significativa en el uso de metanfetamina, del 3.9 por ciento en 2003 al 2.5% en 2004.

Los Peligros para la Salud de la Cocaína para Nuestros Cuerpos

La cocaína es un fuerte estimulante. El uso de cocaína interfiere con el proceso de reabsorción de dopamina en nuestro sistema nervioso central. La dopamina es un mensajero químico asociado con el placer y el movimiento. La acumulación de dopamina provoca la estimulación continua de las neuronas receptoras, esto se asocia con la euforia comúnmente reportada por los adictos a la cocaína.

Los efectos físicos del consumo de cocaína incluyen vasos sanguíneos constreñidos, pupilas dilatadas y aumento de temperatura, frecuencia cardíaca y presión arterial. La duración de los efectos eufóricos inmediatos de la cocaína, que incluyen hiperestimulación, reducción de la fatiga y estado de alerta mental, depende de la vía de administración. Cuanto más rápida es la absorción, más intenso es el subidón. Por otro lado, cuanto más rápida sea la absorción, menor será la duración de la acción. La vía alta por inhalación de cocaína puede durar de 15 a 30 minutos, mientras que la alta vía por fumar puede durar de 5 a 10 minutos. El aumento en el uso de cocaína también reduce el período de tiempo que un usuario se siente elevado, lo que aumenta el riesgo de adicción. Investigaciones realizadas en usuarios de cocaína han reportado sentimientos de inquietud, irritabilidad y ansiedad. Muchos también han informado que cuando se desarrolla la tolerancia a estar completamente drogados, buscan, pero no logran tanto placer como lo hicieron desde su primera exposición a la droga, lo que exige que el deseo del adicto intente aumentar sus dosis en un intento de intensificar y prolongar los efectos eufóricos. Aunque puede producirse tolerancia al efecto, los usuarios también pueden volverse más sensibles a los efectos anestésicos y convulsivos de la cocaína sin aumentar la dosis tomada. Esta mayor sensibilidad puede explicar algunas muertes que ocurren después de administrar dosis muy bajas de cocaína.

Durante una maratón de cocaína durante el fin de semana, donde la droga se toma repetidamente y cada dosis aumenta regularmente, tal comportamiento podría conducir a un estado de irritabilidad, inquietud y paranoia. Este comportamiento podría resultar fácilmente en un período de psicosis paranoide en toda regla, a niveles clínicos en los que el usuario pierde el contacto con la realidad y experimenta alucinaciones visuales y auditivas. Hay muchas otras complicaciones asociadas con el consumo de cocaína; Esto puede incluir alteraciones del ritmo cardíaco y ataques cardíacos, dolor torácico e insuficiencia respiratoria, derrames cerebrales, convulsiones, dolores de cabeza y complicaciones gastrointestinales como dolor abdominal y náuseas. Los consumidores crónicos se pueden desnutrir fácilmente, debido en parte a la tendencia de la cocaína a disminuir la falta de alimento o apetito. *Las muchas formas de administrar cocaína también pueden producir diferentes efectos adversos. P.ej. La inhalación habitual de cocaína puede conducir a la pérdida de un sentido del olfato, hemorragias nasales regulares, problemas para tragar, ronquera y secreción nasal crónica. La ingestión de cocaína puede causar gangrena intestinal severa debido a la reducción del flujo sanguíneo. Los adictos que se inyectan cocaína generalmente experimentan reacciones alérgicas graves y tienen un mayor riesgo de contraer el VIH y otras enfermedades transmitidas por la sangre. Sin embargo, este es el riesgo para todos los usuarios de drogas inyectables o intravenosas.*

Otros peligros añadidos encontrados dentro del uso y abuso de la cocaína "Coca etileno".

Los investigadores más recientes financiados por el *NIDA* han descubierto que cuando las personas mezclan el consumo de cocaína y alcohol, aumentan el peligro que representa cada droga y, por lo tanto, sin saberlo, forman un complejo experimento químico dentro de sus propios cuerpos. Esto sucede cuando el hígado humano combina la cocaína y el alcohol que fabrica una tercera sustancia, conocida como coca etileno, esta mezcla tiende a intensificar rápidamente los efectos eufóricos de la cocaína, lo que aumenta el riesgo de muerte súbita.

Tratamientos futuros... El abuso generalizado de cocaína a lo largo de los años ha estimulado grandes esfuerzos para desarrollar programas de tratamiento para este tipo de abuso de drogas...

Una de las prioridades de investigación de NIDA está orientada a encontrar un medicamento que bloquee y pueda reducir significativamente los efectos de la cocaína... tal se utilizará en los próximos años, como parte de un programa integral de tratamiento. Mientras tanto, otros investigadores también están buscando medicamentos que ayuden a aliviar los antojos severos que las personas involucradas en el tratamiento de la adicción a la cocaína a menudo experimentan. Hay varios medicamentos que actualmente se están investigando por su seguridad y eficacia en el tratamiento de la adicción a la cocaína. Además de los medicamentos de tratamiento, las intervenciones conductuales, también han descubierto que la terapia cognitivo conductual podría usarse de manera particular y efectiva para disminuir el uso de drogas por parte de los pacientes involucrados en el tratamiento del abuso de cocaína. Proporcionar una combinación óptima para dicho tratamiento y servicios de cada individuo es fundamental para futuros resultados exitosos. A lo largo de esta última investigación, el estudio observó que el consumo de cocaína anual y de 30 días se mantuvo estable entre los tres grados entre mediados y finales de 2010 y 2015, por lo que la nocividad percibida por el uso ocasional también se mantuvo estable.

El estudio midió en 65.3% entre los alumnos de 8° grado, 72.4% entre los alumnos de 10° grado y 60.8% entre los alumnos de 12° grado. Estos datos fueron recolectados del monitoreo de 2015. Los futuros estudios financiados por el Instituto Nacional sobre el Abuso de Drogas, los Institutos Nacionales de Salud, DHHS, rastrearon el abuso de drogas ilícitas y las actitudes relacionadas entre los adolescentes de los grados 8, 10 y 12.

Las Drogas Ilícitas y su Salud Mental. Cómo un Joven Drogadicto Contrajo el SIDA.

Sí, por supuesto, fumar marihuana podría ser una puerta de entrada que también podría conducir a otras drogas y, por lo tanto, a adicciones y otros comportamientos destructivos para algunos. Especialmente, si ya tienes problemas de salud mental. Mientras investigamos y estudiamos cuidadosamente estos casos de hecho, podríamos reflexionar fácilmente sobre el comportamiento actual y producir un archivo, enumerando el número de personas que han ignorado las advertencias, creyendo que podrían fumar marihuana regularmente todos los días, sin enfrentar ninguna consecuencia. Al igual que en todo en la vida, también hay personas muy afortunadas, cuyo cerebro y otras circunstancias, tal vez sean lo suficientemente fuertes, afortunados o tal vez estén lo suficientemente conectados como para resistir las tormentas.

Se cree y a menudo se discute que los jóvenes que terminan con destinos similares a muchos de estos casos sobre los que acabamos de leer. Muchos de ellos diagnosticados con trastornos de personalidad, esquizofrenia inducida por fármacos, demencia por SIDA, etc. Me di cuenta hoy, después de hace casi treinta años, que todavía podía reflexionar y recordar vívidamente la historia de la vida real de uno de nuestros jóvenes clientes en un hospital estatal. Es quizás uno de los casos más tristes, si no el más desafortunado que he encontrado personalmente en el campo de la salud mental, a lo largo de mi carrera. Esta historia trata sobre el encuentro corto y trágico de una persona muy joven, como fumador de marihuana recreativo de fin de semana. Lo que da miedo es que podría haber sido cualquiera de nosotros creciendo durante los años 70 y llegando a la edad adulta durante los 80s. su historia típica era la mía, la de mis compañeros de clase y mis amigos. Solo había estado empleado en los servicios estatales durante un par de años, cuando un joven de unos veinte años de ascendencia puertorriqueña ingresó en el hospital psiquiátrico estatal, donde trabajaba en ese momento. Estaba muy enojado, combativo a cada paso, compartía violenta hostilidad hacia sus compañeros, burlándose y metiéndose en peleas físicas. Era constantemente amenazante, desafiante y verbalmente abusivo para el personal.

No permitió que nadie se acercara a él y, francamente, nadie parecía querer hacerlo. Recientemente había sido diagnosticado con SIDA, contraído mediante el uso y uso compartido de agujas sucias. Por supuesto, esto fue durante la primera parte de mediados de la década de 1980. Las personas no necesariamente entendían mucho sobre el SIDA y en realidad temían todo al respecto. Por supuesto, azidotimidina (EZT) y ningún otro medicamento todavía estaba disponible. Las personas diagnosticadas con la enfermedad contagiosa, en centros psiquiátricos, morían rápido, a menudo simplemente siendo vistos como "los muertos vivos", no teníamos forma de tratarlos. Especialmente, una vez que se descompensaron y tuvieron que ser puestos en cuarentena del resto de la población. Esta era una realidad triste y sombría, pero en realidad estábamos en primera línea en esta batalla, con poco o ningún conocimiento y sin armas para luchar, ni siquiera en nuestra defensa. "Todos estábamos muy asustados".

Sin embargo, este caballero continuó metiéndose en problemas y fue sometido repetidamente a restricciones mecánicas al menos dos veces por semana. Aunque no estaba en mi unidad, a menudo me mandaban a su unidad para cubrir. Entonces entendí lo suficiente sobre su historial médico y psiquiátrico y en varias ocasiones traté de conectarme con él cuando estaba tranquilo, pero él me ignoró y simplemente me dijo que me fuera de su vista porque no me importaba. Básicamente, que no lo conocía y que no era asunto mío, tampoco mi problema. Siempre estaba furioso con el mundo y no permitía que nadie entrara en su espacio.

Un día, aunque no estaba programado para trabajar en su unidad, ofrecí ser voluntario para tomar el turno cubriendo allí, especialmente sabiendo que tenían 2 1: 1 (Línea telefónica de ayuda.) Cuando entré por la puerta, noté que él estaba en el proceso de una tensión creciente, al comenzar una pelea con otro paciente en su unidad. Luego, el personal de su unidad ordenó que le dieran "tiempo fuera" o descanso, ellos mismos lo aconsejaron y amenazaron que lo mantendrían en reclusión, sin duda, esto es precisamente lo que quería escuchar para elevar su nivel. Cuando comencé a hacer mis rondas programadas indicadas en la hoja de tareas, de inmediato revisé el tiempo de espera, sin sorprenderme al darme cuenta de que estaba allí golpeándose la cabeza como si fuese saco de boxeo y golpeando contra la ventana, en preparación para una pelea con el personal. Luego comenzó a golpear las paredes maldiciendo y poco a poco su ira comenzó a escalar. Ignorando las advertencias del personal y su actitud humillante, amenazante y desagradable, me acerqué con calma a la puerta, mientras la abría para hacer una observación más de cerca requerida por el hospital, un tiempo de descanso, hecho cada 15 minutos, observaciones constantes indicadas por el protocolo. Al principio lo saludé por su nombre, no respondió. Entonces le pregunté si estaba bien. Su respuesta, bastante inesperada, lejos de mostrar la habitual actitud combativa, descarada y bravucona, siempre se puso al frente, esta vez fue un poco discutidor y estaba listo para negociar una respuesta. Aprovechando esta oportunidad terapéutica única en la vida, le sugerí a la enfermera jefe de la unidad que tal vez le gustaría llamar y solicitar una orden de observación constante a través del psiquiatra de guardia de turno. Eso me permitió sentarme y entablar una conversación positiva que podría ayudar a crear un avance terapéutico hacia su comportamiento. Cuando regresé, me acerqué a la puerta de la sala de espera con mi silla, Roberto todavía era bastante hablador y, sorprendentemente, mucho más tranquilo y muy agradable. "Siempre he sido feliz durante toda la vida, mira lo que me han hecho. ¿Me convirtieron en una persona enojada?" ¿Qué crees que te hicieron que te convirtió en tal? ¿Quién te convirtió en una persona enojada? "Lo hicieron, los médicos y los supervisores de enfermería en este lugar me hicieron esto". ¿Los médicos le hicieron qué? ¿Crees que estos médicos viajaron hasta New Haven, Connecticut, te recogieron de las calles y te trajeron aquí a este hospital y te colocaron en esta sala de descanso, Roberto? (Roberto hizo una pausa muy larga como si buscara una respuesta. Tal vez finalmente se dio cuenta de que su salud era bastante grave.) Aproveché la oportunidad para recordarle que estaba allí para ayudarlo de cualquier manera que pudiera, ya que procedí a señalar algo de su fuerza para él. Principalmente que éramos similares en edad, ya que ambos estábamos a mediados de los veinte años, ambos de origen latinoamericano, mientras le preguntaba si tal vez le gustaría compartir un poco de su educación y el tiempo que pasó creciendo en Puerto Rico. Extrañamente, él inmediatamente comenzó a llorar incontrolablemente, "¡No entiendes, hoy me dijeron que estoy aquí para morir! Contraje algo para lo que no estaba listo y que brutalmente me está matando. ¡No me preocupo por nadie más, alguien me contagió y voy a buscar mi venganza!" Me sorprendió cuando pregunté. "¿Qué está pasando realmente contigo, ¿qué está pasando?", Esta fue quizás la primera vez que admitió a sí mismo o a alguien que había resultado positivo para el VIH SIDA y fue bastante difícil. Así que gradualmente insistí en que hablara más al respecto. "¿De qué estás hablando, Roberto, ¿qué contrajiste y cómo contrajiste esto de lo que me estás contando?". Esperando que se involucrara en una conversación más profunda que podría proporcionar no solo respuestas, sino más bien ayudarlo a recuperar el control, mientras arrojando su machismo y entrando en una capa cubierta de su humanidad.

En cambio, comenzó a sollozar incontrolablemente como un niño pequeño, mientras las lágrimas rodaban por sus ojos. A medida que gradualmente comenzó a narrar su historia, "justo después de terminar la escuela secundaria en Nueva York, fui a visitar a mis abuelos en Puerto Rico, cuando regresé a Nueva York, me mudé a Connecticut, donde asistía a la Universidad de New Haven. Era un buen estudiante, aunque trabajaba a tiempo parcial, obtenía buenas calificaciones. Creo que era un estudiante universitario típico, pero debo admitir que ocasionalmente fumaba marihuana". Dudando le pregunté: "No te estoy acusando, pero ¿cuánto fumaste, con qué frecuencia fumaste marihuana?". "Oh, no mucho. No muy a menudo... solo los fines de semana principalmente. ¡Ni siquiera fumé mientras estaba en la escuela secundaria!" Parecía sincero, mientras continuaba. "Aunque, fue en esta noche en particular hace unos dos años, estaba con mis amigos y quería fumar marihuana. No, no quería, la deseaba... un deseo muy fuerte, realmente"; intervengo rápidamente," y luego, ¿qué pasó? "Fui a buscar hierba y no pude encontrar ninguna. Aparentemente, los policías habían estado haciendo grandes barridas en toda la ciudad, todos los comerciantes de marihuana habían sido arrestados y no tenía a nadie cerca. "Entonces, ¿qué hiciste?"; "Terminé visitando a un amigo, que me había llevado más tarde esa noche a la casa de sus amigos, quienes, sabíamos, siempre tendrían hierba, pero él también estaba fuera de lugar. El tipo tenía un grupo de otras personas, y todos estaban haciendo una mierda intravenosa, me invitaron a probarlo. Al principio me negué, pero el impulso de querer y desear definitivamente drogarme, aunque a regañadientes, estuve de acuerdo, y que una vez que inyecté algo en mi cuerpo, fue a través de una aguja sucia." Después de ofrecerle un sorbo de agua, yo procedí. "¿Es así como crees que has contraído el virus?" Casi saltando de su piel, respondió bruscamente. "Sí, y fue la única vez y contraje el VIH que desde entonces se convirtió en SIDA y ahora mírame. Tengo una enfermedad terminal, y me estoy muriendo." En ese momento de claridad, me aseguró," solo mírame ahora, me vi reducido a actuar mucho peor que los humanos. ¿No crees que me di cuenta de que soy más como un animal? Mi vida ahora está encerrada en un hospital psiquiátrico, simplemente encerrada aquí para morir". Había estado luchando continuamente para contener las lágrimas. Mientras luchaba por seguir siendo profesional y retransmitir mis oraciones, como en "allí por la gracia de Dios voy yo", me sacudió hasta el centro. Tal vez fue esa lección muy perspicaz, que aprendí esa noche de este individuo que se convertiría en la más importante de mi carrera, ¡lo que realmente me sorprendió y me asustó! Desde entonces lo visité con frecuencia, un par de veces a la semana, con una pieza de fruta, jugos de fruta, comida española y algunos cómics. Poco a poco comenzó a confiar en mí, utilicé este enfoque como una herramienta terapéutica y modificación del comportamiento. Lo que significa que, si amenazaba al personal o peleaba con sus compañeros, simplemente no recompensaría su comportamiento con una visita, y funcionó. En mis visitas a su unidad, me sentaba y lo escuchaba hablar, basado en su mejor comportamiento, pude acercarme a su equipo de tratamiento para obtener un pase cerrado en el patio para que tomara aire fresco y sacarlo de la unidad con el personal. Estas visitas posteriores también ayudaron a obtener el pase a tierra. Desafortunadamente, su demencia deterioró rápidamente su proceso cognitivo, también se descompensó físicamente y se enfermó rápidamente y no podríamos brindarle más atención. Pronto fue dado de alta y enviado a casa a morir.

Desde ese día, siento la necesidad de hablar y me doy cuenta de que debo compartir la lección de Roberto, que aprendí de su trágica historia, con la mayor cantidad de jóvenes, quienes siguen ajenos a las poderosas conexiones con la marihuana y cualquier otro tipo de drogas, con la sociedad y nuestra comunidad en general... Esto es, por supuesto, si se sentaran y la escucharan particularmente, sobre todo con todos los que todavía están en la oscuridad, cegados por el error y creyendo que la marihuana es totalmente seguro y no causa daño.

Cómo Perdí a mi Amigo de la Marina Mercante por el Alcoholismo

Hasta el día de hoy todavía recuerdo la lección aprendida temprano en la vida a bordo de los barcos mercantes, cuando tenía unos dieciséis años. En ese momento trabajaba como intendente a bordo del S / S Rubbens.

El Rubbens estaba registrado en Panamá y enarbolaba una bandera panameña en América Central, el Caribe, Alabama móvil, Tampa, Pensacola; Florida. Había firmado un contrato de 10 meses a bordo del barco, unos tres meses antes de que Francisco se uniera al barco, como aprendiz de marinero, la posición de un marinero visto en ese entonces, como asistente (A \ B) o marinero capaz. Aunque era mucho mayor, después de haber navegado dos barcos anteriores, obtuvo un cuarto de capitán, actualmente asistía a entrenamiento de oficiales de cubierta, además de dos años y medio en la experiencia de alta mar en mi haber, califiqué, como su capitán designado mentor, su jefe inmediato en timonera y pronto nos haríamos amigos cercanos. A lo largo de los meses, mis compañeros de barco y yo lo invitamos a desembarcar, mientras que, en Trinidad y Tobago, Barbados, Martinica, San Martín y todos esos otros puertos exóticos del Caribe, pero él siempre se negó y se negó sin una excusa válida, al menos uno lo suficientemente fuerte como para convencer a estos diecisiete años de marinero joven, trabajador, enérgico, responsable y fiestero. También me preguntaba por qué nunca bebió ningún tipo de alcohol, incluso en tierra en Mobile, Miami, Tampa, Canadá o incluso Nueva York, pero presté poca atención y no me molesté en hacer preguntas. Supongo que no estaba particularmente curioso sobre la vida de otras personas, estaba demasiado ocupado tratando de trabajar y mantener a mis cuatro hermanos menores, una pareja de sobrinas y sobrinos, y mi madre en Honduras. Esto fue lo suficientemente inquietante mientras trataba de ayudarlos a terminar la escuela. Teniendo en cuenta mis ansias diarias de ser todavía un adolescente y mis propias preocupaciones personales cuando era joven, a quien los militares perseguían para reclutarle, cada vez que mi barco anclaba o atracaba junto a un puerto hondureño. Después de que nuestro gobierno privatizó su escuela secundaria pública y triplicó su matrícula, me di cuenta de que la oportunidad de mis sueños de estudiar y tal vez obtener una educación había salido de mis manos literaria y figurativamente y estaba fuera de mi alcance. Preocupado de cómo cada día nuestro país, estaba siendo arrojado a un agujero económico más profundo del que podría no recuperarse durante mi vida. Mi opción era estudiar mucho en el mar y lograr todo lo que pudiera, ya que les enseñé a los nuevos marineros a preparar mi futuro lejos del país de mi nacimiento.

Varios meses después de enseñarle a Francisco a mirar el barco, la cubierta y la seguridad de maniobra del barco, las banderas, los principios básicos y fundamentales de las navegaciones, etc. Francisco me confió una tarde en el puente de navegación que tenía un problema con la bebida y esas fueron las razones por que nunca lo vi bebiendo y saliendo con los chicos. Aunque tenía muy poca comprensión, si es que tenía alguna información sobre lo que estaba hablando, solicitó que le jurara el secreto al anonimato, ya que AA lo solicitó altamente durante esos días, aunque no tenía ni idea. Más tarde, Francisco me contó la historia detrás de la fundación de Alcohólicos Anónimos y la importancia de su necesidad de permanecer en el anonimato. Más importante aún, él había compartido lentamente su historia, la cual me había impuesto como una pesada carga de confesión, como me daría cuenta más tarde, lo fue.

Mientras compartía más profundamente sus miedos más íntimos, entendí y acepté terminar ofreciéndole acompañarlo a grupos de AA en cualquier puerto y país de habla inglesa, ya que solo hablaba español, que todavía era muy limitado en América, Europa y la mayoría de los países del Caribe. en aquel momento. Esta resultó ser una de las decisiones más reveladoras de mi joven vida y nuestra amistad pronto se convertiría en una hermandad en el mar.

El año era principios de 1977, y en aquel entonces, Alcohólicos Anónimos no era solo una palabra clave utilizada a diario, sin ninguna importancia como lo es hoy; fue un paso significativo y los involucrados adoptaron todas las medidas posibles para mantenerse conscientemente y sus actividades de recuperación anónimas por temor al sabotaje y la burla emocional y las limitaciones de aquellos que todavía beben activamente. Francisco me dijo que había sido un ex teniente de la policía secreta hondureña que toda su vida adulta giraba en torno a la bebida y que una vez había tocado fondo. Que se había recuperado nuevamente y había sido despedido nuevamente debido a su consumo incontrolable. Agachó la cabeza y evitó el contacto visual, mientras explicaba con cuidado y lentamente en detalle que, si alguna vez tomaba otra bebida, bien podría hacerlo y comprarse un ataúd. Esta vez realmente escuché lo que estaba diciendo, igual de significativo en ese momento, pero lejos de lo que podría haber imaginado. Acepté acompañarlo a los grupos de AA y las reuniones programadas en algunas islas del Caribe y lo ayudé a asistir a algunas reuniones en Mobile Alabama y otros puertos marítimos estadounidenses. No asistí a muchos con él en los Estados Unidos, pero en los que asistí escuché algunas de las historias de terror más terribles y espantosas, que ni siquiera podía imaginar en ese momento.

El que aún permanece más vívido en mi mente es, quizás el que escuché en un grupo de AA en Trinidad y Tobago por un hombre de unos cuarenta años, que asistió al grupo de recuperación esa noche. Nos dijo que había estado alcoholizado durante unas tres semanas seguidas que se había estado prostituyendo y bebiendo, apenas llegaba a casa para obtener un traje limpio y volver a salir. Nos dijo que finalmente había tratado de detenerse y regresó a su casa dos días antes y que al tercer día estaba tratando de desintoxicarse en su casa, pero una noche se despertó creyendo que estaba en la cama con una prostituta, pero en cambio, era su hija adolescente a la cama a la que se había subido por error. Que habían pasado dos años desde que no había tomado un trago, pero aún sentía vergüenza y no podía soportar mirar a su hija directamente a la cara.

Su esposa se había divorciado de él y ninguno de sus otros hijos confiaba en él por más tiempo. Una de las lecciones que aprendí esa noche fue que el alcohol era mucho más fuerte que nuestra fuerza de voluntad, en una persona con fuertes adicciones.

Las noticias sobre la muerte de Francisco fueron trágicas, terribles y hasta el día de hoy, aún increíbles. Nunca nos escribimos el uno al otro y no había visto ni escuchado de él en unos años. Habían pasado varios años desde que cambié de trabajar en los buques de carga y pasé a trabajar a bordo de los cruceros, y Francisco pasó a trabajar en los buques tanque en el Golfo Pérsico. Navegó por el Medio Oriente y yo seguí navegando por todo el Caribe. Mi madre me había dicho en sus cartas que Francisco, en su casa, había ahorrado todo su dinero y había comprado un exitoso restaurante en el centro, justo enfrente del "parque central", en Puerto Cortés.

Cuando tomé mis vacaciones de los cruceros y decidí pasar un tiempo en tierra firme ese año, mi primera noche en casa invité a mi madre y a mis hermanos y hermanas menores a cenar en su restaurante. "¿Qué lugar tan hermoso?" Pensé en voz alta, mientras me mostraba los alrededores. Era enorme, tenía un gran menú y estaba bien decorado, prácticamente rozando lo extravagante. Un montón de camareras hermosas y juveniles, ¡quiero decir que era algo para ver! Estaba muy orgulloso de mi amigo y, aunque no estaba celoso, sentía de alguna manera que tal vez había tenido algo que ver con su éxito; aunque en realidad no, ya que él era mi hermano, y en cambio me sentí orgulloso, agradecido y bendecido. Sin embargo, fue la sensación general de miedo con la que me alejé, cuando nos dimos la mano y nos dimos un abrazo agradable esa noche que aún me perseguía hasta el día de hoy. Visité su casa varias veces más antes de regresar al mar y todavía me sentía molesto y preocupado, pero realmente no podía recordar ni especificar las razones básicas por las cuales unos meses más tarde me golpeó y recordé lo que me había dicho años atrás en ese puente, sobre su relación con el alcohol. Recuerdo que su restaurante servía principalmente alcohol de primera calidad, luego le escribí a mi madre preocupada preguntando por él. Luego, mamá me dijo que había roto con su novia de mucho tiempo, que era un poco mayor que él, y que recientemente había comenzado a salir con una de sus jóvenes camareras que había visitado su restaurante, parecía feliz y estaba bien. Intenté llamarlo varias veces, luego le escribí, pero no obtuve respuesta. Varios meses después, recibí una carta de mi madre donde expresaba que lo había hecho otra vez, y que desde que comenzó a beber su restaurante no estaba funcionando bien y pensó que podría estar enfrentando dificultades financieras. En otra carta, aproximadamente un mes después, que recibí de mi madre, ella me dijo que él había perdido su negocio y que lo había visto con frecuencia durmiendo en los bancos del parque y comiendo de la basura. Creo que Francisco debe haber muerto tal vez, ya que la carta de la madre estaba en camino, porque cuando la llamé desde Miami, me dijo que lo habían encontrado muerto en las calles esa misma semana. Me senté y lloré durante horas, no solo era un amigo cercano, sino una combinación de figura paterna, hermano y muy buen amigo.

Años más tarde, cuando inicialmente comencé a trabajar con drogas y alcohol, estudié y obtuve madurez y más conocimiento sobre la enfermedad crónica asociada con el consumo de alcohol, le doy crédito a él cada día, mientras hago una oración solemne, porque solo Dios podría haber creado tal milagro.

Todavía creo hasta el día de hoy que tal vez Dios había liberado a mi hermano Francisco a través de poderes divinos para enseñarme sobre los peligros del alcohol. Como pueden ver yo era un niño en ese momento, ganaba mucho dinero y lo gastaba salvajemente y vivía peligrosamente. Cerrar bares y comprar bebidas alcohólicas para todos en el interior fue una especie de deporte para muchos de nosotros, los marineros, mientras estábamos en el puerto. Durante estos tiempos nos preocupamos muy poco por el dinero y menos aún por nosotros mismos. Éramos jóvenes, llenos de juventud, con opciones negativas y actitudes indestructibles. Realmente creía que, al aceptar acompañarlo a esas reuniones, era una prueba de fe máxima, donde desde entonces aprendí a compartir lo que me había apartado de esas reuniones hace tanto tiempo con mis clientes, mis hijos y mis amigos, y tal vez ayudar para salvar algunas de sus vidas en el proceso. Dios se había manifestado a través de Francisco y yo, desde entonces, crecí para tener un gran respeto por las bebidas alcohólicas y la vida que podría llevar si no tuviera cuidado.

Enfoque Moderno de los Trastornos por Abuso de Sustancias Concurrentes

Algunos de los cambios más recientes en el tratamiento realizado por SAMHSA a lo largo del nuevo milenio y publicados a fines del año 2007, muestran la disponibilidad de fondos para pruebas de detección, intervención breve, referencias y programas de tratamiento mejorados para combatir el abuso de sustancias. La Administración de Servicios de Abuso de Sustancias y Salud Mental (SAMHSA, por sus siglas en inglés) comenzó a aceptar solicitudes de subvención para Acuerdos Cooperativos para programas de detección, intervención breve, derivación y tratamiento (SBIRT) a nivel estatal y tribal. Los programas SBIRT son enfoques proactivos que proporcionan identificación e intervención tempranas para personas en riesgo o con diagnóstico de un trastorno por uso de sustancias. Este es uno de los elementos clave del programa de la Estrategia Nacional de Control de Drogas, y promete expandir y mejorar la efectividad de los sistemas estatales y tribales de servicios de abuso de sustancias al:

Ampliar su atención continua para incluir exámenes de detección, intervención breve, derivación y tratamiento en entornos médicos generales y otros entornos comunitarios, como centros de salud comunitarios, hogares de ancianos, escuelas, clínicas de salud ocupacional y hospitales; Apoyar servicios clínicamente apropiados para personas en riesgo o con diagnóstico de un trastorno por uso de sustancias (es decir, abuso o dependencia de sustancias); e Identificación de sistemas y cambios de política para aumentar el acceso al tratamiento en entornos generalistas y especializados.

Se espera que haya aproximadamente $10 millones disponibles para financiar hasta 4 subvenciones. Se espera que el monto promedio anual de la adjudicación sea de aproximadamente $ 2.5 millones por año por hasta cinco años. El monto real del premio puede variar, dependiendo de la disponibilidad de fondos. Las subvenciones serán otorgadas por el Centro de SAMHSA para el tratamiento de abuso de sustancias.

La elegibilidad para solicitar se limita a la oficina inmediata del Director Ejecutivo (por ejemplo, el Gobernador) en los estados, territorios y el Distrito de Columbia, o el funcionario de más alto rango para las organizaciones tribales o tribales de indios americanos / nativos de Alaska federalmente reconocidas. Para obtener las solicitudes para el número TI-08-001, llame a la Red de Información de Salud de SAMHSA al 1-877-SAMHSA7 [TDD: 1 800-487-4889] o descargue en http://www.samhsa.gov. Se recomienda a los solicitantes que presenten su solicitud en línea utilizando www.grants.gov.

Además, diez estados y Puerto Rico han recibido recientemente fondos de SAMHSA para programas piloto para mejorar la transformación de los sistemas de salud mental. Este programa apoya una variedad de actividades de mejora de infraestructura y prestación de servicios para promover la visión de Transformar los sistemas de salud mental para el siglo XXI.

Los estados seleccionados fueron Alabama, Florida, Iowa, Illinois, Kentucky, Minnesota, Carolina del Norte, Dakota del Norte, Pensilvania y Tennessee. Cada uno de estos estados y Puerto Rico recibirán un premio de hasta $ 105,000 por un año.

La Iniciativa de Transformación y Transferencia apoyará esfuerzos nuevos y ampliados para mejorar la capacidad y la eficacia de los sistemas de salud mental que fomenta la recuperación y satisface las múltiples necesidades de los consumidores.

Los programas piloto también explorarán nuevas formas de brindar servicios de atención de salud mental a todos los necesitados, un desafío crítico de salud pública. Por ejemplo, según la última Encuesta Nacional sobre Uso de Drogas y Salud, entre los 24.9 millones de adultos mayores de 18 años con angustia psicológica grave, solo 10.9 millones (44 por ciento) recibieron tratamiento por un problema de salud mental en el último año. Los programas piloto de la Iniciativa de Transformación y Transferencia implementarán una serie de enfoques innovadores para enfrentar estos desafíos de salud mental, que incluyen:

Desarrollar nuevos servicios integrales de apoyo entre pares para adultos con enfermedades mentales graves y para jóvenes con trastornos emocionales graves. También mejorará los servicios forenses de salud mental juvenil al proporcionar a los tribunales formas alternativas de realizar evaluaciones de salud mental. En lugar de exigir a todos los menores involucrados en el sistema de justicia penal que se sometan a exámenes involuntarios realizados en entornos hospitalarios tradicionales, como salas psiquiátricas hospitalarias, se establecerían nuevos sistemas para ofrecer a los tribunales la discreción de someter a los menores a exámenes de salud mental y evaluaciones previas al juicio en pacientes ambulatorios. entornos, como los centros comunitarios de salud mental. El objetivo aquí es desarrollar planes estratégicos para abordar mejor las necesidades continuas de las personas con enfermedades mentales y trastornos concurrentes de abuso de sustancias.

Se cree que "La Iniciativa de Transferencia de Transformación creará una gran experiencia en los pasos que se toman para mejorar los servicios de salud mental para los consumidores y sus familias", dijo el administrador de SAMHSA, Terry Cline, PhD." El conocimiento adquirido a través de estos premios individuales se compartirá con otros estados y territorios que trabajan para brindar una atención más coordinada y efectiva".

El Enfoque de Vanguardia para el Tratamiento de Personas con Trastornos Concurrentes

La Administración de Servicios de Abuso de Sustancias y Salud Mental (SAMHSA, por sus siglas en inglés) proporcionó recientemente una visión general de tres nuevos artículos, que contienen información sobre cómo la epidemiología, la integración de servicios y la investigación y las prácticas de integración de sistemas pueden utilizarse mejor para ayudar a las personas con el uso simultáneo de sustancias y trastornos mentales.

Estos informes generales fueron los finales de una serie desarrollada por el Centro de Excelencia Coexistente de SAMHSA (COCE), un importante recurso nacional de salud pública en el campo de la comprensión y difusión de información crucial sobre cómo abordar este problema. La serie se basa en la mejor ciencia, investigación y prácticas disponibles y está dirigida principalmente a una amplia gama de profesionales de servicios de tratamiento de salud mental y abuso de sustancias, aunque también brindan información útil al público en general.

Los nuevos documentos de resumen ahora están disponibles, incluidos los siguientes: *Integración de servicios: El Documento de resumen 6* define y explica cómo las prácticas de integración de servicios pueden ayudar a fusionar el tratamiento de abuso de sustancias previamente separado y los servicios clínicos de salud mental brindados a nivel individual a personas con enfermedades concurrentes trastornos La combinación y coordinación de estos tratamientos a nivel de contacto directo con clientes individuales puede garantizar mejor que se aborden todas sus necesidades de tratamiento. Este enfoque enfatiza que el tratamiento exitoso de los trastornos concurrentes se basa muy a menudo en proporcionar todas las necesidades de tratamiento del cliente de la manera más concurrente posible. *Integración de sistemas: Resumen del documento 7* describe los beneficios del desarrollo de infraestructuras de salud pública que integran sistemáticamente programas de tratamiento de salud mental y abuso de sustancias para satisfacer mejor las necesidades completas de las personas con estos trastornos. El documento alienta la planificación integrada del sistema, las actividades de análisis de mejora continua de la calidad y otras prácticas que conducen a servicios de salud pública más efectivos e integrales para satisfacer las necesidades de salud de esta comunidad de clientes. *La epidemiología del uso de sustancias coexistentes y los trastornos mentales: Resumen del documento 8* se presenta en dos partes. La Parte 1 proporciona al público en general una comprensión básica del campo de la epidemiología y cómo se ha utilizado para arrojar luz sobre el problema de los trastornos concurrentes. En particular, se centra en tres estudios principales a los que se hace referencia regularmente como fuentes principales de información sobre la naturaleza y el alcance de este problema. La Parte 2 está más orientada a la comunidad científica y proporciona información técnica más detallada sobre estos tres estudios.

SAMHSA está creando estos materiales de capacitación como parte del plan delineado en su Informe de noviembre de 2002 al Congreso sobre la prevención y el tratamiento de los trastornos por abuso de sustancias coexistentes y los trastornos mentales. Documentos breves publicados anteriormente abordan una amplia gama de otros temas y prácticas relacionadas con las necesidades de las personas con trastornos concurrentes. Puede encontrar más información sobre el Centro de Excelencia Co-Ocurrente y los documentos breves en www.coce.samhsa.gov.

Protocolo global de prevención del suicidio

En el poco tiempo que le toma a la persona promedio ver un programa de televisión, salir a trotar y lavar la ropa, aspirar o lavar sus autos, alrededor de 100 estadounidenses habrían intentado acabar con sus vidas. Según los cálculos de los investigadores, cada año se realizan alrededor de un millón de intentos de suicidio en los Estados Unidos... desafortunadamente, aproximadamente 30,000 de ellos tienen éxito.

Rolando era un niño brillante y talentoso de ocho años que creció en Honduras, Centro América, en 1968. Su familia estaba compuesta por su madre, él mismo y siete hermanos y hermanas. El trabajo duro, ocho hijos, las relaciones abusivas mentales y físicas habían afectado profundamente a su madre. Aparentemente se había cansado y cansado de que todos la usaran, como un medio para llegar a un fin cuando fuera necesario, y luego hacerla a un lado, ignorarla y patearla a un lado una vez que hubieran terminado con ella. Llegó a casa una noche de un día de trabajo extraño, como empleada doméstica, uno de los pocos trabajos disponibles para mujeres de cuarenta y pocos años, en Honduras. A su llegada, de repente descubrió que su hija de 15 años, una de las mayores, se había ido, los vecinos le dijeron que se había escapado, con su novio durante el día. Después de sollozar y caminar de un lado a otro con desesperación, se detuvo por un momento, se volvió hacia Rolando y le pidió que fuera a la tienda y le comprara una lata de lejía, luego regresó rápidamente al curso del duelo. Rolando, siempre obediente, tomó a su hermana pequeña de la mano y se dirigió a las tiendas del vecindario, y rápidamente comenzó a buscar el material sin siquiera cuestionar sus razones para comprarlo. Después de intentos fallidos en las dos primeras tiendas de la esquina, optó por hacer un último intento en la tercera y, si no lo encontraba, volvería a casa y volvería a intentarlo al día siguiente. Por supuesto, tener solo ocho años y ser ingenuo, no saber lo que estaba comprando, o incluso las razones de su uso previsto, su propósito particular, ni sus capacidades letales y fatales, ciertamente lo hicieron aún más vulnerable.

Sin embargo, en su tercer intento tuvo éxito, y después de regresar a casa y entregar el paquete a su madre, entró en la casa para terminar su tarea. Un par de minutos después salió al patio trasero, donde había dejado a su madre por última vez. Mientras se acercaba a ella, podía escuchar a Don Martin, el dueño de la tienda en la primera tienda de la esquina, rogándole. Don Martin, que era vecino y el primer comerciante que había rechazado venderle la lata de lejía, tal vez su instinto se basó en el hecho de que conocía su hogar, en realidad tenía una letrina y no alcantarillado, por lo que no era necesario desatascar un baño. Además, tal vez se había dado cuenta de que su madre había estado estresada y, como excelente comerciante y buen vecino, vigilaba de cerca a todos.

Cuando Rolando la alcanzó, su madre ya había vertido el contenido letal en un vaso de aluminio, lo mezcló con agua y estaba a punto de llevársele este brebaje burbujeante y humeante para beberlo, pero Don Martin intervino rápidamente. colocando suavemente una de sus manos sobre su hombro y con la otra se acercó gradualmente al vaso venenoso. Mientras tanto, él le suplicaba con una voz más baja y suave, casi llorando. Con las lágrimas rodando por su rostro, Rolando me confió en mi oficina que años más tarde esas mismas palabras aún resonaban en su mente, ya que a menudo recordaba: "Todavía recuerdo claramente que le rogaba y le rogaba que no bebiera esas cosas, que se calmara y sentara, que hiciera una pausa y considerara a todos sus otros hijos pequeños que ella estaría dejando atrás y cuánto iban a sufrir sin que ella estuviera cerca para protegerlos y ayudarlos a crecer." (Él cree firmemente que Dios había enviado a Don Martin, allí esa noche, como su ángel guardián para preservar virtualmente y salvar la vida de su madre... y que estaba seguro de que solo Dios podría haber estado mirando sobre sus hombros de esa manera).

Su madre cariñosamente atenta, era una mujer muy fuerte y orgullosa y tal vez ella había reconocido esencialmente que se dirigía a una crisis nerviosa y había preferido quitarse la vida, en lugar de soportar el inhumano y cruel castigo que habría recibido en un hospital psiquiátrico hondureño operado por el gobierno. Treinta y cinco años más tarde, mientras lo entrevistaba, Rolando lloró cuando me dijo: "hasta el día de hoy, todavía imploro al Omnipotente en oración, mientras le doy a Dios gracias por poner a ese hombre maravilloso en nuestro camino. ¡Ese hombre, Don Martín, ¡salvó religiosamente la vida de mi madre!". Su recuerdo de tiempos tan oscuros durante su joven vida había permanecido constantemente reprimido durante muchos años, pero de alguna manera había despertado, resurgiendo unos veinte años después, cuando pensó en los desagradables sentimientos de culpa que habría llevado durante toda la vida. A menudo se imaginaba que tenía la culpa de ser la causa de la muerte de su madre. Debido a que fue criado para ser moralmente recto y para ponerse de pie, y defender sus creencias, para ser confiable y honesto y para siempre, siempre hacer lo correcto, no obstante años más tarde, le pidió disculpas a su madre. Al principio ella se negó y trató de dejarlo de lado, pero él lo exigió y se lo concedió.

Para concluir, me expresa: "Todavía cuento mis bendiciones cada día, porque fuimos muy afortunados y, además, muy bendecidos, porque lo que Don Martin le dijo a mi madre esa noche realmente funcionó... nunca más cometió otro intento de suicidio". "Aunque ya no está con nosotros, vivió una vida larga, saludable y productiva". Pudo terminar de criar a todos sus hijos e incluso vivió lo suficiente para presenciar y ver a algunos de sus hijos y nietos convertirse en médicos, abogados, atletas profesionales y ciudadanos valiosos que trabajan arduamente en sus comunidades y en todo el mundo, ya que lograron metas asombrosas y mantuvieron carreras exitosas.

El suicidio es quizás una de las octavas causas principales de muerte en los Estados Unidos.

Los grupos de mayor riesgo incluyen a jóvenes adictos a las drogas y / o al alcohol o que sufren depresión, personas diagnosticadas con esquizofrenia (de las cuales 10%

a 13% se suicidan) y los ancianos que sufren depresión. Aunque la mayoría de las personas que contemplan el suicidio generalmente lo hacen de forma aislada, a menudo proporcionan indicaciones y pistas sobre sus pensamientos irracionales. Ocho de cada 10 seres humanos que se suicidan hablan de ello con alguien antes de completar el acto; El 30% de las personas que intentan y se suicidan y el 75% de los ancianos que se suicidan visitan a los proveedores de atención primaria con un mes de anticipación; y más del 80% de las personas suicidas de edad avanzada proporciona algunos signos que rodean su intención suicida, como pérdida de peso relativa, aislamiento notable o la entrega de posesiones valiosas.

Las Funciones Básicas del Protocolo de Prevención del Suicidio de Enfermería

Este protocolo se ve en la mayoría de los hospitales y nos dice que: en la mayoría de los entornos de atención médica, las enfermeras pasan más tiempo con los pacientes que cualquier otro proveedor de atención médica. Pero pocas enfermeras están capacitadas para evaluar el riesgo de suicidio y cómo intervenir. En 1998, los centros médicos de todo el país comenzaron a establecer un protocolo de enfermería para la prevención del suicidio basado en la investigación, a fin de mejorar la calidad de la atención y reducir la vulnerabilidad legal de los proveedores de atención médica y sus instalaciones.

Medidas recomendadas: el protocolo debe diseñarse como un equipo compuesto por una enfermera psiquiátrica, un especialista en educación y capacitación, una enfermera especialista en salud mental, una enfermera del personal de salud mental, un trabajador de salud mental, un trabajador social y un especialista en rehabilitación. Esta medida debería garantizar que se utilice un estándar para evaluar e intervenir, con todos los pacientes en riesgo de suicidio.

¿El paciente está verbalizando o exhibiendo ideas suicidas?

Las personas que reflexionan sobre el suicidio, más que a menudo, pueden mostrar signos visibles de comportamientos autodestructivos. Algunos incluso podrían hacer amenazas explícitas de suicidio o participar en el intento real. Todos los comportamientos autodestructivos y los comentarios relacionados con el suicidio deben tomarse en serio. Distintivamente, los pacientes suicidas a menudo pueden expresar o mostrar sentimientos de desesperanza, indignidad, falta de control sobre sus vidas, apatía por su futuro, auto reproche, desconfianza hacia los demás, fatalismo e inutilidad. Pueden hacer declaraciones veladas o indirectas sobre su muerte. Participar en regalar posesiones personales que sean de gran valor para ellos.

Los clientes también pueden exhibir, o sufrir algunos de los siguientes:

a) Redactar un testamento o hacer arreglos funerarios.
b) Adquirir un arma, o dosis letales de drogas.
c) Tener un historial de pérdida personal significativa o experiencias humillantes.
d) Retirarse de amigos, familiares y compañeros de trabajo.
e) Falta de un sistema de apoyo social.
f) Exhibir un estado de ánimo depresivo (tristeza, melancolía y falta de interés en la vida).
g) Demostrar trastornos crónicos del sueño.

h) Abusar del alcohol y otras sustancias.

i) Sufrir de enfermedades crónicas.

j) Tener antecedentes familiares de suicidio.

Si la enfermera observa alguno de estos factores o comportamientos, o si el paciente o su familia informan de ellos a la enfermera del paciente, deben documentarlos en la tabla del paciente. Pero estas pistas no se pueden ver de forma aislada. Por ejemplo, un paciente puede exhibir ideación suicida (o contemplación) como se describió anteriormente; sin embargo, tienen una profunda creencia religiosa que le impediría cometer el acto. Los factores de riesgo generalmente se evalúan dentro del contexto general de los antecedentes de cada paciente individual.

La enfermera debe realizar un examen del estado mental para observar el funcionamiento mental del paciente, mientras hace las siguientes anotaciones en cada una de estas áreas:

a) Apariencia: Higiene apropiada, limpia, adecuada, o higiene desaliñada, pobre.

b) Orientación: reconocimiento de personas, lugar, tiempo y circunstancia.

c) Cognición: Concentración, atención.

d) Discurso: Normal, arrastrado, presionado, ruidoso, cauteloso, irritado, expresivo e inexpresivo.

e) Interacción durante la entrevista: Cooperativa, indiferente, sospechosa, seductora, vaga.

f) Estado de ánimo: Estable, deprimido, eufórico, ansioso, triste.

g) Congruente con el estado de ánimo: plano, romo, lábil, catatónico.

h) Percepciones: Normales, alucinaciones.

i) Procesos de pensamiento: enfocado, desenfocado, tangencial.

j) Contenido del pensamiento: Normal, delirante, obsesivo y grandioso.

k) Perspectiva: autoconciencia, negación.

l) Efectividad de las habilidades de afrontamiento: efectivo, algo efectivo, ineficaz.

Los pacientes deben ser interrogados específicamente sobre su ideación suicida, su intención y si tienen un plan.

Ideación: se debe preguntar al paciente si tiene alguna idea de hacerse daño o suicidarse. Aunque puede estar cubierto, la ideación suicida generalmente ocurre antes de que tenga lugar la actividad suicida manifiesta. La persona suicida puede hacer una declaración como "cuidar a mi perro por mí", etc.

Plan: el objetivo es averiguar si el paciente ya ha pensado en formas de suicidarse y, de ser así, cuáles son estos métodos. Esto indicaría el índice de peligro. Cualquier plan que sea sencillo, fácil de llevar a cabo y que tenga un margen de error estrecho o nulo es altamente letal. Por ejemplo, sostener una pistola en la cabeza es más infalible que una sobredosis de medicamentos. El plan también puede proporcionar información sobre el estado mental de este paciente.

Intención: la intención suicida se comunica con frecuencia de antemano regalando posesiones personales, amenazando, discutiendo métodos suicidas, presentando un empeoramiento de la depresión o un cambio repentino de humor, o escribiendo notas de suicidio. Luego, la enfermera debe tratar de evaluar la presencia de estos signos y averiguar cuándo el paciente está pensando en llevar a cabo su plan.

Durante la evaluación, la enfermera también debe usar la escala "PERSONAS DEPRESIVAS" para evaluar que esta herramienta está diseñada para ayudar a los profesionales a recordar su plan efectivo. Aquí hay 10 de los principales factores de riesgo de suicidio para recordar:

Sexo: las mujeres hacen más intentos de suicidio que los hombres; pero los hombres se suicidan con más frecuencia que las mujeres.

Edad: los pacientes menores de 19 años y mayores de 45 tienen un riesgo mucho mayor.

Depresión: la depresión aumenta el riesgo de suicidio.

Intentos anteriores: las tasas de suicidio son más altas entre las personas con antecedentes de intentos de suicidio que entre aquellas sin intentos previos.

Abuso de alcohol: las tasas de suicidio son más altas entre los alcohólicos que entre la población en general. Pérdida del pensamiento racional: las personas que experimentan trastornos que perjudican el juicio, como las psicosis o el trastorno afectivo bipolar, están en riesgo.

Apoyo social: aquellos que carecen de relaciones de apoyo o significativas en sus vidas están en riesgo.

Plan organizado: cuanto más organizado sea el plan para cometer suicidio, mayor será el riesgo.

Para solteros o personas sin cónyuge: las tasas de suicidio son más altas entre las personas solteras, divorciadas, viudas o separadas que entre las personas casadas.

Enfermedad: las personas con enfermedades crónicas o debilitantes también corren un mayor riesgo.

Etapa 2, evaluación del historial del paciente... Una vez que un individuo ha sido identificado como un posible riesgo de suicidio, se debe iniciar un historial completo del paciente. Intentos de suicidio pasados y enfermedades mentales, enfermedades físicas, abuso de sustancias, aislamiento, falta de apoyo social, desesperanza, antecedentes familiares, eventos estresantes de la vida, ira y comportamiento impulsivo, deben tenerse en cuenta. El equipo también debe recopilar información de los registros médicos existentes del individuo y de las entrevistas realizadas al paciente y su familia.

ETAPA 3, Intervención: Después de realizar la evaluación inicial y el historial, el equipo debe identificar cualquier riesgo de suicidio; el médico del paciente también debe identificarse junto con cualquier otro miembro del equipo de atención médica que trabaje directamente con el individuo (generalmente una enfermera de práctica avanzada, un trabajador social y un psicólogo). Juntos, podrían implementar varias intervenciones.

Determinación de un plan de tratamiento: el plan de tratamiento inicial debe incluir asesoramiento, medicamentos y observación especial. Esto también debe discutirse e implementarse de inmediato entre ellos, los miembros de su equipo y el resto de los profesionales de enlace psiquiátrico. Además, si el individuo se encuentra en una clínica ambulatoria o en un entorno comunitario, un miembro del equipo de atención médica debe acompañarlo a una sala de emergencias o a una unidad psiquiátrica para pacientes internados y nunca debe dejarlo solo durante el proceso de admisión. Si se resisten al tratamiento, pero aún se cree que son perjudiciales para ellos mismos o para otros, deben ser comprometidos involuntariamente. Una evaluación completa debe realizarse nuevamente.

Estos procedimientos, sin embargo, varían de estado a estado...

Implementando el nivel apropiado de observación... El paciente necesitará observación constante o cercana. La observación uno a uno constante (1: 1) es la práctica universal en un entorno de hospitalización psiquiátrica y requiere que un miembro del personal de enfermería vigile al paciente y escuche su declaración durante veinticuatro horas, o hasta que un psiquiatra evalúe al cliente. El entorno del paciente debe estar libre de objetos punzantes, como lápices, bolígrafos, cuchillos y tenedores, así como artículos que puedan usarse para colgar como cuerdas, cordones eléctricos, cinturones de cordones, albornoces, restricciones de bandana no utilizadas, etc. Productos químicos que tal vez podrían tragar, como quita esmaltes, blanqueadores, medicamentos, etc.

La observación uno a uno: 1: 1 se implementa en unidades impacientes, lo que requiere que un miembro del personal de enfermería vigile constantemente al paciente a la distancia de un brazo. Esta observación requiere una orden del médico. En la unidad, el entorno del paciente debe estar libre de elementos potencialmente peligrosos.

La observación frecuente o cercana... requiere que un miembro del personal observe al paciente al menos cada 15 minutos durante las horas de vigilia y de sueño. Este nivel de observación se puede asignar al personal de la unidad de forma rotativa y se puede facilitar al trasladar al paciente a una habitación cerca de la estación de enfermeras... Independientemente del nivel de observación, el estado del paciente (incluído el estado de ánimo, el comportamiento y ubicación) debe documentarse cada 15 minutos.

También se debe tener en cuenta cualquier táctica de tratamiento específica prescrita por el médico del paciente o por los miembros del equipo.

Desarrollo de una evaluación continua y plan de tratamiento:

Durante la evaluación continua, las enfermeras considerarán cualquier cambio en el comportamiento del paciente, en la interacción con el personal u otras personas importantes, y en el interés en realizar actividades de la vida diaria. Debe notarse la presencia o ausencia de ideación suicida encubierta o manifiesta. De particular preocupación es el paciente que sufre un cambio repentino de humor de deprimido a eufórico, por ejemplo: Esto podría ser una señal encubierta de una decisión de llevar a cabo el plan de suicidio.

Etapa 4:

El paciente ahora está estabilizado: una vez que se considera que el paciente ya no está en peligro de suicidarse, debe ser derivado a un profesional de salud mental para que lo ayude a explorar las razones detrás de su ideación suicida y también para implementar medidas para estabilizar y apoyar. El paciente puede recibir asesoramiento grupal o individual, medicamentos recetados cuando sea apropiado y referencias de servicios sociales. El mejor enfoque podría ser servicios de gestión de casos residenciales adecuados. Estos programas, si funcionan correctamente, deberían poder ayudarlo a obtener asistencia financiera, vivienda, transporte y presupuesto, y supervisión de medicamentos. Después de determinar que el paciente está estable y que su depresión (si la depresión estaba presente) está bajo control, se debe considerar el alta. Y si se necesita más apoyo, el seguimiento de la salud mental debe organizarse de forma ambulatoria y supervisado por el administrador de casos del individuo. Dicho protocolo, una vez implementado y revisado, a menudo es bienvenido por la mayoría de los centros médicos, que se inclinan hacia él, porque la Comisión Conjunta de Acreditación de Organizaciones de Atención Médica lo ha aprobado durante mucho tiempo.

La mayoría de los hospitales y clínicas ambulatorias pueden adaptarlo a su propio entorno, por lo que lo adoctrinan como su línea de defensa más importante contra el suicidio. Esto es para clínicas de atención primaria, clínicas psiquiátricas comunitarias, salas de emergencias, unidades médico-quirúrgicas o incluso unidades psiquiátricas impacientes.

El enfoque de observación constante o continuo... también se implementa en la mayoría de las unidades de pacientes hospitalizados, lo que requiere que un miembro del personal de enfermería observe constantemente a un paciente visualmente. No debe haber más de 4 a 6 pies entre el paciente y el personal de enfermería que atiende a ese paciente. Además, si el paciente desea deambular, dos miembros del personal deben acompañarlo con el brazo extendido.

Hoja informativa sobre sucesos suicidas: Aunque la mayoría de los artículos publicados en los medios de comunicación y otros artículos de prensa populares apuntan a una correlación entre las vacaciones de invierno y los suicidios. Sin embargo, *el Centro de Políticas Públicas de Annenberg de la Universidad de Pennsylvania* y otros investigadores expertos sugieren que esta afirmación es solo un mito e indicó que, de hecho, las tasas de suicidio en los Estados Unidos son más bajas en el invierno y más altas en la primavera, *según los CDC de 1985. Informes de 1991 y 1999.* Los informes posteriores de los CDC también indicaron que el suicidio cobró la vida de 30,622 personas en 2001 (CDC 2004). Las tasas de suicidio son generalmente más altas que el promedio nacional en los estados occidentales y más bajas en los estados del este y medio oeste (CDC 1997). En 2002, aproximadamente 132,353 individuos fueron hospitalizados luego de intentos de suicidio; casi 116,639 fueron atendidos en departamentos de emergencia y liberados (CDC 2004). En 2001, el 55% de los suicidios fueron cometidos con un arma de fuego.

Grupos de mayor riesgo

Hombres: el suicidio es la octava causa principal de muerte para todos los hombres estadounidenses. Según el informe de los CDC de 2004, los hombres tienen cuatro veces más probabilidades de morir por suicidio que las mujeres. Este mismo informe indica que las tasas de suicidio son más altas entre los blancos y el segundo más alto entre los hombres indios americanos y nativos de Alaska. De las 24,672 muertes suicidas reportadas entre hombres en 2001, el 60% involucraba el uso de un arma de fuego.

Mujeres: el informe de los CDC sobre las mujeres que intentaron suicidarse durante su vida sigue siendo aproximadamente tres veces más frecuente que los hombres, sin embargo, estos son mucho menos infructuosos que sus homólogos masculinos.

Juventud: Según el informe de los CDC sobre la tasa de suicidio juvenil, la tasa general de suicidio entre los jóvenes ha disminuido lentamente desde 1992. Sin embargo, las tasas siguen siendo inaceptablemente altas. Los adolescentes y los adultos jóvenes a menudo experimentan estrés, confusión y depresión debido a situaciones que ocurren en sus familias, escuelas y comunidades. Tales sentimientos pueden abrumar a los jóvenes y llevarlos a considerar el suicidio como una solución. Pocas escuelas y comunidades han implementado planes de prevención del suicidio que incluyen programas de detección, derivación e intervención de crisis para jóvenes. El suicidio sigue siendo la tercera causa de muerte entre los jóvenes de 15 a 24 años. En 2001, 3, 900 suicidios fueron reportados en este grupo. Del número total de suicidios entre las edades de 15 a 24 años en 2001, el 85% eran hombres y el 15% eran mujeres. Un reciente informe de 2004 de los CDC sobre los indios americanos y los nativos de Alaska ha indicado la tasa más alta de suicidio en el grupo de edad de 15 a 24 años. En 2001, se usaron armas de fuego en el 60% de los suicidios juveniles.

Afroamericanos: mientras que los blancos no hispanos tienen casi el doble de probabilidades que los afroamericanos de suicidarse, las tasas de suicidio entre los hombres negros jóvenes son tan altas como las de los hombres blancos jóvenes y están creciendo. Se cree que esto se debe en parte al alto y fácil acceso a las armas de fuego actualmente disponibles en las comunidades afroamericanas. La investigación que indica que desde 1980 hasta 1997, la tasa de suicidios entre los afroamericanos de 10 a 14 años aumentó un 233%, en comparación con el 120% de los blancos no hispanos comparables. Los afroamericanos están sobrerrepresentados en poblaciones de alta necesidad que están particularmente en riesgo de enfermedades mentales.

Ancianos: las tasas de suicidio aumentan con la edad y son muy altas entre los mayores de 65 años. La mayoría de las víctimas de suicidio de ancianos son atendidas por su proveedor de atención primaria unas semanas antes de su intento de suicidio y diagnosticadas con su primer episodio de depresión leve a moderada, según el informe de los CDC de 1999. El informe posterior de 2004 de los CDC sobre los adultos mayores que son suicidas también tiene más probabilidades de sufrir enfermedades físicas y divorciarse o enviudar. En 2001, 5.395 estadounidenses mayores de 65 años se suicidaron y de ellos, casi el 90% eran hombres y el 10% eran mujeres. Este informe también indicó que se usaron armas de fuego en más del 75% de los suicidios cometidos por adultos.

Suicidios principales factores de riesgo: El primer paso para prevenir el suicidio es identificar y comprender los factores de riesgo. Un factor de riesgo es cualquier cosa que aumente la probabilidad de que las personas se hagan daño. Sin embargo, los factores de riesgo no son necesariamente causas. La investigación ha identificado los siguientes factores de riesgo de suicidio (DHHS 1999): intentos de suicidio previos, antecedentes de trastornos mentales (particularmente depresión). *Antecedentes de abuso de alcohol y sustancias, antecedentes familiares de suicidio, antecedentes familiares de maltrato infantil, sentimientos de desesperanza, tendencias impulsivas o agresivas, barreras para acceder al tratamiento de salud mental, pérdida (relacional, social, laboral o financiera). Enfermedad física, fácil acceso a métodos letales, falta de voluntad para buscar ayuda debido al estigma asociado a los trastornos de salud mental y abuso de sustancias o pensamientos suicidas, creencias culturales y religiosas, por ejemplo, la creencia de que el suicidio es una resolución noble de un dilema personal; otros incluyen epidemias locales de suicidio, aislamiento, sensación de estar alejado de otras personas, etc.*

Los factores proactivos y protectores: Los factores protectores protegen a las personas de los riesgos asociados con el suicidio. Se han identificado varios factores protectores (DHHS 1999): atención clínica efectiva para trastornos mentales, físicos y de abuso de sustancias, fácil acceso a una variedad de intervenciones clínicas y apoyo para la búsqueda de ayuda, apoyo familiar y comunitario, apoyo de médicos y médicos en curso. relaciones de atención de salud mental, habilidades para resolver problemas, resolución de conflictos y manejo no violento de disputas, creencias culturales y religiosas que desalientan el suicidio y fomentan herramientas de apoyo y autoconservación.

Las opiniones de Freud sobre el suicidio

Instintos de vida e instintos de muerte: Freud vio todo el comportamiento humano como motivado por nuestros impulsos o instintos; estas, que él dijo, eran las representaciones neurológicas de nuestras necesidades físicas. Freud se refirió a estos como instintos de vida... *Estos instintos perpetúan:*

a) la vida del individuo al motivarlo a buscar comida, agua, y:
b) *la vida de las especies, lo que las motiva a tener relaciones sexuales.* La energía motivadora de estos instintos de vida son la energía, el vigor o la alegría de vivir que alimenta nuestras psiques, Freud llamó a esto la libido, de la palabra latina que deseo. La experiencia clínica de Freud lo llevó a ver el sexo como algo mucho más importante en la dinámica de la psique que cualquier otra necesidad. Según tengo entendido, "después de todo, somos todas criaturas sociales, y el sexo es una de las necesidades sociales más buscadas". Además, debemos recordar que, en sus estudios, Freud incluyó mucho más que relaciones sexuales en el término sexo. Aunque en realidad, la libido ha llegado a significar, no cualquier impulso antiguo, sino el impulso sexual. Más tarde a lo largo de su vida, Freud comenzó a creer que los instintos de la vida no contaban toda la historia, y miró a la libido como algo más que una cosa viva y más como un principio de placer, que nos mantiene a los humanos en perpetuo movimiento. Y, sin embargo, el objetivo de toda esta moción es quedarse quieto, estar satisfecho, estar en paz, no tener más necesidades.

El objetivo de la vida, se podría decir es la muerte. Freud comenzó a creer que "debajo y al lado" de los instintos de la vida, había un instinto de muerte. Comenzó a creer que cada persona tiene un deseo inconsciente de morir. *Esto parece una idea extraña al principio y fue rechazada por muchos de sus estudiantes, pero algunas personas tienden a creer que tiene alguna base en la experiencia y, por lo tanto, necesitan terapia o redirección.* La vida puede ser un proceso doloroso y agotador, para la gran mayoría de las personas en todo el mundo existe más dolor que placer en la vida. Sin embargo, es algo que somos extremadamente reacios a admitir. Sin embargo, para ellos la muerte promete liberarse de las luchas de la vida.

(A lo largo de mi viaje, he conocido, hablado e incluso me he hecho amigo de muchas personas que hablan abiertamente de cuando mueren, como si fuera un evento planificado como un concierto o un próximo juego deportivo). "Estoy seguro de que muchos de ustedes también han conocido a algunos". Freud se refirió al principio del nirvana. El nirvana es una idea budista, a menudo traducida como el cielo, pero en realidad significa *apagar,* como apagar una vela. Se refiere a la no existencia, la nada y un vacío. Este vacío, que, en realidad, es el objetivo de toda la vida en la filosofía budista.

La evidencia cotidiana del instinto de muerte y su principio de nirvana está en nuestro último deseo de paz y escapar de la estimulación. Nuestra atracción por el alcohol y los narcóticos, nuestra inclinación por la actividad escapista, como perdernos en libros o películas, nuestro deseo de descansar y dormir, que a veces podría presentarse abiertamente como suicidio y deseos suicidas. La teoría de Freud es que a veces dirigimos estos sentimientos fuera de nosotros mismos, en forma de agresión, crueldad, asesinato y destructividad hacia los demás. Por lo tanto, como individuos, es imperativo que busquemos y encontremos esos factores desencadenantes que podrían hacernos desear dejar de vivir, por lo tanto, darnos cuenta de que la vida es difícil, pero que una vez que nos damos cuenta de que la vida es difícil, ya no es difícil. Está científicamente comprobado que podemos lograr estos objetivos a través de la terapia, ya sea clínica, o quizás religiosa o espiritual. No tenga miedo de hablar con su ministro, su reverendo o su sacerdote.

CAPÍTULO VIII

Antes de aventurarse en el mundo de los medicamentos recetados:

Se recomienda encarecidamente que visite a su médico, psicólogo, terapeuta o profesional médico con licencia estatal antes de tomar cualquier tipo de medicamento.

La decisión de usar medicamentos recetados como medicamento

Componentes didácticos esenciales para tomar medicamentos antipsicóticos.

Un plan diario simple que todos los pacientes deben seguir al tomar medicamentos

Co-terapia = terapia de grupo y los beneficios obtenidos

Antes de Aventurarse en el Mundo de los Medicamentos Recetados

Se recomienda encarecidamente que visite a su médico, psicólogo, terapeuta o profesional médico con licencia estatal antes de tomar cualquier tipo de medicamento. Su participación individual y comprensión completa de su enfermedad es bastante imperativa ...

*Lista de medicamentos antipsicóticos Los medicamentos antipsicóticos, también llamados neurolépticos, han estado disponibles desde mediados de la década de 1950. Han mejorado enormemente las perspectivas para pacientes individuales. Estos medicamentos reducen los síntomas psicóticos de la esquizofrenia y generalmente permiten que el paciente funcione de manera más efectiva y adecuada. Los fármacos antipsicóticos son el mejor tratamiento disponible actualmente, pero no curan la esquizofrenia ni aseguran que no habrá más episodios psicóticos. **Solo un clínico calificado y bien capacitado puede elegir y dosificar el medicamento en el tratamiento médico de los trastornos mentales.** La dosis de medicación es individualizada para cada paciente; ya que cada paciente puede variar mucho en la cantidad de medicamento necesaria para reducir sus síntomas sin producir efectos secundarios molestos.*

Los medicamentos antipsicóticos son muy efectivos en el tratamiento de ciertos síntomas esquizofrénicos, especialmente síntomas positivos. Una gran mayoría de pacientes esquizofrénicos muestran una mejora sustancial. Sin embargo, algunos pacientes no reciben mucha ayuda de dichos medicamentos y algunos no parecen necesitarlos. Los médicos generalmente dividen los síntomas de la esquizofrenia en dos tipos: síntomas positivos y negativos. La esquizofrenia aguda se caracteriza por síntomas positivos, como alucinaciones, delirios, excitación y habla desorganizada. Las manifestaciones motoras incluyen comportamiento agitado o catatonia. La esquizofrenia crónica se caracteriza por síntomas negativos, como anhedonia (incapacidad para experimentar placer), apatía, afecto plano, aislamiento social y conducta socialmente desviada. Disturbios de pensamiento conspicuos pueden estar presentes.

A veces, los pacientes y las familias se preocupan por los medicamentos antipsicóticos utilizados para tratar la esquizofrenia. Además de las preocupaciones sobre sus efectos secundarios, puede haber preocupaciones de que tales drogas puedan conducir a la adicción. Sin embargo, los medicamentos antipsicóticos no producen una dependencia física "alta" (euforia) o fuerte, como lo hacen otras drogas.

Otro concepto erróneo sobre las drogas antipsicóticas es que actúan como una especie de control mental. Las drogas antipsicóticas no controlan los pensamientos de una persona; en cambio, a menudo ayudan al paciente a distinguir entre los síntomas psicóticos y el mundo real. Estos medicamentos pueden disminuir las alucinaciones, la agitación; reducir pensamientos acelerados, confusión, distorsiones y delirios. Si bien permite que la persona con esquizofrenia tome decisiones de manera más racional, la esquizofrenia en sí misma puede tomar el control de la mente y la personalidad del paciente, y los medicamentos antipsicóticos pueden ayudar a liberar a la persona de sus síntomas y permitir que la persona piense más claramente y mejore -decisiones informadas. Si bien algunos pacientes que toman estos medicamentos pueden experimentar sedación o disminución de la expresividad, los medicamentos antipsicóticos utilizados en una dosis adecuada para el tratamiento de la esquizofrenia no son una restricción química. Con frecuencia, con un control cuidadoso, la dosis de la medicación se puede reducir para aliviar los efectos secundarios indeseables. Los fármacos antipsicóticos también reducen el riesgo de futuros episodios psicóticos en pacientes recuperados. Con el tratamiento continuado con medicamentos, aproximadamente el 40% de los pacientes recuperados sufrirán recaídas dentro de los dos años posteriores al alta hospitalaria. Aun así, esta cifra se compara favorablemente con la tasa de recaída del 80% cuando se suspende la medicación. En la mayoría de los casos, no sería exacto decir que el tratamiento contínuo con medicamentos previene las recaídas; más bien, reduce su frecuencia. El tratamiento de los síntomas psicóticos graves y/o agudos generalmente requiere dosis más altas que las utilizadas para el tratamiento de mantenimiento. Si los síntomas reaparecen con una dosis más baja, el aumento temporal de la dosis puede prevenir una recaída en toda regla.

Algunos pacientes pueden negar que necesitan medicamentos, negar que tienen una enfermedad y pueden suspender los medicamentos antipsicóticos por su cuenta. Esto generalmente aumenta el riesgo de recaída (aunque los síntomas pueden no reaparecer de inmediato debido a la larga media-vida que tienen algunos de los medicamentos antipsicóticos). Puede ser muy difícil convencer a ciertas personas con esquizofrenia de que necesitan continuar tomando medicamentos, especialmente porque algunos pueden sentirse mejor al principio. Para los pacientes que no son confiables al tomar medicamentos antipsicóticos, una forma inyectable de acción prolongada puede ser apropiada.

Todos los pacientes con esquizofrenia no deben suspender los fármacos antipsicóticos sin ser controlados clínicamente. Las drogas antipsicóticas, como la mayoría de los medicamentos, tienen efectos no deseados junto con sus efectos beneficiosos. Durante la fase de tratamiento farmacológico, los pacientes pueden sufrir problemas secundarios como somnolencia, inquietud, espasmo muscular, temblor, sequedad de boca o visión borrosa, etc. Muchos de estos pueden corregirse disminuyendo la dosis o pueden controlarse. por medicamentos. Sin embargo, debemos tener en cuenta que:

Diferentes pacientes tienen diferentes respuestas al tratamiento y efectos secundarios a varios medicamentos antipsicóticos. Un paciente puede obtener mejores resultados con un medicamento que con otro. Los medicamentos antipsicóticos han demostrado ser cruciales para aliviar los síntomas psicóticos de la esquizofrenia, como las alucinaciones, los pensamientos acelerados, los delirios y la incoherencia, pero no alivian constantemente todos los síntomas del trastorno. Incluso cuando los pacientes con esquizofrenia están relativamente libres de síntomas psicóticos, muchos todavía tienen dificultades extraordinarias para establecer y mantener relaciones con los demás. Además, debido a que los pacientes con esquizofrenia con frecuencia se enferman durante el aprendizaje comercial crítico o la carrera que forman años de vida, de 18 a 35 años, es menos probable que completen la capacitación requerida para el trabajo calificado. Como resultado, muchos pacientes con esquizofrenia no solo sufren dificultades de pensamiento y emocionales, sino que también carecen de habilidades sociales y laborales.

La Decisión de Usar Medicamentos Recetados como Medicamento

Los siguientes principios generales están diseñados para regular el uso de drogas antipsicóticas: se recetan o administran drogas para tratar los síntomas específicos de la esquizofrenia u otros trastornos psicóticos.

El tratamiento inicial puede requerir dosis parenterales. Estos se cambian a píldoras orales o formas concentradas a medida que disminuye la alteración del comportamiento. Las dosis totales se adaptan a las necesidades individuales; Existen grandes variaciones entre los clientes debido a las diferencias metabólicas, p. peso, etc. Tan pronto como sea práctico con medicamentos que tienen efectos sedantes, las dosis divididas se cambian a una sola dosis en HS para maximizar las propiedades sedantes del medicamento. La mayoría de los clientes con un curso crónico requieren dosis de mantenimiento para una mejora sostenida.

Todos los pacientes que toman medicamentos deben saber cómo eligen sus médicos entre los diversos agentes antipsicóticos. Según el número de médicos entrevistados, todos coincidieron en que es aún más importante que los médicos revisen el historial de medicamentos del paciente. Que *"si el paciente ha respondido previamente favorablemente a un agente dado, entonces debe intentar ese agente con el individuo nuevamente. De hecho, si un paciente ha estado tomando un medicamento para la terapia de mantenimiento y se produce una exacerbación aguda durante un período estresante, aumentar la dosis del medicamento puede disminuir los síntomas. Sin embargo, si un paciente ha respondido desfavorablemente a un medicamento dado por falta de eficacia o efectos adversos inaceptables, evite ese agente ".* Por otro lado, también declararon que" si un paciente no ha tenido experiencia previa con *drogas antipsicóticas,* entonces los clínicos podrían usar las experiencias de un miembro de la familia que ha tenido una respuesta positiva a un medicamento antipsicótico en particular como guía. Si no cumple con todas estas sugerencias, el clínico puede elegir entre los agentes según su propia experiencia y el espectro de efectos adversos." En general, los fármacos antipsicóticos de *alta potencia* son menos sedantes, producen menos hipertensión y tienen menos efecto sobre el umbral de las convulsiones, menos efectos anticolinérgicos, menos toxicidad cardiovascular, menos aumento de peso y muy poco efecto sobre la médula y el hígado. En el lado negativo, los fármacos antipsicóticos de alta potencia tienen mayores efectos extrapiramidales agudos. Lo contrario es cierto con los agentes de baja potencia. La potencia se refiere a la cantidad de medicación requerida para producir efectos terapéuticos, por ejemplo, 100 mg. de torazina (clorpromazina) produce el mismo efecto antipsicótico que 2 mg. de Haldol (Haloperidol). La lista de efectos secundarios de los medicamentos antipsicóticos que las enfermeras deben reconocer se puede dividir en las siguientes clases:

1. *Sistema nervioso autónomo*
2. *Neurológico y otro Sistema Nervioso Central*

3. *Alérgico*
4. *Sangre*
5. *Piel*
6. *Ojo*
7. *Endocrino*

1. ***Sistema nervioso autónomo:*** entre los antipsicóticos, todos poseen efectos secundarios anticolinérgicos y efectos secundarios anti adrenérgicos; es decir, interfieren con la transmisión normal de los impulsos nerviosos por acetilcolina y epinefrina. Los efectos secundarios más comunes son los anticolinérgicos. Estos incluyen *boca seca, visión borrosa, estreñimiento, vacilación o retención urinaria y, en raras circunstancias, íleo paralítico.*
2. **Neurológico y otro Sistema Nervioso Central**
3. **Efectos alérgicos:**

La principal manifestación alérgica de los antipsicóticos es la ictericia colestática. Esto ocurre con mucha menos frecuencia que en los primeros días de la psicofarmacología y generalmente es una afección benigna y auto limitante. Sangre Piel y ojos: Entre los otros efectos secundarios, la agranulocitosis es la más grave. Es potencialmente mortal, sin embargo, afortunadamente, es extremadamente raro. Por lo general, el individuo contrae una infección y se deteriora rápidamente o comienza a sangrar espontáneamente, lo que requiere atención médica de emergencia. Las erupciones cutáneas, la foto sensibilidad que conduce a quemaduras solares graves, las decoloraciones metálicas de color gris azulado sobre la cara y las manos y los cambios de pigmentación en los ojos, son todos los posibles efectos secundarios. En general, se aconseja a los clientes que eviten la exposición prolongada a la luz solar o que usen agentes de protección solar de alto grado cuando estén al aire libre. Estas condiciones generalmente remiten. Un cambio ocular grave y permanente es la retinitis pigmentosa, esta condición puede ocurrir en clientes que toman Tioridazina (Mellaril) que exceden los 800 mg. por día. La condición puede conducir a la ceguera, por lo tanto, las dosis superiores a 800 mg. X día está contraindicado.

Endocrino:

La lactancia en las mujeres y la ginecomastia y la impotencia en los hombres encabezan una lista de cambios endocrinos que pueden ocurrir con los tratamientos con medicamentos antipsicóticos. Debe estar alerta a cualquier cambio en las funciones corporales reportado por los clientes que toman estos medicamentos. Los factores que pueden alterar los niveles plasmáticos de los agentes psicofarmacológicos son los siguientes:

A. **Edad**
B. **Función renal**

C. *Etnia o raza*
D. *Fumar*
E. *Alcohol*

A. Definición: la acción farmacológica de un fármaco se ve alterada por la administración conjunta de un segundo fármaco. Esta administración conjunta puede aumentar o disminuir un efecto conocido, resultando en un nuevo efecto que no se ve con ninguno de los dos medicamentos.
B. Las interacciones potencialmente dañinas rara vez se estudian en humanos. La mayor parte de la literatura involucra interacciones potenciales e informes de casos.
C. Los efectos pueden pasarse por alto o atribuirse al uso de una sola droga.

A. Medicamentos que inducen o inhiben enzimas microsomales hepáticas.
B. Medicamentos con bajo índice terapéutico.
C. Medicamentos con varias acciones farmacológicas.
D. Medicamentos con unión competitiva a proteínas.
E. Poblaciones de alto riesgo
   1 personas de edad avanzada
   2 abusadores de sustancias

Estos pueden reducirse eligiendo un medicamento con un perfil favorable para la interacción, reduciendo la dosis del medicamento actual al agregar un inhibidor para la misma isoenzima, por ejemplo: comenzando con una dosis más baja y aumentar lentamente.

A. Use el monitoreo terapéutico de drogas cuando sea apropiado
B. Observar los efectos terapéuticos y adversos.
C. Mantener una hidratación y nutrición adecuadas.
D. Sea cauteloso en poblaciones en riesgo
E. Incluir medicamentos sin receta en la evaluación farmacológica.

Es imprescindible tener en cuenta que el conocimiento de la farmacocinética siempre debe ser una preocupación primordial con la prescripción segura y el control de los medicamentos.

Los síntomas de efectos secundarios extrapiramidales, o síntomas de efectos secundarios de EPS, con frecuencia aparecen y desaparecen, sin embargo, a menudo empeoran cuando el paciente está ansioso o estresado.

Acatisia: es un síntoma definido como una compulsión a estar en movimiento. Los pacientes describen inquietud ansiosa e intenso deseo de moverse, simplemente por el hecho de moverse. La acatisia es extremadamente incómoda para el paciente y a menudo puede conducir al incumplimiento de la medicación. Los trabajadores de salud mental no siempre pueden ver la inquietud del paciente que informará ansiedad, pero es posible que no entre en detalles, que puede ser ansiedad interna o acatisia.

Distonía aguda: movimientos espasmódicos o espasmódicos rodando hacia atrás de los ojos; torcimiento lateral del cuello, protuberancia de la lengua; espasmos de los músculos de la espalda; dificultad para tragar o respirar Las distonías son extremadamente aterradoras y dolorosas para el paciente. Los trabajadores de salud mental deben informar inmediatamente estos signos a la enfermera o al médico y permanecer con el paciente para ofrecerle apoyo. La medicación anti-EPS generalmente es efectiva en 10 a 30 minutos, dependiendo de la vía de administración. Por lo general, es a través de un (IM).

Parkinsonismo: disminución de los movimientos y la abstinencia psicosocial generalmente asociada con temblores, rigidez muscular y acinesia de engranaje. Postura agachada, caras en forma de máscara, marcha arrastrada y babeo. La rueda dentada solo se puede sentir mediante un examen.

Discinesia tardía: puede ocurrir después del uso a largo y corto plazo de altas dosis de medicamentos antipsicóticos. Movimientos involuntarios de masticar, lamer o fruncir la boca y la lengua; haciendo muecas, frunciendo el ceño, parpadeando, protuberancia de la lengua, movimientos de balanceo y movimientos espásticos y espasmódicos de la extremidad. Los primeros cantos son generalmente movimientos finos de la lengua "como gusanos" y parpadeo excesivo. Esos aumentan cada año de uso de 1 a 7 años. A los 7 años, existe una probabilidad del 50 al 60% de discinesia tardía. La discinesia tardía puede ser irreversible.

Distonía tardía: Retrasa los movimientos de torsión involuntarios sostenidos de las extremidades, troncos, cuello o cara; incluído el cierre involuntario de los ojos (blefaroespasmo).

Sedación: los fármacos antipsicóticos de baja potencia tienden a ser más sedantes. Clozapina o Clozaril, es especialmente un sedante. La tolerancia a la sedación tiende a desarrollarse en cuestión de días a semanas.

Convulsiones: medicamentos antipsicóticos de baja potencia, reducen el umbral de convulsiones. Clozapina Clozaril reduce la convulsión de una manera dependiente de la dosis. Es más probable que aparezcan convulsiones en pacientes con convulsiones controladas marginalmente o en un estado de abstinencia de drogas o alcohol. *Aunque sigue habiendo una gran cantidad de necesidades insatisfechas con respecto a la cura y el tratamiento adecuado en el campo de la salud mental, las compañías farmacéuticas ahora parecen estar cada vez más motivadas por los hallazgos de investigaciones clínicas científicas recientes. Por lo tanto, se alienta a las corporaciones farmacéuticas como Bristol Myers a producir medicamentos que ayuden a satisfacer las necesidades de los pacientes con trastornos psicóticos.*

A lo largo de estos, se observaron los cambios significativos en el tratamiento de pacientes diagnosticados con trastorno bipolar que habían sido tratados con *Aripiprazol*. *El aripiprazol* es un nuevo medicamento antipsicótico que la Asociación Estadounidense de Psiquiatría (*American Psychiatric Association, APA*) todavía estaba investigando y estaba esperando la aprobación de la Administración de Alimentos y Medicamentos *FDA* en el momento de esta investigación. Según sus datos científicos y farmacológicos, Aripiprazol está diseñado principalmente para ayudar en el sufrimiento de los pacientes que luchan diariamente con la esquizofrenia. El nuevo estudio fue presentado a la APA en su reunión anual de 155 en mayo de 2002. Y demostró que, en comparación con el estudio controlado con placebo, Aripiprazol, tuvo una respuesta mucho más rápida para reducir los síntomas de la manía aguda, que solo tomó 4 días después de iniciado el tratamiento.

El estudio también mostró que tales cambios positivos fueron tolerados y que los pacientes permanecen estables incluso después de que la terapia haya sido descontinuada. También se observó a lo largo de los estudios, una disminución en las diferencias significativas en la incidencia clínica asociada con cambios drásticos de peso. A lo largo del estudio, el paciente que tomó Aripiprazol demostró continuamente una rápida mejoría de los síntomas. Los pacientes diagnosticados con episodios maníacos también fueron tratados y Aripiprazol demostró ser tan efectivo en el tratamiento del trastorno bipolar como de la esquizofrenia. Investigaciones de expertos indicaron que, entre los 262 estudios controlados con placebo, el paciente diagnosticado con manía aguda mostró un cambio significativo en el comportamiento poco después del inicio del tratamiento. Dicho tratamiento demostró ser efectivamente significativo en la reducción de los síntomas maníacos agudos, como la irritabilidad elevada del estado de ánimo, los trastornos del pensamiento, el contenido anormal del pensamiento y el comportamiento agresivo disruptivo.

Los investigadores también se centraron estrechamente en las diferencias entre los porcentajes de pacientes tratados con placebo y aquellos que fueron tratados con aripiprazol. Esta separación aumentó durante el período de tratamiento de tres semanas, medido por el cambio medio desde el inicio en la puntuación total en la Escala de calificación de *Young Mania* (YMRS). Semana tres, la puntuación total YMRS disminuyó en 8.15 y 3.35 para aripiprazol y placebo respectivamente. Además, el 40 por ciento de los pacientes tratados con aripiprazol respondió al tratamiento, en comparación con solo el 19 por ciento de los pacientes tratados con placebo. En este estudio, la respuesta se definió como una disminución de 50% en la puntuación total de YMRS. El estudio se asoció principalmente con los eventos adversos más comúnmente observados, tales como que solo hubo dolores de cabeza, náuseas, dispepsia (estomacal), somnolencia (adormecimiento) y ansiedad.

Aunque el aripiprazol es un medicamento antipsicótico en investigación, produjo mejoras en los síntomas positivos, negativos y depresivos de la esquizofrenia, se monitorearon y documentaron cuidadosamente. En un estudio de 52 semanas de aripiprazol versus haloperidol, según los datos recopilados y presentados a la Asociación Americana de Psiquiatría (APA), los datos encontrados a lo largo del estudio mostraron que significativamente menos pacientes tratados con aripiprazol interrumpieron el tratamiento por falta de eficacia o eventos adversos. que los tratados con haloperidol. Y en un estudio separado de 26 semanas demostrado, el aripiprazol demostró ser significativamente mejor que el placebo en la prevención de recaídas. Aunque uno de los desafíos más difíciles que enfrentan los proveedores de salud mental al tratar a pacientes con esquizofrenia es un compromiso de larga data con el tratamiento debido a su tolerancia a los efectos adversos. Sin embargo, los datos recopilados de estos estudios sugieren el potencial de beneficios significativos del aripiprazol en el tratamiento a largo plazo de la esquizofrenia. Aripiprazol o *Abilify*, se cree que tiene un mecanismo de acción que es fundamentalmente diferente de los antipsicóticos disponibles. El aripiprazol presenta un potente agonismo parcial de los receptores de dopamina D2 y también está asociado con el agonismo parcial de los receptores de serotonina 5HT1A y el antagonismo de los receptores de serotonina 5HT2A. El "agonismo" parcial se refiere a la capacidad de bloquear un receptor si se sobre estimula y de estimular un receptor cuando se necesita actividad.

Además, los estudios demostraron el mantenimiento del efecto, la seguridad y la tolerancia del aripiprazol. A lo largo del estudio de 52 semanas de 1,294 pacientes diagnosticados con recaída aguda de esquizofrenia, un número significativamente mayor de pacientes permanecen en el tratamiento con aripiprazol en comparación con aquellos en el tratamiento con haloperidol durante el periodo completo del estudio. Si bien, ambos fármacos mostraron una mejora similar de los síntomas positivos, el aripiprazol demostró una mejoría de los síntomas negativos y depresivos desde el inicio hasta el punto final que fueron mayores que los logrados con haloperidol. En una nota aún más importante, se demostró que el aripiprazol se asocia con síntomas piramidales (EPS) significativamente menos en comparación con el haloperidol. Los eventos adversos más comúnmente reportados asociados con aripiprazol en este estudio fueron insomnio, psicosis, ansiedad y acatisia; La incidencia de insomnio, psicosis y ansiedad fue como el haloperidol, mientras que la incidencia de acatisia pareció ser considerablemente menor con aripiprazol que las reportadas con haloperidol.

Un estudio de 26 semanas de duración de 310 pacientes con esquizofrenia crónica estable demostró que el tratamiento con aripiprazol se asoció con significativamente menos recaídas y un aumento de dos veces en el tiempo de recaída en comparación con el placebo. En este estudio, el aripiprazol se asoció con una mejoría en los síntomas psicóticos, según lo indicado por un cambio significativamente diferente desde el inicio hasta el punto final en la puntuación *PANSS (The Positive and Negative Syndrome Scale)* o La Escala de Síndrome Positivo y Negativo Total versus placebo. El aripiprazol fue bien tolerado en el estudio, con efectos secundarios como el placebo. Sin embargo, la mayoría de los episodios de somnolencia y gastrointestinales se observaron durante la primera semana de tratamiento y, de todos los eventos informados, muy pocos parecieron haber durado más de 7 días consecutivos. La esquizofrenia es una enfermedad mental crónica que afecta aproximadamente al uno por ciento de la población mundial.

Los antipsicóticos demostraron una mejoría en los síntomas y una reducción en los efectos secundarios. Los pacientes con esquizofrenia que cambiaron de olanzapina, risperidona o haloperidol a aripiprazol, la medicación antipsicótica aún en investigación, demostraron una mejoría en los síntomas y una reducción en ciertos efectos secundarios comúnmente asociados con esos antipsicóticos. En otro estudio, en el que participaron 311 pacientes con esquizofrenia estable, se emplearon tres estrategias de cambio separadas en el cambio a aripiprazol, a la dosis completa (sin valoración) del tratamiento antipsicótico previo; cambiar a aripiprazol a la dosis completa junto con la reducción del tratamiento previo durante dos semanas; y cambie a aripiprazol con titulación a la dosis completa, mientras que simultáneamente disminuye el tratamiento previo durante dos semanas. Los resultados demostraron ser similares en los tres métodos de cambio de estrategias, en general, siguen siendo seguros y bien tolerados en todos los grupos.

Los resultados de todos estos nuevos estudios fueron presentados a la Asociación Americana de Psiquiatría, *APA*, en su 155ª Reunión Anual. Los expertos en el campo de los psiquiatras y proveedores de salud mental entrevistados a lo largo del estudio concluyeron que existe una tasa muy alta de cambio de medicamentos entre los pacientes con esquizofrenia, y en muchos casos el cambio se debe a los efectos secundarios. Sin embargo, en este estudio, los pacientes se cambiaron con éxito a aripiprazol de los antipsicóticos de uso común, y en muchos casos, se demostraron beneficios distintos para el cambio. Los datos del estudio sugirieron que se observaron diferencias específicas en los parámetros de seguridad y tolerancia que dependían del tratamiento antipsicótico previo (los resultados se presentaron como un cambio medio desde el inicio).

Al final de las ocho semanas, los pacientes que cambiaron a aripiprazol por olanzapina demostraron una pérdida de peso estadísticamente significativa de 2.03 kg y mostraron una disminución en los niveles de prolactina y una mejoría en los síntomas extrapiramidales *(EPS)*. Los pacientes que cambiaron de risperidona a aripiprazol mostraron disminuciones estadísticamente significativas en los niveles de prolactina, con reducciones en el peso y EPS. Los pacientes que cambiaron de haloperidol mostraron una mejoría en EPS y una disminución en los niveles de prolactina, con un cambio de peso mínimo.

En general, los pacientes que cambiaron a aripiprazol por olanzapina, risperidona o haloperidol mostraron una mejora en las medidas de seguridad y tolerancia, independientemente de la estrategia de cambio empleada. Los pacientes de todas las estrategias de cambio demostraron una mejoría en EPS según lo medido por la Escala Simpson-Angus *(SAS)*, la Escala de Barnes *Akathisia* y la Escala de Movimiento Involuntario Anormal *(AIMS)*. Además, se observó una reducción en los niveles de prolactina después del cambio a aripiprazol independientemente de la estrategia de cambio.

También se observaron reducciones variables en el peso en pacientes de todos los grupos. El tratamiento con aripiprazol fue bien tolerado en los tres grupos, y la mayoría de los eventos adversos se informaron de gravedad leve a moderada. La incidencia de eventos adversos fue generalmente comparable entre los grupos, siendo el evento adverso reportado con mayor frecuencia el insomnio. La mayoría del insomnio fue leve o moderado y se citó como una razón para la interrupción en solo 2 de los 309 pacientes. No hubo diferencias en las interrupciones debido a eventos adversos asociados con los diferentes métodos de cambio. Además, los pacientes que cambiaron a aripiprazol mostraron una mejora estadísticamente significativa en la Escala de Síndrome Positivo y Negativo (PANSS), una escala comúnmente utilizada para evaluar los síntomas de la esquizofrenia, independientemente de la estrategia de cambio o el tratamiento antipsicótico previo (es decir, olanzapina, risperidona y haloperidol).

La compañía farmacéutica que posee la patente para tal ha presentado las solicitudes de regulación para Aripiprazol en el tratamiento de la esquizofrenia, los trastornos bipolares, la depresión y el síndrome de Tourette en los Estados Unidos y Europa, en octubre y diciembre del año 2001. Mi última consulta en Octubre de 2002, con respecto a estos datos, se mostró pendiente; por lo tanto, aún no se estableció un nombre comercial. Sin embargo, las fuentes me informaron recientemente que había sido aprobado en México y los EE. UU. Y que desde entonces se había establecido el nombre comercial de un área comercial como Aripiprazol.

Componentes Didácticos Esenciales para Tomar Medicamentos Antipsicóticos

Un plan diario simple que todos los pacientes deben seguir al tomar medicamentos:

Se recomienda encarecidamente que los pacientes sigan estas técnicas simples, pero más bien imperativas, para el cuidado personal cuando se administren medicamentos psicotrópicos, para ayudar a disminuir algunas molestias esperadas y lograr una vida diaria más saludable.

Boca seca: enjuague la boca con agua cada vez que tome medicamentos. Cepille los dientes con más frecuencia, mastique chicle sin azúcar y aplique bálsamo labial en los labios y las fosas nasales según sea necesario.

Congestión nasal: evite el uso de aerosol y gotas nasales.

Aumento de peso: Coma más verduras y menos azúcar, almidón y grasas. Aumente la ingesta de proteínas, el ejercicio diario y siga una dieta que le haya recetado su médico o un dietista.

Dificultad para orinar: Beba de 6 a 8 vasos de líquidos al día: preferiblemente agua. Notifique a su médico y enfermera de inmediato. Practique ejercicios de relajación, que promoverían la micción normal. Tome duchas con agua y baños tibios; escuche la corriente de agua.

Estreñimiento: implemente inmediatamente una hoja de salida o documento y asegúrese de notificar a su médico y enfermera sobre cualquier cambio en su evacuación intestinal diaria. Beba de 6 a 8 vasos de agua cada día. Incorpora vegetales verdes, marca, un batido de vegetales verde diario, por ejemplo: (trigo rallado), ciruelas pasas, pasas y frutas en su dieta diaria. Tome medicamentos laxantes solo cuando lo recomiende su médico.

Consejos para una higiene personal adecuada y mantener una temperatura corporal adecuada:

La disminución de las bacterias normales en la boca puede provocar infección. Evita los alimentos con alto contenido de azúcar. Observe su lengua en busca de signos de una gruesa capa blanca. Aumente el cuidado de la boca, incluidas las gárgaras con enjuague bucal.

Algunos medicamentos pueden aumentar el riesgo de quemaduras solares graves:

Use protector solar y protector labial cuando salga al sol. Use ropa que proteja su piel, como sombrero y gafas de sol. Tome regularmente su temperatura por vía oral y documente y evite temperaturas extremadamente altas, como los baños de hidromasaje.

Sequedad vaginal: use lubricante como Gel KY y notifique a su médico y enfermera.

Guarde la documentación.

Paro del período menstrual:

Documente la cantidad de tiempo que cada ciclo ha sido interrumpido y notifique a su médico y enfermera. Brinde información específica si está usando anticonceptivos.

Disminución de la humedad alrededor de los ojos: se recomienda precaución si usa lentes de contacto para evitar la irritación de los ojos.

Si observa cambios en el interés sexual (aumento o disminución) notifique a su médico y enfermera.

El descanso y la actividad son bastante imperativos: conserve la documentación adecuada de la actividad diaria y notifique a su médico antes de realizar cualquier cambio. Implemente un horario de descanso adecuado y practique levantarse lentamente cuando esté acostado. Cuelgue las piernas sobre el borde de la cama, haga que la enfermera controle la presión arterial si nota somnolencia al despertarse o al levantarse.

Somnolencia: Tenga mucho cuidado cuando conduzca un automóvil u opere otros vehículos o maquinaria. Evite el uso de bebidas alcohólicas o drogas ilícitas. Incorpore tiempo de descanso adicional en su horario diario. Evite usar medicamentos que no hayan sido aprobados por su médico.

Tensión muscular, calambres en los brazos, piernas, cuello o cara: notifique a su médico y enfermera de inmediato, asegúrese de tomar los medicamentos que le hayan recetado estos efectos secundarios a tiempo y según lo recomendado por su médico.

Compulsión por seguir moviéndose, incapacidad para sentarse; inquietud: notifique a su enfermera y médico de inmediato que tome cualquier medicamento que le hayan recetado para estos efectos secundarios como se indicó anteriormente.

Visión borrosa: notifique a su enfermera y médico, asista y siga una cita regular con el optometrista. Use gafas de sol cuando salga a la luz del sol. Use anteojos recetados.

Una discusión imperativa:

Es imperativo que cada individuo comprenda la naturaleza de su enfermedad y que también comprenda claramente las razones por las que está tomando estos medicamentos recetados. Se espera un alto nivel de empatía por parte de todos los profesionales de la salud para que el individuo logre auto empoderamiento, autosuficiencia e independencia. La responsabilidad de cada individuo que lucha con enfermedades mentales es hacer preguntas y participar en su propia investigación, documento y defensa. No se quede sentado como una víctima esperando que sus cuidadores tengan todas las respuestas, conozca todos los detalles personales sobre el funcionamiento interno de los medicamentos en su sistema y haga todo por usted. Somos individuos y, como individuos, los medicamentos actúan de manera diferente en cada persona.

Además, los estudios han demostrado que cuanto más se involucra un paciente en la participación de su tratamiento, más rápido muestra mejoría y, por lo tanto, le permite alcanzar y vivir una vida más productiva en la comunidad. Hable con su enfermera, su doctor directo, su médico, su pastor, trabajador social, su rehabilitación y terapeutas vocacionales, administrador de casos, dietista y trabajador de salud mental. Participe y asiste a salidas religiosas, sociales y culturales. Identifique, documente y comunique cualquier síntoma que sea parte de su enfermedad o de los efectos secundarios de los medicamentos. Discuta estos sentimientos con su enfermera, médico, persona de atención primaria o médico. Es muy importante que informe cualquier dolor de garganta, fiebre, aumento de la fatiga, vómitos, diarrea, erupción cutánea, movimientos corporales inusuales, etc. Si es mujer y está embarazada, o cree estarlo, hable de esto en detalle con tu doctor. Si usted es una persona que ingirió bebidas alcohólicas, evite esa ingesta y comience a asistir a reuniones sociales, el teatro, la iglesia y reuniones semanales de alcohólicos anónimos. Debe prevenir más somnolencia y aumentar los efectos secundarios. Tenga en cuenta que la interrupción repentina de su medicamento puede provocar el regreso de síntomas psicóticos, depresivos o maníacos y otros efectos secundarios. Asegúrese de hablar primero con su médico, psiquiatra, cualquier intención o decisión relacionada con la interrupción de sus medicamentos. Disfrute de una vida larga, segura, productiva y plena e independiente que Dios te ha dado derecho a vivir. Es su derecho de nacimiento ganado y no solo el privilegio de unos pocos elegidos.

Co-terapia = Terapia Grupal y los Beneficios Obtenidos

Los grupos de medicación, o terapia de grupo médico, se han implementado principalmente por dos razones: 1. para monitorear la administración de drogas psicotrópicas, efectos secundarios, etc., y 2. para abordar los problemas fisiológicos encontrados por aquellos que deben tomarlos diariamente para implementar su calidad de vida, por lo tanto, alcanzar vidas más productivas. Estos grupos se programan regularmente, aunque existen muchas variaciones de este tipo de modelo. Casi todos funcionan bajo el uso de equipos de co-terapia y los pares psiquiatras-enfermeras más utilizados, ya que los psiquiatras están capacitados en el funcionamiento de evaluación prescriptiva y de medicamentos y las enfermeras están capacitadas en la observación del manejo de medicamentos. Los equipos de co-terapia se consideran ventajosos en los grupos de medicamentos, ya que permiten la rotación del personal residente mientras mantienen la continuidad del personal de enfermería permanente. En cierto sentido, la mayoría de los médicos lo consideran mejor, debido a su menor nivel de productividad verbal, poca interrupción y la frustración frecuente que muestran sus clientes.

La co-terapia también permite la ausencia periódica de un terapeuta sin cancelación grupal y podría funcionar como un grupo abierto, que no termina cuando uno u otro terapeuta. En realidad, su flexibilidad permite que un terapeuta se involucre en la interacción diádica terapéutica, mientras que el otro monitorea el proceso grupal y brinda apoyo mutuo cuando se enfrenta a una situación difícil.

El requisito de algunos grupos de medicamentos es que los pacientes deben asistir regularmente y a tiempo, y que permanezcan durante el grupo, mientras que otros pueden aceptar pacientes que llegan tarde e incluso se van temprano, o se quedan durante toda la sesión. En general, la asistencia a algunos podría ser monitoreada y los no asistentes serían más agresivos que aquellos que podrían perderse una cita ambulatoria tradicional. Esto ocurre, ya que una cita perdida podría resultar en la imposibilidad de renovar un medicamento y una pérdida prolongada de contacto entre el paciente y el terapeuta fácilmente pone al paciente en riesgo de exacerbación y recaída de los síntomas. Las reuniones cada dos semanas o incluso una vez al mes se programan con mayor frecuencia. Esto debido a la creencia de que reduce la frecuencia, además de su psicoterapia grupal semanal, deja espacio para que el paciente se concentre en sus medicamentos y problemas de la vida diaria. También se cree que reduce la transferencia y disminuye su estimulación en un grado en que los pacientes pronto se sienten cada vez más cómodos en la sesión grupal. Tampoco hay interpretación del proceso grupal o estímulo del material intrapsíquico. En cambio, se alienta a los pacientes a revisar sus medicamentos y compartir las dificultades diarias que actualmente encuentran con el grupo, para que los líderes del grupo y otros miembros puedan ayudarlos a resolver problemas. Muchas veces, se sigue un formato en el que el psiquiatra se dirige a cada miembro del grupo para regular los problemas de medicación y, por lo tanto, dedica el resto de la sesión a una discusión general. Sin embargo, el enfoque principal del grupo es el manejo de medicamentos y el enfoque secundario, la interacción grupal básica y la resolución compartida de problemas.

No es inusual ver que se desarrolla un patrón de "turno" en grupos de medicamentos donde los miembros del grupo interactúan solo con el terapeuta y esperan a que se aborde su problema, con el reconocimiento de la discusión previa. La tarea principal del proceso de un terapeuta en estos grupos es dirigir gradualmente la conversación hacia el resto de los miembros del grupo y lejos de sí mismos como el único poseedor de información. Esto generalmente se logra de manera escalonada durante un período de meses o incluso años. Inicialmente, el terapeuta mismo proporcionaría la información, que luego se reflejaría en un miembro del grupo que podría haber experimentado un problema particular similar. El papel del terapeuta es alentar a ese miembro a relacionar su experiencia con el grupo. Una vez que se invita a ese miembro a reflexionar y compartir sus experiencias con el grupo, el rol de los terapeutas es esperar una respuesta grupal, o preguntarse si ha experimentado una situación similar o si le interesa contribuir al tema.

El proceso grupal se complica por varios factores. 1. debido a la poca frecuencia de las reuniones (reuniones mensuales en particular), que hacen que sea bastante difícil mantener un sentido de la historia del grupo. Sin embargo, desde la perspectiva de los clientes, esto es menos exigente para los pacientes, debido al menor nivel de ansiedad que generalmente se transfiere en reuniones semanales de grupo a grupo. Sin embargo, el terapeuta debe conservar un sentido de la historia del grupo para medir sus expectativas con respecto al nivel de interacción. 2. los grupos donde los pacientes pueden llegar tarde y salir temprano, el flujo natural de una reunión en particular podría verse afectado fácilmente. Los terapeutas deben estar preparados para integrar a un recién llegado, sin perder el pequeño impulso que el grupo haya logrado recoger. Desde la perspectiva del paciente, esta interrupción natural podría ser beneficiosa y servir para diluir el proceso grupal y, por lo tanto, reduce la ansiedad por interacción. 3. la mayoría de los grupos de medicamentos son abiertos. Esto simplemente significa que se agregarán nuevos pacientes a medida que se produzcan vacantes. Por lo general, la mayoría de los grupos de medicamentos se estabilizan tan pronto como llegan a un consenso y se prestan a pequeñas pérdidas de balón. Sin embargo, una vez que existe, tal cambio, el terapeuta se enfrenta a la tarea de integrar a un paciente que requiere un grupo de medicación inicial en un grupo que ha desarrollado un mayor nivel de interacción con el tiempo. Finalmente, el terapeuta debe recordar que el enfoque del grupo es el manejo de medicamentos y la resolución de problemas aquí y ahora, a pesar de que desarrollarán un sentido de la historia y el proceso del grupo con el tiempo. Algunos grupos de medicamentos pueden estar a punto de convertirse en un modelo de psicoterapia grupal de apoyo, o algunos pacientes pueden progresar a la etapa de requerir dicho modelo. El terapeuta debe estar preparado para evaluar la necesidad de cambiar el enfoque del grupo o derivar a los miembros del grupo a un tratamiento diferente, si es necesario, para no sacrificar los objetivos originales del grupo de medicamentos requeridos por sus pacientes.

Los grupos de medicamentos son beneficiosos para:

1. Pacientes que pueden tolerar y beneficiarse de la interacción con otros.
2. Pacientes cuyos regímenes de medicación son estables, pero que requieren una evaluación periódica.
3. Pacientes que debido a su discapacidad requieren "capacitación" en el grupo de medicamentos con anticipación.

Pautas y razones para derivar clientes a psicoterapia grupal

4. Pacientes que pueden beneficiarse al darse cuenta de que otros tienen problemas similares y podrían ser útiles para que alguien más experimente una sensación de valor.
5. Pacientes que pueden requerir citas "innovadoras".

Los grupos de medicación proporcionan un tipo de interacción a las personas que de otro modo no podrían interactuar con los demás. No necesariamente aumentan la interacción social dentro de sus comunidades, pero parecen sustituirla. Es bastante imposible proporcionar una lista definitiva de todos los pacientes y clientes que podrían beneficiarse enormemente de una relación de psicoterapia individual, pero cualquiera de los pacientes que experimenten uno de los siguientes déficits podría ser un candidato:

Falta de experiencia en la formación de relaciones recíprocas duraderas.

La falta de conocimiento sobre el aquí y ahora precipitantes de problemas y síntomas.

Problemas de naturaleza principalmente endógena, es decir, ansiedad interna generada como respuesta a eventos externos (no necesariamente interpersonales).

Evidencia de eventos recientes, o quizás eventos múltiples y serios de la vida. Evidencia de culpabilidad inapropiada de larga data y comportamiento autodestructivo. Difícil con el control debido al déficit del ego.

Evidencia de comportamiento no adecuado para la intervención grupal, es decir, intolerancia a la estimulación, poca capacidad de atención, comportamiento interpersonal inapropiado e ideación paranoica o violenta.

Un sentido de autoestima a través de relaciones individuales clave formadas durante nuestra infancia y vida adulta. La persona con enfermedad psiquiátrica crónica que no ha tenido una relación de este tipo disponible para ellos, o cuya enfermedad ha impedido que se beneficien de ella, puede ser bien atendida por una relación de psicoterapia individual de apoyo.

CAPÍTULO IX

La reclusión moderna y las restricciones mecánicas

Pautas para colocar a alguien en reclusión bloqueada

La Declaración de Derechos del Paciente = Una Revisión Global Muy Necesaria

Un derecho a comunicarse = derechos de comunicación mientras se está hospitalizado

Por qué procesar la situación de aislamiento es más bien imperativo

El sistema de nivel universal

La reclusión moderna y las restricciones mecánicas

Pautas para colocar a alguien en reclusión cerrada... El procedimiento, que define la reclusión, es el confinamiento de un individuo en una habitación sola, de una manera que les impide salir. Se indica solo como una última medida de emergencia o intervención para controlar comportamientos agresivos violentos que son peligrosos para el individuo u otros. Y debe iniciarse después de que todas las otras medidas menos restrictivas se hayan intentado y fallado y se evalúen regularmente. La mayoría de los hospitales psiquiátricos ya no usan la reclusión como una forma de castigo, ni debe usarse a discreción del personal para responder a un individuo por motivos punitivos, tareas no realizadas, etc.

La reclusión debe considerarse inapropiada e insegura para aquellas personas con antecedentes recientes de automutilación, golpes incontrolables, golpes, destrozos, riesgo de caídas, ha expresado temor de estar solo en una habitación cerrada o ha expresado ideas suicidas. Cuando un individuo ha sido puesto en reclusión, debe ser puesto inmediatamente en observación constante o continua. La reclusión del encierro es una herramienta médica y terapéutica, y la necesidad de un constante control y monitoreo del personal es bastante imperativa. ***La orden para colocar a alguien en reclusión cerrada debe ser ejecutada por un médico, a través de una solicitud de Enfermera Registrada;*** no debe exceder las tres horas y debe terminarse tan pronto como lo permita la condición del paciente. Esto podría lograrse una vez que el individuo se haya contraído verbalmente, o si el enfermero médico, el trabajador de salud mental o el clínico ha hablado con el individuo, notó un cambio de comportamiento, llegó a un acuerdo o el individuo acordó recuperar el control. Los tratamientos de aislamiento solo deben permitirse y realizarse en salas de aislamiento designadas.

Pautas para colocar a alguien en reclusión cerrada... *Es responsabilidad del personal:*

1. Implementar intervenciones menos restrictivas, como se define en el Plan de Prevención de violencia del paciente, que incluye observación, escucha, comunicación, resolución de problemas, intervenciones desactivadas, tiempo de silencio, 1: 1 o mayor apoyo, intervenciones situacionales ambientales, intervención química o tiempo según sea apropiado para la situación del paciente y según su plan de tratamiento individual.

2. Para documentar si tales intervenciones no son efectivas, la enfermera registrada debe observar y evaluar la situación y comunicarse con el médico y cualquier otro miembro apropiado del equipo para tratar de difundir y resolver la situación.

3. Si existe un peligro físico inminente para el paciente u otras personas, un médico o, en ausencia del médico, una enfermera registrada puede ordenar la restricción o reclusión.

4. La restricción o reclusión pueden usarse en situaciones de emergencia para manejar comportamientos peligrosos. Se entiende que es derecho del paciente estar libre de restricciones, por lo tanto, solo tienen derecho a protegerse a sí mismo y a los demás. Siempre que sea posible, se obtendrá el consentimiento informado del paciente. Sin embargo, se entiende que en una situación de emergencia o violenta esto podría no ser posible.

5. La orden de un médico debe obtenerse inmediatamente después del inicio de la restricción o reclusión. La orden de cada médico debe ser por tiempo limitado, indicar el tipo de restricción, la hora de inicio y la hora de finalización máxima, que no debe exceder las tres horas consecutivas. La enfermera registrada no puede aceptar o transcribir una orden de un médico que no tenga límite de tiempo. Las órdenes de restricción y reclusión deben escribirse solo en la hoja de orden de un médico designado.

6. La enfermera registrada debe evaluar al paciente al iniciar el procedimiento y, al menos, cada hora, también se debe realizar una evaluación exhaustiva antes de liberar al individuo de la reclusión. Estas evaluaciones están documentadas en los formularios designados de autorización de restricción de aislamiento. Ningún episodio de aislamiento debe exceder el límite de tres horas.

7. El médico debe firmar la orden de reclusión dentro de una hora del inicio de la restricción, independientemente de la hora del día. *La enfermera registrada le recordará al médico a intervalos de 30 minutos. Si la orden no se firma en la segunda llamada, la enfermera registrada debe notificar al supervisor de enfermería de turno, quien a su vez se comunicará con el médico. Si el médico no puede venir a la unidad debido a situaciones en otra unidad, la Enfermera Registrada debe tener la tabla entregada al médico para obtener su firma. Si la orden no se firma en 60 minutos, se debe notificar al supervisor médico, ya sea directamente durante las horas de trabajo regulares o mediante el procedimiento de guardia de la administración del Hospital, siguiendo la política de fuera de horario.*

El médico debe evaluar al paciente dentro de 1 hora del inicio de la reclusión y documentar sus hallazgos en el ***Formulario de autorización de reclusión de restricción***. La documentación para este procedimiento también debe escribirse en la nota de progreso de las personas y debe incluir: el motivo de la reclusión, el tiempo máximo autorizado, un informe de estado psiquiátrico y físico y cualquier problema relacionado con el riesgo también debe ser abordado. La enfermera registrada, que es responsable del paciente evaluará y documentará la condición física y emocional del paciente y asignará un miembro del personal a la observación continua del paciente.

El personal asignado a la observación continua permanecerá en el área directamente afuera de la puerta de la sala de reclusión para monitorear y documentar cualquier cambio o riesgo en el comportamiento.

La ropa usada por el paciente debe basarse en la enfermera registrada y la evaluación del médico de la condición del individuo. Los artículos potencialmente dañinos deben retirarse del paciente al inicio de la reclusión. En ningún momento se debe aislar a un paciente individual sin ropa.

Los anteojos usados para corregir la visión deben ser evaluados por la enfermera registrada y se deben quitar solo si se pone en peligro la seguridad del paciente o si han acordado entregarlos por seguridad.

También debe obtenerse una orden médica para autorizar y retirar los anteojos y la razón. La enfermera registrada verificará si el paciente ha dado o no su consentimiento por escrito para notificar a otra persona importante sobre el uso de la reclusión y seguirá las instrucciones en los planes de tratamiento con respecto a la notificación.

Al individuo se le debe ofrecer comidas en horarios regulares si es apropiado, según la evaluación de la enfermera registrada, y todas las comidas deben consistir en alimentos y líquidos para comer con los dedos. En ningún momento se le deben dar utensilios al paciente mientras está en reclusión cerrada. Si la condición del paciente no permite que el paciente coma de manera segura, se le pedirá al personal de la dieta que sostenga su bandeja hasta que el paciente pueda comer.

Los líquidos deben ofrecerse al menos cada hora. El paciente debe ser llevado al baño según sea necesario con al menos una escolta de dos miembros del personal. Se debe mantener un registro de la ingesta y la producción a lo largo de cada episodio de reclusión. Los signos vitales deben tomarse y registrarse según sea necesario, aunque no menos de una hora, y al individuo se le debe ofrecer una ducha al final de cada episodio de reclusión.

La Declaración de Derechos del Paciente = Una Revisión Global muy Necesaria

Una atención de alta calidad requiere la colaboración entre los clientes y su equipo de profesionales de la salud. Por lo tanto, la comunicación abierta y honesta, seguida de respeto y sensibilidad a las diferencias de uno, es más que imprescindible y esencial para el progreso de cada paciente. Los hospitales, clínicas ambulatorias, médicos y terapeutas deben alentar a sus pacientes a ser colaboradores activos dentro de su tratamiento. Los hospitales, médicos y terapeutas deben respetar el papel que cada paciente puede tener en la toma de decisiones; sobre las opciones de tratamiento y los diversos otros aspectos de la atención... esto incluye su necesidad de buscar asesoría legal. El cuidador profesional debe esforzarse por ser sensible a las necesidades individuales de cada paciente, incluidas las diferencias culturales, raciales, lingüísticas, religiosas, de edad, de género, físicas y otras diferencias existentes entre cada cliente-consumidor individual.

1. *Todos y cada uno de los pacientes individuales: el cliente tiene derecho a recibir atención considerada y respetuosa, brindada por personal competente y conocedor.*

2. *Todos y cada uno de los pacientes tienen derecho y se les anima a obtener información relevante, actual y comprensible sobre su diagnóstico, tratamiento y pronóstico de parte de sus tratantes designados.*

3. *Todos y cada uno de los pacientes tienen derecho a conocer la identidad de todos los proveedores de atención médica involucrados en su atención mientras están en el hospital.*

4. *Todos y cada uno de los pacientes tienen derecho a recibir una alta consideración de privacidad mientras están hospitalizados. Incluyendo, (pero no limitado a la discusión del caso) consulta, examen y todo el tratamiento debe llevarse a cabo para proteger la privacidad de cada consumidor.*

5. *Todos y cada uno de los pacientes tienen derecho a esperar que todas las comunicaciones y registros relacionados con su atención sean tratados con una alta tasa de confidencialidad por el hospital, la clínica y el cuidador... excepto en casos como sospecha de abuso y riesgos para la salud pública cuando la ley permite o exige la presentación de informes. (El caso en cuestión podría ser de alguien que previamente ha hecho amenazas contra la vida del Presidente y se debe notificar al FBI en el momento de su liberación, o a otra persona importante y hay problemas legales pendientes, etc.)*

6. *Todos y cada uno de los pacientes individuales tienen el derecho de esperar que, dentro de la capacidad y las políticas, un hospital, clínica o médico dará respuestas razonables a la solicitud de un paciente de atención y servicios apropiados y médicamente indicados.*

7. *Todos y cada uno de los pacientes tienen derecho a esperar una continuidad razonable de la atención cuando sea apropiado y a ser informados por los proveedores de atención médica sobre las opciones disponibles y realistas de atención al paciente antes de ser dado de alta o ingresado en un hospital o clínica.*

8. *Todos y cada uno de los pacientes tienen derecho a tener acceso a los registros relacionados con su atención médica y a que la información se explique o interprete según sea necesario, a menos que esté clínicamente contraindicado.*

9. *Todos y cada uno de los pacientes tienen derecho a tener una directiva anticipada, como un testamento en vida, un poder de atención médica o un poder notarial duradero para la atención médica, con respecto a su tratamiento.*

10. *Todos y cada uno de los pacientes tienen derecho a ser informados de los hospitales, clínicas y las políticas y prácticas de sus médicos que se relacionan con su tratamiento individual, atención y responsabilidades. El paciente también tiene derecho a ser informado de los recursos disponibles según sea necesario para resolver disputas, quejas y conflictos legales.* Todos y cada uno de los pacientes tienen derecho a ser informados de las clínicas, los terapeutas y los hospitales que cobran por los servicios y los métodos de pago disponibles antes de recibir el tratamiento.

Además, cada paciente tiene derecho a:

a) Comunicarse por correo sellado con cualquier individuo, grupo o agencia.

b) Ser provisto de materiales de escritura y franqueo razonable.

c) Recibir correo a menos que la administración del hospital haya determinado que es médicamente perjudicial para el paciente individual recibir correo. Luego, todo lo anterior, dicha correspondencia será devuelta sin abrir al remitente con una explicación firmada por la administración del hospital.

d) Hacer y recibir llamadas telefónicas y tener teléfonos públicos disponibles a menos que el jefe del hospital determine que el paciente ha realizado llamadas amenazantes u obscenas.

e) Usar su propia ropa, según se considere apropiado.

f) Mantener y usar posesiones personales, incluidos artículos de aseo.

g) Tener acceso al espacio de almacenamiento individual.

h) Recibir visitas en horarios regulares de visita, a menos que el jefe del hospital determine que es médicamente perjudicial para un paciente en particular recibir visitas y, de ser así, informar a las visitas y notificarles de inmediato cuando un paciente se haya recuperado lo suficiente como para recibir visitas.

i) Ser visitado por su clero, abogado, asesor legal o médico en cualquier momento razonable.

j) Haber anotado por escrito, firmado por el jefe del hospital y hecho parte del registro clínico permanente del paciente, cualquier restricción de su derecho a enviar y recibir correo, hacer y recibir llamadas telefónicas o recibir visitas.

k) Gastar una suma razonable de su dinero en compras pequeñas de la manera que determine el jefe de la instalación. *Sin embargo, estos derechos pueden ser denegados o limitados, si el equipo de tratamiento y la administración del hospital, o un representante determina que podría ser médicamente perjudicial para el paciente ejercer estos derechos. Dicha determinación debe colocarse en la historia clínica del paciente.*

Cada persona hospitalizada y su abogado tienen el derecho de inspeccionar los registros del paciente y hacer copias. Después del alta, cada individuo o su abogado pueden inspeccionar y hacer copias de su registro a menos que la administración del hospital determine que es bastante dañino o determina que viola la confidencialidad de otra persona. Es de mi conocimiento, los hospitales psiquiátricos no brindan instalaciones para que los pacientes reciban visitas conyugales. Por lo tanto, *las relaciones sexuales en el hospital están prohibidas. Los infractores podrían estar sujetos a severas acciones policiales.* Adaptado a las necesidades, objetivos y aspiraciones personales del cliente, es imperativo que estén presentes durante las reuniones o discusiones que afecten su tratamiento o servicio. Que puedan participar en el proceso de toma de decisiones y que puedan ayudar a proporcionar información sobre los resultados deseados. Que pueden ejercer el derecho a disputar las conclusiones hechas por el equipo de tratamiento, si se considera desagradable. Que puedan participar en la planificación del alta, solicitar cambios en el tratamiento, servicios o regímenes de medicamentos.

Los pacientes también pueden ejercer su derecho a rechazar el tratamiento o los medicamentos mientras están en un *centro hospitalario*, siempre que no sea una amenaza para sí mismo o para otros. Sin embargo, esto podría cambiar si se observa que dicho paciente ha mostrado signos de descompensación. Un juez de sucesiones determinará y emitirá una orden judicial. El paciente no tiene que estar presente en la corte. Por lo tanto, la documentación adecuada es obligatoria.

Un Derecho a Comunicarse = Derechos de Comunicación Mientras Está Hospitalizado

Todos los pacientes tienen derecho a: visitar y tener conversaciones privadas con el clero, un abogado o un asesor legal de su elección en cualquier momento razonable o durante el horario de visitas. *Para comunicarse* con otros por teléfono, enviar y recibir correspondencia sellada y recibir visitas durante las horas de visita programadas. *Los registros o la información que identifica al cliente, la forma de tratamiento o diagnóstico no se pueden proporcionar a ninguna persona, programa o agencia no autorizada sin un formulario de consentimiento válido, firmado por los propios pacientes.*

Cada paciente individual tiene derecho a ser informado de sus derechos y su proceso de reclamo. Cada paciente individual tiene derecho a ser escuchado con respecto a las quejas, para discutir las quejas con el personal autorizado apropiado. Hacer que se investigue la queja de manera oportuna y esperar que haya una mediación disponible para resolver cada disputa. Para esperar asistencia con el proceso de apelación si es necesario. La libertad de coacción, intimidación, disciplina o cualquier forma de represalia por parte del personal u otros clientes como resultado de la presentación de dicha queja. Ningún paciente debe ser privado de sus bienes personales o derechos civiles, incluido el derecho a votar y mantener o transmitir bienes y contratos, excepto de conformidad con el debido proceso legal, y a menos que hayan sido declarados incompetentes por un tribunal. Todo paciente tiene derecho a recibir un trato humano y digno en todo momento, con total respeto por su dignidad y privacidad personal.

Además de éstos, también debe tenerse en cuenta que ningún empleado que trabaje en el campo de la salud mental debe tener el mandato de trabajar más de un horario razonable o un período de tiempo acordado previamente. Esto no solo abre la puerta para el abuso de una población de pacientes, sino que, a su vez, no garantiza la calidad del servicio esperado en el tratamiento dirigido al paciente con enfermedad mental. Creo que es más bien un servicio muy costoso, por lo tanto, no perjudicial para aquellos a quienes servimos.

Por qué Procesar la Situación de Aislamiento es más bien Imperativo

Cuando el individuo ha recuperado el control de su comportamiento peligroso, el miembro del personal asignado a la observación continua debe iniciar un procedimiento de información. Este procedimiento debe basarse en una guía implementada de Restricción y Aislamiento, Resumen y Enfoque para discutir la situación con el paciente y quizás para recopilar información que podría ser útil en el desarrollo de un plan con el paciente para evitar una mayor necesidad de reclusión. Estas sesiones informativas deben realizarse dentro de las 16 horas de cada episodio de aislamiento. Se debe documentar el comportamiento exacto del paciente que condujo a la necesidad o el uso de la reclusión, también se deben incluir todas las observaciones de enfermería y las intervenciones menos restrictivas antes del uso de la reclusión y se debe enumerar la respuesta del paciente a las intervenciones.

1. El equipo de tratamiento, el coordinador de atención de la persona o el médico primario deben programar al paciente para una revisión del plan de tratamiento en la primera reunión del equipo de tratamiento programado. Esto debería tener lugar después del uso de aislamiento o restricciones, y los cambios recomendados deben incorporarse al plan de tratamiento del individuo. La mayoría de los hospitales impacientes funcionan bajo un sistema de nivel estructurado. Dicho sistema está diseñado como una herramienta de tratamiento y una forma de proporcionar seguridad al paciente y al público, al tiempo que garantiza la protección de la comunidad y la responsabilidad del hospital.

El sistema de niveles... Este sistema es principalmente universal y es el siguiente

Nivel 1) Verbaliza las necesidades y pensamientos, el cliente puede moverse por la unidad o la sala del hospital.

Los pacientes deben poder atender sus propias necesidades físicas, por ejemplo: bañarse, nutrición, etc. También pueden participar en actividades en la unidad, reuniones comunitarias, grupos, etc.

Nivel 2) Para verbalizar las necesidades personales. Puede salir de la unidad para participar en las actividades sociales deseadas, asistir al comedor y construir actividades con el personal, ejemplo: actividades grupales fuera de la unidad.

Los pacientes deben cumplir con la medicación y el tratamiento.

Nivel 3) Los pacientes pueden salir de la unidad, pueden asistir y participar en grupos, caminatas, en reuniones comunitarias, actividades y participar activamente en citas fuera del suelo, rehabilitación, enfermería, psicología, trabajadores sociales, orden del médico según sea necesario con el personal y seguir todos los objetivos de nivel 2.

Nivel 4) Los pacientes deben alcanzar y seguir todos los objetivos del Nivel 3. Pueden salir de la unidad y permanecer activamente involucrados en el tratamiento sin recordatorios del personal. Pueden trabajar hacia la planificación del alta; Asistir al comedor y todas las actividades fuera de la unidad sin supervisión. Deben asistir al menos a 2 grupos por día, por ejemplo: Rehabilitación, enfermería, psicología, social, laboral, alta, etc. Pueden ir a terrenos fuera de la planificación de actividades con el personal o el administrador de casos.

Es bastante imperativo que los pacientes sean de mente abierta y tengan pleno conocimiento para aceptar su enfermedad. Del mismo modo, también es muy importante que ellos y los miembros de su familia muestren respeto a todo el personal del hospital y la clínica, y que los miembros de la familia aprendan a respetar su privacidad. Deben evitar ser críticos. Que se abstengan de poner a sus familiares en situaciones sociales excesivamente estresantes o desagradables, durante sus visitas y que no se involucren en la práctica de establecer expectativas demasiado altas, porque la recuperación lleva tiempo. Lo más importante que un miembro de la familia podría hacer para ayudarlo mientras está hospitalizado es permanecer solidario e involucrado en ayudar a los miembros de su familia a obtener un tratamiento efectivo. También es útil que asistan a seminarios educativos para pacientes y familias y, lo que es más importante, que intenten participar en la planificación del alta, al involucrarse en su cuidado posterior junto con sus seres queridos.

CAPÍTULO X

Dada de alta y cuidados posteriores = pacientes ambulatorios y externos

Dos errores no hacen un sistema de cuidado administrado adecuado La salud mental y el mercado.

¿Deberían las personas con enfermedades mentales participar en un empleo con apoyo?

¿Siguen atrapados los afroamericanos, latinos, asiáticos y otras minorías en medio de un sistema europeo de salud mental orientado?

La necesidad de más atención de salud mental orientada a afroamericanos

Instituto Nacional de la Salud (National Institute of Health NIH) Nuevos datos sobre comportamientos suicidas entre afroamericanos

Conducir a intervenciones

Afroamericanos, negros caribeños y blancos difieren en riesgo de depresión, tratamiento

Estudiar el alto índice de encarcelamiento latino en el sistema actual de salud mental

El NIMH recientemente promete ampliar el esfuerzo de educación en salud pública para llegar a los hombres latinos con depresión

Los estadounidenses de origen asiático y el sistema de salud mental

Americanos asiáticos que acceden a barreras encontradas en servicios de salud mental

Cómo los estadounidenses de origen asiático ven el estigma y la enfermedad mental

Para muchos estadounidenses de origen asiático, la psicoterapia es tan extraña como la tradición europea

Los estadounidenses de origen asiático se enfrentan a la realidad sobre su falta de recursos

TEPT, epidemia de depresión entre inmigrantes camboyanos

Reduciendo las diferencias culturales entre los asiático-americanos y nuestra sociedad

Programas de salud mental recientemente implementados para grupos asiático-americanos

Los estadounidenses de origen asiático cruzan los programas del puente cultural

Tratamiento alternativo entre los estadounidenses de origen asiático

Nuevos estudios de los NIH muestran que los nacidos en el extranjero pueden no estar completamente protegidos contra los trastornos mentales en los EE. UU.

Estudios recientes muestran que la intervención centrada en la familia reduce efectivamente el comportamiento arriesgado entre los jóvenes hispanos

De muchos somos todos menos uno

Disponibilidad de servicios de salud mental para minorías

El entrenamiento de sensibilidad cultural étnica ahora se implementa para todos los médicos

Dada de Alta y Cuidados Posteriores = Pacientes Ambulatorios y Externos

Desde principios de la década, "el nuevo milenio", los consumidores han mostrado preocupación por el impacto del enfoque de Medicaid y Atención Administrada y la determinación que los HMO tendrán en su tratamiento futuro. Ahora estamos casi un cuarto de siglo en el milenio y 'Los enfermos crónicos, con problemas de desarrollo mental o físico, todavía esperan y rezan para que la atención administrada, Medicaid y las diversas HMO tengan el conocimiento sobre cómo tratarlos y sus síntomas de presentación, mientras se embarcan en el intento de cuidar a la población indigente entre los enfermos mentales.

Nuevas estrategias para viejos problemas:

Al analizar los dos aspectos importantes de la prestación de servicios de salud mental para quienes tienen trastornos mentales graves y son indigentes, debemos preguntarnos y comparar si los beneficiarios de Medicaid, una vez inscritos en los planes médicos prepagos, utilizarían los servicios de salud mental en la misma medida que los no -inscritos. Y, también, si los planes pagasen a los proveedores de salud mental los montos de dólares solicitados. El debate atrasado en la Revista de Psicología de la Salud Mental de la Comunidad (*Psychology Community Mental Health Journal*) aún plantea dudas sobre si los psicólogos tendrían un lugar en los sistemas de atención administrada como cuidadores. Y por qué la HMO limita la elegibilidad para los servicios de salud mental a fin de mantener sus costos dentro de los límites obligatorios. Ha sugerido que los HMO deben administrar la salud física y que los centros comunitarios de salud mental deben continuar manejando los problemas de salud mental como una forma de mantener los costos bajos y, por lo tanto, proporcionar *beneficios valiosos de salud mental administrada.*

Al comparar los costos de salud mental de hace 15 años con los de hoy, el rango de aumento ahora es más de (20%). Tal, que ocupó el tercer lugar solo por la salud de las mujeres y el aparato locomotor. Estas estadísticas mostraron que los costos de salud mental seguramente aumentarán drásticamente en la próxima década, mientras que los servicios podrían continuar disminuyendo aún más, o en el mejor de los casos permanecerían estancados. Estas comparaciones se realizaron en un banco local en Chicago hace varios años. Para remediar esta situación, el banco desarrolló su propio programa de beneficios con algunas características nuevas. Crearon un programa de asistencia a los empleados, un programa de bienestar, una revisión de utilización del hospital psiquiátrico, y consultaron a psiquiatras e implementaron también un diseño de plan de beneficios para tales cambios. Estos programas lograron mantener la línea contra los crecientes costos de salud mental.

Uno de los mayores desafíos de la atención médica es proporcionar servicios para personas con enfermedades mentales graves en atención administrada... mientras se enfoca en la prestación de servicios a personas a largo plazo, con enfermedades mentales crónicas y graves. Es más probable que esta población esté en la pobreza incluso cuando está involucrada con un grupo de atención administrada y estas personas requieren atención a largo plazo. Los expertos han señalado que no hay una solución fácil para este creciente grupo de personas. Sin embargo, también han discutido que la atención prepaga para personas con afecciones crónicas se valora por encima de la tarifa por la disposición del servicio porque, (a) la atención institucional podría y debería desalentarse, (b) la coordinación de la atención podría mejorarse aún más y la atención preventiva debería ser muy enfatizada, Sin embargo, todavía no han surgido estándares claros de atención para esta población. Con el uso de una estricta revisión de utilización, una persona puede no recibir el tipo de atención necesaria. Incluso se puede negar la cobertura a un afiliado. Nosotros, como médicos, debemos abogar por aquellos de nuestros clientes que sufren enfermedades mentales crónicas a largo plazo y abogar por su tratamiento durante esta era de atención administrada.

Sin embargo, también debemos enfatizar la implementación y los programas de desarrollo orientados a desarrollar y mejorar la capacitación profesional, la autoestima y las habilidades para aquellas personas que, de lo contrario, pierden la poca capacidad funcional que aún podrían poseer.

Dos errores no hacen un acierto. *Sistema de atención administrada de salud mental y el mercado.*

Recientemente, los psiquiatras han parecido bastante escépticos, preocupados y enojados en cierta medida con respecto a la atención administrada y el sistema de salud mental. Algunos han argumentado y declarado haber encontrado incorrecto convertir a los médicos en proveedores y a los pacientes en consumidores; y también cuando la tarifa por el servicio fue reemplazada por atención administrada, la psiquiatría fue la primera especialidad en recibir atención. Sienten que las camas de los hospitales psiquiátricos pasaron de una sobreutilización extrema a una subutilización extrema. También han expresado sus preocupaciones sobre quién se benefició antes de administrar la atención y quién ahora se beneficia de ello.

Psiquiatría hospitalaria general y el nuevo sistema de atención de salud conductual:

Al centrarse en el papel de la atención administrada en la unidad psiquiátrica del hospital general y revisar la evolución de la atención administrada en el campo de la atención de la salud mental, se hicieron algunas recomendaciones. Estos se orientaron a mejorar aún más los aspectos clínicos, administrativos y financieros de la prestación de atención general de hospital y psiquiatría y en preparación para la atención administrada contínua. Más específicamente, cuando se trata de la restricción de costos y las "separaciones". Al hacerlo, también debemos centrarnos en el sector privado y las compañías de seguros de clase media, en lugar de centrarnos únicamente en los indigentes y los enfermos mentales graves y persistentes. individuos. Y el panorama cambiante de Atención Administrada está forzando y desgarrando la reestructuración del sistema de prestación de atención de salud conductual.

Muchos cuidadores están uniendo fuerzas y contratando hospitales sin fines de lucro para crear una red de proveedores que brinde servicios a los beneficiarios de Medicaid. Esto se debe al hecho de que las empresas y los proveedores de atención administrada desean lo mismo: ahorro de costos y calidad de servicio. Actualmente, alrededor del 46% o más estadounidenses están inscritos en un programa de comportamiento de atención administrada. Los expertos continúan debatiendo los problemas, donde la atención administrada en psiquiatría será tan buena o mejor que la actual "tarifa por servicios" para las personas con enfermedades mentales más graves. En serio, no podríamos creer en la teoría de que, si un "plan de salud reduce artificialmente el" suministro "de proveedores, la utilización de la salud del comportamiento disminuirá y los costos se reducirán". Creen que todas las personas, ya sea a través de "escisión" o "capitación" "Debe ser elegible para la atención administrada. Esto podría hacerse a través de un empleador, Medicare o Medicaid.

Gestión de beneficios y atención de salud mental:

Implementé un enfoque para el futuro de los servicios de salud mental... HMO Salud del Comportamiento en Worcester, Massachusetts y varios otros centros de salud mental en la nación han enumerado el siguiente enfoque:

1) Tratar a los enfermos mentales en los hospitales solo cuando sea absolutamente necesario,
2) Usar clínicas y médicos ambulatorios siempre que sea posible y apropiado. Sugiriendo que las personas también sean tratadas como pacientes hospitalizados proporcionando una revisión de utilización en el sitio con criterios especialmente desarrollados para asegurar que se proporcione cuidados intensivos de alta calidad durante la hospitalización.

El artículo continúa señalando también que las terapias tales como recreativas, financieras y sociales, etc., pueden aliviarse al hablar con profesionales capacitados en el campo. Sin embargo, el seguro no proporcionaría el pago por asesoramiento de este tipo. La impresión en la que nos centramos aquí es que se está haciendo hincapié en las personas con dificultades psiquiátricas agudas a corto plazo.

Sin embargo, el interés debería permanecer más en el largo plazo persistentemente enfermo mental. Casos gestionados, abandonos y otros subproductos de la atención de salud mental. Al analizar la gestión intensiva de casos, los equipos de divulgación asertivos y los centros sociales para personas con enfermedades mentales graves y persistentes, la investigación sobre lo anterior se vuelve casi imposible, debido en parte a la naturaleza de autoayuda de algunas de estas áreas tan importantes, etc. La caída en los centros y clubes sociales para los enfermos mentales dados de alta, todos presentan una inclinación negativa hasta cierto punto en las áreas donde los médicos han tenido una experiencia positiva con, por ejemplo, grupos de autoayuda, los centros de acogida pueden obtener ayuda y conciencia de una variedad de fuentes.

¿Deberían las Personas con Enfermedades Mentales Participar en Empleos con Apoyo?

A mediados de 2005, las principales organizaciones de salud mental en varios estados de todo el país comenzaron a aprobar subvenciones para iglesias y otras organizaciones religiosas interesadas en servir a sus comunidades a través de programas ambulatorios de salud mental basados en la fe. Además de la oración, muchas iglesias han tomado desde entonces un renovado interés terapéutico para aprender sobre las causas de la enfermedad mental, el tratamiento y las metodologías apropiadas, para tratar con la salud mental de la comunidad, etc., según ex colegas con años de experiencia en el campo. "Si se maneja adecuadamente, en realidad, esto podría verse fácilmente como el mayor cambio en la ingeniería mental y social en la historia de la humanidad". Creo que es una situación ganadora para la sociedad en su conjunto, tal vez podríamos decir fácilmente que todos en los Estados Unidos se beneficiarán de este nuevo enfoque; la iglesia, el individuo y la comunidad, así como el campo de la salud mental a través de la investigación aplicada. Aunque primero advertimos a estas organizaciones que no se alejen demasiado de la comprensión de la enfermedad del individuo al tratar de imponer sus creencias, "estos llegarán a su debido tiempo", para trabajar codo a codo con los profesionales de la salud mental. Para buscar, aprender y encontrar formas en que puedan tejer y aplicar tanto el enfoque religioso como el terapéutico al tratamiento y abrir con frecuencia sus puertas a nuevos talleres realizados por expertos y proveedores de atención de salud mental individuales bien capacitados.

Una de las primeras organizaciones en Connecticut en adoptar este enfoque y quizás la única en este estado que vino desde detrás de su púlpito para comunicarse y buscar el asesoramiento de profesionales de la salud mental en la comunidad es *New Life Ministries. The New Life Ministries* es una organización basada en la fe de mujeres de varias denominaciones cristianas que ahora brinda servicios de apoyo, grupos espirituales de desarrollo personal e implementa talleres que tratan temas de salud mental. Esta organización también proporcionó servicios a otras organizaciones basadas en la fe, como el Instituto de Desarrollo Personal para Mujeres, sus clientes, que a menudo son mujeres embarazadas que buscan servicios ambulatorios para la recuperación de alcohol y drogas. Su objetivo principal es proporcionar servicios de tutoría que ayuden a desarrollar su fe, así como equiparlos con las herramientas necesarias para convertirse en miembros productivos de la sociedad. Otra organización cristiana exitosa que recibiría una subvención del Estado de Connecticut bajo la bandera de *Faith Base,* fue la Iglesia Metropolitana de Phillips, AME.

Con una congregación de más de 600 miembros, una longevidad permanente durante más de 73 años en la comunidad de Hartford y un pastor principal, el reverendo James B. Walker, quien, en ese momento, tenía más de 20 años de antigüedad en el ministerio y la iglesia. *Phillips Metropolitan* también es socio colaborador de la Liga

Urbana de Hartford *(Greater Hartford Urban League)* y la Primera Iglesia Catedral, para implementar el Proyecto de Conexión de la Familia Africana (AFCP). También se ha asociado recientemente con el Departamento de Servicios de Adicción y Salud Mental del Estado de Connecticut (DMHAS). Con su nuevo propósito y meta específica, ser el Modelo de Programa de Fortalecimiento Familiar (FSPM), ofrecer sesiones educativas semanales dirigidas a familias en riesgo y proporcionar información y apoyo, así como herramientas y habilidades que incluyen un fuerte enfoque en el impacto causado por la sustancia. abuso contra las familias. Además, esta iglesia continúa avanzando hacia el desarrollo de nuevas alianzas con otras iniciativas basadas en la comunidad, como *Capital Region Mental Health the SANDS y Strive Workforce,* mediante la implementación de iniciativas de mentoría diseñadas para reclutar y capacitar a mentores para apoyar a las personas en recuperación, reingresar a la fuerza laboral. Además de guiar y apoyar a aquellas personas con una larga historia de participación previa en el sistema de justicia penal.

La iglesia ha hecho esto a través de una serie de talleres de enseñanza y ayudando a estas personas a equilibrar mejor sus vidas y su empleo, al tiempo que integran aplicaciones basadas en la fe. Una respuesta propuesta a este enfoque ha sido muy exitosa cuando se mide bajo el Programa de Mentoría *Hope Strive,* lo que ahora ha llevado a una expansión de su programa en unos pocos años. El programa de tutoría de la Iglesia Metropolitana de Phillips continúa enfocándose en la integración de la fe y la recuperación a través de la tutoría y combinando modelos de roles positivos, que se logra principalmente a través de la tutoría individual y grupal. De acuerdo con todos los sistemas medidos actualmente en vigencia, el enfoque de la Iglesia Metropolitana de Philips ha sido efectivo. Aunque solo ha pasado poco tiempo, los efectos de este enfoque han demostrado ser muy exitosos, notados y medidos específicamente en las comunidades negras. Otras iglesias desde entonces ahora aparecieron diariamente para tomar el timón de esta valiosa oportunidad que es tan valiosa para las iglesias, como para sus comunidades individuales, en su conjunto. Sin embargo, al igual que muchas organizaciones religiosas continúan trabajando arduamente para lograr objetivos exitosos en los tratamientos de salud mental y abuso de sustancias a través del desarrollo, colaboraciones y asociaciones con instituciones locales, estatales y otras instituciones religiosas y organizaciones comunitarias. Todavía hay una gran cantidad de individuos que aún permanecen en sus trincheras listos para defender, criticar y ridiculizar.

¿Los Afroamericanos, Latinos, Asiáticos y otras Minorías siguen Atrapados en Medio de un Sistema Europeo de Salud Mental Orientado?

El crecimiento de la población dentro de la comunidad latina se mantiene a un ritmo rápido en todo Estados Unidos. Entre 1990 y el año 2000, el aumento de la población fue de más del 58%. El crecimiento en número aumentó de 22.4 millones, a casi 36 millones, impulsando tal aumento para convertirse en el grupo minoritario más grande de la tierra. Las proyecciones estimadas del censo han señalado recientemente que para el año 2050, más de 82 millones de personas que residen en Estados Unidos serán latinos o de ascendencia latina.

Según datos de investigaciones recientes, en los últimos años ha habido un crecimiento fenomenal en la población asiático-americana. A principios de la década de 1990, había casi 8,1 millones de estadounidenses de origen asiático en los Estados Unidos, lo que representa el 4,4% de la población. Desde el censo de 2000, el número aumentó en un 40%, a 11 millones, o casi un aumento del 5% de la población total de los Estados Unidos; Se cree que dicha tasa de crecimiento se espera que se mantenga constantemente al alza.

Independientemente del gran cambio en el crecimiento en el sector demográfico, el problema de salud mental que enfrenta la población latina sigue siendo estancado, mal tratado, ignorado y poco estudiado. A lo largo de mi investigación y experiencia clínica práctica en el campo de la salud mental, la mayoría de las estrategias e intervenciones psicoterapéuticas generales siguen siendo diseñadas e implementadas sin mucha consideración del cambio en la demografía o el estudio del impacto social y cultural de las comunidades latinas y de otras minorías.

El hecho de que la mayoría de las intervenciones terapéuticas se hayan diseñado e implementado principalmente teniendo en cuenta a los no negros o hispanos, por lo tanto, a una población blanca única, solo ha servido para alejar aún más a las minorías de la búsqueda de servicios de salud mental. Junto con el hecho de que toda la psicoterapia disponible permanece sin cambios, por lo que se enfoca únicamente en el tratamiento de una población blanca no afroamericana-hispana, continúa pasando por alto grandes diferencias culturales, mientras aleja a la población minoritaria de servicios de salud mental que ya no coinciden. La sobreexplotación continua solo logra alimentar aún más lo negativo al complementar un sistema de apoyo ya sub-financiado y no utilizado para las minorías en este país.

La necesidad imperativa de atención de salud mental en la comunidad afroamericana

Aproximadamente el 12% de la población de EE. UU., 33,9 millones de personas se identifican como afroamericanos, americanos negros o simplemente negros. Sin embargo, para seguir siendo políticamente correcto, usaré el término político "El afroamericano" (lo siento amigos negros, disculpen si no están de acuerdo).

La población afroamericana en los Estados Unidos está aumentando en diversidad a medida que llegan inmigrantes de muchos países africanos, caribeños y, sí, de América Central y del Sur. Más de la mitad de la población afroamericana de la nación o alrededor del 53% vive en el sur; 37% reside en el noreste y medio oeste combinados; El 10% vive en Occidente. En 1997, casi una cuarta parte de todos los afroamericanos ganaban más de $50,000 al año. Sin embargo, en general, en comparación con otros grupos raciales y étnicos que viven en los Estados Unidos, los afroamericanos siguen siendo relativamente pobres. En 1999, aproximadamente el 22% de las familias afroamericanas vivían en la pobreza, en comparación con el 13% de los Estados Unidos en general y el 8% de los estadounidenses blancos no hispanos.

¿No hay Necesidad de un Sistema de Atención de Salud Mental más Diverso?

Si es un hecho que los afroamericanos difieren de los blancos en la tasa de enfermedad mental, no puede ser simplemente una respuesta simple. Para los afroamericanos que viven en la comunidad, las tasas generales de enfermedad mental parecen ser similares a las de los blancos no hispanos.

Las diferencias surgen al evaluar la prevalencia de enfermedades específicas, por ejemplo: los afroamericanos pueden ser menos propensos a sufrir depresión mayor y más a sufrir fobias que los blancos no hispanos. La somatización, es más común entre los afroamericanos un 15% más que entre los blancos (9%). Además, los afroamericanos experimentan síndromes ligados a la cultura, como parálisis aislada del sueño, incapacidad para moverse mientras se duerme o se despierta, y se cae, un colapso repentino, a veces precedido por mareos. Los afroamericanos también han demostrado fuertes habilidades de afrontamiento, en otras áreas familiares, el fuerte apoyo familiar ha sido más bien un hecho indicativo para estadías más cortas durante hospitalizaciones impacientes.

Mientras que los blancos no hispanos tienen casi el doble de probabilidades que los afroamericanos de suicidarse, las tasas de suicidio entre los hombres negros jóvenes son tan altas como las de los hombres blancos jóvenes y están creciendo. Se cree que esto se debe en parte al alto y fácil acceso a las armas de fuego actualmente disponibles en las comunidades afroamericanas. La investigación indica que desde 1980 hasta 1997, la tasa de suicidios entre los afroamericanos de 10 a 14 años aumentó un 233%, en comparación con el 120% de los blancos no hispanos comparables. *Los afroamericanos están sobrerrepresentados en poblaciones de alta necesidad que están particularmente en riesgo de enfermedades mentales.*

Entre las personas sin hogar, aunque representan solo el 12% de la población de los Estados Unidos, los afroamericanos representan aproximadamente el 40% de la población sin hogar. Casi la mitad de todos los presos en jurisdicciones estatales y federales y casi el 40% de los menores bajo custodia legal son afroamericanos. En una investigación realizada en las áreas de niños en cuidado de crianza y el sistema de bienestar infantil, encontramos que los niños y jóvenes afroamericanos constituyen aproximadamente el 45% de los niños en cuidado de crianza público y más de la mitad de todos los niños que esperan ser adoptados. Como las personas expuestas a la violencia, las estadísticas muestran que los afroamericanos de todas las edades tienen más probabilidades de ser víctimas de delitos violentos graves, brutalidad policial, que los blancos no hispanos. Un estudio informó que más del 40% de los jóvenes afroamericanos expuestos a la violencia cumplieron con los criterios de diagnóstico para el trastorno de estrés postraumático TEPT. Entre los veteranos de la Guerra de Vietnam, el 21% de los veteranos negros, en comparación con el 14% de los veteranos blancos no hispanos, sufren de TEPT, aparentemente debido a la mayor exposición de los negros a traumas en la zona de guerra.

Por otro lado, los asiático-americanos, en comparación con otros grupos étnicos, han infrautilizado los recursos y servicios de salud mental. Sin embargo, esto ha resultado en una erosión combinada y un mayor desgaste, combinado con tasas de tratamiento demoradas por desgaste. Uno de los estudios de investigación recientes del cirujano general sobre los servicios de salud de los asiático-americanos indicó que dicha subutilización está relacionada principalmente con la escasez de servicios bilingües y el bajo porcentaje de cobertura de seguro de atención médica. *El informe también señaló que, por tradición, los asiático-americanos utilizan el tratamiento y los servicios de salud mental solo como último recurso.*

Nuevos Datos sobre Comportamientos Suicidas entre los Afroamericanos Conducen a Intervenciones.

La prevalencia de intentos de suicidio entre los afroamericanos es más alta que la reportada previamente, pero cercana a los niveles reportados para la población general. Sin embargo, ciertos factores de riesgo de suicidio en este grupo difieren de la población general de EE. UU. Los resultados de una encuesta de hogares representativa a nivel nacional llamada Encuesta Nacional de La Vida americana (*National Survey of American Life NSAL)*, financiada por NIMH, se publicaron en la edición del 1 de noviembre de 2006 de la revista Journal of the Asociación Médica Americana.

El suicidio es la undécima causa principal de muerte en los Estados Unidos, y los hombres blancos mayores tienen la tasa de suicidios más alta. Los aumentos significativos desde mediados de la década de 1980 en el suicidio reportado y los pensamientos y acciones suicidas entre los jóvenes negros han resaltado un problema de salud emergente y grave. Sean Joe, Máster de Trabajo Social, y Doctorado de la Universidad de Michigan, Ann Arbor y sus colegas trataron de identificar la prevalencia del pensamiento suicida y los intentos entre los afroamericanos para documentar la carga y avanzar en el desarrollo de intervenciones para prevenir el suicidio en esta población.

Al revisar los datos de 5,181 afroamericanos y caribeños de 18 años o más, los investigadores encontraron que la estimación de por vida para el intento de suicidio entre los afroamericanos y los caribeños es 4.1% mayor que el 2.3% 1) reportado anteriormente, pero similar al 4.6% 2) la población general. * Además de la prevalencia, los investigadores evaluaron los factores de riesgo de pensamientos suicidas (ideación), planes e intentos entre los afroamericanos. La presencia de un trastorno de ansiedad fue el factor de riesgo más fuerte en comparación con otros trastornos mentales o de uso de sustancias, que difiere de otros estudios en la población general, donde la depresión es a menudo el predictor más fuerte. Los hombres y jóvenes negros caribeños de 15 a 24 años tuvieron la mayor prevalencia de intentos de suicidio y el riesgo de intentos de suicidio fue mayor, durante el primer año después de la ideación suicida. El estado civil, a menudo estrechamente relacionado con el comportamiento suicida, no fue un predictor significativo de planificación o intentos de suicidio. De especial importancia para los médicos, los investigadores encontraron que la mayoría de los negros que intentaron suicidarse buscaron tratamiento de un profesional de la salud. Los investigadores sugirieron que los médicos y los profesionales de la salud mental deberían ser "hábiles para hablar con pacientes negros sobre los riesgos de suicidio, proporcionar intervenciones para aquellos con riesgo inminente de comportamiento suicida y derivar a los pacientes para un diagnóstico y tratamiento experto." Investigación adicional sobre la transición desde la planificación hasta los intentos pueden proporcionar mejores métodos de detección y prevención del suicidio en individuos en riesgo.

Los Afroamericanos, el Caribe Negro y los Blancos Difieren en el Tratamiento del Riesgo de Depresión

Una actualización científica reciente sobre el estudio de los afroamericanos mostró que, aunque los estadounidenses de raza negra tienen menos probabilidades que los blancos de tener un trastorno depresivo mayor (MDD), cuando se ven afectados, tienden a ser más crónicos y graves. Un estudio sobre el estado de salud mental financiado por el NIMH también demostró que tenemos muchas menos probabilidades de someternos a un tratamiento. Los estudios realizados por la Encuesta Nacional de Vida Americana también muestran diferencias notables entre los negros. Menos de la mitad de los afroamericanos con MDD se someten a tratamiento, pero la tasa baja a aproximadamente una cuarta parte de los negros caribeños que emigraron a los EE. UU. O sus descendientes que nacieron allí.

La encuesta incluyó a la población negra más grande en un estudio de este tipo hasta la fecha y proporciona una nueva imagen del costo de MDD en subgrupos de estadounidenses negros. Incluyó auto informes de 3.570 afroamericanos, 1.621 negros de ascendencia caribeña y 891 blancos no hispanos de 18 años o más, entrevistados entre 2001 y 2003.

Los investigadores informaron que el 10.4%de los afroamericanos, el 12.9%de los negros del Caribe y el 17.9% de los blancos no hispanos tenían MDD en algún momento de la vida. Sin embargo, entre los participantes con depresión, la tasa de depresión crónica fue más alta en los grupos negros: 56.5% en afroamericanos y 56% en negros caribeños, en comparación con 38.6% en blancos.

La educación y los ingresos no estaban vinculados a un mayor o menor riesgo de MDD en ninguno de los grupos, pero algunas otras variables sí. Los afroamericanos y blancos mayores tenían menos probabilidades de tener MDD que las personas más jóvenes. En comparación con las de sus homólogos masculinos, las tasas de MDD fueron similares en las mujeres negras del Caribe, pero más altas en las mujeres afroamericanas. El matrimonio se asoció con tasas más bajas de MDD en ambos grupos negros. Para los afroamericanos y los blancos, las personas del sur, el oeste y las zonas rurales informaron tasas más bajas. Las tasas más altas fueron especialmente notables en afroamericanos y blancos en las principales áreas metropolitanas.

Casi todos los encuestados, independientemente de su raza, dijeron que MDD interfería con sus vidas o relaciones en el hogar, el trabajo o la sociedad. Entre los que estaban gravemente discapacitados, los afroamericanos y los negros del Caribe informaron que no podían funcionar en su vida diaria durante 71 días del año; los blancos informaron que no pudieron funcionar durante 63 días del año.

Estudios anteriores habían demostrado que poco más de la mitad (57%) de los adultos que tienen MDD se someten a tratamiento. Este estudio mostró que la tasa de tratamiento es menos de la mitad (45%) para los afroamericanos y menos de una cuarta parte (24.3%) para los negros del Caribe. La tasa de tratamiento para los afroamericanos aumenta ligeramente, cuando la enfermedad es grave, pero en los negros del Caribe cae al 21,9%.

Estos hallazgos "subrayan la necesidad apremiante de comprender los factores subyacentes a las diferencias raciales en el acceso y la calidad de la atención de salud mental y la urgencia de implementar intervenciones para eliminar estas disparidades", escriben los investigadores.

Los resultados fueron publicados en la edición de marzo de Los Archivos de Psiquiatría General (*Archives of General Psychiatry*) por David R. Williams, PhD. y colegas de la Universidad de Michigan y la Universidad Estatal de Wayne. Con referencias de Williams DR, Gonzalez HM, Neighbours H, Nesse R, Abelson JM, Sweetman J, Jackson JS. Prevalencia y distribución del trastorno depresivo mayor en afroamericanos, negros del Caribe y blancos no hispanos. Archivos de Psiquiatría General, 5 de marzo de 2007.

Estudiar el Alto Índice de Encarcelamiento Latino en el Sistema Actual de Salud Mental

Aunque investigaciones anteriores nos muestran que los latinos tienden a usar los servicios de salud mental mucho menos que la mitad en comparación con los blancos, y que incluso cuando lo hacen, lo usan, a menudo abandonan, poco después de que se inicia el tratamiento. Sin embargo, en la otra cara de la moneda, los latinos parecen estar representados en todos los hospitales psiquiátricos y tienen el doble de probabilidades que la población blanca no hispana de estar encerrados en un centro psiquiátrico restringido. Este patrón aterrador de tratamiento dentro del mal servicio de la salud mental solo debería servir para ayudar a iluminar lo negativo, creando así un avance cohesivo en el futuro del sistema de salud mental al sugerir la necesidad urgente de implementar un modelo psicoterapéutico más minoritario y amigable, orientado a cada característica cultural individual. Aunque uno debe tener en cuenta la razón por la que elegí concentrarme en la población latina, es bastante simple. Nací en un país latinoamericano, hablo español con fluidez, crecí bajo una educación primaria española, pero también soy un garífuna negro de ascendencia de las Indias Occidentales. Por lo tanto, elegí cuándo llamarme latino, afroamericano o negro. *Nosotros, los latinoamericanos, somos el grupo minoritario más grande, pero seguimos siendo desatendidos. Para aquellos que podrían no entenderlo claramente, el término latino no es mucho más que una etiqueta de conveniencia, aunque claramente se refiere a un grupo bastante diverso de personas que residen en los Estados Unidos. Aunque algunos de nosotros podríamos haber nacido en Estados Unidos, y el término representa principalmente a aquellos que nacieron en países de habla hispana, uno todavía se considera latino si pudieran rastrear sus raíces en un país de habla hispana. Individualmente, sin embargo, la cultura latina representa muchas nacionalidades y etnias diferentes... razón por la cual, aunque soy negro, de origen africano de las Indias Occidentales, con un apellido anglosajón, y mis padres son de las Indias Occidentales, descendientes de garífunas, yo 'Todavía soy considerado latino por mis compañeros. Por supuesto, nací en un país de habla hispana y también hablo español fluido.'*

Convenientemente, aunque también estoy representado y acogido por las comunidades afroamericanas y de las Indias Occidentales americanas... con una gran cantidad de asociados blancos, caucásicos, colegas y mejores amigos. Por lo tanto, soy bastante afortunado y muy bendecido porque soy un miembro orgulloso de los Niños de Dios, la raza humana. Actualmente, los datos socioeconómicos indican que muchos latinos aún viven en uno de los peores niveles de dificultades económicas, en comparación con otros grupos en todo Estados Unidos. En el año 2000, la tasa de pobreza para los latinos alcanzó más del 23.5%, en comparación con menos del 7.2% para el hogar blanco. Sin embargo, entre 1990 y 1999, el número de familias latinas de ingresos medios creció de manera constante, mientras que las tasas de pobreza disminuyeron ligeramente. Tenga en cuenta que, aunque el nivel educativo promedio para los latinos fue sustancialmente más bajo que el de la población general, también ha aumentado ligeramente en la última década. Sin embargo, claramente existe mucha variabilidad y diversidad dentro de nuestras culturas... las culturas latinas tradicionales, todavía tienden a promover valores y guiones culturales particulares. Para comprender aún más sobre esto, primero hay que tener en cuenta que los valores culturales son ideales fuertes orientados por principios, que aspiran a una comunidad específica o que la adoptan. Sin embargo, los guiones son los patrones de representación y organización mediante los cuales los individuos aprenden a seguir roles sociales y se espera que se mantengan dentro de normas sociales específicas. Cada grupo cultural individual tiende a alentar guiones y valores específicos, que difieren colectivamente de esos otros grupos culturales. Además, los guiones y valores culturales son los componentes esenciales que se encuentran en el sistema medio de cualquier grupo cultural. Es imprescindible que el clero y los terapeutas los entiendan claramente y, por lo tanto, los empleen de manera efectiva, dentro de sus sesiones de psicoterapia y pastoral. Mi esperanza aquí es que los afroamericanos, así como los indios occidentales estadounidenses, también se beneficien enormemente de esta comprensión.

Educación de Salud Pública Ampliada, Orientada a llegar a los Hombres Latinos con Depresión

La investigación del Instituto Nacional de Salud Mental NIMH y los Institutos Nacionales de Salud muestran que la mayoría de los latinos no reconocen los síntomas de la depresión y está lanzando un nuevo esfuerzo, a través de la Campaña *Real Men Real Depression*. Esto proporciona materiales en español para informar mejor a la comunidad latina sobre la depresión y para alentar a los hombres deprimidos a buscar ayuda.

Según un informe presentado por el Cirujano General y otros estudios, ha demostrado que los latinos son el grupo minoritario étnico más grande en los Estados Unidos hoy en día, con más de 56 millones de habitantes. Casi el 60 por ciento de este grupo informa que el español es su idioma preferido. Los nuevos materiales *Real Men Real Depression*, fueron creados para ayudar a las personas de habla hispana en todo el país y de todo el mundo a comprender más sobre la depresión y la vieron como una enfermedad grave. Como la principal agencia de investigación de salud mental de la nación, NIMH se dedica a reducir la carga de los trastornos mentales y del comportamiento a través de investigaciones sobre la mente, el cerebro y el comportamiento. Como parte de esa misión, el NIMH brinda información sobre salud mental al público y, en particular, se enfoca en reducir las disparidades en la atención médica.

El director del NIMH del Instituto Nacional de Salud Mental, Thomas R. Insel, M.D., declaró *que "la depresión y otros trastornos del estado de ánimo cruzan todos los límites nacionales, culturales, étnicos y de género. NIMH desarrolló Real Men Real Depression para informar a la nación que la depresión puede golpear a los hombres tal como puede golpear a las mujeres. La falta de conciencia sobre la depresión es una preocupación seria en la comunidad latina. A través de estos nuevos materiales esperamos enseñar a los hombres latinos que la depresión es una condición médica que afecta tanto la mente como el cuerpo, pero hay esperanza ".* El Dr. Insel concluyó que*" Hay tratamientos efectivos disponibles y la tasa de éxito es muy alta para las personas que buscan ayuda y permanecen en tratamiento".*

Según el estudio nacional latinoamericano y asiático-americano, el 54% de los hombres latinos, con al menos un episodio de depresión mayor en su vida, no reconoce tener un problema de salud mental. Los latinos también informan renuencia a recibir tratamiento para la depresión. Y, al igual que los hombres blancos nacidos en los Estados Unidos, los hombres latinos temen que buscar tratamiento ponga en peligro su trabajo. Sin embargo, no hay evidencia que demuestre que las personas pierden sus trabajos una vez que entran en tratamiento. De hecho, el tratamiento puede ser esencial para mejorar el rendimiento laboral.

Según el Dr. Sergio Aguilar-Gaxiola, PhD., quien indicó que nuevas investigaciones y otros hallazgos clínicos *"revelan que las mujeres y los hombres pueden hablar de manera diferente, o en el caso de los hombres, no hablar en absoluto sobre los síntomas de la depresión"*. El Dr. Sergio Aguilar-Gaxiola MD, PhD., fue profesor visitante de Medicina Interna Clínica y Director del Centro para la Reducción de las Disparidades de Salud, Universidad de California, Davis, y miembro del Consejo Consultivo Nacional de Salud Mental; cuando afirmó que *"los roles de género tradicionales en la comunidad latina pueden contribuir aún más a la falta de voluntad para hablar sobre los sentimientos de depresión"*.

Estos nuevos materiales incluyen publicaciones y anuncios de servicio público (PSA) emitidos e impresos en inglés y español. Los anuncios de servicio público muestran a Rodolfo Palma-Lulión, un recién graduado universitario, que compartió su experiencia con la depresión con la esperanza de alentar a otros hombres latinos a hablar sobre su depresión y buscar tratamiento.

"Me llevó años comprender que lo que estaba experimentando era depresión. Obtener ayuda hizo una gran mejora en mi vida", Palma-Lulión. *"Espero que la campaña Real Men Real Depression ayude a otros hombres latinos a reconocer la depresión en sí mismos y tengan el coraje de pedir ayuda"*.

Los hombres con depresión, independientemente de su origen étnico, pueden tener más probabilidades de recurrir al alcohol o las drogas, o sentirse frustrados, enojados o irritables en lugar de reconocer sus sentimientos y pedir ayuda. Algunos hombres pueden arrojarse compulsivamente a su trabajo o pasatiempos, tratando de ocultar su depresión de sí mismos, familiares y amigos; otros hombres pueden responder a la depresión mediante un comportamiento imprudente.

Real Men Real Depression se lanzó en abril de 2003. Es el primer esfuerzo nacional de educación pública para crear conciencia de que la depresión es un importante problema de salud pública que afecta a unos seis millones de hombres anualmente. El mensaje principal de los anuncios de servicio público de la campaña es que se necesita coraje para pedir ayuda. Los materiales de *Real Men Real Depression* presentan historias personales de hombres reales de diversos orígenes. Los voceros de la campaña son grupos combinados de latinos, afroamericanos, asiáticos e indios americanos e incluyen profesiones como bombero, campeón nacional de buceo, sargento retirado de la Fuerza Aérea, abogado y escritor.

El enfoque *Real Men Real Depression*, presenta en su folleto: "Estos hombres son reales. ¡La depresión también lo es!"

¿Las Puertas del Sistema de Salud Mental están Cerradas para los Asiático-Americanos?

Una vez más, como investigadores de la salud mental, debemos tratar, con cuidado y respeto, al estudiar o investigar a la población asiática en su conjunto... al igual que la cultura latina, el grupo asiático-estadounidense, es tan vasto y mucho más diversificado culturalmente. entre las muchas nacionalidades, idiomas y culturas representadas que sus contrapartes latinas. Tan recientemente como 2003, mientras laboraba como trabajador principal de salud mental y traductor especialista en inglés y español en 1West, unidad aguda, un joven asiático-americano, quizás de origen chino, el paciente llegó al ahora cerrado Hospital Estatal Psiquiátrico Cedar Crest en Newington, Connecticut, nos llevó más de veinticuatro horas, en buscar, esperar y encontrar un traductor con licencia competente y calificado para completar los procedimientos de admisión adecuados.

Esto me sorprendió y, al mismo tiempo, despertó la curiosidad de seguir leyendo, investigando, investigando y documentando un poco más sobre las culturas asiáticas y el sistema de salud mental.

Aunque esto podría haber cambiado un poco desde entonces, a lo largo de nuestro procedimiento de entrevista, durante esta investigación, otros asiáticos estadounidenses coincidieron en que los asiáticos generalmente tienden a transmitir más sobre la medicina alternativa y buscan ayuda de familiares, amigos y médicos de atención familiar. También agregaron que los asiáticos estadounidenses que buscan ayuda psiquiátrica lo hacen como último recurso, y que aquellos que recurren al uso de servicios de salud mental, lo hacen principalmente a corto plazo, el tratamiento y su resultado, reportan una satisfacción mucho menor del paciente. puntajes, que los estadounidenses blancos, afroamericanos, latinos y otros grupos étnicos.

Una revisión de los datos de investigación literaria descubiertos revela una escasez de datos publicados sobre la prevalencia de enfermedades mentales entre los asiáticos estadounidenses, tanto en la comunidad como en entornos de atención primaria. Un reciente estudio comunitario sobre la depresión a gran escala realizado en los estadounidenses de origen chino que viven en los Estados Unidos estimó que la prevalencia del trastorno depresivo mayor MDD entre los estadounidenses de origen chino es del 6,9%, inferior a la estimación nacional del 18% documentada previamente en Asia Estadounidenses Este estudio se realizó mediante el uso de la *Entrevista Diagnóstica Internacional Compuesta*. Otros investigadores, que examinaron los trastornos depresivos mayores predominantes entre los asiáticos estadounidenses, dentro de los entornos de atención primaria en las comunidades urbanas, encontraron que la tasa de MDD entre esta población es de alrededor del 20%. La encuesta epidemiológica de fase múltiple realizada, según los investigadores, se estima que es comparable a lo que se encontró, dentro de la población no minoritaria de bajos ingresos en todo Estados

Unidos. Sin embargo, se observa que muchos de estos centros urbanos de atención de la salud, con una amplia gama de servicios clínicos, atienden principalmente a inmigrantes asiáticos, que también enfrentan barreras financieras, lingüísticas y culturales para la atención médica.

Estudios anteriores, que examinaron los perfiles de síntomas entre los clientes asiático-americanos, encontraron que los síntomas informados espontáneamente por los pacientes diferían sustancialmente de los informados cuando se les preguntaba directamente sobre la presencia o ausencia de estos síntomas del estado de ánimo. Muchos de ellos a menudo reflejaban resultados anteriores encontrados por otros examinadores, lo que condujo a nuevos hallazgos, descubriendo que solo alrededor del 15% de los pacientes de este nuevo grupo de migrantes, describieron espontáneamente los síntomas del ámbito psicológico. Entre los muchos síntomas descritos, la mayoría fueron vistos como depresión, irritabilidad, rumiación y mala memoria. Se proporcionó un número mayor en casi un 80% entre este grupo de pacientes, que presentaron su queja principal, como síntoma físico, mientras se encontraban en un entorno de atención primaria. Lo que el estudio también encontró un poco confuso fue el hecho de que ninguno de los pacientes, que estaban deprimidos en estudios anteriores, consideraban el estado de ánimo deprimido como su principal problema. Sin embargo, casi el 95% de las mismas personas habían respaldado previamente el estado de ánimo deprimido, cuando se les pidió que calificaran sus síntomas utilizando una escala de calificación de depresión.

A pesar de todos estos hallazgos, creemos que los estadounidenses de origen asiático, que han emigrado recientemente a los Estados Unidos, no son incapaces de identificar o sentir emociones, pero que en un entorno de atención primaria uno tiende a centrarse más en los síntomas somáticos y menos o no. todos, en sus síntomas psicológicos o anímicos. En general, la implicación clínica y de salud pública es que los médicos que tratan a esta población necesitan provocar activamente síntomas del estado de ánimo de los inmigrantes asiático-americanos para evitar un mayor reconocimiento y un tratamiento insuficiente de los trastornos depresivos mayores.

Aunque una nueva tendencia notoria en la cultura por parte de sociólogos y psicólogos por igual ha documentado estos cambios recientes; donde en el pasado, los pacientes chinos habían sido criados y educados culturalmente a partir del carácter de alexitimia, *donde el individuo carece de la capacidad de comprender sus emociones o no está dispuesto a reportarlos.* Un reciente estudio de investigación documentado muestra que la mayoría de los pacientes chinos que sufren de depresión en la actualidad no tienen ningún problema, ya sea identificando o informando síntomas psicológicos a sus cuidadores.

Es imperativo señalar que hace tan solo diez años, se realizó un estudio sobre inmigrantes estadounidenses de origen chino en una población urbana de atención primaria, que estaban deprimidos. Un investigador conocido en el campo escribió:

"Cuando se les pidió a los sujetos que etiquetaran su condición, más de la mitad no pudieron atribuir sus síntomas a la depresión o cualquier otra enfermedad psiquiátrica. Aunque cuando se les preguntó cómo los afectaban los síntomas, sus respuestas mostraron conciencia tanto del estado psicológico interno como del estado físico somático. De los 30 pacientes entrevistados en el estudio, veintiocho más del 90% de ellos sintieron que los síntomas habían afectado su mente, casi un veinticuatro 80%) sintieron que los síntomas también afectaron su cuerpo, con 22 pacientes restantes, 76% sintieron que los síntomas afectaron tanto a su mente como a sus cuerpos.

Impacto poblacional de la relación mente-cuerpo

Donde la depresión es un concepto ampliamente aceptado entre las culturas europeas y norteamericanas como un síndrome psiquiátrico distinto y bien aceptado, caracterizado por síntomas afectivos, cognitivos conductuales y somáticos específicos. Entre muchas culturas no europeas, como el sudeste asiático, el japonés y el chino, todavía no se encuentran los conceptos equivalentes de los trastornos depresivos. Esta falta de traducibilidad de la enfermedad construida a partir de la cultura occidental dominante en las culturas china y asiática sigue representando una barrera significativa y difícil para el tratamiento efectivo de la depresión entre los estadounidenses de origen asiático en la actualidad.

En la medicina occidental, el informe de estados de ánimo y ansiedad internos se ha considerado durante mucho tiempo la norma para la concepción y presentación de síntomas en la depresión. La somatización, que a menudo se define como el reemplazo de las necesidades psicológicas con síntomas físicos, se ha considerado una barrera tanto para el diagnóstico como para el tratamiento de los trastornos psiquiátricos. La psicologización de los síntomas y la valoración de esta capacidad de analizar profundamente los estados emocionales internos son particulares de las culturas occidentalizadas. La separación entre el cuerpo y el espíritu se remonta a las tradiciones gnósticas, antes de la época de la Iglesia primitiva; Esta mentalidad única para todos continúa en la concepción moderna de un cuerpo y una mente separados.

Un enfoque psicocéntrico en la comprensión de los estados de ánimo es una práctica occidental que no encaja bien con las culturas asiáticas. En la medicina tradicional china, las enfermedades se conceptualizan en un marco que se centra en los sistemas de órganos y elementos de la naturaleza, por ejemplo, fuego, madera, tierra, metal, agua, etc. No existe una dicotomía de la mente y el cuerpo, por lo que habría enfermedades físicas que son distintas de las enfermedades de la mente. Todas las enfermedades clasificadas como psiquiátricas o no en la tradición occidental, se explican dentro de este sistema. En muchas tradiciones asiático-americanas, *uno puede tener ansiedad por la vida, por ejemplo, pero no un trastorno de ansiedad.* Los sentimientos ansiosos o depresivos son las ondas emocionales naturales en el curso de la vida, secundarias a los problemas médicos e interpersonales de una persona y no conceptualizadas como una enfermedad.

Por lo tanto, para muchos pacientes asiáticos, la notificación de síntomas físicos es una forma más familiar y culturalmente apropiada de comunicar su angustia... Por lo tanto, es imprescindible que nos demos cuenta de que los proveedores de capacitación comprenden las presentaciones de síntomas en diferentes culturas y amplían los sistemas de clasificación psiquiátrica para incorporar los sistemas de creencias de otras culturas en el futuro enfoque psiquiátrico para el tratamiento, creemos que podría ser posible comenzar a cerrar la brecha entre los proveedores de atención y sus pacientes.

La mayoría de los estadounidenses de origen asiático ven las enfermedades mentales y los trastornos psiquiátricos como una condición de rendición altamente estigmatizada, típicamente asociada con *locura, retraso mental, autismo severo o defectos hereditarios.* Muchos interpretan esto donde solo aquellas personas que no pueden funcionar de otra manera en la sociedad deben buscar ayuda psiquiátrica, reforzando así su creencia cultural de que *solo los locos buscan servicios de salud mental.* El estigma también conlleva una pesada carga entre estas comunidades. *Para el individuo asiático-estadounidense asociado con el estigma de la enfermedad mental, a menudo se les lleva a una pérdida de la cara, lo que afecta su aceptabilidad social para ellos y los miembros de la familia del paciente. Como resultado, los servicios psiquiátricos generalmente se evitan por completo.*

Los cuidadores también deben ser conscientes de los efectos dañinos que a menudo rodean el uso de la traducción literal de las terminologías psiquiátricas, que pueden servir para intensificar y profundizar aún más el miedo. Un ejemplo de término amplio y de uso común, como el término "trastorno mental" según los traductores chinos, si no tiene cuidado, esto podría traducirse literalmente en chino como Jing Shen Bing, lo que en realidad significa locura para la mayoría de los chinos y los estadounidenses de origen chino. También nos advirtieron que cuando usamos términos de uso frecuente, como trastornos depresivos o "Yu Zheng" (chino), podría percibirse como un trastorno mental grave que conduce a la locura o la demencia entre muchos asiático-americanos.

Si bien, los principios de psicoterapia son aplicables y, por supuesto, útiles para tratar a los asiático-americanos, es necesario señalar que la terapia de conversación proporcionada por profesionales no ha existido en las culturas asiáticas tradicionales. Los asiático-americanos menos aculturados pueden sentirse incómodos o ansiosos al hablar con un extraño sobre sus preocupaciones y temores. En muchas sociedades asiáticas tradicionales, donde la privacidad es casi inexistente (y, de hecho, creo que no hay palabras para la privacidad en el idioma chino), la divulgación de comportamientos que no son sancionados por la sociedad sigue siendo una práctica riesgosa y desconocida. Durante las crisis personales, un enfoque directo y pragmático de resolución de problemas, en busca de soluciones inmediatas y tangibles a los problemas, sería más culturalmente apropiado. El papel a menudo no directo de los terapeutas y sus enfoques psicoterapéuticos individualistas orientados al crecimiento pueden no ser compatibles con las necesidades y expectativas de dichos pacientes.

Aunque se han publicado muy pocos estudios sobre la efectividad de la psicoterapia para los asiático-americanos, quedan muchas preguntas sobre si los principios y habilidades de la psicoterapia convencional se aplican debido a las diferencias culturales. Los métodos de estudio de casos recientes para analizar varios casos de psicoterapia de varios individuos estadounidenses de origen chino y japonés, vistos por terapeutas occidentales, encontraron diversas formas de malentendido y prácticas de tratamiento culturalmente ignorantes, y estas prácticas ineficaces y a menudo dañinas no fueron reconocidas por los terapeutas occidentales. Dicho estudio destaca la importancia de proporcionar una intervención psicosocial étnicamente sensible. Por lo tanto, es imperativo proponer que todos los médicos que tratan a diversas poblaciones culturales reciban capacitación formal en comunicación intercultural para mejorar la calidad efectiva de la atención. Recientemente, *el Consejo de Acreditación de Educación Médica para Graduados* comenzó a exigir que todos los programas de capacitación brinden experiencia supervisada en el tratamiento de pacientes de entornos culturalmente diversos. Desde entonces, muchos estados de la nación han establecido pautas para el desarrollo profesional de los proveedores de servicios de salud mental a fin de garantizar la competencia cultural entre todos los profesionales de la salud mental.

Aunque los asiático-americanos han sido vistos como *la minoría modelo* con ingresos familiares más altos que el promedio nacional. Detrás de esta fachada glamorosa está el hecho de que los asiático-americanos son un grupo muy heterogéneo con el 14% de la población viviendo en la pobreza. En 2004, el 16,8% de los asiático-americanos no tenían seguro, lo que era comparable a la tasa de la población nacional sin seguro (15,7%). Aproximadamente el 62% de los asiáticos que viven en los Estados Unidos son nacidos en el extranjero, y el dominio del inglés plantea un problema para muchos de ellos en la búsqueda de servicios de salud, particularmente para problemas de salud mental que requieren habilidades lingüísticas más avanzadas. Los datos analizados más recientes del Estudio Epidemiológico Psiquiátrico Chino Americano concluyeron que la barrera del idioma, los recursos financieros, las limitaciones de tiempo y el conocimiento del acceso al tratamiento son factores relacionados con el uso limitado de los servicios de salud mental entre los estadounidenses de origen asiático.

Niveles de Epidemia de Trastorno de Estrés Postraumático entre los Refugiados Inmigrantes Camboyanos

Estudios recientes patrocinados por el Instituto Nacional de Salud (NIH) mostraron que, aunque han pasado más de cuarenta años desde que los refugiados camboyanos huyeron del reino del terror Khmer Rouge a los Estados Unidos. Estos estudios concluyeron que la mayoría de los camboyanos que se reasentaron aquí siguen traumatizados. Otros estudios combinados financiados por el Instituto Nacional de Salud Mental (NIMH) y el Instituto Nacional sobre Abuso de Alcohol y Alcoholismo (NIAAA) encontraron que el 62% sufría de trastorno de estrés postraumático (TEPT) y el 51% de la depresión. Esto ascendió a un seis a 17% en comparación con el promedio nacional. Los investigadores que realizaron el estudio concluyeron que cuanto más trauma sufrieran, peor serían sus síntomas. En la edición del 3 de agosto de 2005 del Revista de la Asociación Médica Americana *Journal of the American Medical Association (JAMA),* Grant Marshall, PhD. De la Corporación RAND, y sus colegas informaron estos hallazgos en la comunidad camboyana más grande del país.

Su encuesta mostró que aproximadamente tres millones de los siete millones de personas de Camboya murieron durante la represión y las guerras civiles de la década de 1970 y la mayoría de los sobrevivientes sufrieron múltiples traumas. Además, aunque han pasado más de cuarenta años desde que han estado en los Estados Unidos, la mayoría de la comunidad de refugiados habla poco o nada de inglés, se mantienen en niveles de ingresos por debajo de la pobreza y aún dependen de la asistencia pública. Dado que los estudios previos de tales poblaciones de refugiados han sido criticados por posiblemente sobreestimar las tasas de trastornos mentales, Marshall y sus colegas se propusieron calmar esas preocupaciones mediante el uso de un enfoque más conservador. Los hablantes nativos de Jemer realizaron entrevistas altamente estructuradas de dos horas con 490 ex refugiados seleccionados aleatoriamente, de 35 a 75 años, en sus hogares de Long Beach, California, a partir de 2003. Usaron cuestionarios estandarizados para medir los niveles de exposición a la violencia y el trastorno por consumo de alcohol y estandarizaron entrevistas de diagnóstico para determinar la prevalencia de trastorno de estrés postraumático (TEPT) y depresión.

En promedio, los refugiados informaron haber experimentado 15 de los 35 tipos de traumas previos a la evaluación de migración. Por ejemplo, el 99% estuvo a punto de morir de hambre, el 96% fue esclavizado, a trabajos forzados, el 90% asesinó a un familiar o amigo, y el 54% fue torturado.

Incluso después de llegar a los EE. UU., El 34% dijo que había visto un cadáver en su vecindario, menos de un tercio se libró de los trastornos psiquiátricos evaluados. Las tasas de trastorno de estrés postraumático y depresión tendieron a ser más altas entre las personas mayores, pobres, angloparlantes y desempleadas. 42% tenía ambos trastornos, y la gravedad de los trastornos aumentó con la exposición al trauma. Los factores de riesgo que predijeron la depresión fueron tan similares a los que predijeron el TEPT que los investigadores sugieren que ambos trastornos pueden, de hecho, reflejar "un continuo estrés postraumático". El 62% de los encuestados que tuvieron TEPT en el último año se compara con una tasa de prevalencia del 3,6% en la población adulta general. El 51% que cumplió con los criterios para la depresión mayor se compara con una tasa del 9.5% de los adultos estadounidenses.

Las tasas de abuso de alcohol entre los refugiados fueron mucho más bajas que en la población general y no se asociaron con TEPT, lo que probablemente refleja la influencia de factores culturales. El estudio no evaluó en qué medida los participantes buscaron tratamiento para sus trastornos, pero los entrevistadores les dieron información sobre las clínicas locales de salud mental. Aun así, el estudio "plantea preguntas sobre la adecuación de los recursos de salud mental existentes en esta comunidad", anotaron los investigadores. También sugirieron que Estados Unidos no ha logrado su objetivo de promover la salud y el bienestar a largo plazo de estos refugiados. También participaron en la investigación: los Dres. Terry Schell, Marc Elliott, Megan Berthold, Rand Corporation; y Dr. Chi-Ah Chun, Universidad Estatal de California.

Reduciendo las Diferencias Culturales entre los Asiático-Americanos y Nuestra Sociedad

Como se señaló anteriormente, los proveedores que tratan a los asiático-americanos menos aculturados deben tratar las dolencias somáticas porque son un indicador esencial y legítimo de angustia mental. Tales quejas no deben verse como una falta de sofisticación psicológica. Muchos estadounidenses de origen asiático que presentan síntomas físicos no tienen dificultades para informar y hablar sobre sus síntomas de estado de ánimo y ansiedad cuando se lo solicitan los médicos.

Al hablar con los asiático-americanos sobre la enfermedad psiquiátrica... además de comprender los perfiles característicos de la presentación de síntomas entre los asiático-americanos menos aculturados, los médicos deben esforzarse por utilizar marcos y lenguaje que resuenen con sus pacientes. Dado que muchos asiáticos estadounidenses con creencias tradicionales de enfermedad que están deprimidos pueden tener diferentes percepciones sobre los trastornos psiquiátricos, los médicos deben explorar hábilmente cómo se percibirá la terminología psiquiátrica y aclarar los malentendidos de la terminología que pueda existir. Por ejemplo, en la medicina tradicional china, toda enfermedad es el resultado del desequilibrio en los elementos y fuerzas dentro del cuerpo y la naturaleza. Por lo tanto, volver a enmarcar la depresión como un desequilibrio en el sistema del cuerpo, es decir, las monoaminas que pueden ser ayudadas con los inhibidores selectivos de la recaptación de serotonina (ISRS), serían mejor recibidas que una explicación que se centre en los mecanismos de recaptación de neurotransmisores o percepciones cognitivas distorsionadas. Con frecuencia es útil utilizar la propia terminología y marco de trabajo del paciente para ayudarlo a comprender la naturaleza de la enfermedad y los beneficios del tratamiento.

Programas de Salud Mental Recientemente Implementados para Grupos Asiático-Americanos

Recientemente se han establecido varios programas especializados de salud mental para brindar servicios a las poblaciones asiático-americanas en ciudades con una alta concentración de grupos étnicos, como Miami, Boston, Nueva York, Los Ángeles y San Francisco. Estos programas generalmente cuentan con profesionales bilingües, biculturales y personal de apoyo. El resultado ya ha comenzado a mostrar efectos positivos entre la población que ahora se siente más a gusto al acceder a estos programas, por lo que la demora entre la aparición de los síntomas y el contacto con el sistema de salud mental se acorta rápidamente. Sin embargo, esto no debería ser una sorpresa, ya que los estudios han demostrado durante mucho tiempo resultados positivos entre el grupo étnico, el terapeuta y el cliente; entre todos, conducir a mejores resultados de tratamiento.

Cruzando los Puentes Culturales con Nuestros Hermanos Asiático-Americanos

Los investigadores han documentado sus hallazgos sobre la gran cantidad de estadounidenses de origen asiático menos aculturados que no están familiarizados con los servicios tradicionales de salud mental que con frecuencia presentan su caso a médicos de atención primaria, herbolarios, acupunturistas u otros profesionales alternativos para obtener ayuda cuando sufren enfermedades psiquiátricas. Por lo tanto, estos investigadores inteligentes se han dado cuenta de la necesidad de que los médicos de atención primaria sean expertos en identificar enfermedades mentales. Sin embargo, muchos estudios han demostrado que los pacientes en atención primaria con trastornos del estado de ánimo y ansiedad a menudo no son reconocidos. Mejorar el reconocimiento y el tratamiento de las enfermedades mentales en los entornos de atención primaria es un importante problema de salud pública, particularmente entre las minorías étnicas. La Clínica Chinatown de Nueva York lideró la marcha para ser pioneros en el Programa El Puente (*The Bridge)* para integrar los servicios de atención primaria y salud mental para atender a la población indigente de Asia y América. Los elementos clave del Programa *Bridge* incluyen la ubicación conjunta y la colaboración entre los proveedores de servicios de salud mental y los médicos de atención primaria en el tratamiento de enfermedades mentales y la capacitación de los médicos de atención primaria y el personal de apoyo en el manejo de pacientes con trastornos psiquiátricos. Este Programa *Bridge* ahora se está replicando con éxito en varios otros centros de salud asiáticos en Boston y en Oakland, California. Los resultados preliminares sugieren que la integración de la salud mental y la atención primaria aumenta las referencias y la aceptabilidad del tratamiento de los servicios de salud mental por parte de los asiático-americanos.

Tratamiento alternativo compartido entre los asiático-americanos y otras minorías

Los estadounidenses de origen asiático y varios otros grupos minoritarios a menudo usan el tratamiento tradicional chino para sus problemas médicos y psiquiátricos, ya sea de forma aislada o en combinación con el tratamiento médico occidental. Las prácticas comunes incluyen meditación, *tai chi*, fijación ósea, acupuntura, diversos tratamientos a base de hierbas, etc. Si bien el uso de tratamientos alternativos y complementarios ha aumentado en los Estados Unidos en las últimas décadas, los grupos de investigación científica, continuamente rigurosos, argumentaron e intentaron identificar su evidencia inadecuada con respecto a su efectividad y sus posibles efectos secundarios. Aunque este es un proceso tedioso y complejo, es necesario investigar sistemáticamente los efectos de estas modalidades de tratamiento en las enfermedades mentales para que los pacientes puedan tomar decisiones informadas.

Tecnologías modernas y servicios psiquiátricos modernos:

La revolución digital, los microprocesadores y las videoconferencias del ciberespacio, los teléfonos inteligentes, etc., brindan enormes oportunidades para la atención clínica, la educación, la investigación y la administración. Debido al amplio acceso y la disponibilidad de computadoras y soporte tecnológico, ahora es posible proporcionar servicios de salud mental en cualquier parte del mundo. Recientemente se descubrió y ahora se utiliza ampliamente el beneficio que se encuentra dentro de esta tecnología en rápida evolución, que puede abordar los problemas de disparidades en los servicios de salud mental causados por la escasez de médicos bilingües y biculturales. Un estudio realizado sobre inmigrantes y refugiados en Dinamarca y varios otros países europeos ha documentado el resultado positivo en el tratamiento de especialistas étnicos, con antecedentes lingüísticos y culturales similares a través de videoconferencias y teléfonos celulares, en comparación con una entrevista cara a cara con un no especialista en etnias asistido por un intérprete.

Si bien las promesas de brindar servicios de salud mental a través de la telemedicina son excelentes, todavía hay varios obstáculos que superar, antes de que la tele psiquiatría pueda convertirse en un servicio convencional. Estos incluyen temas de credenciales y licencias de proveedores, obtención de cobertura de responsabilidad y reembolso de seguro de salud por los servicios prestados a través de videoconferencia. Sin embargo, esta es una nueva herramienta en el tratamiento que aún necesita ajustes, ¡está aquí ahora y llegó para quedarse!

Los Nacidos en el Extranjero Pueden no estar Completamente Protegidos contra los Trastornos Mentales en los EE. UU.

Aunque la mayoría de los inmigrantes latinos tienden a tener un buen desempeño general en salud mental, en comparación con sus contrapartes nacidas en los Estados Unidos, un reciente estudio de investigación financiado por el NIMH descubrió que los beneficios protectores de la natividad extranjera varían ampliamente entre los subgrupos de esta población. Factores tales como la estabilidad del vecindario, la discriminación percibida y la fuerza de los lazos familiares, todos combinados para influir en la prevalencia de trastornos mentales en grupos étnicos latinos distintivos. Estos hallazgos reflejan los diversos procesos de inmigración y aculturación experimentados por mexicanos, cubanos, puertorriqueños y otros grupos latinos.

Un equipo de investigación, dirigido por la Dra. Margarita Alegría de la Universidad de Harvard, se centró principalmente en la información recopilada a través del Estudio Nacional Latino y Asiático-Americano (NLAAS) para examinar el efecto de la natividad extranjera en la prevalencia de los trastornos mentales en los latinos. poblaciones inmigrantes Los investigadores inicialmente dividieron la población encuestada en dos grupos; Inmigrantes de llegada tardía (LAI), o aquellos que llegaron a los Estados Unidos después de los seis años y aquellos que llegaron a los Estados Unidos antes de los seis años, o (IUSC). El último grupo también incluía a latinos, que nacieron en los Estados Unidos, como inmigrantes nativos y de llegada temprana, que compartían habilidades lingüísticas y experiencias de aculturación similares. En contraste, los inmigrantes que llegan tarde pueden tener habilidades limitadas de inglés y conexiones más cercanas con las costumbres tradicionales, las estructuras familiares y los valores religiosos. Los participantes de la encuesta se dividieron aún más según el origen étnico y el país de origen. Estas divisiones permitieron a los investigadores demostrar que la natividad es solo una parte del panorama general, al considerar la susceptibilidad a varios trastornos mentales. Estudios previos de la "paradoja de los inmigrantes", que se refiere a la tendencia de los hijos de inmigrantes a tener una mayor prevalencia de trastornos mentales, que sus padres, se centraron en la natividad, mientras se pasa por alto otras fuentes de riesgo. Al dividir a la población latina en subgrupos según el país de origen, así como la llegada tardía (LAI) y temprana (IUSC) a los EE. UU., Los investigadores pudieron identificar otros factores, como los lazos familiares y culturales, las disparidades de ingresos y la percepción social de pie, que interactúan para influir en la prevalencia de los trastornos mentales. Por ejemplo, los inmigrantes mexicanos de LAI mostraron un menor riesgo de trastornos depresivos, en comparación con sus homólogos de IUSC. Sin embargo, cuando se tuvieron en cuenta el conflicto cultural familiar y la carga familiar, los mexicanos de LAI experimentaron niveles similares de riesgo de depresión como IUSC. No se encontraron diferencias en el riesgo de trastornos de ansiedad para LAI, versus IUSC Latinos. Sin embargo, sorprendentemente, los resultados mostraron que las familias inmigrantes con ingresos de $ 15,000 al año o menos, parecían experimentar niveles más bajos de trastornos de ansiedad que aquellas familias que ganaban más de $ 35,000. Los investigadores, propusieron que el inesperado efecto protector de la pobreza, probablemente se debió a una mayor posición social percibida, dentro de las familias de bajos ingresos. Al mismo tiempo, pensó que las familias de bajos ingresos pueden haber reducido las expectativas de éxito, en comparación con sus pares más ricos. Esto puede ayudar a limitar algunos de los factores estresantes asociados con el intento de mejorar una posición social y el logro. El estudio destaca la necesidad de una mayor investigación de las diversas influencias culturales y sociológicas que afectan la salud mental en las poblaciones inmigrantes. La natividad por sí sola puede no ser tan protectora como alguna vez se pensó. Más bien, la armonía familiar, el estado civil y la integración en el empleo pueden ser factores clave para disminuir el riesgo de depresión y trastornos de ansiedad. La inclusión de comparaciones de llegada de inmigrantes a través de subgrupos, dentro de una población étnica en futuros estudios, podría ser una herramienta valiosa para determinar factores adicionales que pueden aumentar o disminuir el riesgo de trastornos psiquiátricos en poblaciones latinas y de inmigrantes. Sin embargo, a medida que comenzamos a estudiar el mayor impacto en la población inmigrante más reciente en los últimos 13 meses, no deberíamos sorprendernos en absoluto de la elevada cantidad de MDD que afecta el impacto general.

La Intervención Centrada en la Familia Reduce Efectivamente el Comportamiento de Riesgo entre los Jóvenes Hispanos.

Según un estudio publicado en la edición de diciembre de 2007 de la revista *Journal of Consulting and Clinical*, un programa centrado en la familia que mejora la dinámica entre padres e hijos y el funcionamiento familiar es más efectivo para disuadir a los jóvenes hispanos de participar en comportamientos riesgosos que los programas que se dirigen a comportamientos específicos.

Los adolescentes hispanos tienen un mayor riesgo de abuso de sustancias y conducta sexual de riesgo que otros grupos étnicos, según los Centros para el Control y la Prevención de Enfermedades de EE. UU. Y aunque representan el 14% de la población de EE. UU., representan un 18% desproporcionado de todos los casos de VIH/SIDA en la nación. Existen varios tipos de intervenciones que tienen como objetivo reducir o prevenir comportamientos de riesgo como el uso de sustancias y el comportamiento sexual inseguro entre jóvenes blancos no hispanos, pero no se han realizado estudios para determinar la efectividad relativa de programas similares dirigidos a jóvenes hispanos. Guillermo Prado, PhD., de la Universidad de Miami, y sus colegas asignaron al azar a 266 jóvenes hispanos de octavo grado y sus cuidadores principales (generalmente la madre) a una de tres intervenciones: Familias Unidas más Capacitación para padres y preadolescentes para la prevención del VIH (RUTA) Inglés para hablantes de otros idiomas (ESOL) más RUTA.

ESOL plus Heart Power para hispanos, un programa de la Asociación Americana del Corazón *(American Heart Association)*

Familias Unidas más PATH fue diseñado para promover el desarrollo positivo de los adolescentes al aumentar la participación de los padres y enseñar técnicas de comunicación parental más efectivas. El programa fue diseñado para ser más consistente con las expectativas culturales hispanas, en las cuales la vida está centrada en la familia y es vital para el apoyo emocional de un individuo. PATH está diseñado para aumentar específicamente la comunicación entre padres y adolescentes sobre el comportamiento sexual y los riesgos del VIH, pero no se dirige específicamente a la dinámica familiar.

Heart Power for Hispanos está diseñado para fomentar comportamientos más saludables entre los jóvenes hispanos para reducir los riesgos de obesidad y enfermedades cardíacas. Las intervenciones se realizaron durante un año, y los investigadores hicieron un seguimiento con los participantes uno y dos años después de que finalizara la intervención. Descubrieron que la intervención de Familias Unidas más PATH fue mucho más efectiva que las otras dos intervenciones para reducir el consumo de cigarrillos, y moderadamente más efectiva para reducir el uso de drogas ilícitas y el comportamiento sexual inseguro entre los adolescentes. "Cabe destacar que Familias Unidas + PATH produjo resultados favorables entre los jóvenes, a pesar de que la mayoría de las sesiones en este grupo se realizaron solo con los padres", dijo el Dr. Prado. "Los hallazgos también sugieren que enfocarse en conductas de salud específicas como fumar cigarrillos y conductas sexuales de riesgo en el contexto del fortalecimiento de la familia puede ser el enfoque más efectivo para los adolescentes hispanos".

De Muchos Somos Todos y Uno

La salud mental podría verse influenciada por la cultura y el estado migratorio

La investigación culturalmente relevante proporcionó pistas que pueden ayudar a reducir las disparidades de salud, de acuerdo con el número especial de Investigación en Desarrollo Humano, (*Research in Human Development*) examinó las tendencias actuales en la prevalencia y los factores de riesgo de trastornos mentales a lo largo de la vida en diversas poblaciones minoritarias de EE. UU. Investigaciones anteriores sugieren que factores como la cultura, la raza, el origen étnico, el género y la edad pueden influír significativamente en la salud general, así como en las actitudes y el acceso a la atención médica, y las respuestas al tratamiento. Una mejor comprensión del papel complejo que juegan los antecedentes culturales y las diversas experiencias en los trastornos mentales es crucial, ya que los investigadores sugieren que el NIMH es un gran paso para crear un tratamiento personalizado para las personas con trastornos mentales.

Los talleres presentados más recientemente, organizados por NIMH y el Consorcio de investigación familiar, (*Family Research Consortium,*) enumeraron cinco artículos que proporcionan información sobre los estudios nacionales de salud mental patrocinados por NIMH entre las poblaciones minoritarias en los Estados Unidos. Estos cubrieron los posibles factores de riesgo cultural para el suicidio, entre los jóvenes nativos americanos, así como uno de los primeros estudios importantes de enfermedades mentales entre adolescentes étnicamente diversos. La científica investigadora del NIMH Cheryl Boyce, PhD, y Andrew Fuligni, PhD, de la Universidad de California, Los Ángeles, discuten en un artículo introductorio los temas principales representados en el número especial y las consideraciones culturales particulares que parecen ser las más relevantes en diferentes etapas. de vida para la salud mental de las poblaciones minoritarias de los Estados Unidos. Las recomendaciones para futuras investigaciones pueden ayudar a informar los esfuerzos para reducir las disparidades de salud. Los hallazgos notables de este número especial incluyen:

La edad en la inmigración parece afectar la aparición de trastornos mentales en los asiático-americanos. Basado en datos de más de 2,095 asiáticos estadounidenses recopilados para el Estudio Nacional Latino y Asiático Americano (NLAAS), David Takeuchi, PhD, Universidad de Washington, y sus colegas encontraron que aquellos que inmigraron durante la infancia, así como los asiáticos nacidos en los Estados Unidos, eran mucho más probabilidades de tener un trastorno mental en sus vidas que otras generaciones de inmigrantes. Los inmigrantes asiáticos que llegaron a los 12 años o menos tenían un mayor riesgo de trastornos psiquiátricos durante la infancia que sus homólogos nacidos en los Estados Unidos; Este riesgo, junto con el riesgo de abuso de sustancias, aumentó durante la adolescencia. Los inmigrantes asiáticos que llegaron antes de los 41 años también tenían un mayor riesgo de aparición de trastornos del estado de ánimo durante o poco después de la inmigración, mientras que aquellos que llegaron después de los 41 años tenían más probabilidades de haber tenido un inicio antes de la inmigración.

La información sobre más de 2,554 latinos entrevistados para el NLAAS mostró que la edad en la inmigración también fue clave en la salud mental de esta población minoritaria diversa, encontraron Margarita Alegría, PhD, Universidad de Harvard y colegas. En general, a partir de los 7 años, cuanto mayor es la persona en inmigración, más tarde aparecen trastornos psiquiátricos. Los que llegaron más tarde en la vida tuvieron tasas de prevalencia más bajas que los inmigrantes más jóvenes o los latinos nacidos en los Estados Unidos. Sin embargo, después de los 30 años, el riesgo de trastornos depresivos aumentó entre estos inmigrantes latinos que llegaron más tarde, mientras que el riesgo tendió a disminuir entre las edades de 30-40 años para los latinos nacidos en los EE. UU. Y los inmigrantes que llegaron antes de los 7 años. riesgos muy altos de aparición poco después de la inmigración, pero después de varios años, sus tasas de prevalencia se acercaron a las de los latinos nacidos en los Estados Unidos.

Los investigadores que trabajan con Harold Neighbours, PhD, de la Universidad de Michigan, estudiaron las interacciones entre la cultura, la raza y el origen étnico con síntomas depresivos entre un subconjunto de participantes de la Encuesta Nacional de Vida Estadounidense, que comprende 3.438 afroamericanos, Caribe americanos y blancos estadounidenses. Evaluaron las características sociales, grupales e individuales relacionadas con las respuestas conductuales (como las estrategias de afrontamiento) a los factores estresantes de la vida, la identidad grupal y personal, la ideología y las creencias sobre las relaciones raciales, y cómo estos factores se cruzan con los síntomas de la depresión. Los afroamericanos en este estudio no mostraron una relación significativa entre los síntomas depresivos y las estrategias de afrontamiento de alto esfuerzo, mientras que los negros y blancos estadounidenses del Caribe experimentaron síntomas cada vez mayores de depresión vinculados a un afrontamiento cada vez más intenso, en relación con otras creencias y valores.

Casi el 20% de los estudiantes de secundaria estadounidenses nativos en una sola reserva intentaron suicidarse, el doble de la tasa para la población adolescente en general, según un estudio dirigido por Teresa LaFromboise, PhD, Universidad de Stanford, y financiado por la Administración de Servicios de Salud Mental y Abuso de Sustancias. Los investigadores evaluaron a 122 estudiantes que pertenecían a las tribus Metis u Ojibwa que vivían en las llanuras del norte y descubrieron que una sensación de conexión o pertenencia a su comunidad escolar parecía tener un fuerte efecto protector contra los pensamientos suicidas. En general, los dos predictores más fuertes para pensar en el suicidio fueron la depresión y el abuso de sustancias. Los datos sobre la salud mental de diversos adolescentes en el área de Houston sugieren pocas diferencias en el riesgo de trastornos mentales basados en el origen étnico. Robert Roberts, PhD, y Catherine Ramsay Roberts, MPH, PhD, ambos en la Universidad de

Texas, entrevistaron a 4,175 jóvenes europeos, afroamericanos y mexicoamericanos y descubrieron que, en general, los adolescentes de ascendencia europea tenían un menor riesgo de ansiedad y trastornos, y los jóvenes afroamericanos tenían menos riesgo de sufrir trastornos por consumo de sustancias y tenían más de un trastorno mental. A diferencia de los adultos, el ingreso familiar total (o el estado socioeconómico) no estaba relacionado con un mayor riesgo de ningún trastorno para ninguno de los tres grupos; sin embargo, la percepción de menores ingresos se asoció con un mayor riesgo para todos los grupos.

Disponibilidad de Servicios de Salud Mental para Minorías

La actual red pública de seguridad de salud mental de hospitales, centros de salud comunitarios y departamentos de salud locales es vital para muchos afroamericanos, especialmente para aquellos en poblaciones de alta necesidad. Los afroamericanos representan solo el 2% de los psiquiatras, el 2% de los psicólogos y el 4% de los trabajadores sociales en los Estados Unidos.

En 2000, durante el tiempo de esta investigación, casi 1 de cada 6 afroamericanos permaneció sin seguro, en comparación con casi el 20% de la población de los EE. UU. Las tasas de cobertura de salud basadas en el empleador son de alrededor del 60% para los afroamericanos empleados, en comparación con casi el 80% para los blancos no hispanos empleados. Se cree que estas estimaciones han crecido desde entonces en números, la cobertura de Medicaid es de alrededor del 22% entre los afroamericanos; sin embargo, menos de un tercio de los afroamericanos con una enfermedad mental o un problema de salud mental reciben atención. Sin embargo, el porcentaje de afroamericanos que reciben la atención necesaria es solo la mitad que el de los blancos no hispanos. Un estudio informó que casi el 70% de los adultos afroamericanos mayores están recibiendo estos servicios necesarios. Aunque la investigación también indica que los afroamericanos tienen más probabilidades de utilizar los servicios de emergencia o buscar tratamiento de un proveedor de atención primaria que de un especialista en salud mental. Además, podemos usar nuestras iglesias y otras terapias alternativas más que los blancos.

Mientras que los afroamericanos de todas las edades están subrepresentados en el tratamiento ambulatorio, pero están más representados en el tratamiento hospitalario. Por ejemplo, pocos niños afroamericanos reciben tratamiento en hospitales psiquiátricos con fondos privados, pero muchos reciben tratamiento en centros residenciales de tratamiento con fondos públicos para jóvenes con trastornos emocionales. La idoneidad y los resultados de los servicios de salud mental entre la comunidad afroamericana miden los pocos ensayos clínicos que evalúan la respuesta de los afroamericanos al tratamiento basado en la evidencia; los datos limitados disponibles sugieren que, en su mayor parte, los afroamericanos responden favorablemente a todos los tratamientos. Sin embargo, existe un motivo de preocupación sobre la idoneidad de algunos procedimientos de diagnóstico y tratamiento, por ejemplo: En comparación con los blancos, que presentan los mismos síntomas, los afroamericanos tienden a ser diagnosticados con mayor frecuencia con esquizofrenia y con menos frecuencia con trastornos afectivos.

Además, un estudio encontró que el 27% de los negros en comparación con el 44% de los blancos recibieron medicamentos antidepresivos. Además, también se observa que los medicamentos más nuevos que tienen menos efectos secundarios a menudo se recetan menos a los afroamericanos que a los blancos. Aunque los datos sugieren que los negros pueden metabolizar los medicamentos psiquiátricos más lentamente que los blancos, los negros a menudo reciben dosis más altas que los blancos, lo que a su vez conduce a efectos secundarios más graves. Como resultado, los afroamericanos pueden dejar de tomar medicamentos a un ritmo mayor que los blancos con diagnósticos similares. El tratamiento farmacológico entre los estadounidenses de origen asiático también se centra en el origen étnico como un factor importante en la respuesta de un individuo a los medicamentos. Se sabe que las enzimas citocromos que son importantes para metabolizar los medicamentos psicotrópicos tienen variaciones polimórficas o mutaciones genéticas que dan lugar a diferentes formas de las mismas isoenzimas enzimáticas. Muchos estudios han demostrado que proporciones más altas de asiáticos que de blancos tienen una forma menos activa de isoenzimas CYP2D6 y CYP2C19. Estos hallazgos son consistentes con otros estudios que muestran que los asiáticos en general tienden a metabolizar los antipsicóticos mucho más lentamente que sus contrapartes blancas. Además de las diferencias genéticas, muchos factores ambientales, como la dieta, el uso de medicamentos a base de hierbas y otras diferencias en el estilo de vida, juegan un papel importante en la determinación de las tasas de metabolismo de los medicamentos y las respuestas clínicas a los medicamentos. *Todos estos factores deben tenerse en cuenta al recetar medicamentos a los asiáticos y a otros pacientes minoritarios, ya que, hasta ahora, la mayoría de los datos sobre el tratamiento farmacológico se basan principalmente en sujetos blancos.*

¿El Entrenamiento de Sensibilidad Cultural Étnica es un Requisito Obligatorio para Todos los Médicos?

Debemos tener en cuenta que la cultura juega un papel muy importante para influir en la formación y presentación de problemas psiquiátricos y las creencias de los pacientes sobre su enfermedad. Los estadounidenses de origen asiático, los latinos y otros grupos étnicos recién llegados con sus antecedentes culturales característicos y diversos y su estatus migratorio específico, hoy representan un desafío para los médicos. Se puede lograr una mejora en el reconocimiento y el tratamiento de las enfermedades mentales en los estadounidenses de origen asiático al capacitar a los médicos en sensibilidad cultural, rediseñar la estructura de la prestación de servicios en clínicas ambulatorias, educar a los inmigrantes sobre las enfermedades mentales y ampliar la nomenclatura y las prácticas en psiquiatría para incorporar los sistemas de creencia de otras culturas.

Con el rápido cambio demográfico en los Estados Unidos, es importante que todos los médicos puedan brindar atención culturalmente sensible a sus clientes y estar completamente preparados para atender a los estadounidenses en general. Estas habilidades son especialmente más importantes hoy en día en psiquiatría que nunca, donde los juicios clínicos están invariablemente influenciados por el origen étnico y la cultura tanto del psiquiatra como del paciente. En un esfuerzo por reducir y eliminar las disparidades en la atención médica, *el Consejo de Acreditación de Educación Médica para Graduados* exige que todos los programas de capacitación brinden experiencia supervisada en el tratamiento de pacientes con antecedentes culturales diversos. Muchos estados también han establecido pautas para el desarrollo profesional de los proveedores de servicios de salud mental para garantizar la competencia cultural entre todos los profesionales de la salud mental.

CAPÍTULO XI

Un encuentro cara a cara con el desarrollo intelectual pediátrico.

Investigaciones advierten que dejar de tomar antidepresivos durante el embarazo puede presentar riesgos

La búsqueda del gen que causa la esquizofrenia sigue viva y bien

La intervención en línea beneficia a las mujeres universitarias en riesgo de sufrir trastornos alimentarios

La fluctuación en los niveles de hormonas sexuales podría afectar el flujo de actividad del circuito en el ciclo hormonal de la mujer

Estudio reciente de los NIH indica un mayor riesgo de depresión entre las niñas con bajo peso al nacer

Investigaciones recientes de los NIH relacionan la depresión con el adelgazamiento óseo entre mujeres premenopáusicas

Nuevos estudios demuestran resultados en la medicación: tratamiento de psicoterapia para la depresión en mujeres de minorías de bajos ingresos

Lo más destacado del pasado podría llevarnos al futuro presente

Hospital Estatal de Camarillo, Camarillo, Condado de Ventura, California

¿Se crearon las hojuelas de maíz en una institución mental?

Del concepto a la mesa del desayuno... Las hojuelas de maíz se aventuran en la publicidad

Una rivalidad entre hermanos sobre The Breakfast Flake

Asilos Históricos Americanos

Nombres anteriores comúnmente dados a hospitales psiquiátricos

Sanatorios

Lista de hospitales psiquiátricos históricos

Breve reseña histórica detrás de la desinstitucionalización del Hospital Psiquiátrico Americano

El acto inverso

Una política orientada a devolver a las personas con enfermedades mentales a las cárceles

Encarcelamiento mental, Desinstitucionalización, Enfermedades mentales y encarcelamientos

Un breve estudio sobre el aumento de la tasa de encarcelamiento de pacientes psiquiátricos

¿Es el impacto estadounidense sobre la desinstitucionalización una bendición o una maldición?

Actualizando Nuestra Fe... Visión Teológica Global Espiritual sobre Historia Psiquiátrica

Entrar en el negocio de la salud mental

Una crisis mental en alta mar desde las cubiertas de los cruceros hasta las salas de Psicoanálisis 101

Establecer valores centrales para recuperarse de la enfermedad

Viviendas de apoyo: lucha contra la falta de vivienda en Connecticut

Punto en el recuento de tiempo

Alcanzando a los anfitriones de la casa Cumbre de vivienda de apoyo

Un Encuentro Cara a Cara con el Desarrollo Intelectual Pediátrico.

Una pequeña historia no tan dulce sobre el retraso mental inducido por químicos, que afecta a los no nacidos. La primera experiencia de Andrew con una enfermedad mental relacionada con un niño fue cuando tenía once años. Su madre había perdido recientemente su trabajo en la universidad y su hogar en el banco. La familia se mudó a otra ciudad y se mudó a una pequeña casa propiedad de un amigo de la familia, en las afueras de la ciudad de San Pedro Sula, la capital industrial de Honduras. Su nuevo vecindario estaba a millas de distancia de donde había pasado sus primeros años, donde había crecido. Su situación económica era muy diferente, ahora tenía que hacer nuevos amigos y empezar de cero. (Intentar ser la mitad de popular que antes en su antiguo vecindario y reajustar resultó bastante difícil a su edad). Sin embargo, este nuevo vecindario era una especie de ciudad rural inusual en ésta misma había muchas granjas, ranchos, ganado, animales salvajes y ríos. Barrio Las Palmas, era una pequeña comunidad de cuello azul rodeada de individuos en gran parte pobres, pero muy decentes, trabajadores y solidarios. De inmediato y casi al instante, se dio cuenta de que eran la única familia negra en el área. Al principio creía que sería difícil hacer nuevos amigos, aunque en esos momentos, Honduras era un país más consciente de la clase y menos preocupado por la raza y el color de la piel. Su herencia de las Indias Occidentales y afroamericanas y sus habilidades bilingües, en tal caso, definitivamente tuvieron sus ventajas.

Esta fue la primera parte de 1970, y tal vez la razón principal de su popularidad, fue que en aquel entonces la mayoría de la región centroamericana quería aprender inglés. Durante ese tiempo, menos del 5% de la población hondureña hablaba inglés, y ahora casi todos soñaban con mudarse a los Estados Unidos de América, donde casi todos querían hablar inglés. Treinta y nueve años después, parece como si todos estuviéramos esperando una migración inversa, hoy todos quieren aprender español. Como noté recientemente, incluso los políticos se han embarcado en una búsqueda tan sistémica, tal vez simplemente para tratar de capturar un porcentaje de ese creciente voto latino. Al encontrarse en este nuevo vecindario donde nadie por allí se parecía ni sonaba como él, su hermano mayor, que era once años mayor, se había mudado recientemente para vivir solo. Su hermana mayor se había casado y reubicado recientemente y su segunda hermana mayor estudió en la universidad y se quedó en el campus. Su madre también había desarrollado recientemente una enfermedad cardíaca y había sido hospitalizada antes de su reubicación, razones por las cuales su abuela había llevado a sus otros tres hermanos menores a vivir con ella en la costa, dejándolo solo a él y a su hermana de nueve años. El viaje a donde vivía su abuela estaba a solo tres horas de distancia, pero parecía ser más como un mundo lejos de aquel en el que ahora vivía. En parte, esto se debió a que tenía solo once años en ese momento y no se le permitía viajar sin supervisión a bordo de las líneas de autobuses interestatales. Pasaron los meses; sin embargo, no le tomó mucho tiempo a su hermana antes de que ella hiciera muchos nuevos amigos. En este momento, su madre permanecía dentro y fuera del hospital, haciendo un seguimiento con las visitas al médico y algunas veces readmitida para observaciones durante la noche. Aunque no tenía parientes inmediatos en la ciudad, tenía varios amigos cercanos y vecinos de apoyo, algunos de los cuales incluso la vigilaban cada vez que la hospitalizaban.

También tenía una prima cercana, Daliah, quien, aunque no vivía exactamente en la misma ciudad, estaba muy preocupada por el bienestar de ellos y se tomó el tiempo de visitarlos regularmente. Con todo lo que estaba sucediendo en sus vidas, tanto emocional como financieramente, Andrew se había visto obligado a abandonar la escuela ese año y pasó la mayor parte de su tiempo dando vueltas, jugando a la pelota, vagando en el bosque y explorando los alrededores cercanos, mientras hacía intentos en hacer nuevas amistades. El agua potable en su casa la habían suspendido debido a la falta de pago y ahora tenía que caminar varias cuadras para recoger agua de la fuente pública cercana para lavar, bañarse, limpiar y lavar la ropa. Para entonces también se había hecho amigo de un par de personas en el vecindario y podía recoger de su grifo exterior agua potable y para cocinar, el más cercano estaba a media cuadra de distancia... varias casas más abajo de la casa de los Espinoza. Los Espinoza era una familia completamente única. Fueron muy trabajadores, cariñosos, apreciados y, sin embargo, únicos en el verdadero sentido de la palabra. Parecían vivir el día a día, eso es un fenómeno psicológico, pero ni una sola vez parecieron miserables, resentidos ni tristes. El Sr. Espinosa y su amada esposa devota, Chavelita, eran dos de las personas más amables de la pequeña comunidad. Sin embargo, su historia inusual sigue siendo una de las más tristes que haya conocido.

Los Espinoza tuvieron cinco hijos biológicos, Stella, Nela, Fidel, Luis y Graciela. De sus cinco hijos, cuatro eran retrasados mentales o con discapacidades de desarrollo. Sin embargo, fue debido a las circunstancias inusuales dentro de la vida inusual de los Espinoza que Andrew llegó a experimentar su primer grupo colectivo de adultos selectivos con problemas psicológicos y fue a través de eso que también pudo tropezar y observar de cerca su primer caso pediátrico de desarrollo incapacitante.

Aunque han pasado muchos años desde entonces, su estudio de caso todavía lo desconcierta y lo sorprende hasta el día de hoy. Andrew y Luis habían comenzado a establecer una relación; jugaban fútbol juntos y muchas veces, incluso caminaban por el bosque. También montaban sus bicicletas y juntos cazaban pájaros e iguanas a veces; ayudaron a ordeñar vacas en la granja de Pinto a cambio de queso gratis. Sin embargo, para él seguía siendo una intriga constante, en cuanto a por qué de los cinco niños, ¿Luis era el único que disfrutaba de capacidades intelectuales comunes de funcionamiento entre sus hermanos? Aunque en ese momento, no se le prestó mucha atención a su estado mental. A menudo, Luis mostraba cambios de humor inexplicables que a veces convertían su juego en peleas a puñetazos. Los rumores activos en la ciudad eran que su padre había bebido, que era alcohólico y que como resultado de su consumo de alcohol sus otros cuatro hijos habían nacido con discapacidad intelectual. Algunas personas en toda la pequeña comunidad discutieron acerca de que Luis era funcional o "normal" porque el Sr. Espinosa había dejado de beber por varios años, pero que comenzó a beber nuevamente cuando Graciela, su hija menor, fue concebida. Graciela tenía unos seis o siete años cuando Andrew se mudó al vecindario. Él personalmente nunca vio al hombre beber, ni vio al Sr. Espinoza estar borracho durante todo el tiempo que fueron vecinos. Aunque el mito particular no tenía fundamento y no tenía sentido, todos parecían creerlo. A medida que Andrew crecía y llegaba a la edad, automáticamente se ocupó de familiarizarse con el alcoholismo en profundidad, sus funciones significativas y el estrés negativo y científico que coloca en el cuerpo. Fue después cuando finalmente se dio cuenta de que todos estaban equivocados y determinó que no habían sido más que rumores falsos. Dado el hecho de que el feto se forma en el útero de la madre, en lugar de en el esperma entregado a la mujer, el padre es simplemente el donante y no el receptor.

Dicho caso habría tenido una base más científica si su madre hubiese sido alcohólica, esto habría revelado una explicación más razonable de por qué todos los niños habían sido atacados, lo que resultó en FAS o síndrome de alcoholismo fetal. En un análisis crítico adicional de la situación de los Espinoza, recordó que el Sr. Espinoza trabajaba para el ESNEN, una rama ambiental química difusa del departamento de saneamiento hondureño. El trabajo del Sr. Espinoza consistía en estar cerca de barrios vecinos empobrecidos, en el campo, erradicando o rociando roedores, mosquitos y otras plagas y parásitos comunes del tercer mundo. Recordaba haberlo visto a él y a su tripulación mezclando sin saberlo, rociando químicos extremadamente tóxicos, como DDT y otros químicos letales con sus propias manos, y no llevaban máscara ni ningún otro tipo de equipo de protección. En aquellos días, no se sabía públicamente que la mayoría de los productos químicos fueran nocivos para la humanidad como lo son hoy en día y aquellos que, tal vez sabían sobre sus efectos peligrosos y desastrosos, hicieron todo lo posible para mantenerlo a menudo en silencio.

Aunque ahora el DDT y otras sustancias químicas tóxicas han sido prohibidas en todo Estados Unidos, todavía se enviaban y usaban comúnmente en Honduras y muchos otros países de América Latina y el Caribe. Cualquiera que haya vivido en Honduras a lo largo de los años setenta, tal vez aun así recuerda con frecuencia ver a estos hombres vestidos con sus uniformes grises, caminando en pequeños grupos de ocho brigadas, y rociando estas cosas sin siquiera usar máscaras sobre sus caras o guantes para proteger sus manos. Sin embargo, se cree que los responsables de la fabricación y comercialización de estos productos químicos tenían conocimiento y, por lo tanto, eran responsables de no educar adecuadamente a estos hombres que usaban los productos químicos sobre los peligros encontrados. Por supuesto, es interesante aceptar que el alcoholismo también podría haber jugado un papel crucial en esta historia, pero habría sido menor en virtud del descuido y la negligencia ingenua del Sr. Espinoza, en lugar del contacto físico inmediato. con su esposa después de trabajar con los químicos. Físico sí, pero tal vez en la forma en que su padre podría no haber tomado precauciones para proteger decisivamente a su familia. Hablando de manera realista, la Sra. Isabel (Chavelita) Espinoza y sus cuatro hijos discapacitados en el desarrollo fueron simplemente víctimas inocentes de una práctica ingenua e ignorante. Chavelita era simplemente una ama de casa común que se quedaba en casa y que había recibido una mala carta en la vida. Había encontrado una alegría relativamente tranquila y un consuelo espiritual inherente al quedarse en casa cuidando a sus cuatro hijos con problemas mentales. Aunque pobre y sin educación, ella mostró el amor incondicional, la compasión y la comprensión que tanto necesitaban. Lo implementó de tal manera, como si hubiera tenido algún tipo de entrenamiento avanzado en psicología.

Stella, la mayor, tenía unos veintidós años; Nella, la segunda niña tenía unos veinte años; Fidel tenía unos diecinueve años, Luis unos doce y Graciela siete. Luis también fue el único matriculado en la escuela primaria. Todos eran un grupo selectivo de familias pobres y con dificultades, que además estaban muy orgullosos y se apoyaban mutuamente. Todos se llevaban bastante bien. El nuevo vecindario de Andrew era una pequeña comunidad única. Estaba rodeado de granjas, fábricas, ríos, campos de caña de azúcar, paseos de piña y naranja, muchos campos abiertos en los que niños traviesos jugaban a los vaqueros e indios y también cazaban, y montaban caballos "a pelo." Todos se preocupaban, amaban y apoyaban unos a otros. Andrew había llegado a gustarles a todos. Hasta que un día, cuando Nella hizo un movimiento extraño que cambió todo y cambió su pequeña y pacífica comunidad. Andrew estaba cerca de los vecinos recogiendo agua para beber y cocinar, en la mayoría de las ocasiones llevaba dos cubos, uno de plástico para beber y cocinar, y uno de metal en el que recolectaba agua para lavar platos, bañarse, etc. Un par de minutos de estar allí notó que Nella había entrado al patio y se dirigía hacia él. Ella inmediatamente comenzó a golpearlo sin ninguna razón obvia; él se apartó de su camino y pensó que ella estaba tratando de ser juguetona al principio. Él sonrió y se apartó de su camino, pero ella siguió implacablemente siguiéndolo y esta vez haciendo ruidos y gruñidos, con una mirada enojada en sus ojos, mientras su enojo se intensificaba en ruidos, como animales, debido a su incapacidad para hablar.

Nella continuó haciendo gestos faciales y físicos extraños y definitivamente deseaba luchar contra él. Andrew rápidamente recogió sus dos cubos y comenzó a alejarse, pero finalmente ella metió la mano en su boca y sacó un juguete de plástico en miniatura verde y viscoso de lo profundo de su garganta y se lo arrojó. Éste aterrizó en el lado derecho del rostro de Andrew y en ese momento perdió el control. Giró el cubo de plástico que llevaba en su mano izquierda hacia ella, sin darse cuenta de inmediato tal vez por su fuerza o la pesadez del agua contenida en el cubo y la aparente cercanía de su alcance. El golpe cayó sobre su lóbulo temporal derecho, fue un caluroso día de verano y la sangre inmediatamente comenzó a brotar de su cabeza, cubriendo todo su rostro. Andrew entró en pánico, dejó caer sus cubos, saltó la cerca y corrió a su casa para esconderse debajo de su cama. Apenas recordaba haberla visto caer al suelo mientras huía, aunque confiesa que realmente no mira hacia atrás; "Estaba demasiado asustado".

Unos minutos más tarde, el Sr. Espinoza, su esposa, Nella, sus dos hermanos y hermanas, y pareciera que todo el pueblo estaba llamando a su puerta. "Pensé que vendrían a lincharme". Su madre acababa de salir del hospital y esta vez le habían diagnosticado presión arterial alta y una afección cardíaca. Andrew, sin embargo, estaba más preocupado por su piel que por la salud de su madre. "Por suerte para mí, el Sr. Espinoza era un hombre tranquilo y educado que aparentemente estaba acostumbrado al comportamiento extraño de sus hijos. También entendió las malas condiciones de salud de la madre ". El Sr. Espinoza, claramente habló muy suavemente, Andrew aún se negó a salir de donde se estaba escondiendo. "Podía escucharlo decirle a mi madre que sabía que sus hijos a veces eran terrores y siempre se metían en problemas y que algunos de los vecinos estaban hartos de ellos, pero que ella no merecía esto". Él le recordó que él también los castiga cada vez que alguien se quejaba de él o de su esposa. "Justo ayer tuve que sacar a Fidel y golpearlo con una soga mojada, porque robó un automóvil y se estrelló contra un poste de luz". Todo lo que quería era un par de lempiras para pagar la cuenta médica de Nella. Por supuesto, la madre no estaba en condiciones de castigar a Andrew. Su prima, Daliah, los visitaba y ella con gusto ofreció sus servicios. Daliah tenía unos seis pies de estatura, ciento ochenta libras y ella se metió debajo de la cama, sacó a Andrew de la casa y dejó que su trasero tuviera cada gramo de su peso. Ella golpeó su trasero con un ancho cinturón de cuero justo en frente de todos. Su madre también lo hizo disculparse y le ofreció pagar efectivamente todos los gastos médicos de Nella. Afortunadamente para todos, el corte en la cabeza de Nella no fue tan profundo como pensaban. Solo necesitaba una botella de peróxido de hidrógeno, un tubo de pomada antibiótica y curitas. A partir de ese día, Nella, sus dos hermanas y sus hermanos se mantuvieron lejos de Andrew y él estaba contento de no volver a molestarse con ellos.

Andrew no permaneció en el vecindario por mucho tiempo después del incidente denunciado. El siguiente viaje cuando su prima vino a visitarlo, le suplicó, le rogó y pudo convencerla de que, si ella llevaba a su hermana a vivir con ella en Puerto Cortés, su madre pronto la seguiría. Su sugerencia demostró que tenía razón. Fue así como finalmente salió de San Pedro Sula, el orgulloso capitolio industrial de Honduras. Desde entonces, él permaneció intrigado y desconcertado sobre toda la situación de afección de salud mental. Años después, sin saberlo, ingresó a la universidad y se especializó en psicología, pero nunca trabajó como psicólogo. Puerto Cortés está situado en la costa norte de Honduras y es conocido por ser uno de los puertos marítimos internacionales más grandes e importantes de América Central. Hernán Cortés fue su fundador original, por eso lleva su apellido.

Hernán Cortés fue también el fundador y conquistador de México. Está acreditado con matar casi por completo a la población nativa de dicho país. Irónicamente, también fue capturado y decapitado en Puerto Cortés. Puerto Cortés además tiene una de las mayores poblaciones de habla negra, inglesa y garífuna en el continente hondureño, solo superada por La Ceiba, la tercera ciudad hondureña más grande. Honduras se compone en gran parte de descendientes de las Indias Occidentales y personas Garinagus que fueron traídas a Honduras hace más de 200 años después de ser expulsadas por los británicos de San Vicente. Estas dos ciudades se comparan solo con las tres islas del continente por su patrimonio cultural africano. Las variadas razones para que una población tan grande de afrodescendientes se establezcan allí se deben principalmente a dos factores; 1) durante el comercio de esclavos, la mayoría de los negros trabajaban en los muelles, botes, grandes almacenes frente al mar y en ciudades cercanas y 2) a principios del siglo XX, las compañías bananeras británicas y estadounidenses también importaron cientos de miles de negros de Jamaica, Barbados y otras islas de las Indias Occidentales para trabajar en sus plantaciones. Sin embargo, históricamente, la mayoría de los negros más tarde eligieron permanecer asentados en toda la costa hondureña incluso después de la emancipación. Las ciudades más grandes en el interior montañoso del país se poblaron principalmente por descendientes de antiguos indios mayas esclavizados y otros indígenas tribales que trabajaban en los campos agrícolas, la madera y las minas de oro y plata. Por supuesto, el mestizaje o mezcla entre las culturas raciales en Honduras es bastante vasto, debido a la larga historia de matrimonios mixtos entre europeos, nativos americanos y descendientes de africanos negros.

Investigaciones Advierten que Dejar de Tomar Antidepresivos Durante el Embarazo puede Presentar Riesgos.

Las mujeres embarazadas que suspenden los medicamentos antidepresivos pueden aumentar significativamente su riesgo de recaída durante el embarazo, encontró un nuevo estudio financiado por el Instituto Nacional de Salud Mental del Instituto Nacional de Salud. Las mujeres en el estudio que dejaron de tomar antidepresivos durante el embarazo tenían cinco veces más probabilidades que las que continuaron usando estos medicamentos para experimentar episodios de depresión durante el embarazo, informaron Lee Cohen, MD del Hospital General de Massachusetts y colegas en la edición del 1 de febrero de la *Revista de la Asociación Médica Americana*.

La depresión es un trastorno incapacitante que se estima que afecta aproximadamente al 10% de las mujeres embarazadas en los Estados Unidos. Recientemente ha habido preocupación por el uso de antidepresivos durante el embarazo; sin embargo, lo que no se ha abordado es el riesgo de recurrencia de la depresión si alguien interrumpe el uso de antidepresivos. Este estudio arroja luz sobre el riesgo de recaída asociado con la interrupción de la terapia antidepresiva durante el embarazo. En el estudio, Cohen y sus colegas inscribieron a mujeres embarazadas que ya tomaban antidepresivos y luego observaron cuántas de las mujeres decidieron dejar de tomar sus medicamentos. Luego evaluaron el riesgo de recaída para las mujeres que interrumpieron versus mantuvieron la terapia antidepresiva. Contrariamente a la creencia de que los cambios hormonales protegen a las mujeres embarazadas de la depresión, este estudio demuestra que el embarazo en sí no es protector. Entre las mujeres embarazadas que dejaron de tomar antidepresivos, el 68% recayó durante el embarazo en comparación con el 26% que recayó a pesar de continuar con sus antidepresivos. Entre las mujeres que interrumpieron el uso y recayeron, el 50% experimentó una recaída durante el primer trimestre y el 90% lo hizo al final del segundo trimestre.

Este estudio demuestra la importancia de sopesar los riesgos no solo del uso de antidepresivos, sino también el riesgo de recaída si se descontinúan los antidepresivos. Destaca la importancia de que las mujeres discutan con sus médicos sus propios riesgos individuales y los beneficios del uso continuo de antidepresivos durante el embarazo.

La Intervención en Línea podría Beneficiar a las Mujeres Universitarias en Riesgo de Sufrir Trastornos Alimentarios

Un estudio financiado por el Instituto Nacional de Salud Mental (NIMH) de los Institutos Nacionales de Salud (NIH), publicado en la edición de agosto de 2006 de Archivos de Psiquiatría General, *Archives of General Psychiatry,* encontró que un programa de intervención basado en Internet puede prevenir a algunas mujeres de alto riesgo en edad universitaria de desarrollar trastornos alimenticios. Los investigadores realizaron un estudio a largo plazo a gran escala mediante ensayos controlados aleatorios de 480 mujeres en edad universitaria en el área de la Bahía de San Francisco y San Diego, California, que fueron identificadas en entrevistas preliminares como en riesgo de desarrollar un trastorno de alimentación. El ensayo incluyó un programa de intervención cognitivo-conductual basado en Internet de ocho semanas llamado "Cuerpos estudiantiles", que había demostrado ser efectivo en estudios previos a pequeña escala a corto plazo. La intervención tuvo como objetivo reducir las preocupaciones de los participantes sobre el peso corporal y la forma, mejorar la imagen corporal, promover una alimentación saludable y el mantenimiento del peso, y aumentar el conocimiento sobre los riesgos asociados con los trastornos alimentarios.

El programa en línea incluía lectura y otras tareas, como llevar un diario en línea de la imagen corporal. Los concursantes también participaron en un grupo de discusión en línea, moderado por psicólogos clínicos. Éstos fueron entrevistados inmediatamente después del final del programa en línea, y anualmente durante un máximo de tres años para determinar sus actitudes hacia su peso y forma, y medir la aparición de cualquier trastorno alimentario.

"Los trastornos alimenticios son complejos y particularmente difíciles de tratar. De hecho, tienen una de las tasas de mortalidad más altas entre todos los trastornos mentales ", dijo el director del NIMH, Thomas Insel, MD." Este estudio muestra que la intervención innovadora puede funcionar y ofrece esperanza a quienes intentan superar estas enfermedades ". Durante toda la vida, alrededor del 0,5 al 3,7 por ciento de las niñas y mujeres desarrollarán anorexia nerviosa, y alrededor del 1,1 al 4,2 por ciento desarrollará bulimia nerviosa. Alrededor del 0,5 por ciento de las personas con anorexia mueren cada año como resultado de su enfermedad, lo que la convierte en una de las principales enfermedades psiquiátricas que conducen a la muerte.

La anorexia generalmente se caracteriza por una resistencia a mantener un peso corporal saludable, un miedo intenso a aumentar de peso y otros comportamientos extremos que resultan en una pérdida de peso severa. Las personas con anorexia se ven con sobrepeso incluso cuando son peligrosamente delgadas. La bulimia generalmente se caracteriza por episodios recurrentes de atracones, seguidos de comportamientos de purga auto inducidos. Las personas con bulimia a menudo tienen pesos normales, pero al igual que las personas con anorexia, están muy insatisfechas con sus cuerpos. Todos los trastornos alimentarios implican múltiples factores biológicos, conductuales y sociales que no se comprenden bien.

La intervención pareció ser más exitosa entre las mujeres con sobrepeso que tenían índices de masa corporal (IMC) elevados de 25 o más al comienzo del programa. De hecho, entre estas mujeres en el grupo de intervención, ninguna desarrolló un trastorno alimentario después de dos años, mientras que el 11.9 por ciento de las mujeres con IMC basales comparables en el grupo control desarrollaron un trastorno alimentario durante el mismo período de tiempo. El IMC es un indicador confiable de la grasa corporal de una persona al medir su peso y estatura.

El programa también pareció ayudar a las mujeres en el área de la Bahía de San Francisco que tenían algunos síntomas de un trastorno alimentario al comienzo del programa, como vómitos auto inducidos; laxante, píldora de dieta o uso de diuréticos; o ejercicio excesivo. De aquellos en el grupo de intervención con estas características, el 14 % desarrolló un trastorno alimentario en dos años, mientras que el 30% de aquellos con estas características en el grupo control desarrolló un trastorno alimentario durante el mismo período de tiempo. Los autores sugieren que la intervención ayudó a estas mujeres de alto riesgo a estar menos preocupadas por su peso y forma, al tiempo que les ayudó a comprender las prácticas de alimentación y nutrición más saludables. *"Este es el primer estudio que muestra que los trastornos alimentarios pueden prevenirse entre los grupos de alto riesgo",* dijo el autor principal C. Barr Taylor, M.D., de la Universidad de Stanford. *"El estudio también proporciona evidencia de que los problemas de peso y forma elevados son factores de riesgos causales para desarrollar un trastorno alimentario",* agregó. El estudio sugiere que las opciones relativamente económicas, como las intervenciones basadas en Internet, pueden tener efectos duraderos en las mujeres con alto riesgo de desarrollar un trastorno alimentario. *Sin embargo, los autores señalan que los resultados no pueden generalizarse ampliamente porque hubo diferencias en las características basales de las mujeres y las respuestas al tratamiento entre los dos sitios utilizados en el estudio.* Además, la tasa a la que las mujeres se quedaron con el programa fue muy alta (se leyó casi el 80% de las páginas web del programa en línea), lo que sugiere que las participantes estaban excepcionalmente motivadas. *"Las mujeres que están menos motivadas pueden tener menos probabilidades de participar o seguir con este tipo de intervención a largo plazo",* agregó Taylor. Además, las mujeres con acceso restringido o sin acceso a las computadoras no podrían beneficiarse de un programa de intervención en línea. Sin embargo, los autores concluyen que dichos programas basados en Internet pueden ser un buen primer paso en un programa diligente diseñado para evaluar a las mujeres en busca de posibles riesgos de trastornos alimentarios. Los autores adicionales del estudio son Susan Bryson, MS, MA de la Universidad de Stanford; Kristine H. Luce, PhD de la Universidad de Stanford; Darby Cunning, MA de la Universidad de Stanford; Angela Celio, PhD de la Universidad de Chicago; Liana B. Abascal, MA de la Universidad Estatal de San Diego; Roxanne Rockwell de la Universidad Estatal de San Diego; Pavarti Dev, PhD de la Universidad de Stanford; Andrew J. Winzelberg, PhD de la Universidad de Stanford; y Denise E. Wilfley, PhD del Centro Médico de la Universidad de Washington.

La Fluctuación en los Niveles de Hormonas Sexuales podría Afectar el Flujo de Actividad del Circuito en el Ciclo Hormonal de la Mujer.

Recientes estudios de imagen realizados por el Instituto Nacional de Salud Mental (NIMH), han revelado que las fluctuaciones en los niveles de hormonas sexuales, durante los ciclos menstruales de las mujeres, afectan la capacidad de respuesta de sus circuitos de recompensa cerebral. Mientras que las mujeres ganaban recompensas, sus circuitos eran más activos, si estaban en una fase menstrual anterior a la ovulación y dominadas por el estrógeno, en comparación con una fase en la que están presentes el estrógeno y la progesterona. Según Karen Berman, M.D., jefe de la Sección NIMH sobre Neuroimagen Integrativa. *"Estas primeras imágenes de hormonas sexuales, que influyen en la actividad cerebral evocada por recompensas en humanos, pueden proporcionar información sobre los trastornos del estado de ánimo relacionados con la menstruación, las tasas más altas de trastornos de estado de ánimo y ansiedad de las mujeres, y su aparición posterior y un curso menos grave en la esquizofrenia"*, dijo el Dr. Berman agregó que *"estos estudios también pueden arrojar luz sobre las razones por las cuales las mujeres son más vulnerables a las drogas adictivas durante la fase previa a la ovulación del ciclo"*. Esta investigación también fue apoyada por la Dra. Berman y sus colegas, los Dres. Jean-Claude Dreher, Peter Schmidt y otros colegas del NIMH Programa de Investigación Intramural (*Intramural Research Program)* informan sobre su estudio de imágenes de resonancia magnética funcional *(FMRI)* y publicaron en las actas en línea del informe de la Academia Nacional de Ciencias el 29 de enero de 2007.

Philip Kohn y Daniella Furman del NIMH, sección sobre Neuroimagen Integrativa, David Rubinow de la Rama de Neuroendocrinología del Comportamiento del NIMH y otros colegas participantes también contribuyeron al estudio sobre la circuitería del sistema de recompensas que incluye: la corteza prefrontal, *sede del pensamiento y la planificación;* la amígdala, *el centro del miedo;* el hipocampo, *el centro de aprendizaje y memoria*; y el cuerpo estriado, que *transmite señales* de estas áreas a la corteza. Las neuronas del circuito de recompensa albergan receptores para el estrógeno y la progesterona. Sin embargo, la forma en que estas hormonas influyen en la actividad del circuito de recompensa en humanos aún no está clara para la ciencia. La investigación está en curso.

Para identificar los efectos hormonales en el circuito de recompensa, Berman y sus colegas analizaron la actividad cerebral de 13 mujeres y 13 hombres mientras realizaban una tarea que involucraba máquinas tragamonedas simuladas. Las mujeres fueron escaneadas antes y después de la ovulación, y las imágenes de resonancia magnética mostraron que el sistema de recompensa respondió de manera diferente cuando las mujeres anticiparon una recompensa en comparación con cuando la recompensa se entregó, dependiendo de su fase menstrual.

Cuando llegaron al premio gordo y realmente ganaron una recompensa, las mujeres en la fase preovulatoria activaron las áreas del estriado y del circuito vinculadas al placer y la recompensa más que en la fase postovulatoria. Los investigadores también confirmaron que la actividad cerebral relacionada con la recompensa estaba directamente relacionada con los niveles de hormonas sexuales. La actividad en la amígdala y el hipocampo estaba en sintonía con los niveles de estrógenos, independientemente de la fase del ciclo; La actividad en estas áreas también fue provocada por los niveles de progesterona, mientras que las mujeres anticipaban recompensas durante la fase postovulatoria. Los patrones de actividad que surgieron cuando se entregaron las recompensas durante la fase postovulatoria sugirieron que el efecto del estrógeno en el circuito de recompensa podría verse alterado por la presencia de progesterona durante ese período.

Los hombres involucrados en la investigación mostraron un perfil de activación diferente que las mujeres durante la anticipación y la entrega de recompensas, los hombres tenían más actividad en un área de *estación de transmisión de señal* de estriado durante la anticipación en comparación con las mujeres. El estudio también mostró que las mujeres tenían más actividad en el *área del centro ejecutivo* de la corteza frontal en el momento de la entrega de recompensas en comparación con los hombres.

Este Estudio Indica un Mayor Riesgo de Depresión entre las Niñas con Bajo Peso al Nacer

Este nuevo estudio muestra que el riesgo de las niñas de desarrollar depresión después de la pubertad aumentó significativamente si tenían bajo peso al nacer, pero el bajo peso al nacer no parecía ser solo un factor de riesgo más para la depresión. Más bien, parecía aumentar los efectos de riesgo de otras adversidades. El estudio de investigación financiado en parte por el Instituto Nacional de Salud Mental (NIMH), indicó que entre el 5,7% de las niñas que participaron en el estudio que tenían bajo peso al nacer, más del 38% desarrolló al menos un episodio de depresión en la adolescencia, en comparación con solo 8.4% con peso normal al nacer. Esto apunta claramente al hecho de que las adolescentes con bajo peso al nacer también tienen otro factor de riesgo, como el embarazo adolescente o el abuso sexual. Por lo tanto, sus probabilidades de desarrollar depresión aumentan a casi el 20% frente al 3.6% para las niñas con peso normal al nacer. La investigación también muestra que, si estas niñas tienen dos o más factores de riesgo, entonces dicho riesgo aumentaría a 68.5% versus 19.7% para las niñas con peso normal al nacer. Sin embargo, si estas niñas no tienen otros factores de riesgo, entonces su bajo peso al nacer no representa ningún riesgo adicional. La investigación también señaló que no aumenta el riesgo de depresión en los adolescentes varones con bajo peso al nacer.

Los doctores Elizabeth Jane Costello, Adrian Angold ambos de *Duke University*, y sus colegas, sugieren que *"estos hallazgos recientes indican que las adaptaciones en el útero que optimizan la supervivencia en condiciones adversas que pueden conducir a un bajo peso al nacer pueden afectar la capacidad de las niñas para lidiar con el estrés.* "Añadiendo que" *sus umbrales más bajos para la enfermedad desencadenada por el estrés pueden permanecer latentes hasta que encuentren adversidades que agoten su capacidad",* el informe fue publicado *en Archives of General Psychiatry* de marzo de 2007.

Los investigadores recurrieron a la evaluación de la depresión entre 1.420 niños y niñas de Carolina del Norte, de 9 a 16 años, durante la década de 1990, basándose en los recuerdos de las madres sobre el peso al nacer y otros factores de riesgo. "El bajo peso al nacer predijo depresión, solo en la adolescencia y solo en las niñas", incluso después de que otras adversidades relacionadas con la depresión, como vivir en un vecindario peligroso, tener padres solteros o con enfermedades mentales, o mala salud, se incluyeron en el análisis. los investigadores. Aunque los niños son más propensos a tener bajo peso al nacer, menos del 5% de los adolescentes con bajo peso al nacer se deprimieron, aproximadamente la misma tasa que otros niños. Los investigadores señalan que los niños parecen ser más propensos a los insultos del desarrollo temprano y tienen tasas más altas de trastornos de inicio temprano como el TDAH y el autismo, mientras que las niñas parecen más propensas a los trastornos de inicio tardío como la depresión. La fobia social, el trastorno de estrés postraumático y los trastornos de ansiedad generalizada fueron tres veces mayores en las niñas con bajo peso al nacer que en los niños o niñas con peso normal al nacer. Sin embargo, la evidencia sugiere que esto probablemente sea un reflejo del hecho de que estos trastornos se produjeron juntamente con la depresión. Estos últimos hallazgos alientan firmemente a *"los pediatras y los padres de niñas con bajo peso al nacer deben prestar mucha atención a su salud mental al entrar en la pubertad"*.

Vínculos con la Depresión Encontrados en el Adelgazamiento Óseo entre Mujeres Premenopáusicas

Un estudio reciente financiado en parte por el Instituto Nacional de Salud Mental (NIMH) y los Institutos Nacionales de Salud (NIH), nos muestra que las mujeres premenopáusicas con depresión incluso leve tienen menos masa ósea que sus pares no deprimidos. El estudio de investigación realizado sobre el nivel de pérdida ósea es al menos tan alto como el asociado con factores de riesgo reconocidos para la osteoporosis, incluido el tabaquismo, la baja ingesta de calcio y la falta de actividad física. Los huesos de la cadera, el sitio de fracturas frecuentes entre las personas mayores, se encuentran entre los que muestran el mayor adelgazamiento en las mujeres premenopáusicas deprimidas. La reducción de la masa ósea los pone en mayor riesgo de sufrir estas fracturas costosas, a veces fatales y otras a medida que envejecen, señalan los investigadores en la edición del 26 de noviembre de *Archivos de Medicina Interna.*

El informe fue presentado por Giovanni Cizza, MD, PhD, MHSc, del NIMH y el Instituto Nacional de Diabetes y Enfermedades Digestivas y del Riñón (NIDDK) de los NIH; Farideh Eskandari, MD, MHSc, y el subdirector del NIMH, Richard Nakamura, PhD. Quien indicó en su informe que *"la osteoporosis es una enfermedad silenciosa, a menudo el primer síntoma que ve un médico es cuando un paciente se presenta con un hueso roto. Ahora sabemos que la depresión también puede servir como una señal de alerta: que las mujeres deprimidas tienen más probabilidades que otras de acercarse a la menopausia que ya tienen un mayor riesgo de fracturas ".*

Los investigadores también concluyeron que después de que la masa ósea alcanza su pico en la juventud, el adelgazamiento óseo continúa durante toda la vida, acelerándose después de la menopausia. Los estudios preliminares sugirieron que la depresión puede ser un factor de riesgo para una masa ósea inferior al promedio, incluso en mujeres jóvenes premenopáusicas. Los resultados del estudio actual otorgan un peso considerable a esos hallazgos anteriores. El diseño del estudio redujo la posibilidad de que la masa ósea más baja estuviera relacionada con otros factores además de la depresión.

El estudio incluyó a 89 mujeres deprimidas y 44 mujeres no deprimidas, todas las participantes en la investigación tenían entre 21 y 45 años y todas eran premenopáusicas. Excepto por la depresión, los dos grupos fueron similares en factores de riesgo, incluyendo el consumo de calcio, cafeína y alcohol; de fumar; nivel de aptitud física; uso de anticonceptivos orales; y edad del primer período menstrual. Ambos grupos tenían un nivel socioeconómico relativamente alto y estaban bien alimentados. La única diferencia entre ellas era que las mujeres deprimidas estaban tomando medicamentos antidepresivos. Aunque estudios anteriores sugirieron que los adultos mayores que tomaban antidepresivos llamados inhibidores selectivos de la recaptación de serotonina tenían más fracturas óseas que otros, sin embargo, el último estudio mostró que los medicamentos no mostraron un vínculo directo con la baja masa ósea en mujeres premenopáusicas. El estudio del investigador también encontró que el 17% de las mujeres deprimidas tenían un hueso más delgado en una parte vulnerable de la cadera llamada cuello femoral, en comparación con el 2% de las que no estaban deprimidas. Se encontró baja masa ósea en la columna lumbar, en la parte baja de la espalda, en el 20% de las mujeres deprimidas, pero solo en el 9% de las mujeres no deprimidas. La masa ósea se midió mediante una técnica de rayos X llamada exploración DXA. Los investigadores encontraron que tampoco hubo un vínculo significativo entre el grado de pérdida ósea y la gravedad de la depresión o el número acumulado de episodios depresivos. Las mujeres deprimidas habían sido diagnosticadas con depresión leve y estaban teniendo o recientemente tuvieron episodios depresivos. Otros contribuyentes de NIH y NIMH al estudio, como el NIDDK, el Centro Clínico de NIH y el Centro Nacional de Medicina Complementaria y Alternativa, concluyeron que *"la depresión generalmente no está en las pantallas de radar de los médicos como un factor de riesgo importante para la osteoporosis, particularmente para mujeres premenopáusicas, pero debería serlo"*. Las muestras de sangre y orina también mostraron que las mujeres deprimidas tienen desequilibrios en las sustancias del sistema inmunitario, incluidas las que producen inflamación, en comparación con sus pares sanos. Este hallazgo adicional fortalece el caso de un posible vínculo entre los desequilibrios inducidos por la depresión en el sistema inmune y la pérdida ósea acelerada. Las muestras de sangre y orina se tomaron cada hora durante un día completo, proporcionando una imagen más verdadera que las pruebas menos frecuentes, como se había hecho en estudios anteriores. Los desequilibrios del sistema inmunitario pueden estar vinculados al exceso de adrenalina, ya que la parte del sistema nervioso que produce adrenalina es hiperactiva en las personas deprimidas. El aumento de adrenalina puede sobre estimular el sistema inmune. En comparación con las demás, las mujeres deprimidas en este estudio tenían niveles más altos de proteínas del sistema inmunitario que promueven la inflamación y niveles más bajos de las que la previenen. El estudio también mostró que una de estas proteínas promotoras de inflamación, IL-6, es conocida por promover la pérdida ósea y que, a nivel molecular, los huesos se descomponen rutinariamente y sus minerales, especialmente el calcio, se reabsorben en la sangre, donde viajan por todo el cuerpo para realizar funciones cruciales en las células. Al mismo tiempo, el cuerpo construye el hueso de nuevo. Los investigadores concluyeron que los desequilibrios encontrados en este ciclo normal de reabsorción y acumulación ósea, como los altos niveles de IL-6, podrían promover la pérdida ósea, sugieren los investigadores.

La misión NIMH del Instituto Nacional de Salud Mental es reducir la carga de los trastornos mentales y del comportamiento a través de investigaciones sobre la mente, el cerebro y el comportamiento. Los Institutos Nacionales de Salud NIH, *es la principal agencia de investigación médica de la nación*, encabeza 27 Institutos y centros y es un componente del *Departamento de Salud y Servicios Humanos de EE. UU.* Cuál es la principal agencia federal para llevar a cabo y apoyar la investigación médica básica, clínica y trasnacional, e investiga las causas, los tratamientos y las curas para las enfermedades comunes y raras. Para obtener más información sobre NIH y sus programas, visite el sitio web de NIH y NIMH.

Se Cree que estos Estudios Recientes Muestran Resultados Probados en la Medicación y el Tratamiento de Psicoterapia para la Depresión entre las Mujeres de Minorías de Bajos Ingresos.

Una reciente publicación de prensa en tratamiento combinado con medicamentos y psicoterapia muestra síntomas depresivos reducidos en mujeres de poblaciones minoritarias, según una investigación reciente financiada por el Instituto Nacional de Salud Mental (NIMH). Los participantes en este estudio fueron en su mayoría mujeres afroamericanas y latinas de bajos ingresos, que tienen un alto riesgo de depresión. Todos los participantes en los ensayos controlados eran clientes de los servicios de salud y bienestar del condado. A los participantes, se le asignó al azar un antidepresivo, psicoterapia o derivación a un proveedor de servicios comunitarios de salud mental. La autora principal del estudio, Jeanne Miranda, PhD. del Instituto de Neuropsiquiatría de la Universidad de California en Los Ángeles, concluyó que *"la atención estructurada reduce la depresión mayor en estos pacientes diversos y empobrecidos".* También agregó que *"este estudio amplía la base de conocimientos al evaluar los tratamientos para la depresión entre las mujeres jóvenes, predominantemente minoritarias. Es el primer estudio que informa a los proveedores que el tratamiento de la depresión en esta población puede mejorar significativamente la capacidad de estas mujeres para sentirse y ser funcionales ".*

Los resultados muestran que las mujeres de bajos ingresos, en poblaciones minoritarias, se benefician del tratamiento de la depresión, cuando se combina con un alcance intensivo y un estímulo para apoyar las intervenciones. Las mujeres no solo lograron niveles más bajos de síntomas depresivos, sino que también obtuvieron niveles más altos de funcionamiento en la vida diaria.

El apoyo de divulgación también incluyó transporte, cuidado de niños y tiempo considerable para ganar la confianza de cada uno de los participantes, lo cual fue una parte esencial del estudio. Miranda y sus colegas examinaron a miles de mujeres por su origen étnico, depresión mayor y factores de exclusión, mientras asistían a programas de subsidio de alimentos y clínicas de planificación familiar para mujeres, bebés y niños, en cuatro condados suburbanos cerca de Washington, D.C.

Se reclutaron tres grupos culturales. De las 276 mujeres que cumplieron con los criterios, aceptaron el tratamiento y fueron aleatorizadas en el ensayo, 117 eran negras, 134 eran hispanas y 16 eran blancas. La edad promedio era de 29.3 años, el 60% vivía en o debajo de las pautas federales para la pobreza, y el 37.1 por ciento no se había graduado de la escuela secundaria. Las mujeres habían experimentado tasas extremadamente altas de exposición a traumas, incluyendo violación, abuso infantil y violencia doméstica. También se encontraron altas tasas de trastorno de estrés postraumático. Cada mes durante 6 meses, los participantes completaron una versión de una herramienta de medición psiquiátrica estándar para comparar los síntomas de depresión y las puntuaciones de funcionamiento a lo largo del tiempo.

Las mujeres asignadas a medicamentos fueron tratadas con paroxetina durante 6 meses. Si un paciente no toleraba el antidepresivo o mostraba una respuesta significativa, se prescribía bupropión, un antidepresivo con un perfil médico diferente. Las mujeres asignadas a psicoterapia fueron tratadas por psicoterapeutas experimentados en 8 sesiones semanales de terapia cognitiva conductual (TCC). Los tratamientos se proporcionaron con mayor frecuencia en o cerca de la clínica del condado donde se identificaron las mujeres. La TCC enseñó a los participantes, técnicas para controlar el estado de ánimo, refutar el pensamiento que puede mantenerlos deprimidos, participar en actividades agradables, revertir las creencias autodestructivas y obtener el apoyo social de los demás. Los medicamentos y la psicoterapia fueron significativamente más efectivos para disminuir los síntomas depresivos que la muestra de referencia comunitaria, que recibió poco tratamiento. Con la derivación comunitaria, los investigadores hicieron citas para recibir atención, pero muy pocas mujeres asistieron a las sesiones. Los medicamentos fueron más efectivos que ningún tratamiento a los 6 meses para reducir los síntomas depresivos de los pacientes, mejorar la vida en el hogar y el trabajo y aumentar su capacidad de llevarse bien con los demás y participar en actividades sociales. La psicoterapia fue más efectiva que ningún tratamiento a los 6 meses para disminuir los síntomas depresivos y relacionarse con los demás, pero no mejoró la vida familiar y laboral.

Las 88 mujeres en el grupo de medicamentos tenían el doble de probabilidades que las referidas a atención comunitaria para lograr una reducción significativa en las puntuaciones de la escala de calificación de depresión.

Los investigadores creen que sin un alcance que involucre educación, estímulo para cumplir con el tratamiento, el transporte y el cuidado infantil, es probable que pocas mujeres pobres reciban el tratamiento adecuado para la depresión. Los resultados finalmente sugirieron que el tratamiento de la depresión en esta población mejora el funcionamiento de estas mujeres jóvenes si tienen las herramientas para superar las barreras para la atención y recibir servicios de tratamiento. Los hallazgos de la investigación aparecen en la edición del 2 de julio de la revista *Journal of the American Medical Association*.

La Búsqueda del Gen que Causa la Esquizofrenia Sigue Viva y Bien

A pesar de la evidencia prometedora de que se pudo encontrar un gen estrechamente relacionado con la esquizofrenia en el cromosoma humano número 1, un equipo internacional de científicos que investigó el cromosoma en más de 2, 900 pacientes, concluyó que no estaba allí. En conclusión, los miembros del equipo de investigación científica patrocinado por el Instituto Nacional de Salud declararon que "la mala noticia es que no pudimos encontrarla, sin embargo, la buena noticia es que ahora podríamos concentrar nuestros esfuerzos en otras regiones del país". genoma, como los cromosomas 6, 8 y 13." El resultado de los hallazgos fue publicado en la edición de 'Los Cazadores de Genes' del 26 de abril de 2002 en el área de ciencias.

Avance rápido (The Scientist 20/16), la esquizofrenia y la sinapsis: "en comparación con los cerebros de individuos sanos, los de personas con esquizofrenia tienen una mayor expresión de un gen llamado 'C4', según un artículo publicado en NATURE 1/27 / 16 "El gen codifica una proteína inmune que se ilumina a la luz de la luna en el cerebro como un erradicador de las 'sinapsis' de conexiones neuronales no deseadas". estudios de asociación 'que apuntaban al locus de' histocompatibilidad mayor ', como una región clave asociada con el riesgo de esquizofrenia.

¡La investigación sigue viva y bien! Según una investigación reciente financiada por los NIH, (poda sináptica fugitiva sospechosa durante la adolescencia... el riesgo genético más fuerte conocido de la esquizofrenia, ahora se ha reconstruido). El horizonte genómico de la esquizofrenia... el sitio en el que se aloja el cromosoma 6, el gen C4 se eleva, muy por encima de otras áreas asociadas al riesgo en el horizonte genómico esquizofrénico, lo que marca su mayor influencia genética conocida. Este nuevo estudio es el primero en explicar cómo las versiones genéticas específicas funcionan biológicamente para conferir riesgo esquizofrénico "¡Esperé más de treinta años para escribir esta valiosa pieza!"

Este artículo destaca las arduas búsquedas científicas durante la primera parte del milenio. Dichos artículos ya destacaban los desafíos de identificar las raíces genéticas de enfermedades complejas. "La esquizofrenia es un trastorno psiquiátrico tan complejo que no puede explicarse ni por un solo gen alterado ni por una sola causa ambiental. Existen claramente componentes genéticos, pero es probable que sean variados e interactúen de muchas maneras con factores no genéticos," el científico concluyó en su declaración. Aunque estudios recientes han sugerido que los genes asociados con la susceptibilidad a la esquizofrenia se encontrarían en la 'q' o brazo largo del cromosoma 1, una región separada del brazo corto, conocida como "p". En su estudio, los investigadores buscaron laboriosamente asociaciones entre marcadores genéticos en el cromosoma 1 y esquizofrenia en familias que tenían más de un miembro diagnosticado con la enfermedad. Este enfoque, llamado análisis de enlace genético, se utiliza para detectar la ubicación en el cromosoma donde residen los genes de la enfermedad. Sin embargo, al agrupar sus recursos y datos, y acordar cómo atacar el problema en una gran muestra de familias afectadas, el científico ha podido utilizar rápidamente este tipo de análisis de enlace genético para saber si estaban en el camino correcto. Esto dio como resultado la conclusión de que aún es posible que los genes en el cromosoma '1 q' contribuyan a la enfermedad, pero que solo influirían en una pequeña proporción de pacientes. "La biología es complicada y la búsqueda de genes que contribuyen a un gran número de casos es interminable". "Aunque una variedad de factores genéticos y ambientales están en juego en el cáncer, los trastornos cardiovasculares y la diabetes, sin embargo, a pesar de las dificultades, estamos obteniendo más cerca de comprender las causas moleculares de la esquizofrenia". Dijo el científico líder, mientras elogiaban e insinuaban los avances en la imagen, la neuroanatomía, el análisis genético y la psicofarmacología que se implementan diariamente y se presentan en la lucha contra la enfermedad debilitante. La población estimada de Connecticut al 23 de julio de 1,868 era de 521, 965; para 1,880, la población había aumentado en más del 19% a 622,700. A partir de julio de 1,900, la población mostró un aumento de más del 47% y se estimó en 908,420. Durante el período de treinta y dos años que se abrió el Hospital de locos de Connecticut, el número de pacientes hospitalizados aumentó en 1,900 a 2,078 con una tasa de admisión de 228 por cada 100,000 habitantes. A partir de entonces, asociado con el aumento constante de la población de Connecticut, hubo un aumento obvio en el número de personas que necesitaban servicios psiquiátricos.

Esta tendencia influyó en la construcción y apertura del hospital estatal de Norwich en 1,904 y del Hospital estatal de Fairfield en 1,933. Al cierre del año fiscal de 1,940, 7.532 pacientes fueron hospitalizados en los tres hospitales psiquiátricos estatales, con una tasa de ingreso de 412 por hospital. 100.000 Tal que mostró un aumento de más del 80% desde 1,900. Mientras tanto, la población de Connecticut había aumentado durante el mismo período de cuarenta años a 1.711.800; o en más del 88%. El 30 de junio de 1940, la población reportada era de 7,532, dentro de los tres hospitales estatales; comprendió más pacientes femeninos, 51.56% que pacientes masculinos 48. 44 de estos, o casi 66%, fueron el primer ingreso y un poco más del 34%, tuvieron dos o más ingresos. Más del 53% de los pacientes tenían más de 50 años y casi el 29% de este grupo tenía más de 60 años; más del 36% tenían entre 30 y 50 años de edad; y casi el 11% tenía menos de 30 años. Hasta la década de 1950, en la mayoría de los Estados Unidos se disponía de muy pocos datos estadísticos escritos sobre el número de pacientes mentales y la incidencia de enfermedades mentales. La mayor parte de la información se obtuvo de los registros institucionales del individuo y de los informes realizados por las diversas Comisiones Especiales, designadas por los Gobernadores de cada estado. Según un informe anual realizado por el Departamento de Salud Mental para el período que finaliza el 30 de junio de 1958, la readmisión ha desempeñado un papel cada vez más importante en el volumen de ingresos totales. En 1948 representaban el 30% de las admisiones (excluidas las transferencias), mientras que en 1957-1958 constituían alrededor del 40%. El grado de influencia de la readmisión se ha ampliado continuamente desde 1938. En ese año constituyeron el 20% de las admisiones totales. Por cada período de diez años ha habido un aumento del 10% en la proporción de readmisión. Durante el año fiscal 1962, la readmisión superó las primeras admisiones en 844 y comprendió casi el 56% de todos los pacientes ingresados en los tres hospitales estatales; y los pacientes masculinos excedieron a las pacientes femeninas en más del 11%. Casi el 69% de los pacientes habían ingresado en el certificado médico de 30 días; más del 26%, en estado voluntario; poco más del 2%, como transferencias de instituciones penales; y menos del 1%, por orden del circuito, sucesiones y cortes superiores.

En 1967, el reingreso a los tres hospitales comprendía el 63% de todos los ingresos en comparación con el 37% en 1955; la tasa de admisión fue de 361 por 100.000 habitantes. Desde 1955, la duración de la hospitalización ha mostrado una disminución constante; El 56% de los pacientes en los hospitales psiquiátricos estatales ese año, permanecieron por menos de tres meses; mientras que, en 1967, el 78% permaneció menos de tres meses y el 91%, menos de un año. "Durante ese tiempo, más del 25% de todos los pacientes habían sido acusados de los hospitales durante 20 años o más". Durante el año fiscal de 1967, 10.300 personas fueron ingresadas en los tres hospitales estatales. 3.792, o casi el 37%, fueron los primeros ingresos y 6.508, o más del 63%, los reingresos; las admisiones y reingresos masculinos han seguido excediendo las admisiones femeninas y representaron más del 58% de las primeras admisiones y casi el 67% de todos los reingresos lo han hecho. Aunque casi el 54% de todas las admisiones fueron por certificados médicos de 30 días, se observó un marcado cambio a las admisiones informales en el Hospital Fairfield Hills, que representó más del 45% de sus ingresos totales; mientras que solo el 3% de las admisiones a Connecticut Valley Hospital y menos del medio por ciento, al Hospital Norwich, eran informales. Más del 40% de las admisiones al Hospital Connecticut Valley y el 37%, al Hospital Norwich, fueron de forma voluntaria.

Durante el año fiscal de 1972, 14.181 pacientes fueron ingresados en los tres hospitales estatales. 4,309, o más del 30% por ciento, fueron primeros ingresos y 9,872, o casi el 70% fueron reingresos; las admisiones y reingresos masculinos han continuado superando a todas las admisiones femeninas y representaron casi el 70% de las primeras admisiones y un poco más del 70% de todos los reingresos. Casi el 49% de las admisiones fueron por un certificado médico de 15 días; casi el 38% fueron de forma voluntaria; menos del 5%, por orden judicial; y menos del 1%, de manera informal. Fairfield Hills había revertido la tendencia a los ingresos voluntarios y el método informal fue utilizado por menos del 2% de sus pacientes. La tasa de admisión para Connecticut durante este período fue de 520 por 100.000 habitantes. Durante un período que abarca 103 años (1869-1972), el censo diario promedio en el *Connecticut Valley Hospital*, anteriormente (*Connecticut State Hospital*), se calculó en un período de 12 meses, a intervalos de aumento de diez años, de 225 pacientes en 1869 a 3,206 en 1939 y posteriormente disminuyó a 1.037 pacientes en 1972 (año fiscal). Durante los primeros 70 años hubo un aumento en el número de pacientes hospitalizados en el hospital estatal de Connecticut de casi el 1.32%. De 1939 a 1959 (antes de la unidad), hubo una disminución de más del 10% en la población hospitalaria. Durante los siguientes trece años (incluido el período de descentralización), la disminución fue de más del 61%.

En todo Connecticut y el resto del país, las admisiones excedieron constantemente los egresos hasta mediados de la década de 1960. En un intervalo de diez años, el número de ingresos varió de un máximo de 54.7 por ciento por encima del número de pacientes dados de alta en 1899 del 4.2 por ciento por encima, en 1969. Durante un período de tres años, del 1 de julio de 1964 al 30 de junio de 1967, el número de descargas excedió constantemente el número de admisiones en más del 12,6 por ciento durante (FY) 1964-1965 en más del 28 por ciento durante el año fiscal 1965-1966; y en más del 12 por ciento durante el año fiscal 1966-1967. Durante los siguientes tres años, la tendencia se revirtió y el número de ingresos excedió el número de altas en menos del 1 por ciento a más del 4 por ciento. Durante el año fiscal que terminó el 30 de junio de 1971, las altas excedieron las admisiones en menos de la mitad de un por ciento y durante el año que terminó el 30 de junio de 1972, en más del 2 por ciento.

Lo más Destacado del Pasado, Podría Llevarnos al Presente... ¡Nuestro Futuro!

Castigo antes del tratamiento... el tratamiento para los enfermos mentales de las raíces de hoy se plantó en la mentalidad colonial estadounidense del siglo XVII. Antes de esa era, la enfermedad mental no se veía como una enfermedad tratable, *sino como una forma de posesión maldita y demoníaca y un estado adecuado, solo para la destrucción*. Durante esos momentos, surgieron varios métodos para tratar y manejar a los enfermos mentales en los Estados Unidos de América y en todo el resto del mundo. Estas dos tendencias principales fueron la atención institucional, en forma de hospitales psiquiátricos estatales y del condado y luego la desinstitucionalización. Esto último resultó en una forma de movimientos comunitarios de salud mental de la década de 1960. Esta transición creó una nueva forma de institucionalización basada en la comunidad y se basó en la reducción de dos tercios en la población residente de grandes instituciones públicas. En la primera parte del siglo XVII, las creencias en posesión demoníaca y brujería eran la actitud más frecuente hacia este tipo de enfermedad en Estados Unidos. Ni la enfermedad mental ni su tratamiento adecuado fueron atendidos o entendidos. Los juicios de brujas de Salem de mediados de 1600 representaron la culminación de un enfoque exorcista y abusivo de los enfermos mentales. En la segunda mitad del siglo, este enfoque dio paso a formas más leves de encarcelamiento diseñadas para proteger al público en general de las personas afectadas por enfermedades mentales sin causar daños innecesarios al paciente.

En aquel entonces, había esencialmente dos clases de personas con enfermedades mentales: (a) los propietarios y (b) los pobres. Se esperaba que las familias propietarias construyeran dependencias similares a células para albergar a sus miembros afectados, así como para absorber el costo de la atención, como la alimentación, el tratamiento, la ropa y para proporcionar lo esencial. Varias soluciones para el cuidado de los pobres locos se desarrollaron durante la segunda mitad del siglo y estos fueron los predecesores del sistema comunitario de salud mental tal como lo conocemos hoy... colocación en hogares de acogida y hospitales para enfermos mentales. Los pobres enfermos mentales presentaban problemas para toda la comunidad. Su comportamiento, a menudo a la vista del público, hizo que las personas se preocuparan por el daño real o imaginario que las personas afectadas podrían hacerse a sí mismas o a otros. Las leyes fueron desarrolladas para prohibir que ellos vagaran de una comunidad a otra, obligando a las comunidades a asumir la responsabilidad de sus propios miembros enfermos. Se impuso un sistema de impuestos para proporcionar asistencia financiera a las familias que no podían permitirse construir dependencias adecuadas para sus enfermos mentales. Los funcionarios de la ciudad fueron acusados de la responsabilidad de albergar y cuidar a la persona 'levemente loca' que no tenía familias o cuyas familias no podían cuidarlos. La población y la concentración de personas con enfermedades mentales que residen en las comunidades aumentaron hacia fines del siglo XVII. Esto provocó el concepto de casas de trabajo y casas de beneficencia como una forma de proporcionar refugio para los pobres y los enfermos mentales. Aunque este período se caracterizó, en el peor de los casos, por el tratamiento punitivo y abusivo de los enfermos mentales y, en el mejor de los casos, por la negligencia benigna de la comunidad, dio origen a muchos conceptos centrales para la comprensión de la cronicidad psiquiátrica en la actualidad. Sin embargo, fue durante ese tiempo que se estableció el estigma de las enfermedades mentales en este país y de él todavía podemos reconocer el desarrollo temprano del concepto contemporáneo de atención, "tratamiento público versus privado", la expulsión o la responsabilidad de la comunidad de colocación de crianza para cuidado de los enfermos mentales, y la necesidad de instituciones especiales para el cuidado de los enfermos mentales.

A fines del siglo XVII, la institucionalización había sido reemplazada por la caza de brujas; Sin embargo, el objetivo básico era proteger a la sociedad, no cuidar al individuo. Sin embargo, a principios de la mitad del siglo XVIII, el tratamiento de los enfermos mentales en realidad retrocedió para incluir el confinamiento represivo y la tortura física y mental en forma de aislamiento y negligencia. No fue sino hasta la segunda mitad del siglo XVIII que los cambios aparecieron gradualmente en el horizonte.

En ese momento, Filadelfia se convirtió en el centro de la reforma humanitaria y racional bajo la influencia de los cuáqueros, en particular, Benjamín Rush. El primer hospital general en Estados Unidos, el Hospital de Pensilvania, fue fundado para tratar enfermedades mentales y físicas. Ofreció los primeros intentos de tratamiento curativo para los locos. Aunque el tratamiento según los estándares actuales todavía era algo bárbaro, representaba los primeros signos de opiniones humanitarias y racionales de la enfermedad mental y un enfoque en el cuidado y la cura del individuo, en lugar de únicamente en la protección de la sociedad. Catorce años después, el *Eastern Lunatic Hospital* abrió sus puertas en Williamsburg, Virginia. Fue el primer hospital en Estados Unidos construido exclusivamente para los enfermos mentales, y sigue siendo el único hospital estatal de este tipo durante más de 50 años.

Los métodos de tratamiento de la época incluían flebotomía, inmersión en agua, centrifugado y uso excesivo de restricción. La reforma del tratamiento humanitario racional en Estados Unidos se atribuye a Benjamín Rush, movimientos similares en París, Francia y York, Inglaterra, sin duda influyeron en el Dr. Rush. Philippe Pinel, en el Hospital Salpetriere, en París, instituyó el "tratamiento moral" en toda Europa sacando a los pacientes mentales de cadenas, quitándolos como espectáculos públicos y aplicando conceptos de confianza e interacción humana como tratamiento. Del mismo modo, William Tuke instituyó El Retiro (*The Retreat*) en 1786 en York, Inglaterra, como reacción contra los tratamientos médicos abusivos de la época. El Retiro, basado en los principios de no estigmatización y el mantenimiento de un ambiente familiar, amabilidad y consideración, se destaca principalmente por su papel en la eliminación de la práctica de la flebotomía como una forma aceptada de tratamiento para la locura. En este contexto, Rush instituyó reformas importantes en las condiciones físicas de los asilos y hospitales; la introducción del trabajo y la actividad recreativa como terapéutica; la separación de los seriamente locos de los levemente locos; la separación de los violentamente locos de otros reclusos; la separación de las unidades de pacientes masculinos y femeninos en diferentes unidades; la contratación de asistentes masculinos y femeninos inteligentes y compasivos para interactuar con los pacientes, participar en actividades y participar en el discurso social normal; y la restricción de visitantes que podrían ser molestos para los pacientes.

Antes del establecimiento del Departamento de Salud Mental del Estado de Connecticut en 1953, cada uno de los tres hospitales estatales era autónomo y existía muy poca o ninguna comunicación entre ellos. El Comité Conjunto de Hospitales Mentales del Estado (JCOH), que originalmente sirvió en 1940 como un foro informal y no oficial para los tres superintendentes y miembros seleccionados de sus respectivas Juntas Directivas (más tarde se convertiría en una agencia oficial en 1945). Tuvo poco impacto en los hospitales, su personal y sus pacientes. Las tres Juntas continuaron estableciendo sus propias políticas y operando de manera independiente... Los jefes de departamento de los tres hospitales tenían poco, si alguno, contacto entre ellos, no existía colaboración, cooperación o consulta y los recursos de un hospital no se extendían al otro. hospitales Cada uno de estos hospitales estatales operaba dentro de sus propias comunidades aisladas y era en gran medida autosuficiente. La implementación del concepto de autoridad central, implícito en la creación del nuevo Departamento, generó considerables sospechas y comportamientos defensivos por parte de las Juntas Directivas y los superintendentes. Se movilizaron recursos políticos y lealtades comunitarias para proteger los intereses creados y los límites territoriales existentes.

El doctor Blasko, que se convirtió en el primer Comisionado designado del Departamento de Salud Mental de Connecticut, fue percibido como un extraño, que amenazó el statu quo. Sus visitas a estos hospitales crearon una ansiedad considerable. Esto se vio reforzado por sus intentos de mejorar los servicios prestados a los pacientes e implementar terapias psiquiátricas innovadoras y modernas, así como establecer programas de capacitación e investigación. Sus esfuerzos por mejorar las condiciones lo llevaron al nombramiento de un Coordinador de Investigación y Capacitación, como miembro de su personal superior. Serían los representantes por primera vez de psiquiatría y enfermería de cada uno de los tres hospitales operados por el estado que se reunieron para discutir los programas de capacitación existentes y ayudar a planificar otros nuevos. Desafortunadamente, estos contactos fueron limitados y no mejoraron las relaciones entre los hospitales y su personal. El Dr. Blasko se desempeñó como Comisionado durante tres años hasta junio de 1957. Poco después, la Legislatura promulgó una ley, que invirtió la autoridad departamental en la persona del Comisionado, convirtiendo así a las Juntas Directivas en un estado consultivo.

La próxima década podría verse como un período de transición de la autoridad descentralizada a la centralizada. El personal superior del Comisionado de Salud Mental contribuyó involuntariamente a la lucha tácita, pero obvia, del personal administrativo de cada uno de los tres hospitales para permanecer autónomo y resistir los cambios externos a sus respectivas instituciones. El personal multidisciplinario coordinador designado por el Comisionado estaba en una posición insostenible de ser "plenipotenciarios, sin carteras", mientras que, al mismo tiempo, se clasificaba como supervisores técnicos de su contraparte en las instalaciones operadas por el Departamento de Salud Mental. Aunque sin autoridad de línea, representaban al Comisionado y, a menudo por implicación, estaban investidos de su autoridad.

La operación diaria de cada instalación volvería a ser responsabilidad del Superintendente y rara vez se cuestionarían sus decisiones. En ocasiones, las comunicaciones entre estas tres instalaciones y la Oficina del Comisionado estaban protegidas y restringidas. El administrador de uno de los hospitales una vez dio órdenes explícitas a sus líderes de enfermería (que debían escuchar al Jefe de Servicios de Enfermería, pero no dar ninguna información que pudiera reflejar negativamente en el hospital). Este mismo superintendente, con el apoyo de su Junta, pudo presentar la implementación de ciertas prácticas estándar de enfermería, con respecto a la preparación y administración de medicamentos, etc. La institución creó talleres semanales de enfermería psiquiátrica en torno a problemas y programas especiales a principios de la década de 1960 y tuvo un impacto considerable en la enfermería en los tres hospitales estatales. Representantes de los tres hospitales comenzaron a reunirse con su Jefe de Servicios de Enfermería de forma programada. Se discutieron y resolvieron problemas, se desarrollaron programas de capacitación, se proporcionó supervisión en interacciones individuales y orientadas a procesos y se diseñaron e implementaron programas. Los criterios de selección y la evaluación en las prácticas se estandarizaron y se desarrollaron planes individuales de atención de enfermería para todos los pacientes. Los participantes en estos talleres aumentaron sus conocimientos y habilidades y aprovecharon todas las oportunidades para trabajar con otro personal de enfermería en el desarrollo de sus habilidades.

Peter Bryce (1834-1892) sentó las bases para el cuidado de los enfermos mentales en Alabama, no por el simple hecho de ocupar un puesto, sino por su propia naturaleza sensible y paciente y por la inauguración de métodos de tratamiento que lo marcaron como pionero. en psiquiatría Bryce, originario de Carolina del Sur, fue elegido superintendente del Hospital *Insane* de Alabama recién creado, aún no completado, en 1860, cuando solo tenía 26 años. Dio los 32 años restantes de su vida al hospital que ahora lleva su nombre. Alentó firmemente la idea del "tratamiento moral" hacia los locos, descartando el uso de grilletes, chaquetas y otras restricciones médicas. Aunque ahora tenía casi setenta años, todavía era prácticamente desconocido en este país. Cuando la primera persona ingresó en el Hospital Bryce en 1861, el joven médico impuso una estricta disciplina entre sus asistentes, lo que requirió cortesía absoluta, amabilidad y respeto hacia los pacientes. Esta práctica de enfermería concienzuda desconocida en ese momento dio sus frutos en forma de relaciones cálidas y en 1882 se implementó por completo una política de no restricción absoluta. El doctor Bryce también estableció programas de trabajo, agricultura, costura, mantenimiento y programas de entretenimiento para sus pacientes; tales programas fueron valiosos tanto como terapia como como medio para llegar a fin de mes. La supervivencia misma del hospital durante sus primeros años, cuando el interés y las finanzas del estado se dirigían a otras necesidades, podría figurar como uno de los mayores logros del superintendente. El doctor Bryce creó una institución mental reconocida como una de las mejor administradas del país. Un eufemismo, pero no obstante cierto, es la propia evaluación de Bryce, que fue escrita antes de su fallecimiento: "Siento que he hecho mi trabajo y espero, por lo tanto, sin elogios, más bien una esperanza de que se me permita decir... ¡Lo he hecho bien!"

Asilos Históricos Americanos

La siguiente es una lista de los asilos históricos, hospitales estatales, sanatorios, residencias del condado, retiros y otras instituciones mentales de Estados Unidos.

Esta lista se centra en la preservación histórica y arquitectónica y no está destinada de ninguna manera a ser utilizada cuando se compilan datos de hecho, ni se toma como apoyo para la institucionalización. Si bien varios grupos de conservacionistas están trabajando actualmente para preservar algunos de estos lugares específicos, muchos de estos sitios históricos de hospitales estatales están en peligro de demolición, destrucción o algún otro tipo de alteración negativa grave: el Hospital del Estado de Kansas debe ser demolido en el futuro cercano. futuro y el Hospital Estatal de Psiquiatría de Buffalo en Buffalo, Nueva York, fue demolido en septiembre de 2002.

Los sitios enumerados aquí, han sido catalogados en un intento de presentar los hospitales estatales históricos de Estados Unidos y los manicomios, que se fundaron antes y en la segunda mitad del siglo XIX. La lista se centra en las instalaciones construidas en el "plan Kirkbride", pero no se limita necesariamente a los hospitales de Kirkbride. Los asilos del siglo XIX representan para muchos un período más oscuro en la atención de la salud mental, con su encarcelamiento involuntario, tratamientos bárbaros e ineficaces, y la cantidad de casos reportados de abuso hacia los pacientes. Sin embargo, también existe un legado de tratamiento institucional progresivo dejado por Dorothea Dix, Thomas Story Kirkbride, John Galt y otros representados por estos edificios y sitios. Sin embargo, los tratamientos y las filosofías, que en la actualidad parecen bastante anticuadas, representaron una gran mejora en el tratamiento de los enfermos mentales. Una gran proporción de estas instituciones históricas ya no son hospitales mentales, lo que queda de ellas, son más bien los magníficos edificios en forma de castillo, forjados de ladrillo y piedra con increíble detalle, un legado de atención a los detalles en la arquitectura que parece haber sido olvidado hace mucho tiempo. El alcance de esta lista presentada aquí es de algunos hospitales que todavía están en funcionamiento, hospitales que todavía están en pie, pero ahora están cerrados, hospitales que ya no se usan como hospitales, y hospitales que han estado en funcionamiento desde hace mucho tiempo o recientemente han sido demolidos. Aunque esta lista se centra en las instituciones mentales administradas por los gobiernos estatales, que comúnmente se denominan "hospitales estatales", también se han incluido algunos asilos de ciudades y condados. Además, hay algunos hospitales médicos y sanatorios incluidos, aunque estos no son el foco principal de la lista. Estos incluyen ciertos hospitales estatales de Pensilvania, que en algunos casos son en realidad hospitales médicos y no instituciones de salud mental. En realidad, estos son probablemente más numerosos que los hospitales estatales, pero la información sobre ellos parece ser mucho más escasa que para las instituciones estatales. Las instituciones, que son similares o tienen una funcionalidad superpuesta con manicomios, incluyen prisiones, hospitales médicos, sanatorios y granjas pobres. Aunque algunos de estos podrían incluirse en esta lista (especialmente cuando comparten ubicaciones con manicomios), el enfoque de esta lista no está en este tipo de instalaciones. *Los lectores deben tener en cuenta que esta lista no está del todo completa, hay una serie de asilos que aún no se han agregado en el momento de la publicación de la investigación.*

Los Arquitectos

Los arquitectos principales de muchos de estos edificios incluyeron a HH Richardson, George Kessler, Gordon W. Lloyd, Stephen Vaughn Shipman (quien diseñó varios), el arquitecto del capitolio estatal Elijah E. Myers, Ward P. Delano, Isaac Perry, John Notman, Frederick Law Olmsted (paisajes y terrenos), AJ Davis, H.W.S. Cleveland, Edward O. Fallis, Warren Dunnell, Charles C Rittenhouse, Richard Karl August Kletting, John A. Fox y otros. Thomas Story Kirkbride, aunque no era arquitecto, ideó el plano básico que muchos de estos arquitectos utilizaron en el diseño de sus principales edificios de asilo.

Sanatorios

Para la mayoría de las personas, la palabra "sanatorio" tiene actualmente un significado idéntico a las palabras repugnantes "asilo de locos". Sin embargo, hace un siglo, el sanatorio típico era muy probablemente un hospital o un balneario residencial. Algunos sanatorios históricos eran hospitales estatales contra la tuberculosis, y algunos eran manicomios. El sanatorio histórico más famoso fue *The SAN*, el sanatorio Kellogg.

en *Battle Creek*, Michigan. Este sanatorio era una variedad de hospital /spa y fue representado en la película y el libro "El Camino a Wellsville", los copos de maíz de Kellogg fueron inventados en esta institución. Varios sanatorios históricos se incluyen al final de los listados de cada estado. Muchos de estos hospitales con sus imponentes edificios principales están desapareciendo rápidamente del paisaje estadounidense.

El famoso plan Kirkbride para el edificio del Hospital Estatal

Este extracto se basa en informes anuales escritos por el propio Dr. Thomas Story Kirkbride, el Doctor Kirkbride se desempeñó como superintendente en el Hospital de Pennsylvania desde 1841-1883. Las terapias progresivas y los escritos innovadores del Dr. Kirkbride sobre el diseño y la gestión de hospitales se conocieron como el "Plan Kirkbride", que influyeron, de una forma u otra, en casi todos los hospitales estatales estadounidenses construídos a principios de siglo.

El Dr. Kirkbride creó un ambiente humano y compasivo para sus pacientes y creía que el hermoso entorno descrito a continuación restauraba a los pacientes a un equilibrio más natural de los sentidos. El Dr. Kirkbride habló de su plan como lineal. Los edificios fueron arreglados enéchelons. El edificio del centro era más imponente que los demás y tenía una cúpula, de acuerdo con los gustos clásicos de la época... Los edificios del centro se usaban para oficinas administrativas, alas extendidas hacia la derecha y hacia la izquierda para los pacientes. Desde los extremos de las alas, secciones transversales cortas cayeron hacia atrás para conectarse con más edificios, para pacientes, que eran paralelos a las alas originales.

El plan de Kirkbride... incluía un gran edificio con un ala central alta y las alas unidas a cada lado de forma simétrica se conocían como los hospitales de Kirkbride. Asilos basados en un plan de cabañas dispersas. Los hospitales, que comenzaron como Kirkbride, pero más tarde, se incluyen cabañas adicionales en la categoría Kirkbride anterior en lugar de esta categoría de cabaña. Los hospitales preservados pueden seguir utilizándose como hospitales psiquiátricos, utilizarse para otros fines o abandonarse. Muchos de estos están en peligro de demolición en este momento, aunque pocos actualmente están siendo sometidos a algún tipo de remodelación o renovación. Muchas de estas antiguas instituciones también se encuentran en la lista de Asilo Turístico y ahora son museos históricos y algunas todavía están en funcionamiento, también hay una gran cantidad de estas antiguas instituciones que se han convertido y utilizado para otros fines, incluído el uso residencial, otras como cárceles y algunos también se han convertido en universidades.

"Cada sala estaba lo suficientemente fuera de línea para que el aire fresco pudiera alcanzarla desde los cuatro lados y no estaba bajo observación de las otras salas". *Dr. Thomas Story Kirkbride*

Nombres Anteriores Comúnmente Dados a Hospitales Psiquiátricos

Con los años, factores como los cambios en la misión del hospital estatal, los cambios en la filosofía e incluso los cambios en la terminología han dejado a estas instalaciones con muchos nombres. Algunos hospitales estatales han tenido varios nombres, y parece que cualquier institución que duró desde el siglo XIX hasta el siglo XX tuvo al menos un cambio de nombre.

Ejemplos de nombres (que tienden de anterior a reciente)

- Hospitalunático
- Manicomio
- Asilparlocos
- Hospitaestatal
- Centrdsalumental
- Hospitapsiquiátrico
- Centrregional
- Retirada
- Centrddesarrollo
- Centro

Lista de Hospitales Psiquiátricos Históricos

Muchos ahora son demolidos, cerrados, intercambiados a prisiones, condominios e incluso universidades.

Asilos de Alabama
Bryce Hospital para locos, sanatorios Tuscaloosa
Sanatorio Belle Aire (Móvil)
Alaska
No hay listados en este momento.

Asilos de Arizona
Asilo de locos de Phoenix
Arkansas
Arkansas State Hospital (Arkansas Insane Asylum), Little Rock, 1883. No quedan estructuras históricas (?)
Escuela de entrenamiento de Arkansas para niñas, Alexander

Asilos de California
Hospital Estatal Atascadero
Hospital Estatal Agnews 1885
Hospital Estatal de Camarillo Condado de Ventura
Hospital Estatal Highland
Hospital Estatal de Stockton, 1853
Hospital Estatal Metropolitano cerca de Los Ángeles
Hospital Estatal de Modesto
Hospital estatal de Napa
Hospital estatal de Norwalk
Hospital Estatal del Pacífico
Hospital Estatal Patton

Asilos de Colorado
Centro de salud mental Fort Logan
Hospital Estatal de Colorado (Asilo de locos de Colorado)
Pueblo, sanatorios de 1879
Sanatorio Mount Airy

Connecticut
Hospital Estatal de Norwich
Hospital Estatal de Fairfield
Connecticut Valley Hospital

Instituto de la vida
Hospital Cedar Crest

Asilos de Delaware
Hospital Estatal de Delaware para locos, Wilmington

Distrito de Columbia, Washington, D.C., Asilos
Sanatorios de Santa Isabel
Sanatorio y hospital de Washington

Florida
Asilos
Hospital del estado del noreste, MacClenny
Asilos de Georgia
Hospital central del estado, Milledgeville 1837
Centro de retraso de Georgia
Sanatorios
Blackman-Walton (Atlanta)

Hawái
No hay listados en este momento.

Idaho
No hay listados en este momento.

Asilos de Illinois
Hospital Estatal Alton
Hospital estatal de Anna (sur de Illinois)
Bartonville State Hospital, Peoria, 1885 (también conocido como Peoria State Hospital)
Hospital estatal de Chester
Hospital Estatal de Chicago
Hospital estatal de Elgin
Kankakee State Hospital (este de Illinois)
Asilo de Watertown del Hospital Estatal de Manteno
Hospital Estatal de East Moline
MR & DD, Casas del Estado
Instituto para los débiles de mente, Lincoln

Asilos de Indiana
Hospital Estatal de Evansville (Woodmere)
Madison State Hospital (Hospital Insano del Sureste)

Hospital Estatal Madison Richmond
Casas del estado
Hogar para jóvenes débiles, Fort Wayne
Sanatorios
Sanatorio Dillsboro

Asilos de Iowa

Hospital Estatal Mt Pleasant
Hospital Estatal Cherokee
Enfermería y asilo del condado de Des Moines para el Hospital de locos para locos, Dubuque
Woodward State Hospital (en Woodward) Independence State Homes
Instituto para niños débiles, Glenwood

Asilos de Kansas

Asilo Imbécil de Kansas State Winfield State Hospital
Winfield Larned State Hospital Parsons State Hospital, Parsons Wells Asylum, Atchison
Clínica Menniger (1925)

Asilo de Kentucky

(Western Kentucky Asylum), Hopkinsville, 1848 Eastern State Hospital, 1824
SEÑOR. & DD, discapacitados, hogares estatales
Sanatorio de tuberculosis de Waverly Hills

Asilos de Louisiana

Jackson State Hospital (East Louisiana State Hospital) Central Louisiana State Hospital (Pineville)
Sanatorios - Fenwick Sanatorio (Covington)

Asilos de Maine

Hospital loco de Bangor
MR y DD, discapacitados, hogares estatales
Valley Farm (Maine School for Minble-Minded), West Ponwal

Asilos de Maryland

Asilo Bay View.
Hospital Estatal Highlandtown Eastern Shore,
Hospital Cambridge Sheppard-Enoch Pratt, Towson
Hospital Estatal Spring Grove, Catonsville
Springfield State Hospital (y Warfield Complex Development Project) Sanatorios
Sanatorio Laurel (Laurel)
Sanatorio Solomon

Asilos de Massachusetts

Hospital McLean, Waverly

Hospital Estatal Metropolitano para los Sanatorios Locos:

Sanatorio de Essex, (Middleton)

Asilos de Michigan

Centro Ardmore, Hospital Estatal Livonia Caro

Pontiac State Hospital (Centro Clinton Valley)

Hospital Estatal de Kalamazoo (I) en Asylum Lake

Hospital estatal de Kalamazoo (II) Hospital estatal de Newberry

Universidad de Michigan en la escuela Ann Arbor Lapeer

Retiro de San José, Dearborn

Hospital Eloise (Westland, Condado de Wayne)

Hospital Estatal Sault Sainte Marie

Asilos de Minnesota

Hospital Estatal de Anoka

Hospital Estatal Brainerd

Hospital Estatal de Cambridge

Hospital estatal de Hastings, 1888

Hospital Estatal Moose Lake

Hospital Estatal de Rochester

Centro de tratamiento regional de San Pedro, 1866 Willmar State Hospital

Sanatorio Wabasha

Sanatorio estatal en los hospitales médicos Walker

Asilos de Missouri

El manicomio de San Vicente, San Luis.

Hospital Estatal Marshall o Casa Estatal (Marshall, Missouri) Asilo de locos del condado de St Louis

Hospital Estatal del Este (Meridian)

Hospital Estatal del Este de Mississippi (Meridian), 1885

Hospital Estatal de Mississippi (Whitfield)

Centro regional del norte de Mississippi (Oxford)

Hospital Estatal del Sur de Mississippi (Laurel)

Kuhn Memorial State Hospital (Vicksburg)

Asilos de Montana
Hospital Estatal de Montana (en Anaconda)

Asilos de Nebraska
Hospital de Norfolk para locos, 1885

Asilos de Nevada
Instituto de salud mental de Nevada, 1882
Asilos de Nuevo Hampshire

Asilos de Nueva Jersey
Hospital Estatal Ancora
Asilo del condado de Hudson, Nueva Jersey

Asilos de Nueva York
Hospital estatal de Newville Hospital estatal de Creedmore
Hospital Estatal de Harlem Valley
Hudson River State Hospital (Poughkeepsie)
Hospital Estatal de Utica
Hospital Estatal Dannemora
Hospital Estatal de Matteawan (ahora Centro Correccional Fishkill)
Hospital Estatal de Rochester
Escuela estatal de Willowbrook (Staten Island)
Institución para sordos mudos del oeste de Nueva York (Nueva York)
Hospital estatal de San Lorenzo en Ogdensburg, 1890
Asilo Rockland en la isla de Blackwell, 1839
Asilo Lunático Bloomington, 1808
Asilo para idiotas de Nueva York, en Syracuse
Sanatorios:
Sanatorio Loomis, (Libertad)
Asilos de Carolina del Norte
Salón de los Apalaches, Asheville
Hospital Broughton, 1874 (Morganton)
Hospital de cerezas, 1880
Hospital Dorothea Dix
Hospital Estatal de Raleigh
Sanatorios:

Asilos de Dakota del Norte

Hospital Estatal de Grafton Hospital Estatal de Jamestown

Asilos de Ohio

Hospital psiquiátrico de Fairhill

Hospital Estatal de Mt Vernon

Hospital Estatal de Toledo, 1888

Hospital estatal de Dayton

Hospital de Columbus para los locos

Hospital estatal de Cleveland, 1855

Hospital Estatal de Atenas

Asilo del sudeste de Longview

Hospital estatal de Massillon

Hospital Estatal de Lima

Casas del estado

Soldados y marineros de Dayton Ohio

Asilos de Oklahoma

Hospital Central del Estado, Normando

Hospital Estatal del Este, Vinita

Western State Psychiatric Center, Fort Supply

Asilos de Oregon

Hospital Estatal Dammasch, Wilsonville

Eastern Oregon State Hospital en Pendleton

Asilo de locos del estado en Salem

Asilos de Pensilvania

Hospital Estatal de Allentown

Hospital Estatal de Blossburg

Hospital Byberry

Hospital estatal de Danville

Hospital de amigos

Hospital Estatal de Harrisburg

Hospital estatal de Mayview, 1818

Hospital Estatal de Nanticoke

Hospital estatal de Norristown (cerca de Filadelfia)

Hospital Estatal de Pennhurst, Spring City

Hospital de Pensilvania (Filadelfia)

Hospital estatal de Scranton

Hospital Estatal Warren
Hospital estatal de Woodville
Casa de beneficencia y hospital del condado de Schuylkill para locos
Hospital Estatal de Fairview
Western Pennsylvania Hospital para locos en Dixmont
Pennsylvania State Hospital, Hospitales Generales / médicos Philipsburg State Hospital
Hospital Estatal Shamokin Hospital Estatal de Hamburgo

Asilos de Puerto Rico

Asilos de Rhode Island
Hospital de mayordomos para locos, 1847
Hospital Dexter para locos
Asilo para locos incurables en Howard, 1870

Asilos de Carolina del Sur
Hospital del estado de Columbia

Asilos de Dakota del Sur
Hospital estatal de Yankton
Asilo insano de Hiawatha para indios americanos, 1902.

Asilos de Tennessee
Hospital Estatal Bolívar

Asilos de Texas
Hospital Estatal de San Antonio Hospital Estatal Rusk
Hospital Estatal Terrell
Hospital Estatal de Wichita Falls
Misión La Lomita
Centro Tropical de Texas,
Mission Utah Asylums - Utah State Hospital

Asilos de Vermont
Retiro de Brattleboro, 1838
Hospital Estatal de Waterbury
Eastern State Hospital, Williamsburg (Original) Eastern State Hospital, Williamsburg
(Current) Western State Hospital, Staunton
Hospital Central del Estado, Petersburgo
Asilo del condado de Augusta

Asilos del estado de Washington

State Insane Asylum cerca de Tacoma (Steilacoom)

Eastern State Hospital en Medical Lake

Asilos de Virginia Occidental

Hospital estatal de Fairmont

Weston Asylum 1858

Hospital Estatal de Lakin (color loco), cerca de Point Pleasant

Hospital Estatal de Huntington

Asilos estatales de Wisconsin

Hospital Estatal de Mendota

Winnebago State Hospital, también conocido como Northern Asylum for the Insane

Instituto de Salud Mental Winnebago, 1873 (Oshkosh)

Asilos del condado

Granja pobre del condado de Sauk y manicomio, 1871

Asilo de locos del condado de Rock

Asilo de locos del condado de Dunn

Centro de Asilo Richland

Asilo del Condado, Lancaster

Asilo del condado de Monroe, Sparta

Asilo del Condado, Sheboygan

Asilo del Condado, Marinette Medical Hospitals

Hospital General del Estado de Wisconsin (Madison)

Asilos de Wyoming

Hospital estatal de Casper

Hospital Estatal de Evanston

Hospital estatal de Sheridan

Asilos de Canadá

Asilo, Hamilton, Ontario, Canadá

Asilo, Kingston, Ontario, Canadá

Asilo para locos, Londres

Asilo de Ontario, Canadá, Orillia, Ontario, Canadá

Asilo, Toronto, Ontario, Canadá

Otros asilos

Hospital de St Agnes para los locos crónicos (EE. UU.)

Revisión Histórica Detrás de la Desinstitucionalización del American Psychiatric Hospital

De las cárceles a la prisión... La necesidad emergente de intervención de la Iglesia

Los investigadores involucrados en seguir de cerca este estudio han concluido que la desinstitucionalización no funciona y que "simplemente cambiamos a los enfermos mentales de un lugar a otro". Lo que significa que en lugar de enviar a las personas enfermas a los hospitales para recibir tratamiento donde realmente podrían beneficiarse o lidiar con sus esperanzas de mejorar, las personas enfermas ahora están siendo encarceladas. Esta falta de tratamiento en el sistema no sirve a la persona mentalmente enferma ni a la comunidad en forma positiva. Sin embargo, es bastante costoso para los contribuyentes que continuarán invirtiendo dinero en un pozo sin fondo... mientras confunden aún más a aquellos cuyas vidas ya están desordenadas y confusas.

Confinar a Michael X con la Cárcel del Condado de Hartford podría ser otro indicador de la creciente crisis de enfermedades mentales. En todo Estados Unidos, las personas con enfermedades mentales están siendo encarceladas repetidamente en lugar de ser tratadas en hospitales psiquiátricos. Muchas veces por crear disturbios en sus comunidades. Aunque a muchos de estos hombres y mujeres se les ha diagnosticado esquizofrenia desde hace mucho tiempo, nuevamente se los libera a las calles y cada vez que vuelven a usar alcohol, inhalar pegamento o humo de pintura, fumar marihuana, crack e incluso otras drogas ilícitas más fuertes, por lo tanto, exacerbando su esquizofrenia y otras enfermedades que conducen a su comportamiento desordenado. Según informes recientes de periódicos, "muchas de estas personas han sido encerradas tan a menudo que han admitido que les gustan sus carceleros e incluso es un lugar al que ahora llaman hogar."

Hace ya diez años, cuando los agentes de policía encontraron a alguien en la calle sospechoso de sufrir una enfermedad mental, los habrían llevado a la sala de emergencias de un hospital, a un hospital psiquiátrico, a un centro comunitario de salud mental o a una instalación más adecuada que supuestamente ayuda a los enfermos mentales crónicos a lidiar con su enfermedad. Ahora ni siquiera se molestan...

En cambio, muchos departamentos de policía se han vuelto cínicos, inexpertos y bastante frustrados por todo el enfoque. El oficial de policía parece bastante frustrado mientras responde a una llamada, lo que causa un mayor estrés sobre estas personas, lo que resulta en la muerte. Además, con demasiada frecuencia, los policías novatos se enteran rápidamente de que dos horas más tarde, las personas detenidas anteriormente vuelven a la calle. "El círculo de enviar a la persona con enfermedad mental a la cárcel en lugar de los centros de atención médica realmente no funciona". Además, a los departamentos de policía de todo el país y sus oficiales, se les ha negado la oportunidad de especializarse en un enfoque adecuado para reducir la enfermedad mental. individuos, durante episodios psicóticos, debido a malas maniobras políticas. Su intervención móvil en la crisis les falló miserablemente, o son totalmente inexistentes.

Sin embargo, esta práctica se ha vuelto casi inexistente. La odisea del encarcelamiento repetido para personas gravemente enfermas anteriormente era común en los Estados Unidos a lo largo de los siglos XVIII y XIX, aunque en ese entonces muchos estadounidenses encontraron tales prácticas inhumanas e incivilizadas. Sus sentimientos encontraron expresión organizada en la *Sociedad de Disciplina de la Prisión de Boston*, fundada en 1825 por el *reverendo Louis Dwight, un graduado de Yale y ministro congregacionalista*. Sorprendido por lo que vio cuando comenzó a llevar Biblias a los presos en las cárceles, estableció la sociedad para abogar públicamente por la mejora de las condiciones de prisión y encarcelamiento en general y en hospitales para prisioneros con enfermedades mentales en particular. Según el historiador médico, Gerald Grob, la insistencia de Dwight de que las personas con enfermedades mentales pertenecían a hospitales, despertó un acorde receptivo, especialmente porque sus investigaciones demostraron que un gran número de esas personas estaban confinadas en circunstancias degradantes.

La ardua campaña de Dwight llevó a la legislatura de Massachusetts a nombrar un comité en 1827 para investigar las condiciones en las cárceles del estado. El informe de investigaciones del comité dirigido al Tribunal General del Estado concluyó en su documentación que, de hecho, muchos lunáticos y personas que padecían enfermedades mentales estaban siendo confinados, a menudo en condiciones inhumanas y degradantes. El informe mostró que, en una cárcel, un hombre había estado retenido durante casi diez años. "Tenía una corona de trapos alrededor de su cuerpo y otra alrededor de su cuello. No tenía cama, silla o banco, un montón de paja sucia, como el nido de un cerdo, estaba en la esquina. *El lunático miserable se estaba rindiendo a algunas expectativas engañosas de ser liberado pronto de esas miserables viviendas"*. Luego escribió en su informe y el comité concluyó que la situación de estos miserables llama en voz muy alta por alguna reparación. Parecen haber sido considerados fuera de la protección de las leyes. Se presta menos atención a su limpieza y comodidad que a las bestias salvajes en sus jaulas, que se guardan para su exhibición".

Una de las recomendaciones específicas del comité fue que todos los reclusos con enfermedades mentales de las cárceles y prisiones deberían ser transferidos al Hospital General de Massachusetts y que el confinamiento de personas con enfermedades mentales en las cárceles del estado debería ser ilegal. Tres años más tarde, el Tribunal General de Massachusetts aprobó abrumadoramente un proyecto de ley que preveía en su presupuesto fondos para construir un hospital psiquiátrico estatal para 120 pacientes. Se inauguró en 1833 como el Asilo Lunático del Estado en Worcester. Cuando se abrió el hospital, más de la mitad de los 164 pacientes recibidos durante ese año provenían de grandes casas de trabajo, hospicios y cárceles. Un tercio de estos pacientes habían estado confinados en estas instituciones durante más de 10 años.

Dorothea Dix, la reformadora psiquiátrica más famosa y exitosa de la historia de Estados Unidos, vino a retomar donde Dwight la había dejado. En 1841, con el *movimiento estadounidense de construcción de asilo* en marcha, Dix comenzó una campaña que centraría la atención nacional en la triste situación de los enfermos mentales en las cárceles y las prisiones y sería directamente responsable de la apertura de al menos 30 hospitales psiquiátricos estatales más. En el momento en que comenzó su cruzada, Dix era una maestra de 39 años a la que su abuela había dejado un legado, lo que le permitió dejar de enseñar. Su padre no había cambiado, era pobre e irresponsable... fanáticamente religioso, con una inclinación por escribir tratados teológicos en momentos de inspiración, y su infancia, por lo tanto, había sido muy difícil. De hecho, su padre podría haber estado mentalmente enfermo, lo que explicaría en parte su celo por mejorar las condiciones de tales enfermos. La cruzada de Dix comenzó a principios de 1841, cuando aceptó impartir una clase de escuela dominical en la Cárcel de *East Cambridge* a las afueras de Boston.

Mientras estaba allí, notó no solo que había prisioneros locos entre los reclusos, sino también que los prisioneros locos no tenían calor en sus celdas. Cuando preguntó sobre esto, el carcelero le dijo que era porque "los locos no necesitan calor". Horrorizada, Dix informó sus hallazgos a sus amigos y se dispuso a investigar otras cárceles en Massachusetts para determinar si prevalecían condiciones similares. Durante el año siguiente, visitó docenas de cárceles y casas de beneficencia y luego presentó un informe a la legislatura estatal. Esta reforma sentó el tono del trabajo de la vida de Dorothea Dix. *"Vengo a presentar los fuertes reclamos de sufrimiento de la humanidad. Vengo a presentar ante la Legislatura de Massachusetts la condición de los miserables, los desolados y los marginados. Vengo como defensor de hombres y mujeres indefensos, olvidados, locos e idiotas... de seres miserables en nuestras cárceles y más miserables en nuestras casas de limosnas. Procedo caballero, brevemente para llamar su atención sobre el estado de las personas dementes confinadas dentro de esta Mancomunidad, en jaulas, armarios, sótanos, puestos, corrales: encadenados, desnudos, golpeados con barras y azotados en obediencia".* Después de terminar su informe en Massachusetts, Dix se mudó a Nueva Jersey, donde procedió de la misma manera a visitar cárceles y casas de beneficencia, luego se presentó ante la legislatura estatal e instó a la construcción de hospitales psiquiátricos públicos en los que las personas locas pudieran ser tratadas humanamente y recibir tratamiento. Para 1847, había llevado su cruzada a muchos estados del este y visitó 300 cárceles del condado, 18 prisiones y 500 casas de beneficencia. Su éxito en persuadir a las legislaturas estatales para construir hospitales psiquiátricos fue impresionante, y ella proporcionó un gran impulso al movimiento de reforma.

El reverendo Louis Dwight y Dorothea Dix tuvieron un éxito notable al liderar el esfuerzo de colocar a las personas con enfermedades mentales en hospitales psiquiátricos públicos en lugar de en cárceles y casas de beneficencia. Para 1880, había 75 hospitales psiquiátricos públicos en los Estados Unidos para una población total de 50 millones de personas. En 1880, se realizó el primer censo completo de personas dementes en todo Estados Unidos. De hecho, se cree que ha sido el censo más preciso y completo que se haya llevado a cabo desde entonces. El censo también incluyó cartas a todos los médicos, pidiéndoles que enumeren a todas las "personas locas" en su comunidad, una pregunta sobre la "locura" en el formulario del censo que se envió a cada hogar, y un sondeo de todos los hospitales, cárceles y casas de beneficencia.

Un total de 91,959 personas con enfermedades mentales fueron identificadas en este momento. De estos, 41,083 vivían en sus hogares, 40,942 estaban en hospitales y asilos para locos, 9,302 estaban en casas de beneficencia, y solo 397 estaban en cárceles. El número total de prisioneros en todas las cárceles y prisiones fue de 58.609, lo que redujo el número de reclusos con enfermedades mentales graves a solo el 0.7 por ciento de la población de cárceles y prisiones... esa era la situación en la década de 1880.

El Acto Inverso

La política orientada a volver a encarcelar a personas con enfermedades mentales

Un estudio de cinco cárceles del condado de California realizado en 1975 *por Arthur Bolton and Associates* descubrió que el 6.7 por ciento de los reclusos estaban gravemente enfermos mentales en el momento del examen. El estudio de Gary Whitmer en 1980 de 500 personas con enfermedades mentales que habían sido acusadas de delitos enfatizó la relación causal entre la enfermedad mental de la persona y su delito, y citó ejemplos como un hombre que "había destrozado la ventana de vidrio de un comercio minorista". almacenar porque vio a un dinosaurio saltar hacia él"; una mujer que se negó a pagar la factura de su restaurante porque creía que "ella era la reencarnación de Jesucristo"; un hombre que hostigó a otros dos hombres a quienes consideraba "agentes de la CIA que habían secuestrado a su benefactora"; y una mujer con delirios paranoicos que se acercó a un hombre en la calle y "golpeó a la víctima en las nalgas correctas" con un alfiler. En el momento de sus arrestos, solo el 6 por ciento de los enfermos mentales estudiados por Whitmer estaban involucrados en algún programa de tratamiento, lo que lo llevó a concluir que las reformas provocadas por la desinstitucionalización habían "forzado a un gran número de pacientes desinstitucionalizados al sistema de justicia penal"." A principios de la década de 1980, el interés en el problema de los enfermos mentales en las cárceles y las cárceles estaba creciendo, aumentando a medida que aumentaba su número, y se llevaron a cabo dos estudios metodológicamente sólidos del problema. En Chicago, Linda Teplin, estimulada por la observación de que los profesionales de la salud mental especulan que las cárceles se han convertido en un depósito para los enfermos mentales graves. De las casi 750 admisiones a la cárcel entrevistadas mediante una entrevista psiquiátrica estructurada, el 6,4 por ciento de ellas cumplió con los criterios de diagnóstico de esquizofrenia, manía o depresión mayor. En Filadelfia, Edward Guy y sus colegas entrevistaron a 96 admisiones seleccionadas aleatoriamente a la cárcel e informaron que el 4.6 por ciento tenía esquizofrenia o enfermedad maniacodepresiva y calificaron como una incidencia alarmantemente alta de enfermedad mental entre los reclusos de una cárcel de la ciudad.

En 1992, el Grupo de Investigación de Salud Ciudadana Pública (*Public Citizen Health Research Group*) y la Alianza Nacional para los Enfermos Mentales llevaron a cabo un estudio más inclusivo, pero metodológicamente menos riguroso de las personas con enfermedades mentales en las cárceles de la nación. Se enviaron cuestionarios a los directores de las 3.353 cárceles de condados y ciudades. en los Estados Unidos pidiéndoles que calculen el porcentaje de reclusos que en un día determinado "parecían tener una enfermedad mental grave". Esto se definió además para incluir solo a los reclusos con esquizofrenia o enfermedad maniacodepresiva que presentaban síntomas como alucinaciones auditivas, delirios, pensamiento confuso o ilógico, comportamiento extraño o cambios de humor marcados. Los directores de la cárcel recibieron instrucciones de no incluir a personas con enfermedades mentales que exhibieran "pensamientos o comportamientos suicidas" o "abuso de alcohol y drogas" a menos que la persona también tuviera otros síntomas como se describió anteriormente. No se intentó identificar a los internos con enfermedades mentales con síntomas más sutiles de enfermedad mental (por ejemplo, un interno con esquizofrenia paranoide que no habló sobre sus creencias delirantes); la encuesta buscaba contar solo a aquellos que eran los enfermos mentales más graves y manifiestamente. Se recibieron respuestas del 41 por ciento de las cárceles, lo que representó el 62 por ciento de todos los reclusos en los Estados Unidos. En general, los directores de la cárcel estimaron que el 7.2 por ciento de los reclusos parecía tener una enfermedad mental grave, que iba desde menos del 3 por ciento en las cárceles de Wyoming, Nevada, Idaho y Carolina del Sur hasta casi el 11 por ciento en las cárceles de Connecticut, Hawái y Colorado.

También se han realizado estudios de presos con trastornos psiquiátricos en las cárceles estatales, y los resultados concuerdan con los resultados de los estudios realizados en las cárceles. En general, las cárceles mantienen a los presos condenados por un año o menos, mientras que las prisiones mantienen a los presos con penas más largas. Ron Jemelka y sus colegas informaron que muchos de estos estudios "utilizaron un enfoque de encuesta de campo en el que se le pidió a uno o más administradores clave en cada sistema penitenciario que respondieran a una serie de preguntas sobre los enfermos mentales en sus instalaciones. Estas encuestas han sugerido que entre el 6 y el 8 por ciento de las poblaciones penitenciarias del estado tienen una enfermedad psiquiátrica grave", pero por una variedad de razones" es probable que las encuestas en las instalaciones subestimen sustancialmente la cantidad de delincuentes con enfermedades mentales."

Cuando se ha entrevistado a los reclusos, se ha descubierto que un alto porcentaje de ellos padece una enfermedad mental grave o padece algún tipo de enfermedad mental. Una investigación realizada durante la década de 1980 informó los hallazgos de entrevistas de 246 prisioneros en Oklahoma; Se descubrió que el 10 por ciento de ellos estaban gravemente perturbados. En 1987, Henry Steadman y sus colegas publicaron los resultados de entrevistas con 3.332 reclusos en el estado de Nueva York; Se dijo que el 8 por ciento de ellos tenían discapacidades psiquiátricas y funcionales muy importantes que claramente justificaban algún tipo de tratamiento de salud mental.

Un estudio sociológico y psicológico de 1988 de 109 nuevos ingresos al sistema penitenciario del estado de Washington, que utilizó una entrevista diagnóstica estructurada, también informó que el 8.4 por ciento tenía esquizofrenia, enfermedad maniacodepresiva o manía, mientras que 1.9 por ciento más tenía trastorno esquizofreniforme, y 10 por ciento cumplió los criterios de diagnóstico para la depresión. Un estudio similar realizado en 1,070 presos en Michigan encontró que 6.6 por ciento tenía esquizofrenia o enfermedad maniacodepresiva y 5.1 por ciento tenía depresión mayor. Teniendo en cuenta todos estos estudios, los investigadores concluyeron que entre el 10 y el 15 por ciento de los presos tenían trastornos mentales importantes o trastornos del estado de ánimo y, cuando era necesario, los servicios generalmente se asocian con enfermedades mentales graves o crónicas. Otros estudios también se han utilizado para determinar la frecuencia con la que las personas con enfermedades mentales graves son ingresadas en cárceles y prisiones. En 1991, se realizó una encuesta telefónica a 1,401 miembros seleccionados al azar de la Alianza Nacional para los Enfermos Mentales, un grupo de defensa y apoyo compuesto principalmente por miembros de la familia de personas con esquizofrenia y enfermedad maniacodepresiva. Se descubrió que el 40 por ciento de los enfermos mentales en este grupo habían sido arrestados en algún momento de sus vidas y, en cualquier momento, el 1 por ciento de ellos estaban en la cárcel o prisión. También se han realizado estudios para determinar las tasas de arresto y encarcelamiento de las personas sin hogar que están mentalmente enfermas. Un estudio de 1985 en Los Ángeles de 232 personas que vivían en refugios y en las calles que habían sido hospitalizadas psiquiátricamente previamente encontró que el 76 por ciento de ellos habían sido arrestados como adultos. Esto es similar a la tasa de arresto anterior del 74 por ciento reportada para los reclusos con enfermedades mentales graves examinados en la cárcel del condado de Los Ángeles. Dichos estudios demuestran una gran superposición entre las personas con enfermedades mentales que no tienen hogar y las que están en la cárcel.

¿Cuántas personas con enfermedades mentales graves se encuentran en cárceles y prisiones en un día determinado? Si se define que tales enfermedades incluyen solo esquizofrenia, enfermedad maniacodepresiva y depresión severa, entonces aproximadamente el 10 por ciento de todos los reclusos de la cárcel y prisión parecen cumplir con estos criterios de diagnóstico. Los datos más recientes disponibles en 1995 indicaron que había 483,717 reclusos en las cárceles y 1,104,074 reclusos en las prisiones estatales y federales en los Estados Unidos, un total de 1,587,791 prisioneros. Si el 10 por ciento de ellos están gravemente enfermos mentales, eso sería aproximadamente 159,000 personas. También es probable que los enfermos mentales a menudo giren de un lado a otro entre estar sin hogar y estar en cárceles o prisiones. El término *desinstitucionalización* es el nombre dado a la política de sacar a personas con enfermedades mentales crónicas de los grandes hospitales estatales y luego cerrar parte o la totalidad de estas instituciones; Ha sido un importante factor contribuyente a la crisis de enfermedades mentales. Este término también se usó para describir el proceso similar para los retrasados mentales. El proceso de desinstitucionalización comenzó en 1955 con la introducción generalizada de Torazina o Clorpromazina, que fue el primer medicamento antipsicótico efectivo, y recibió un gran impulso, encabezando así la promulgación federal de Medicaid y Medicare. En los siguientes diez años, la desinstitucionalización en dos partes comenzó inmediatamente a sacar a los enfermos mentales graves de las instituciones estatales y al cierre de parte o la totalidad de esas instituciones. Esto no solo afectaría a las personas que ya padecían enfermedades mentales, sino que también afectaría a aquellos que se enfermaron después de que la política entró en vigor y en el futuro indefinido porque una gran cantidad de camas de hospital se habían eliminado permanentemente. La magnitud de la desinstitucionalización de los enfermos mentales crónicos y graves podría fácilmente catalogarse como uno de los mayores experimentos sociales en la historia de Estados Unidos. En 1955, había 558,239 pacientes con enfermedades mentales graves en los hospitales psiquiátricos públicos de Estados Unidos. En 1994, el mismo año en que los programas CBI de Connecticut abrieron este número, se había reducido en 486,620 pacientes, a 71,619 y seguimos contando. Hay que señalar la importancia de estos números, en comparación con el censo de 558,239 pacientes en hospitales psiquiátricos públicos en 1955, que está relacionado con la población total de la nación

A mediados de 1994, la población de Estados Unidos había aumentado a 260 millones. Si hubiese habido la misma proporción de pacientes por población en hospitales psiquiátricos públicos en 1994 que en 1955, el número de pacientes habría sido de 885.010. Según los investigadores, el impacto severo en la desinstitucionalización difirió en magnitud entre 885,010 y 71,619. En efecto, aproximadamente el 92 por ciento de las personas que habrían estado viviendo en hospitales psiquiátricos públicos en 1955 no vivían allí en 1994. Su estimación indica que incluso teniendo en cuenta los aproximadamente 40,000 pacientes que ocuparon camas psiquiátricas en hospitales generales o los aproximadamente 10,000 pacientes quienes ocuparon camas psiquiátricas en centros comunitarios de salud mental en un día determinado en 1994, esto significa que aproximadamente 763,391 personas graves y con enfermedades crónicas o más de tres cuartos de millón viven hoy en la comunidad que habrían sido hospitalizadas hace 40 años. Tal evidencia concluyente muestra que este número es mayor que la población de Baltimore o San Francisco. Sin embargo, la desinstitucionalización de los enfermos mentales varía según el estado. Por lo tanto, la investigación dirigida a evaluar estas diferencias en el censo de los hospitales psiquiátricos públicos no es suficiente simplemente restar el número de pacientes de 1994 al número de 1955, porque las poblaciones estatales cambiaron en los diversos estados durante esos 40 años. En Iowa, Virginia Occidental y el Distrito de Columbia, la población total en realidad disminuyó durante ese período, mientras que, en California, Florida y Arizona, la población aumentó dramáticamente; y en Nevada, aumentó más de siete veces, de 0.2 millones a 1.5 millones. Sin embargo, podríamos suponer que la proporción de pacientes hospitalizados con respecto a la población habría permanecido constante durante los 40 años.

Rhode Island, Massachusetts, New Hampshire, Vermont, West Virginia, Arkansas, Wisconsin y California tienen tasas efectivas de desinstitucionalización de más del 95 por ciento. La tasa de Rhode Island es superior al 98 por ciento, lo que significa que, por cada 100 residentes estatales en hospitales psiquiátricos públicos en 1955, tal vez menos de 2 pacientes se encuentren actualmente en la actualidad. Nevada, Delaware y el Distrito de Columbia tienen tasas efectivas de desinstitucionalización por debajo del 80 por ciento. La mayoría de los que fueron desinstitucionalizados de los hospitales psiquiátricos públicos de la nación estaban gravemente enfermos mentales. Las estimaciones de los expertos indican que más del 60 por ciento de los individuos dados de alta fueron diagnosticados con esquizofrenia. Casi el 20 por ciento sufría de enfermedad maniacodepresiva y depresión severa, y el número adicional fue diagnosticado con alguna forma de enfermedad cerebral orgánica, como epilepsia, accidente cerebrovascular, enfermedad de Alzheimer y daño cerebral secundario a un trauma. El resto de las personas que residen en hospitales psiquiátricos públicos tenían afecciones como retraso mental con psicosis, autismo y otros trastornos psiquiátricos de la infancia, y alcoholismo y drogadicción con daño cerebral concurrente. El hecho de que la mayoría de las personas desinstitucionalizados padecen diversas formas de disfunción cerebral estaba bastante lejos de entenderse antes de que entrara en vigor la política de desinstitucionalización.

A través de estos y otros factores documentados, la desinstitucionalización creó una crisis nacional de enfermedad mental al dar de alta a personas de hospitales psiquiátricos públicos sin garantizar que recibieran los servicios de medicamentos y rehabilitación necesarios para que puedan vivir con éxito en la comunidad. La desinstitucionalización exacerbó aún más la situación, por lo tanto, una vez que las camas psiquiátricas públicas se cerraron, no estaban disponibles para las personas que luego se enfermaron mentalmente. Esta situación en la actualidad sigue viva y bien.

Como resultado, esta experimentación social bien intencionada ha logrado crear una epidemia de aproximadamente 2.2 millones de personas con enfermedades mentales graves en los Estados Unidos que no reciben ningún tipo de tratamiento psiquiátrico. Aunque la desinstitucionalización se basó en los principios de que la persona con enfermedad mental grave debería ser tratada en el entorno menos restrictivo y humano... esto fue definido por la Comisión de Salud Mental del presidente Jimmy Carter. La entonces Primera Dama, la ideología de Roselyn Carter se basaba en "el objetivo de mantener el mayor grado de libertad, autodeterminación, autonomía, dignidad e integridad de cuerpo, mente y espíritu para el individuo mientras participa en el tratamiento y los servicios recibidos. "Aunque este es un objetivo digno de elogio para muchos en la sociedad y tal vez para una gran cantidad de personas desinstitucionalizadas, el sueño se realizó al menos parcialmente. Sin embargo, para un número considerable de personas con enfermedades mentales crónicas, la desinstitucionalización ha sido una pesadilla psiquiátrica colosal. *Teniendo en cuenta el hecho de que sus vidas ahora están prácticamente desprovistas de dignidad o integridad del cuerpo, la mente y el espíritu.*

El término popular autodeterminación, ampliamente utilizado y acuñado para ayudar a encabezar la marcha en ese entonces, hoy simplemente significa que la persona tiene la opción de un comedor de beneficencia o un bote de basura. Y el "entorno menos restrictivo" a menudo resulta ser debajo de un puente en una caja de cartón, una celda de la cárcel o una existencia llena de terror en las calles plagada de enemigos reales e imaginarios.

Encarcelamiento Mental, Desinstitucionalización, Enfermedades Mentales y encarcelamientos

A lo largo de 1980 y 1995, el número total de personas encarceladas en cárceles y prisiones estadounidenses aumentó de 501,886 a 1,587,791, un aumento del 216 por ciento, en comparación con la población general que aumentó solo un 16 por ciento. Sin embargo, esto podría ser una indicación clara de que la gran mayoría de este aumento se ha visto impulsado por cambios demográficos, leyes de sentencias obligatorias más estrictas y la creciente disponibilidad de cocaína y otras drogas ilegales. Sin embargo, es indudable que los enfermos mentales contribuyeron más de lo esperado a la creciente población en nuestras cárceles y prisiones.

La evidencia de estudios anteriores sugiere que la relación entre la enfermedad mental y el crimen en Europa y otros países, indica que las poblaciones de prisiones y hospitales psiquiátricos estaban inversamente correlacionadas. De hecho, el sociólogo ha acuñado este término como la teoría del globo, debido a que cuando uno se levanta, el otro generalmente cae. La teoría del globo como si "empujáramos una parte de un globo y otra parte sobresaldría". Se descubrió que esta teoría corrobora el análisis concluyente de George Palermo de 1991 al investigar y estudiar los extensos datos recopilados de hospitales psiquiátricos, cárceles y prisiones entre 1904 y 1987.

Los expertos en el ámbito sociológico y psicológico también creían que el aumento del número de personas con enfermedades mentales en las cárceles y prisiones estadounidenses también respalda la tesis del transinstitucionalismo progresivo. Y se cree que la evidencia estadística de estos autores se deriva de los datos del censo nacional, que corroboran su observación clínica que indica que las cárceles son, de hecho, ahora un almacén para los enfermos crónicos y mentales. Los datos recientes recopilados sobre las observaciones de los psiquiatras y funcionarios de correcciones también respaldan el aumento tangible entre el número de pacientes psiquiátricos desde hospitales hasta cárceles y prisiones, por lo que concluyeron que dicha relación se debe en parte a la desinstitucionalización masiva.

California fue uno de los primeros estados en embarcarse agresivamente en la implementación de la desinstitucionalización a través de Lanterman Petris Short Act de 1969 (LPS). Esta Ley, que se implementó principalmente para dificultar la hospitalización involuntaria de un individuo, o mantenerlo en un hospital en contra de su voluntad, aunque tal vez todavía sufre de psicosis aguda de la enfermedad. Los primeros datos publicados que muestran que el número de personas con enfermedades mentales que ingresan al sistema de justicia penal de hecho comenzó a duplicarse ya en 1972, poco más de un año después de la entrada en vigor de la Ley Lanterman-Petris-Short. Fue publicado por Marc Abramson, quien era entonces un psiquiatra en ejercicio en el condado de San Mateo. Durante todo el cual Abramson declaró que "como resultado del LPS recientemente implementado, las personas con trastornos mentales ahora están siendo sometidas cada vez más a arresto y enjuiciamiento penal, lo que exacerba su enfermedad y su estigma". Abramson también acuñó el término "criminalización". de conducta mentalmente desordenada "a través de sus escritos y advirtió al sociólogo en una declaración casi notablemente profética de que" si el sistema de salud mental continúa presionado continuamente para forzar la liberación prematura de individuos con trastornos mentales en una comunidad, habrá un aumento en la demanda del criminal sistema de justicia para reinstitucionalizarlos ". Y afirmó que" quienes castigan a la psiquiatría institucional por sus deficiencias presentes y pasadas pueden ignorar bastante lo que ocurre cuando los pacientes con trastornos mentales son forzados a ingresar en el sistema de justicia penal ". Se han hecho observaciones similares en todo California. Un estudio de principios de 1970 en el condado de Santa Clara indicó que la población carcelaria había aumentado en casi un 300 por ciento en menos de cuatro años, tras el cierre del Hospital Psiquiátrico Estatal de Agnew. Más tarde, en 1975, un estudio realizado en cinco de las cárceles de California informó que el número de prisioneros con enfermedades mentales graves aumentó en un 300 por ciento en poco más de 10 años. El número de presos con enfermedades mentales en todo el sistema penitenciario estatal de California creció a un ritmo alarmante durante la década de 1970. Los psiquiatras de la prisión han concluido y, aunque dolorosamente, ahora resumieron fácilmente la situación, ya que "literalmente se están ahogando en pacientes, corriendo y tratando de meter nuestros dedos en los diques reventados, mientras cientos de hombres continúan deteriorándose psiquiátricamente ante nuestros ojos en psicosis graves". Si bien reconoce que esta crisis se deriva principalmente de los cambios recientes en las leyes de salud mental que ahora permiten que más pacientes con enfermedades mentales sean trasladados del departamento de salud mental al departamento de correcciones. Por lo que hoy muchos más hombres y mujeres con enfermedades mentales graves ahora están siendo enviados a las cárceles en lugar de hospitales para recibir tratamiento.

El segundo enfoque para evaluar la situación entre la desinstitucionalización y el creciente número de personas con enfermedades mentales crónicas enviadas a la cárcel y las prisiones es reexaminar y comprender las razones de muchas causas de encarcelamiento. Un estudio de ciudadanos públicos realizado en 1992 indicó que casi el 30 por ciento de estas cárceles a menudo encarcelaron a personas con enfermedades mentales que tal vez no tengan cargos en su contra, sino que simplemente están esperando la evaluación psiquiátrica, para que haya una cama de hospital psiquiátrica disponible, o tal vez incluso un caso simple de alguien esperando el transporte a un hospital psiquiátrico. Estos tipos de encarcelamiento se llevan a cabo bajo las leyes estatales que permiten detenciones de emergencia de personas sospechosas de tener enfermedades mentales. Hasta ahora, estos son legales y principalmente comunes en muchos estados rurales como Kentucky, Mississippi, Alaska, Montana, Wyoming y Nuevo México.

En Idaho, personas inocentes con enfermedades mentales que no habían violado ninguna ley fueron encarceladas contínuamente como una práctica estándar hasta finales de 1991, cuando la legislatura cambió las leyes y la hizo ilegal. Sin embargo, cualquier persona que requiera un compromiso involuntario todavía es llevada primero a la cárcel local en lugar de a la sala de emergencias de un hospital hasta que puedan ser examinadas por un psicólogo designado por el estado. Hasta que el psicólogo aconsejara la hospitalización, estas personas permanecerían en la cárcel a la espera de una cama de hospital psiquiátrica disponible. Los funcionarios del estado de Idaho estimaron que aproximadamente 300 personas que no habían sido acusadas de ningún delito habían sido encarceladas en 1990 durante un promedio de quince días... cada una mientras esperaban una derivación psiquiátrica o camas de hospital. Sin embargo, dicha práctica no estaba reservada solo para las comunidades rurales, sino también para Boise, la capital del estado. La cárcel del condado de Ada también había detenido a 85 personas sin cargos, a pesar de que había dos hospitales privados con camas psiquiátricas disponibles a solo unas cuadras de la cárcel. Estudios recientes realizados por las comunidades psicológicas y sociológicas indican claramente que son privados, pero estos hospitales a menudo se construyen con un Centro de Salud Mental federal y comunitario. Sus estudios realizados especialmente en comunidades con servicios psiquiátricos públicos poco desarrollados, dicha práctica sigue viva y bien. También han documentado los testimonios dados por los alguaciles y los oficiales de policía de otras zonas rurales y de las ciudades del interior, quienes de hecho han observado que a los internos con enfermedades mentales a menudo se les dan batas de papel y los mantienen en celdas de observación hasta ocho semanas antes de encontrar una cama de hospital.

Según varios informes de expertos y mi investigación, se sabe que la mayoría de las personas con enfermedades mentales graves encarceladas están allí porque han sido acusadas de un delito menor. Las personas con enfermedades mentales tienen entre cuatro y cinco veces más probabilidades de ser encarcelados por cargos mucho menores y graves, como conducta desordenada y amenazas, en comparación con los reclusos sanos. Según estas mismas definiciones, los presos con enfermedades mentales también tienen cuatro veces más probabilidades de ser acusados de conducta desordenada que los que no tienen enfermedades mentales, 6 veces más probabilidades de haber sido acusados de intrusión y 10 veces más probabilidades de haber sido acusados de acoso. Un estudio más reciente en la Unidad de Salud Mental del Centro Correccional del Condado de King en Seattle encontró que el 60 por ciento de los reclusos habían sido encarcelados por delitos menores y habían sido arrestados en un promedio de seis veces en los últimos tres años. Se han reportado 51 hallazgos similares de otras partes de los Estados Unidos. En Madison, Wisconsin, los cargos más comunes presentados contra los enfermos mentales que terminan en la cárcel son "comportamiento lascivo y obsceno, p. Ej. orinar en una esquina de la calle, defraudar a un arrendador y comer, luego no pagar por ello. La etiqueta de conducta desordenada en los enfermos mentales es vista como demasiado ruidosa, amenazante, daño criminal a la propiedad, merodeo o robo insignificante. Muchos de estos registros de arrestos fueron luego reexaminados y los investigadores encontraron inmediatamente correlaciones directas entre la enfermedad mental de la persona y el comportamiento que condujo a la repetición de delitos, aprehensión, encarcelamiento y, finalmente, prisión. es decir, una mujer de edad avanzada diagnosticada con esquizofrenia en Florida fue arrestada por agredir a los empleados y resistir el arresto cuando entró a una zapatería y comenzó a intentar regalar pares de zapatos y otros productos a los clientes por ser delirante, creía que era la dueña de la tienda y sus voces le decían que necesitaba compartir su riqueza.

Cuando le pidieron que se fuera, atacó físicamente a los empleados y luego intentó un enfrentamiento físico con la policía cuando llegaron. Ninguno de estos oficiales en la escena tenía experiencia previa en el manejo de un episodio psicótico... las armas fueron desenvainadas, y ella finalmente estaba en un laberinto con gas, esposada y arrestada. Un joven con esquizofrenia en Nuevo México estaba actuando de manera extraña en un restaurante y fue arrestado y luego demandado por agredir a un cocinero que vino de la cocina del restaurante y comenzó a burlarse de él. La sociedad sigue sin educación, con poca gente y mal preparada para lidiar con enfermedades mentales... sin embargo, los centros comunitarios de tratamiento de salud mental continúan cerrando. Mientras tanto, los agentes de policía, el personal de bomberos y emergencias y otros funcionarios públicos permanecen ciegos a la comprensión del enfoque de las enfermedades mentales crónicas o agudas. Aunque se sabe desde hace mucho tiempo y se ha documentado en gran medida que las personas que sufren de esquizofrenia paranoide, en particular, es probable que sean arrestadas por asalto porque pueden creer erróneamente que alguien los está siguiendo o tratando de lastimarlos y atacar a una persona a quien podría considerar amenazante para su seguridad. Sin embargo, la capacitación para los oficiales de policía y el personal de emergencia sigue siendo desconocida o mínima en el mejor de los casos.

El robo insignificante entre esta población sin hogar en las calles podría involucrar cualquier cosa, desde latas de gaseosas vacías, hasta carros de supermercado, cajas de cartón, cigarrillos, comida, un yate e incluso un avión. Hace varios meses, leí en un periódico local de Arizona sobre un hombre con enfermedad mental que había sido arrestado por robar botellas de cerveza vacías para entregarlas y comprar cigarrillos con el reembolso. Hace varios años, un hombre de Connecticut con enfermedad maniacodepresiva robó un yate de un muelle en el río Connecticut y lo condujo arriba y abajo hasta que le puso una bata. Aunque una de las formas más comunes de robo entre las personas sin hogar con enfermedades mentales implica "cenar y apresurarse", esto implica ir a un restaurante y salir corriendo al final de la comida porque no tienen dinero para pagar. También he estado involucrado en casos tan drásticos como el robo de un hidroavión en las Islas Vírgenes. Este hombre diagnosticado con esquizofrenia que había sido dado de alta del hospital Saint Elizabeth en Washington DC se sentó durante un período de tiempo observando al capitán del hidroavión y donde mantuvo las llaves del avión hasta que un día decidió robar el avión y encallarlo destruyendo el avión y varios otros barcos caros en el proceso. Afortunadamente, no se mató a nadie, el hombre fue readmitido a un centro de tratamiento hospitalario a largo plazo de por vida. Sin embargo, es un hecho conocido que la policía con frecuencia usa cargos de conducta desordenada para arrestar a una persona con enfermedad mental cuando no hay otros cargos disponibles.

Se pueden observar fácilmente ejemplos de esto cuando el padre de un hombre en Minnesota que había sido diagnosticado con esquizofrenia nos dijo que su hijo a menudo era arrestado simplemente por querer tener una conversación normal con las personas que encontró en los centros comerciales o en las calles.

Dijo que los seguiría y seguiría hablando para llamar su atención y que no se iría hasta que tuvieran miedo y le pidieran que se fuera. Por supuesto, su apariencia a menudo estaba descuidada, lo que aumentaba su miedo. Luego llamarían a la policía y él sería arrestado nuevamente. También leí en el periódico texano sobre un individuo diagnosticado con enfermedad maniacodepresiva que fue arrestado por conducta desordenada simplemente porque tocaban música a todo volumen en el estéreo de su hogar y sus vecinos se habían quejado.

Nuevamente, esto muestra una falta de comprensión de la comunidad y la policía sobre los enfermos mentales. La mayoría de los que quizás han estudiado comportamientos y enfermedades mentales, tendrían algún conocimiento sobre las personas con psicosis aguda, utilizando la música para bloquear sus voces y delirios. Tal vez también hayamos leído sobre personas arrestadas por esquizofrenia por tirar su televisor a la calle porque sus voces les dijeron o sus alucinaciones los llevaron a creer que les estaba hablando. Lamentablemente esto sucede, es parte de su enfermedad. Sin embargo, si estos individuos fueran monitoreados adecuadamente, tal vez sus administradores de casos y terapeutas se darían cuenta de que sus medicamentos necesitaban un poco de ajuste, terapia grupal o individual intensa, etc. Dado el hecho de que cada persona que sufre una enfermedad mental es un individuo y eso no todos podrían tener una radio o un televisor en su hogar porque esto alimenta su paranoia. Otro problema que afecta a estos individuos en la comunidad es el acceso fácil e ilimitado a las drogas y el alcohol. Los cargos relacionados con el éstos son comunes simplemente porque el consumo de alcohol y drogas entre esta población con frecuencia ocurre como un problema secundario entre los enfermos mentales. También lo usaron en lugar de sus medicamentos o automedicación. Recientemente escuché sobre una mujer en el estado de Washington diagnosticada con enfermedad maniacodepresiva, que fue arrestada por estar borracha y causar desorden en la calle. Ha habido numerosos arrestos por conducir bajo la influencia del alcohol o las drogas; en algunos casos, la persona tampoco lo usó, pero debido a su comportamiento extraño y tal vez incluso el efecto secundario de la medicación y el oficial de detención mal entrenado asume automáticamente que están borrachos.

Otro cargo comúnmente conocido utilizado por los agentes de la ley para arrestar y sacar a personas con enfermedades mentales de la calle es la entrada ilegal. Los investigadores que investigan este problema han demostrado que las personas con esquizofrenia y abuso de alcohol son arrestadas repetidamente, principalmente por cargos de intrusión en todo el país. Los miembros de la familia también informaron que sus familiares diagnosticados de esquizofrenia fueron arrestados y encarcelados simplemente por mostrar carteles que dicen que trabajará por comida y mendigar en áreas públicas, otros han informado sobre sus familiares arrestados por dormir en cementerios. Traspasar detenciones a personas con enfermedades mentales también ha sido por sus delirios de poseer un edificio, un puente, una calle, etc. Recientemente se informó sobre un hombre en Kansas que fue arrestado por negarse a abandonar un edificio federal porque pensaba que Dios había dárselo a él. Otro hombre en Florida entró a una estación de autobuses y se fue a dormir al baño porque creía que lo había ganado en un premio de una compañía de tabaco. El personal local de aplicación de la ley también informó que las empresas locales ejercen una presión constante y exigen a la policía que se deshaga de estos "indeseables" y de los enfermos mentales que merodean por su lugar de negocios. Esta situación empeora en áreas altamente dependientes del turismo, donde la reputación de la policía es conocida por retroceder en el tiempo y usar tácticas prehistóricas del siglo 18, arrestando a todos los vagabundos y personas sin hogar en lo que consideran como "limpiar las calles". El oficial de policía confía en que sus problemas generalmente surgen de las quejas recibidas de los operadores comerciales locales, exigiendo que estas personas sean retiradas de sus negocios.

Los funcionarios de Atlanta también han descrito cómo las personas sin hogar con enfermedades mentales en el aeropuerto de la ciudad son arrestadas de manera rutinaria. Las reservas de simpatía y misericordia también son utilizadas comúnmente por los agentes de policía que intentan proteger a las personas con enfermedades mentales. Esta situación es particularmente común entre las mujeres con enfermedades mentales que a menudo son víctimas y violadas en las calles. Los agentes de policía de todo el país han admitido de forma oficial que *van a aumentar los cargos si no pueden encontrar algo para acusarlos y llevarlos a la cárcel*. A veces, esto debe hacerse, informó el funcionario de la cárcel, luego de señalar que los hospitales psiquiátricos estatales locales daban de alta de manera rutinaria a las pacientes con discapacidades graves a las calles. Afirmando que, si las instituciones mentales no pueden protegerlos reteniéndolos hasta que sean dados de alta de manera segura, continuarán arrestándolos por su propia protección. La policía arrestó a una mujer con enfermedad mental en Texas porque era psicótica y gritaba en las calles y la acusó de conducta desordenada. Un portavoz del departamento de policía de Madison Wisconsin nos dijo que las personas a menudo llamaban a la policía porque temen que estas mujeres puedan ser agredidas. Aunque a veces estas mujeres pueden no exhibir comportamientos peligrosos necesarios para comprometerse con el Hospital del Estado y pueden no querer ir a los refugios y dado que los medicamentos forzados son ilegales... siguen siendo vulnerables a las agresiones sexuales. Entonces la policía tiene la fuerza para arrestarlos y encarcelarlos por su propia protección. Los capitanes de policía de todo el país hacen sonar este mismo tema, quienes afirman arrestar a alguien con enfermedad mental por delitos menores porque saben que al menos los colocarán en algún tipo de instalación donde recibirán comida, refugio y tal vez incluso tratamiento. Afirmando que no inventan un delito, pero es una decisión discrecional por la que saben que estas personas estarán seguras y alimentadas.

Los agentes de policía de Los Ángeles han admitido que se trata de una intervención de crisis, donde con frecuencia detienen a personas sin hogar con enfermedades mentales graves porque sufren desnutrición, están desaliñados, con la piel y el cabello incrustados de suciedad, y a menudo sangran por heridas abiertas; que es una situación bastante lamentable encontrarse con estas personas que están alucinando y que no han comido durante días. Considerado más como un esfuerzo de limpieza masivo, porque el objetivo es conseguirles refugio, comida y tal vez incluso volver a tomar sus medicamentos. Las reservas de misericordia a menudo son iniciadas por individuos con enfermedades mentales para ingresar a la cárcel en busca de refugio o comida. Algunas de estas personas han admitido haber cometido delitos cerca de las estaciones de policía y entregarse porque una vez en la cárcel los pondrán a trabajar para limpiar pisos y alimentarse. Los miembros de la familia también han encontrado la práctica de encarcelar a sus familiares como el medio más conveniente para obtener ayuda para la persona que necesita tratamiento.

A medida que el sistema psiquiátrico público en los Estados Unidos se deteriora progresivamente, la práctica común de dar prioridad a las personas psiquiátricas con cargos penales se vuelve bastante evidente. Por lo tanto, los enfermos mentales son encarcelados por familias que buscan tratamiento para un miembro de la familia; entonces, arrestar a la persona se convierte en la forma más eficiente de lograr este objetivo.

Este método ahora es crucial para obtener tratamiento, particularmente en estados donde los servicios psiquiátricos en toda la prioridad del hospital son las personas que representan un peligro para sí mismos o para otros. Los familiares alentados por la policía o los funcionarios de salud mental han presentado cargos continuamente contra sus familiares con enfermedades mentales para acceder a la atención psiquiátrica para ellos. La encuesta de la Ley de Ciudadanía Pública ha publicado recientemente montañas de documentos en los que los miembros de la familia han admitido haberlo hecho.

En todo Estados Unidos, los padres y otros parientes cercanos de personas diagnosticadas con esquizofrenia y otras enfermedades psiquiátricas, han comenzado a quejarse de la incapacidad de estos pacientes para ingresar al hospital estatal, incluso si lo desean, sin ser peligrosos para sí mismos o para otros. Y han concluido abiertamente que, en lugar de quedarse sentados esperando que sus familiares se vuelvan demasiado psicóticos y que ocurra un desastre, ahora presentan cargos en su contra por hacer amenazas simples o dañar la propiedad. Esto se hace de manera similar, en los suburbios donde ahora se están documentando varios casos. Un ejemplo de esto es el caso de los padres de un joven gravemente enfermo que no tenía conocimiento de su enfermedad, había rechazado el tratamiento y los psiquiatras se negaron a llevarlo involuntariamente a un hospital porque afirmaron que no era un peligro para sí mismo ni para los demás. El joven finalmente fue hospitalizado después de que sus padres llamaron a la policía y obtuvieron una orden judicial que lo excluía de su hogar, y cuando violó la orden, lo arrestaron. El mismo juez, de hecho, había sugerido a sus padres que usaran este mecanismo para obtener tratamiento para su hijo. Luego, el juez le ofreció al joven la posibilidad de elegir entre la cárcel o ir a un hospital para recibir tratamiento. Irónicamente, estas mismas cárceles se han convertido en una herramienta de transición utilizada en el sistema como vehículo para obtener atención psiquiátrica del mismo sistema de tratamiento de salud que nos ha demostrado a todos como un fracaso en el tratamiento. Determinar la frecuencia con la que los pacientes son arrestados después de ser dados de alta de los hospitales psiquiátricos, se ha convertido en una de las medidas más efectivas para el abordaje directo al evaluar la relación enredada entre la desinstitucionalización y el creciente número de personas con enfermedades mentales en las cárceles y prisiones. Sin embargo, estudios similares realizados en la población general no muestran un aumento importante... incluidos los realizados antes del comienzo de la desinstitucionalización no mostraron una tasa de arresto más alta que la de la población general. Prácticamente todos los estudios realizados sobre los enfermos mentales desde la desinstitucionalización han mostrado un aumento importante.

Un Breve Estudio que Examina la Mayor Tasa de Encarcelamiento de Pacientes Psiquiátricos

Una serie de estudios sobre el aumento de las tasas de arresto de pacientes psiquiátricos dados de alta en todo Estados Unidos. Los estudios más precisos y preocupados sobre esta epidemia se realizaron entre los años 1965 y 1978, que fueron analizados por Judith Rabkin. Estos estudios individuales encontraron que las tasas de arresto y condena de los pacientes mentales recientemente dados de alta y excedieron con creces los de la población general en al menos algunas categorías de delitos cuando los pacientes y si se consideran como un grupo homogéneo. El experto observó un pronunciado aumento relativo y absoluto en los arrestos de pacientes mentales. Especialmente impresionante fue el estudio de Larry Sosowsky sobre las tasas de arresto de pacientes dados de alta del Hospital Estatal de Napa de California entre 1972 y 1975, después de que la Ley Lanterman-Petris-Short entró en vigor. En comparación con la población general, los pacientes dados de alta sin arresto previo antes de la hospitalización fueron arrestados 2,9 veces más frecuentemente. Para la categoría de delitos contra la propiedad, por ejemplo, robo en tiendas, los pacientes dados de alta fueron arrestados 4.3 veces más frecuentemente. Los pacientes dados de alta que habían sido arrestados antes de su hospitalización psiquiátrica fueron arrestados aproximadamente 8 veces más frecuentemente que la población general.

El estudio de John Belcher de 132 pacientes dados de alta del *Columbus State Hospital* en Ohio durante un período de 4 meses en 1985 es particularmente interesante. Sus estudios han informado tendencias similares en pacientes que fueron seguidos a los 1, 3 y 6 meses para determinar qué les sucede. El resultado del estudio mostró que al final de los 6 meses, el 18% de los 132 pacientes habían sido arrestados. Sin embargo, solo 65 de los 132 pacientes dados de alta tenían diagnósticos de esquizofrenia, enfermedad maniacodepresiva o depresión severa, y 21 de estos 32% se encontraban entre los arrestados y encarcelados. Según Belcher, estos 21 encuestados a tenían a menudo comportamientos amenazantes y exhibían comportamientos extraños como desnudarse y caminar desnudos en las calles mientras hablaban consigo mismos. También señaló que tampoco tomaron los medicamentos recetados necesarios para controlar sus síntomas psiquiátricos y que con frecuencia abusaron del alcohol o las drogas. Cada 21 ex pacientes individuales quedaron sin hogar dentro del período de seguimiento de 6 meses, lo que reafirma la correlación entre la cárcel o la prisión, las enfermedades mentales crónicas y la falta de hogar.

Muchos podrían suponer fácilmente que las cárceles y las prisiones se han convertido rápidamente en hospitales psiquiátricos sustitutos para muchas personas con enfermedades mentales graves. La población estimada de 10.000 internos con enfermedades mentales en todo el sistema penitenciario del estado de Nueva York ahora supera la del número de pacientes en los hospitales psiquiátricos del estado.

Los funcionarios de la cárcel del condado de Travis de Austin, Texas, han admitido a tantos prisioneros con discapacidades mentales que su población psiquiátrica rivalizó y superó a la del Hospital Estatal de Austin. Los funcionarios de la cárcel en el condado de Dallas han admitido abiertamente que en un día cualquiera se pueden encontrar entre 900 y 1000 presos con enfermedades mentales crónicas... esto es más del doble del número de pacientes tratados en el hospital psiquiátrico estatal más cercano.

La cárcel del condado de Seattle King se ha convertido en una de las instituciones más grandes para los enfermos mentales. Mientras tanto, la cárcel del condado de San Diego informó que más del 15% de los hombres y el 30% de las reclusas toman medicamentos psiquiátricos. Según los funcionarios del condado, las cárceles son ahora el principal proveedor de salud mental en muchos condados. Miembros del Congreso y otros políticos nacionales han admitido abiertamente que la cárcel del condado de Los Ángeles, donde aproximadamente 3,300 de los 21,000 reclusos requieren servicios de salud mental a diario, ahora se llama la institución mental más grande del mundo. Creo que esto no debería ser nada de qué jactarse y estar orgulloso, sino más bien deberían avergonzados y apenados como seres humanos con dignidad.

¿Es el Impacto Estadounidense sobre la Desinstitucionalización una Bendición o una Maldición?

La magnitud de la desinstitucionalización en los 50 estados y el Distrito de Columbia, aunque Alaska y Hawái se convirtieron en estados después de que se implementó la desinstitucionalización, aunque ésta no se incluyó. La práctica aún se absorbe y afecta a estos, incluidos los EE. UU. Islas Vírgenes... Dado que la población total de los Estados Unidos aumentó de 164 millones en 1955 a 260 millones en 1994 y dado que la tasa de cambio de la población varió notablemente para los diferentes estados, las cifras de población del estado de 1994 se pueden utilizar para calcular el número de pacientes que en teoría habría estado en hospitales psiquiátricos públicos en 1994 si la tasa de hospitalización hubiera sido la misma que existía en 1955. La tasa efectiva de desinstitucionalización, entonces, es el número real de pacientes en hospitales mentales públicos en 1994 restado del número teórico con la diferencia expresada como porcentaje del número teórico. La importancia de observar el cambio de la población al evaluar la magnitud de la desinstitucionalización se puede ilustrar mirando a Nevada, que es especialmente anómalo porque en realidad tenía 760 pacientes en hospitales psiquiátricos públicos en 1994 que los 440 que tenía en 1955. Su tasa real de desinstitucionalización es por lo tanto más 72.7 por ciento. Sin embargo, debido a que la población total de Nevada aumentó más de siete veces durante el período de 40 años, su tasa efectiva de desinstitucionalización, basada en la población, fue de menos 71.4 por ciento.

Desinstitucionalización es el nombre dado a la política de sacar a personas con enfermedades mentales graves de grandes instituciones estatales y luego cerrar parte o la totalidad de esas instituciones. Según todos los expertos, podría decirse fácilmente que la desinstitucionalización ha desempeñado un importante factor contribuyente a la crisis de enfermedades mentales. La desinstitucionalización en todo Estados Unidos comenzó en 1955 con la introducción generalizada de clorpromazina, un medicamento comúnmente conocido como Torazina. La Torazina se considera uno de los primeros medicamentos antipsicóticos eficaces y recibió un impulso nacional e internacional 10 años después con la promulgación de *Medicaid* y *Medicare* federales. Sin embargo, debido a su toxicidad y efectos secundarios físicos debilitantes, se sabe que los pacientes psiquiátricos crónicos se encogen simplemente al mencionar este medicamento.

Actualizando Nuestra Fe: Una Visión Teológica Global sobre Psiquiatría Espiritual

A lo largo de los últimos cien años, la psiquiatría estadounidense ha cambiado su campo de actividad de preocuparse principalmente por la atención de custodia del cliente con enfermedad mental a un énfasis en el tratamiento de pacientes ambulatorios y, en nuestro tiempo, a una preocupación por la familia, el hogar, la escuela, el trabajo, los matrimonios, la delincuencia juvenil y las adicciones a los narcóticos. Al mismo tiempo, los patrones institucionales de atención psiquiátrica han experimentado un cambio gradual, lo que ha llevado a una política de puertas abiertas en muchos hospitales de todo el país.

Cuando pensamos en la palabra fe, también debemos pensar en el significado de la angustia, el dolor y la confusión, que existen en los corazones y las mentes de las personas que sufren enfermedades mentales. También debemos pensar en su redención y en la soledad, la desesperación y la depresión que plaga sus vidas diarias y las agobia. Cuando miramos la fe, primero debemos recordar que todos queremos ser amados. Cada uno de nosotros quiere saber y creer que Dios nos ama, y la fe nos dice eso... mientras indica que debemos enseñar a otros a amar a Dios. Aunque han pasado más de ciento cuarenta años, desde que la iglesia había sido retirada del campo de la salud mental, oramos para que 'los poderes fácticos' abran sus corazones y abran sus puertas una vez más, permitiendo así el sufrimiento individual con enfermedades mentales para beneficiarse del asesoramiento cristiano al permitir que un poco más de Dios regrese al campo de la salud mental según sea necesario. A lo largo de los siglos, hemos tratado, investigado y documentado qué condiciones y qué características especiales han llevado a las personas a caer en las trampas de las enfermedades mentales. El núcleo de este libro es tratar de lidiar con los problemas planteados por esas preguntas, ya que recordamos que incluso hoy, planteamos muy poco concepto racional sobre la naturaleza de la enfermedad mental. Y sobre lo que es, lo que lo causa y lo que realmente lo curará, aunque esto es cierto incluso entre el renombre mundial, los psiquiatras, el psicólogo y las comunidades psiquiátricas y de salud mental en general. Esta admisión de ignorancia frustra y colorea nuestras actitudes en el campo, hacia la gran cantidad de explicaciones competitivas que se han mantenido a lo largo de los siglos, sobre la locura y las razones de sus causas y tratamientos. La demencia, la enfermedad mental, la locura o cualquier otro nombre que las sociedades de psiquiatras, psicólogos y sociólogos puedan encontrar en la actualidad, incluidos los propios consumidores, han logrado etiquetarlo a lo largo de los años, sigue siendo un fenómeno evasivo... aunque una institucionalización de por vida hoy en día, es más bien una rareza.

Hoy, la mayoría de los pacientes se recuperan lo suficiente como para ser atendidos en sus propios hogares y en sus propias comunidades. La ayuda comunitaria para los enfermos mentales ha progresado enormemente en las últimas dos décadas, aunque todavía se necesita mucho trabajo para completar el trabajo. Aunque todavía no conocemos las causas exactas de las principales enfermedades mentales, esquizofrenia, trastorno afectivo bipolar (depresión maníaca) o depresión clínica, el tratamiento está disponible. Los investigadores continúan analizando la genética en un intento por identificar las causas. Aunque puede que no llegue una cura en nuestro tiempo, tal vez lo sea para nuestros hijos y sus hijos. El estigma de la enfermedad mental, aún no se ha erradicado por completo. Sin embargo, el movimiento para equiparar la enfermedad mental con la enfermedad física ha resultado en una mayor comprensión en algunos frentes sobre el curso de la enfermedad. Triste, aunque sinceramente, todavía nos queda un largo camino por recorrer, pero seguiremos trabajando en ello. Este cuerpo de trabajo indica que estamos en el camino correcto.

Entrar en el negocio de la salud mental... ¿Cómo llegué al negocio?

Sinceramente, no sé cómo... quizás, fue después de ver a innumerables personas que sufrían enfermedades mentales, deambulaban por las calles y la gente local los arrojaba con piedras y botellas, creciendo como un niño de cinco, seis y siete años, en varios pueblos y ciudades hondureños. Tal vez se activó cuando recordé caminar por las calles del centro de Kingston, Jamaica, como un marinero de quince años, durante la recesión económica de Jamaica, las guerras políticas, como un joven marino de 1976 a 1979... y perder la cuenta de cuántas personas he visto alucinando en público, después de ser expulsado de los hospitales a las calles, sin el tratamiento adecuado, medicamentos ni ningún tipo de atención de seguimiento. Quién sabe, tal vez fue porque, en algún momento del camino, había perdido la cuenta de cuántos sufrimientos me desconcertaron y me conmocionaron como humano. Aunque había notado menos sufrimiento en Canadá y Europa, ya que mis compañeros de clase se anestesiaron. Quizás, porque me había cansado por completo de ver tanto dolor, durante los años 80 y principios de los 90, en las calles de Nueva York, durante nuestros viajes mensuales, a medida que llegamos y caminamos por las calles, para observar y aprender empatía y acercarnos en contacto con mi propia humanidad, mientras estudiaba y realizaba investigaciones de campo. Tal vez fue después de enterarme sobre la muerte de mi buen amigo y ex compañero de barco, Francisco, cuyo cuerpo había sido devastado por las adicciones, que realmente quería saber por qué y cómo.

La realidad práctica, mis razones, fueron todas las anteriores, aunque creo sinceramente que esta carrera me llegó más como un llamado espiritual, más que como una ocupación permanente. Un llamado que, a su vez, me ayudó generosa y gradualmente a conocerme a mí mismo, a crecer como yo mismo y a esforzarme por ser un mejor ser humano. Uno que podría aprender mejor a amar a mi prójimo, así más allá, más profundo y mejor, comprender de manera integral mis limitaciones, convertirme en un mejor padre y una mejor persona, en la búsqueda de un crecimiento espiritual que más tarde, también ayudaría a preservar teóricamente mi vida como terapeuta, filósofo, sociólogo, teólogo y un hijo de Dios, con un propósito completo en la vida para seguir, estudiar, aprender y, con optimismo, comprender mejor.

Una Crisis Mental en Alta Mar...

Desde las cubiertas de cruceros a las salas de Psicología 101

Después de prácticamente ocho años de luchas diarias en el mar, mientras lidiaba con miembros del personal borrachos, drogados e innumerables pasajeros irritantes a bordo de los exclusivos cruceros, inicialmente comencé a investigar sus comportamientos. Este incidente en particular ocurrió poco después de que zarpamos del puerto de Miami, unos días antes mi barco estaba lleno a su máxima capacidad. Nos detuvimos automáticamente en Samaná, República Dominicana, como parte de nuestra ruta semanal y nos dirigíamos a Puerto Rico. El sol tropical brillaba muy bien, la temperatura ambiente era de unos setenta grados formidables, los mares estaban tan tranquilos como la melodiosa música que se estaba reproduciendo. El espectáculo de limbo acababa de terminar y la banda de acero forjado, todavía realizaba melodías suaves de calipso y reggae, cerca de la piscina de la cubierta superior. Todos parecían notablemente relajados y todos parecían pasar un buen rato. La cubierta superior estaba casi llena, algunos de los pasajeros del barco estaban sentados disfrutando de la música y disfrutando de la fresca brisa marina de sus vacaciones en crucero. Otros se sumergieron en las piscinas y comprobaron su bronceado, mientras que algunos nadaban y otros incluso bailaban. Estaba de servicio como oficial de patrulla de seguridad, de muy buen humor, ya que me habían informado que me ascenderían a jefe esa misma semana; todo ese día, parecía estar en perfecta armonía. Acababa de terminar mi ronda y verificaba todas las cubiertas, botes salvavidas, puertas estancas y estaciones de bomberos, estaciones de reunión. Como de costumbre durante las rondas, me detenía en el bar de la piscina, escuchaba música, informaba al oficial sobre el puente de navegación, calibraba mi busca y golpeaba mi reloj. Era mi rutina oficial de 3:00 a 4:00 p.m. La banda de percusión del Caribe finalmente se tomó un descanso y pasé un par de minutos charlando e intercambiando bromas con varios de los miembros de la banda, saludé a un par de pasajeros y estaba a punto de continuar haciendo mis rondas. La banda comenzó a tocar de manera impresionante y elegí quedarme momentáneamente por un tiempo y escuchar sus nuevas canciones, en las que habían estado practicando, antes de continuar. Poco después de reiniciar su set de canciones, fui testigo de cómo el baterista de acero principal abandonaba su instrumento, bajando del escenario y entrando en la multitud. Pensé que era extraño, pero supuse que podría ser una parte relevante de su nuevo acto. Él insistía audazmente en tratar de llevar a una pasajera a la pista de baile, ella estaba con su amado esposo y, por supuesto, se negó. Me pareció bastante extraño, pero presté poca atención. Luego se apresuró a regresar a su instrumento y cuando comencé a alejarme, lo escuché promocionar sobre su sistema de sonido "¡Vamos a tomar otro descanso y mientras hacemos una pausa, voy a predicarte la palabra de Jah!" El resto del grupo siguió tocando... había música todavía en el fondo.

Todo esto, como era de esperar, parecía bastante extraño, pero seguí creyendo que tal vez realmente era parte de su acto. Pasaron varios minutos y siguió predicando a la mayoría de los pasajeros blancos en un extraño y militante estilo rastafari inusual. Mientras continuaba dirigiéndose a la multitud, se hizo cada vez más fuerte y sonó un tono de voz aún más extraño y amenazante. Aunque no era un rasta ni un militante, su acento y su voz habían cambiado y comenzó a parecer más intimidante y amenazante, casi como si estuviera poseído. El guitarrista y el líder de la banda posteriormente comenzaron a señalarme con la cabeza, mientras rodaban los ojos, indicándome que intentara sacarlo del escenario. Lentamente me acerqué a él y le pregunté con calma y le sugerí "salgamos de la terraza y vamos a tomarnos una taza de café o una taza de té, mientras nos sentamos y hablamos sobre lo que está pasando".

Mi enfoque tranquilo y mi súplica sencilla simplemente sirvieron para enfurecerlo y frustrarlo aún más. Posteriormente recogió su instrumento (un pesado tambor de acero) y luego lo arrojó a la multitud y su predicación se hizo aún más fuerte y extraña. Esta vez se volvió mucho más divisivo, sus comentarios ahora eran racistas y discriminatorios, vulgares y degradantes, de una manera casi amenazante para los pasajeros blancos, así como ofensivos para mí, sus compañeros de banda negros y otros afroamericanos en la cubierta. A medida que pasaba cada minuto, se volvía más fuerte y extremadamente irracional, delirante. Procedió a usar insultos despectivos y racistas hacia los oficiales italianos y los pasajeros blancos, mientras afirmaba firmemente que había estado predicando la palabra de Jehová. Intenté llamar al puente de navegación y a la oficina del capitán del personal para pedir ayuda, pero no obtuve respuesta inmediata. Posteriormente me di cuenta de que ahora estaba echando espuma en la boca, era una especie de espuma blanca y espesa. Después de darme cuenta de esto, caminé tranquilamente hacia él y suavemente puse mi mano sobre su hombro derecho (mientras ordenaba que terminara antes de que alguien saliera lastimado). Insistí sin cesar en llamar al puente desde el *Walkie-talkie* que sostenía en mi mano y traté en vano de comunicarme con algunos de los otros oficiales en el puente por teléfono y por radio para buscar su ayuda, minutos antes. Pasó aproximadamente una hora antes de que comenzara la fiesta de cóctel del capitán, supuse que el capitán, su personal y la mayoría de los demás oficiales estaban quizás en el proceso de vestirse y estar listos para su tradicional fiesta semanal. Unos minutos más tarde, después de varios intentos más, el capitán del personal finalmente bajó, pero a estas alturas ya casi había conseguido controlar la desagradable y peligrosa situación. Luego, el capitán comenzó a exigir que lo lleváramos a las escotillas y lo encadenáramos en la celda de detención. Junto con otros dos oficiales de seguridad, lo escolté, pero me negué a ponerle las esposas para evitar enfurecerlo aún más. Me di cuenta instintivamente de que estaba sufriendo activamente una angustia emocional y psicológica y no quería imponer más estresores innecesarios. No intenté revisarlo antes de cerrar la puerta de la celda. Este fue un descuido sensato y un gran error que ciertamente me pudo costar la vida. Dado que una vez dentro de la celda, él solicitó que enviara a alguien a buscar su Biblia, la envié de inmediato y una vez que me la entregaron, se la pasé, luego me entregó una navaja de ocho pulgadas de largo. Luego me dijo que la única razón por la que no me apuñaló a mí ni a nadie con este cuchillo fue porque lo había tratado con considerable dignidad inherente y un respeto marcado. Continuamente me agradeció por haberlo tratado como un hombre y como un ser humano. También me agradeció por salvar la vida de los capitanes del personal, mientras me decía que estaba listo para matarlo ese día. Un hombre, cuyo nombre protejo y que mantuvo su confidencialidad desde 1982, medía seis pies y cuatro pulgadas, y pesaba alrededor de doscientas treinta y cinco libras de músculo sólido. Tal vez esa no fue la primera vez, aunque tampoco mi peor encuentro cara a cara con la locura religiosa. No fue difícil notar que él levantaba pesas regularmente y yo apenas medía seis pies y media pulgada, y pesaba alrededor de ciento sesenta libras en ese tiempo. Yo era un atleta en mi mejor momento, un corredor, un buzo y un jugador de fútbol, pero ciertamente no era rival para su fuerza física, su psicosis y un cuchillo afilado. Quizás debido al rápido estilo de vida que la mayoría de los músicos y otros artistas experimentaron a bordo de los cruceros en ese momento, tienden a medicarse con drogas y alcohol. Aunque no era un gran bebedor conocido, con frecuencia fumaba marihuana para auto medicarse. Mi opinión particular fue que probablemente sintió que su psicosis se acercaba y se volvió paranoico y se preparó para un asalto feroz con su navaja de bolsillo. Dios me estaba guiando ese día en el mar. Más tarde descubrí que también tenía hospitalizaciones previas en hospitales psiquiátricos en todo el Caribe. Aunque nunca lo había visto en el pasado tomando medicamentos, ni hablando de su enfermedad mental, ocasionalmente había sido testigo y hablé con él acerca de beber y de fumar en exceso, varias veces en el pasado. Al igual que muchas otras personas con las que nos topamos en nuestras comunidades, quienes regularmente experimentan temores tan horribles debido a su enfermedad mental tal vez, simplemente intentan medicarse, la única forma en que entienden cómo hacerlo. Por lo general, es el camino equivocado ... se dedican al uso ilimitado de drogas ilícitas. A través de tales formas, en las que a menudo terminan lastimándose, siendo asesinados, lamentablemente lastimando o matando a alguien más.

Estableciendo Nuestros Valores Fundamentales. Ayuda para Recuperarse de la Enfermedad

Poner a las personas primero no solo es lo humano, sino que es lo correcto. También es la forma más efectiva de ayudar a las personas con enfermedades mentales graves... y no es una ayuda, sino una mano arriba. Los valores que subyacen al desarrollo de servicios basados en la comunidad para personas con enfermedades mentales graves y / o trastornos concurrentes de uso de sustancias que están tratando de recuperarse. La vivienda y la espiritualidad son tan importantes para el individuo como todos los demás componentes del servicio tradicional. Cada uno de estos valores tiene en su centro una creencia permanente en la dignidad y el valor del individuo.

Financiar la vivienda y los servicios de apoyo para personas con enfermedades mentales graves y /o trastornos de uso de sustancias concurrentes para los que no tienen hogar es un desafío para los proveedores locales. Los sistemas públicos de tratamiento de salud mental y abuso de sustancias, así como el sistema de servicios para personas sin hogar, tienen múltiples jugadores. Estos incluyen proveedores de tratamiento de abuso de sustancias y salud mental públicos y privados, y proveedores de atención médica general y especializada, así como los sistemas de bienestar social, vivienda, justicia penal, empleo y educación, entre otros. Las fuentes de financiación que financian estos sistemas y servicios son complejas y a veces contradictorias, con incentivos competitivos entre estas fuentes de financiación.

La planificación es el primer paso crítico en el desarrollo de un sistema de atención integral para personas con enfermedades mentales graves y/o trastornos de uso de sustancias concurrentes. Cuando se realiza la planificación, comienza el verdadero trabajo. Poner a las personas primero es nuestro deber ... es algo humano que hacer; pero también es la forma más efectiva de ayudar a las personas con enfermedades mentales graves o trastornos concurrentes a escapar de la falta de vivienda.

Investigaciones recientes revelan que los proveedores de servicios que respetan el derecho del individuo a la autodeterminación tienen más probabilidades de resultar en estabilidad y sobriedad residencial y psiquiátrica. El siguiente capítulo examina el concepto y la práctica de la recuperación, los valores centrados en la persona y los valores a nivel del sistema que forman la base de servicios efectivos para prevenir y ayudar a terminar con la falta de vivienda entre las personas con enfermedades mentales graves o trastornos concurrentes.

El Concepto y la Práctica de la Recuperación

La buena noticia es que ahora sabemos que las personas con enfermedades mentales graves y/o trastornos concurrentes por el uso de sustancias pueden recuperarse y se recuperan. Comprender el concepto y la práctica de la recuperación es fundamental para el desarrollo de servicios efectivos para personas con enfermedades mentales graves y/o trastornos concurrentes que no tienen hogar.

Nuestra Definición Frente a la Definición de Recuperación del Consumidor

Hay tantas diferentes definiciones de recuperación como individuos que se recuperan. Sin embargo, a medida que los sistemas de tratamiento de salud mental y abuso de sustancias avanzan hacia sistemas de atención basados en la recuperación, muchos han desarrollado definiciones de trabajo para guiar sus esfuerzos. El Departamento de Servicios de Salud Mental y Adicciones de Connecticut ha respaldado una visión amplia de recuperación como: un proceso de restaurar o desarrollar un sentido de identidad positivo y significativo aparte de la condición de uno y luego reconstruir una vida a pesar o dentro de las limitaciones impuestas por esa condición (Evans et al., 2002). Para muchas, si no la mayoría, las personas sin hogar que tienen enfermedades mentales y trastornos por uso de sustancias, la recuperación implicará algún tipo de intervención profesional, incluído el uso de medicamentos, cuando corresponda.

Recuperación de Trastornos por Uso de Sustancias

El término 'recuperación' se ha utilizado ampliamente en el campo del uso de sustancias, donde se refiere al retorno a la sobriedad (Ralph, 2000). Para muchas personas, la espiritualidad y el apoyo de los compañeros son fundamentales para su recuperación de las adicciones. Así, por ejemplo, las personas en grupos de 12 pasos para recuperarse de las adicciones expresan su creencia en un poder mayor que ellos mismos. Los grupos de recuperación del uso de sustancias seculares, como Mujeres para la Sobriedad y el Entrenamiento de Autogestión y Recuperación *(SMART)*, se centran en el empoderamiento individual y el crecimiento emocional. Comparten con la tradición de los 12 pasos la creencia en la importancia de la autoayuda como una forma de obtener y mantener la sobriedad. Las personas con una enfermedad mental y un trastorno concurrente por el uso de sustancias enfrentan la difícil tarea de recuperarse de ambos trastornos. Los grupos de autoayuda diseñados específicamente para satisfacer las necesidades de las personas con trastornos concurrentes, como *Double Trouble in Recovery*, brindan a las personas la oportunidad de compartir problemas comunes y ayudar a otros en su recuperación de enfermedades mentales y uso de sustancias.

Recuperación de una Enfermedad Mental

El uso del término 'recuperación' solo recientemente se ha aplicado a personas con enfermedades mentales, en parte debido a la creencia errónea de que tener una enfermedad mental grave es una afección de por vida. El estudio más frecuentemente citado que refuta esta noción es un estudio longitudinal de personas con discapacidades severas en Vermont. Los investigadores encontraron que el 34% de los ex pacientes hospitalizados que recibieron servicios de salud mental, incluida la rehabilitación psiquiátrica, en la comunidad lograron una recuperación total tanto en el estado psiquiátrico como en el funcionamiento social, y un 34% mejoró significativamente en ambas áreas (Harding et al., 1987) Veintisiete estudios (incluidos los de Harding) publicados entre 1960 y 1991 muestran tasas igualmente prometedoras de recuperación de enfermedades mentales graves (Ralph, 2000). Investigaciones más recientes examinan la relación entre el autocontrol de la enfermedad, una práctica basada en evidencia en el campo de la salud mental y la recuperación de enfermedades mentales graves. Los investigadores descubrieron que las habilidades de autocontrol de las enfermedades, incluido un mayor conocimiento de las enfermedades mentales, las habilidades de afrontamiento y las estrategias de prevención de recaídas, juegan un papel fundamental en la recuperación de las personas de las enfermedades mentales (Mueser et al., 2002).

Sin embargo, gran parte de lo que se sabe sobre la recuperación de la salud mental proviene de los escritos de los propios consumidores de salud mental y respalda lo que se ha llamado la "visión simple pero poderosa" (Anthony, 1993) de la recuperación de la salud mental. En última instancia, la recuperación de una enfermedad mental grave es un proceso muy personal que implica la recuperación de la esperanza, de actividades y relaciones significativas, y de autoconciencia y autoestima. Muchos defensores de los consumidores creen que la recuperación implica el desarrollo de relaciones clave con individuos de apoyo y creencias fundamentales sobre las enfermedades mentales (Ahern y Fisher, 1999). En consecuencia, creen que un individuo puede recuperarse independientemente de si él o ella toma medicamentos.

Recuperación de la Falta de Vivienda

La recuperación de la falta de vivienda también es un proceso, según un estudio realizado por SRI Gallup, Inc. los investigadores definieron la recuperación de la falta de vivienda como estar sobrio, empleado y alojado; Identificaron seis temas que apoyan este proceso: espiritualidad, autoconocimiento, seguridad, autoconciencia, apoyo y supresión de los pobres conceptos y actitudes negativas.

Los valores centrados en la persona están en el corazón de un sistema que permite que las personas con enfermedades mentales y trastornos por uso de sustancias se recuperen. La falta de apoyo o conexión con los demás puede ser la razón más importante por la cual las personas no tienen hogar, según la encuesta de SRI Gallup. Para muchas personas sin hogar, los trabajadores de extensión son los primeros en romper el aislamiento y comenzar a mover a las personas hacia una vida de mayor salud y estabilidad personal. La divulgación se trata de *"compasión traducida en acción concreta. Se trata de considerar a todos los seres humanos como intrínsecamente valiosos"* (Kraybill, 2002).

Valores Centrados en la Persona

Los valores clave que admiten la recuperación se pueden describir de varias maneras. Por ejemplo, las personas con enfermedades mentales y trastornos por uso de sustancias que han sobrevivido a un trauma (definido como abuso físico o sexual) hablan de "seguridad, voz y elección" como los valores que deben guiar los servicios diseñados por y para ellos (NASMHPD, 1998). Los investigadores que intentan cuantificar la recuperación para hacerla medible utilizan los términos "esperanza, asumir responsabilidad personal y seguir con la vida" (Noordsy et al., 2002). La espiritualidad y la autoayuda son principios clave del enfoque de 12 pasos para las adicciones. Si bien estos valores se describen de manera similar, algunos puntos importantes se destacan:

Su Elección

Las personas con enfermedades mentales graves y/o trastornos de uso de sustancias concurrentes que no tienen hogar deben tener opciones reales de alojamiento, tratamiento y servicios de apoyo. Deben ser informados de la gama completa de opciones disponibles para ellos. Los servicios no pueden ser "talla única"; deben adaptarse a las necesidades del individuo.

Su Voz

Un principio bien conocido del movimiento de consumidores de salud mental dice: "Nada sobre nosotros sin nosotros". Las personas que tienen enfermedades mentales graves o trastornos concurrentes deben poder opinar en los programas, políticas y servicios diseñados para atenderlos.

Su Empoderamiento

Muchas personas con enfermedades mentales graves o trastornos concomitantes, especialmente aquellos que están o han estado sin hogar, están desilusionados con los servicios que han recibido en el pasado y están privados del sistema de servicios. Deben ser educados y capacitados para tomar decisiones en asuntos que afectan sus vidas y para aceptar la responsabilidad de esas elecciones (Grupo de Trabajo Federal sobre la falta de vivienda y las enfermedades mentales graves, 1992). Para la mayoría, esto debe incluir la participación en el desarrollo de sus objetivos de tratamiento y plan de recuperación.

Su Dignidad y Auto Respeto

El uso de la lengua materna de las personas (por ejemplo, personas con enfermedades mentales graves, personas sin hogar) es más que un ejercicio de semántica. El lenguaje da forma al pensamiento, y los proveedores de servicios de tratamiento deben reconocer que las personas a las que sirven merecen el mismo respeto que los proveedores esperan de ellos.

Su Esperanza

La desesperanza engendra impotencia y desesperación. Para muchos, la recuperación de la esperanza es esencial para la recuperación de enfermedades mentales graves o trastornos concurrentes. La recuperación de estos trastornos es un objetivo alcanzable que hace posible todos los demás objetivos.

Valores a Nivel del Sistema

Un sistema de atención orientado a la recuperación, de acuerdo con el Departamento de Servicios de Salud Mental y Adicciones de Connecticut, "identifica y desarrolla los activos, fortalezas y áreas de salud y competencia de cada individuo para ayudar a lograr un sentido de dominio sobre su condición mientras recuperar un sentido de pertenencia significativo y constructivo en la comunidad en general" (Evans et al., 2002). Los valores específicos del sistema que pueden ayudar a lograr esta visión incluyen:

Creencia en la Recuperación.

El optimismo es esencial. Osher (1996) señala: *"Los consumidores, las familias y los profesionales que mantienen una actitud esperanzadora hacia la recuperación están asociados con programas de tratamiento eficaces [trastornos concurrentes]".*

Cualquier Puerta es la Puerta Correcta para los Servicios... está dirigida a personas que no tienen hogar y tienen enfermedades mentales graves y/o trastornos concurrentes de uso de sustancias que deben poder ingresar al sistema de servicio a través de cualquier "puerta" de servicio (por ejemplo, servicios de salud mental, tratamiento de abuso de sustancias, oficina de asistencia social, cárcel), deben evaluarse y deben tener acceso a la gama completa de servicios y apoyos integrales que desean y necesitan (Centro Nacional de Asistencia Técnica para la Planificación Estatal de Salud Mental NTAC, 2000).

Utilice los Recursos Principales para Servir a las Personas sin Hogar... Las personas con enfermedades mentales graves o trastornos concurrentes que no tienen hogar deben recibir educación y poder para obtener acceso a los recursos principales (por ejemplo, vivienda, salud mental y apoyo a los ingresos) para los que están elegible

(Grupo de trabajo federal sobre personas sin hogar y enfermedades mentales graves, 1992). Muchas personas que se quedan sin hogar son o han sido clientes de sistemas públicos de atención y asistencia, pero han sido mal atendidos. Los proveedores de asistencia para personas sin hogar deben ayudar a conectar o reconectar a las personas con los programas generales, que es la única forma de proporcionar la vivienda y los servicios a largo plazo que las personas necesitan para romper el ciclo de la falta de vivienda (NAEH, 2000).

Recomendamos un Enfoque Flexible... Ofrecer Servicios de Baja Demanda...

Los servicios deben ser lo suficientemente flexibles como para entregarse en cantidades, duración y alcance suficientes para respaldar la recuperación, en función de las necesidades y preferencias cambiantes de un individuo. No se debe requerir la participación en el tratamiento y la recepción de servicios para obtener acceso a la vivienda. Las personas reacias para ingresar al tratamiento pueden requerir algún tipo de servicio de baja demanda, como *Safe Haven*, para ayudarlos a participar en intervenciones más intensivas. Estas estrategias pueden proporcionar seguridad y ayudar a satisfacer las necesidades inmediatas de supervivencia al tiempo que brindan la oportunidad de involucrar a las personas en intervenciones más intensivas.

Servicios a Medida para Satisfacer las Necesidades del Individuo ...

Las preferencias, el historial de tratamiento, las fortalezas, las necesidades y las motivaciones de cada individuo deben reconocerse y abordarse en los planes diseñados para ayudarlo a evitar o salir de la falta de vivienda (*Federal Task Force* sobre la falta de vivienda y las enfermedades mentales graves, 1992).

Desarrollar Servicios Culturalmente Competentes...

La raza, el origen étnico y la cultura influyen en todo, desde cómo las personas expresan sus problemas hasta si buscan o no ayuda y el tipo de servicios que aceptarán. En esencia, la competencia cultural implica un mejor acceso a los servicios y adaptaciones culturales que hacen que los servicios sean apropiados en entornos interculturales (PATH Cultural Competence Workgroup, 2001). Como mínimo, los proveedores deben ser multilingües y multiculturales (Grupo de trabajo federal sobre personas sin hogar y enfermedades mentales graves, 1992; HHS, 2001).

Involucrar a los Consumidores y las Personas en Recuperación ...

Los consumidores de salud mental y las personas que se recuperan de los trastornos por consumo de sustancias juegan un papel importante para ayudar a sus compañeros a recuperarse de enfermedades mentales graves o trastornos concurrentes. Realizan valiosas contribuciones como personal de la agencia y como miembros activos de los consejos de planificación y juntas asesoras. Muchos consumidores y personas en recuperación operan programas y servicios diseñados para ayudar a sus pares a recuperarse.

Ofrezca Soporte de Seguimiento a Largo Plazo ...

La recuperación de enfermedades mentales y trastornos de uso de sustancias concurrentes no es un proceso lineal ni de corto plazo. Es de esperar una recaída, y las personas pueden requerir apoyo de seguimiento a largo plazo, especialmente después de mudarse a una vivienda o conseguir empleo. Las soluciones a corto plazo no son rentables ni humanas.

Las personas con enfermedades mentales graves y/o trastornos concurrentes por el uso de sustancias que no tienen hogar tienen necesidades significativas y complejas... deben abordarse si la atención debe ser efectiva y se debe lograr la recuperación. Las muchas agencias estatales, espirituales y comunitarias que atienden a personas con enfermedades mentales graves o trastornos concurrentes que no tienen hogar deben trabajar juntas para planificar un sistema de atención integral y coordinado que respalde las necesidades individuales de sus clientes para recuperarse de estas múltiples afecciones.

El Movimiento Correcto Hacia una Vivienda Justa

El objetivo de todos es una vivienda digna, segura y asequible, pero a menudo está prohibida para personas con discapacidades mentales. Hay dos razones principales: muy poca vivienda de bajos ingresos y demasiada discriminación contra aquellos que quieren vivir en ella. Aquí hay información sobre ambos.

El sistema público de salud mental raciona cada vez más la atención de tal manera que las personas con enfermedades mentales graves tienden a *"tocar fondo"* antes de recibir los servicios y apoyos que necesitan para vivir con éxito en la comunidad. En muchas comunidades, las cárceles y las prisiones se han convertido en los principales proveedores de servicios de salud mental, y los refugios para personas sin hogar y los hogares de ancianos se han convertido en el último recurso para personas con enfermedades mentales. Si bien no aparece en la línea presupuestaria del departamento de salud mental, los costos de la atención para las personas con enfermedades mentales son asumidos por estos otros sistemas y por los contribuyentes. Claramente, es fiscalmente más prudente, así como más humano, abordar las necesidades de salud mental antes de que lleguen al punto de crisis.

El Centro Bazelon para la Ley de Salud Mental se propuso remodelar el debate sobre la reforma del sistema de salud mental mediante el desarrollo y la difusión de una ley modelo para la adaptación por parte de los estados y las localidades. El propósito aquí es fortalecer y concienciar a todas las personas involucradas en el proceso que existe *(una Ley que proporciona un derecho a los servicios y apoyos de salud mental que busca trascender el debate recurrente sobre la financiación inadecuada al proporcionar un derecho legalmente exigible a la recuperación -servicios y apoyos de salud mental orientados, en cantidad, duración, alcance y calidad suficientes para apoyar la recuperación, la integración comunitaria y la autosuficiencia económica).* Según un estatuto basado en esta plantilla, los estados o condados pueden definir la elegibilidad de manera amplia o limitada, pero no pueden rechazar a ninguna persona elegible.

La Corte Suprema de los Estados Unidos sostuvo en *Olmstead* que es ilegal segregar a las personas con discapacidad en grandes instituciones y reconoció que sería un error ubicar a las personas con enfermedades mentales graves en entornos comunitarios *"sin los servicios y la atención necesarios para su condición".* La ley modelo busca prohibir tal negligencia por parte del sistema de salud mental y capacitar a las personas con enfermedades mentales para que sean socios completos en su tratamiento y recuperación.

Vivienda de Apoyo, Lucha Contra la Falta de Vivienda en Connecticut y los EE. UU.

La Cumbre de Viviendas de Apoyo de *Reaching Home Hosts,* celebrada en diciembre de 2006, tenía como objetivo principal llegar al comité directivo de hogares: invitar a líderes clave en el movimiento para terminar con la falta de vivienda durante una cumbre de viviendas de apoyo programada para una fecha posterior en 2007. El objetivo principal de la cumbre sería abordar las preguntas pertinentes, tales como:

¿Qué es una vivienda de apoyo y es ésta efectiva para nuestra sociedad?

La vivienda de apoyo es un medio comprobado y efectivo para reintegrar a las familias y personas con enfermedades mentales, dependencia química o problemas de salud crónicos en la comunidad al abordar sus necesidades básicas de vivienda y ofrece apoyo contínuo. La vivienda de apoyo es una solución para la falta de vivienda y otros problemas de salud mental porque aborda sus causas profundas. Es una alternativa positiva a entornos institucionales más caros y mucho menos efectivos.

La vivienda de apoyo tiene dos componentes principales:

(a) Viviendas de alquiler seguras y asequibles para personas con bajos ingresos.
(b) La vivienda de apoyo debe ser independiente... es decir, todos los inquilinos deben vivir en sus propios apartamentos permanentes y la ocupación que se les proporcionará siempre que el inquilino pague su alquiler y cumpla con los términos especificados en su contrato de arrendamiento.

Definición de soporte dirigido

Los servicios de apoyo son proporcionados por personal calificado capacitado para trabajar con personas sin hogar y personas con discapacidades.

Los servicios de soporte dirigidos se encuentran en las siguientes categorías.

a) flexible y sensible a las necesidades del individuo.
b) disponible según sea necesario por el inquilino.
c) accesible donde vive el inquilino.

Las viviendas de apoyo combinan viviendas asequibles con servicios de salud, apoyo y empleo individualizados. La vivienda de apoyo se parece a cualquier otro tipo de vivienda porque es como otra vivienda. Las personas que viven en viviendas de apoyo tienen sus propios apartamentos, firman contratos y pagan su propio alquiler, al igual que en otras viviendas de alquiler.

Las diferencias especiales son que pueden acceder, a su elección, a servicios de apoyo tales como la ayuda de un administrador de casos, ayuda para desarrollar habilidades de vida independiente y conexiones a servicios comunitarios de tratamiento y empleo diseñados para satisfacer sus necesidades individuales.

La siguiente es una lista completa de variedades en futuros modelos de vivienda.

Las viviendas de apoyo se presentan en todas las formas y tamaños, y están diseñadas para satisfacer las necesidades tanto de las personas como de las comunidades atendidas... aunque un hotel reformado que ofrece apartamentos amueblados de ocupación individual, un desarrollo multifamiliar donde los inquilinos con discapacidades viven junto a otras familias bajos ingresos, edificio más pequeño u orientado al servicio, un YMCA renovado o apartamentos dispersos.

Teóricamente, el enfoque principal de la vivienda de apoyo está dirigido a personas con factores de riesgo imperativos como la falta de vivienda o desafíos de salud como enfermedades mentales o adicción a sustancias. Cualquiera sea la configuración, todas las viviendas permiten a los inquilinos acceder a servicios de apoyo que les permiten vivir de la manera más independiente posible.

a) La vivienda de apoyo está diseñada para romper el ciclo de la falta de vivienda.
b) Vivienda de apoyo para crear estabilidad.

A diferencia de la atención hospitalaria, la vivienda de apoyo no obliga al individuo a levantarse y moverse tan pronto como logre la estabilidad. Esta estabilidad está diseñada para dar a los inquilinos la base sobre la cual reconstruir sus vidas y reducir el uso de servicios para pacientes hospitalizados.

Supportive Housing fomenta la autosuficiencia hacia los servicios de apoyo, que incluyen atención de salud mental, capacitación y creación de empleo, asesoramiento sobre adicciones, educación y capacitación en habilidades básicas para la vida, que están diseñados para ayudar al individuo a ayudarse a sí mismos y minimizar la dependencia a largo plazo de la seguridad del gobierno-redes.

Aunque modelado en parte por los CBI fallidos de principios de la década de 1990, Supportive Housing facilita el proceso de asegurar y retener el empleo. Apoya al personal, ayuda a los inquilinos que pueden trabajar a hacer conexiones con la capacitación vocacional, la colocación laboral, la educación de adultos y desarrollo de las habilidades necesarias para encontrar y retener empleos.

La vivienda de apoyo evita el uso innecesario de atención médica de emergencia.

Se ayuda a los inquilinos a establecer conexiones con la atención primaria de salud, a mantener una buena salud y a calmar la necesidad de utilizar las salas de emergencia locales como fuente principal de atención.

La Vivienda de Apoyo promueve la atención preventiva. A través del contacto diario con los inquilinos donde viven, el personal de servicio puede ver y responder a signos de mala salud, depresión, recaída en la adicción y otras condiciones problemáticas. Esta intervención temprana puede ayudar a un inquilino a obtener un tratamiento adecuado antes de que un ligero revés se convierta en una crisis.

La Vivienda de Apoyo también promueve la socialización y la reintegración a través del apoyo entre pares. Es notable el hecho de que muchas personas que anteriormente no tenían hogar carecen de una red social de familiares y amigos en la que confiar para obtener apoyo. La vivienda de apoyo ayuda a los inquilinos a construir nuevos apoyos sociales al fomentar la interacción de los inquilinos, las asociaciones de inquilinos y los grupos de apoyo de pares.

La vivienda de apoyo también ayuda a prevenir la estigmatización;

Dado que la vivienda de apoyo a menudo combina apartamentos para personas con discapacidades con otros apartamentos a precios de mercado o asequibles, y debido a que se ve como los edificios a su alrededor, los inquilinos no experimentan el estigma a menudo asociado con las residencias que atienden a personas con necesidades especiales.

Se destaca la combinación única de vivienda estable y segura con la presencia de personal de servicio capacitado en el manejo de problemas de abuso de sustancias, lo que hace que la vivienda de apoyo sea el entorno más efectivo para ayudar a los inquilinos en recuperación a mantener su sobriedad... Por lo tanto, la vivienda de apoyo evita la reincidencia.

Punto en el Recuento de Tiempo

En enero de 2007, por primera vez en la historia del estado de Connecticut, habrá un recuento coordinado en todo el estado de las personas sin hogar a través de los continuos cuidados locales en Connecticut. El propósito de este esfuerzo coordinado fue de recopilar datos que puedan usarse para actualizar los números de personas sin hogar en todo el estado y usarse en esfuerzos de defensa para mostrar la necesidad de la creación de nuevas unidades de viviendas de apoyo en todo el estado.

El esfuerzo de HOME Connecticut toma forma con informes de investigadores y otros consultores, el análisis y las propuestas de soluciones de *HOME Connecticut* para la escasez de oferta de viviendas asequibles del estado están siendo redactadas para su consideración por los líderes estatales ejecutivos y legislativos.

La Junta de CHFA estableció objetivos para 2007

Según nuestras fuentes en una reunión reciente celebrada a principios de noviembre, la Junta de Directores de la Autoridad de Financiación de la Vivienda de Connecticut afirmó que aprobarán los objetivos para 2007 en seis áreas pertinentes para abordar la misión de CHFA... esta documentación ahora está disponible en la red.

El Departamento de Desarrollo Económico y Comunitario (DECD) emitió la solicitud de propuesta para la tercera ronda de financiación disponible en virtud del ***Fondo Fiduciario para la Vivienda.*** Esta ronda de financiación está abierta a los programas y proyectos que preserven o desarrollen viviendas asequibles y las solicitudes deben presentarse el 14 de diciembre de 2006. El DECD también realizará una sesión de información general y un taller de solicitud el 8 de noviembre de 2006 de 9 a.m. a 12 p.m. en el Legislativo Edificio de oficinas. Puede investigar la solicitud de propuesta y la información relacionada en línea, que está disponible http://www.ct.gov/ecd/cwp/view.asp?Q=310704&A=1098

La invitación de la Corporación para la Vivienda de Apoyo CSH 07 a participar en sus Días de Consulta, que brinda asistencia técnica para comenzar con los Nuevos Proyectos de Vivienda de Apoyo.

Community Loan Funds en Connecticut proporciona un valioso financiamiento y asistencia técnica para ayudar a los desarrolladores sin fines de lucro a crear viviendas asequibles y de apoyo.

Como parte de su nuevo directorio de programas de viviendas de apoyo en Connecticut y Rhode Island, la Corporación de Viviendas de Apoyo ha compilado un glosario productivo integral, orientado a enseñar sobre viviendas asequibles.

Llegando a Casa... Cumbre de Vivienda de Apoyo

El Comité Directivo de *Reaching Home* ha invitado a líderes clave en el movimiento a terminar con la falta de vivienda. Su objetivo es recurrir a una cumbre de vivienda de apoyo con el evento programado para el segundo aniversario de la *Campaña de inicio de Reaching Home,* para considerar los éxitos y las lecciones aprendidas a medida que avanzamos hacia nuestra meta de 10,000 unidades de vivienda de apoyo permanente.

Primera vez en todo el estado Punto en el Recuento del Tiempo programado para enero de 2007

Por primera vez, a través de los continuos cuidados locales, habrá un recuento coordinado de personas sin hogar en todo el estado de Connecticut. El propósito de este esfuerzo coordinado, además de los números que los continuos deben presentar al HUD, es recopilar datos que puedan usarse para actualizar los números de personas sin hogar en todo el estado y en esfuerzos de defensa para mostrar la necesidad de la creación de nuevas unidades de viviendas de apoyo en todo el estado. A los continuos que participan en el conteo se les ofrecerá asistencia en forma de reclutamiento de voluntarios para llevar a cabo el conteo y financiamiento nominal para imprevistos involucrados en el conteo por parte de las organizaciones que copatrocinan este esfuerzo. Le recomendamos que permanezca atento a la comunicación sobre cómo puede participar en los esfuerzos de voluntariado.

El recuento de tiempo en todo el estado de 2007 fue copatrocinado por *CT Coalition to End Homenessness CCEH, Corporation for Supportive Housing CSH y Partnership for Strong Communities.*

El anfitrión del Liceo es una Conferencia de Iniciativa de Salud CT de enero con HUD. La Asociación de HUD para Comunidades Fuertes PSC y la Autoridad de Vivienda de Stamford también se están asociando para celebrar una Conferencia de Iniciativa de Salud CT. Esta conferencia es una oportunidad largamente esperada para que la Campaña *Reaching Home* se involucre a nivel local con funcionarios clave de la autoridad de vivienda y a nivel federal con el Departamento de Salud Pública, el Departamento de Salud y Servicios Humanos; Administración de la Seguridad Social; Departamento de Educación; Departamento de Vivienda y Desarrollo Urbano; Centros de Servicios de *Medicaid* y *Medicare*; y el Departamento de Trabajo.

Resumen... Impacto Estadístico de la Enfermedad Mental en Nuestra Sociedad

La carga de la enfermedad mental sobre nuestra salud y la productividad general de las personas en los Estados Unidos y en todo el mundo ha sido subestimada y, en muchos casos, a menudo ignorada. Hasta hace poco, el sistema de datos desarrollado y recopilado por el estudio masivo Global GBD de la Carga de Enfermedad realizado por la Organización Mundial de la Salud, el Banco Mundial y la Universidad de Harvard, reveló que la enfermedad mental, incluido el suicidio, representa más del 16% de la carga de enfermedades en economías de mercado establecidas, como los Estados Unidos y Canadá; que se considera mucho más alto que la carga de la enfermedad causada por todos los casos combinados de cáncer.

Los trastornos mentales son comunes en los Estados Unidos y en todo el mundo. Se estima que el 26.2% de los estadounidenses mayores de 18 años sufren algún tipo de trastorno mental diagnosticable cada año. Esto es aproximadamente uno de cada cuatro adultos, de acuerdo con la población residencial del censo estadounidense de 2004, que se tradujo en aproximadamente 57.7 millones de personas. Aunque los trastornos mentales están muy extendidos en la población, la carga principal de la enfermedad se concentra en una proporción mucho menor, alrededor del 6%, o 1 de cada 17 de las personas que padecen una enfermedad mental crónica o grave.

Las estimaciones de los profesionales mentales sugieren que los trastornos mentales son una de las principales causas de discapacidad en los EE. UU. Y Canadá para personas de 16 a 44 años... y han concluido que a menudo muchos de ellos sufren de más de un tipo de trastorno mental en un momento dado. Y que casi la mitad, el 46% de las personas con trastornos mentales pueden cumplir con los criterios para 2 o más trastornos, con una gravedad fuertemente relacionada con la comorbilidad.

REFERENCIAS

Scriptures obtained from The King James Bible or translated from several Spanish Bibles

1. A. Adams, Jay. E Competent To Counsel. Presbyterian Reformed Publishing Company 1970
2. Bowers, M. JR., Retreat from Sanity. New York: Human Sciences Press 1974.
3. A.:Brogan John C. In-depth Discipleship Manual. Biblical Counseling Foundation 1991.
4. University of San Lorenzo's Theological Seminary's PhD dissertation on theology and social engineering, 2005.
5. Away From The Field (thesis) by Sabas Whittaker IUniverse 2003
6. BROWN, G. and Birley, J. Crisis and life changes and the onset of schizophrenia. J. Health Society Behavior 9:203, 1968.
7. BROWN, G. Influence of family life on the course of schizophrenia disorders: A replication. 4. Britain's. Journal of Psychiatry 121:241, 1972.
8. BROWN, G. Life events and psychiatric disorders. Part I: Some methodological issues. Psychology. Med. 3:74, 1973.
9. Erikson, E. Childhood and Society (2nd ed.). New York: Norton, 1963.
10. Henderson, V. and Nite, G. Principles and Practice of Nursing (6th edition) New York: Macmillan, 1978.
11. Linkeles, A. Social structure and socialization of competence. Harvard Educational Rev. 36:265, 1966.
12. Kantor R. and Herron, W.: Reactive and Process Schizophrenia. Palo Alto, CA: Science and Behavior Books, 1966.

13. Koranyl, E. Morbidity and rate of undiagnosed physical illnesses in a psychiatric clinic population. Arch. Gen. Psychiatry 36:4 14, April

14. Laing, R. The Politics of Experience. New York: Pantheon Books, 1967.

15. Lamb, H. Roots of neglect of the long term mentally ill. Psychiatry 42:20 1, August 1979.

16. Levison, D. The Seasons of a Man's Life. New York: Knopf, 1978

17. A Narramore Clyde M. Psychology of Counseling: Zondervan Publishing, 1961

18. A. Studies on Asian Americans In the Mental Health, Professor Janes Cheu Mai

19. B. University of San Lorenzo's Social Engineering Research Studies, 2000

20. Pasamanick, B. Schizophrenics in the Community: An Experimental Study in the Prevention of Hospitalization. New York: Appleton Century-Crofts, 1967.

21. President's Commission on Mental Health, Vol. II. Task Panel Report Appendix. Washington, D.C.: Government Printing Office, 1978.

22. Rabkin J. Criminal behavior of discharged mental patients: a critical appraisal of the research. Psychology Bulletin 86 (1):1, January 1979.

23. Robins, F. Unwelcomed patients: Where can they find asylum? Hospital Community Psychiatry, January 1978.

24. Sheehey, G. Passages. New York: Dutton, 1976.

25. Slavinsky, A. Risk in a Chronic Psychiatric Outpatient Population. NU 00370, U.S.P.H.S. Division of Nursing, December 1975.

26. Nursing with Chronically Ill Psychiatric Outpatient 00370, U.S.P.H.S. Division of Nursing, December 1975.

27. Strauss, A. Chronic Illness and the Quality of Life. St. Louis: Mosby, 1975

28. Szasz, T. The Myth of Mental Illness. New York: Hoeber-Harper, 1969

29. Talbut, J and LINN, L. Reactions of schizophrenics to life-threatening disease. Psychiatric. Q., October, 1978.

30. Vaillant, G. Adaptation to Life. Boston: Little, Brown, 1977.

31. Vance, E. Social disability. American Psychology. June 1973.

32. Walters, P. When to treat and not to treat adolescent depression. Medical Insight. February 1971.

33. White, R. Motivation reconsidered: The concept of a competency. Psychological Review, 1975.

34. Wing, J. Who becomes chronic? Psychiatric, Q. November 1978.

35. Zigler, E and Philips, L. Social competence and the process-reactive distinction in psychopathology. Journal of Abnormal Social Psychology, 1962.

36. Armstrong, B. St. Elizabeth's Hospital: case study of a court order. Hospital Community Psychiatry, 1979.

37. Arnhoff, F. Social consequences of policy toward mental illness. Science, 1975.

38. Bassuk, E and Gerson, S. Deinstitutionalization and mental health services. Science,1978.

39. Deutsch A. The Mentally Ill in America (1ˢᵗ edition.). Garden City: Dauble Day, 1938.

40. Evans, J. Premorbid adjustment, paranoid diagnosis, and remission, acute schizophrenics treated in a community mental health center. Arch. General Psychiatry, 1973.

41. Gormann, F. Asylums. Garden City: Doubleday, 1961.

42. Greenblatt, M. and Glazier, E. The phasing out of mental hospitals in the United States. American Journal of Psychiatry, 1975.

43. Joint Commission on Mental Illness and Health. Action for Mental Health. New York: Basic Books, 1961.

44. Jones, M. Toward a clarification of the therapeutic community concept; The Therapeutic Community. New York Behavioral Publication, 1973.

45. Kirk, S and Therrlin, M. Community mental health myths and the fate of former hospitalized patients. Psychiatry 1975.

46. Kleimann, G,. Better but not well: social and ethical issues in the deinstitutionalization problems and solutions of the mentally ill. Schizophrenia Bulletin, 1977.

47. Ozarin and Sharfstein, S. The aftermaths of deinstitutionalization. Psychiatric Q. 1978.

48. Rachlin, S. When schizophrenia comes marching home. Psychiatric Q. 1978.

49. Reigh, R and Segal, L. The emergence of the Bowery as a psychiatric Dumping Ground. Psychiatry Q. 50:191, 1978.

50. Reider, R. Hospitals, patients and politics. Schizophrenia Bulletin 11:9, 1974.

51. Report on the President's Commission on Mental Health, Volume I-IV. Washington, DC: Government Printing Office, 1978.

52. Ahmed M. and Young E.: The process of establishing a collaborative program between a mental health center and a public health nursing division. AJPH 64: 680, 1974.

53. Batey S. Using a resource group to coordinate services in discharge planning. Hospital and Community Psychiatry 31: 417, 1980.

54. Freeman, S. An agency model for developing and coordinating psychiatric after care. Hospital and Community Psychiatry 31: 768, 1960. Psychiatry 31: 200, 1960.

55. Kraus J. The chronic psychiatric patient in the community a model of care. Nursing Outlook 28:308, 1980.

56. Manthey M. Primary Nursing. Boston: Blackwell Scientific, 1980.

57. President's Commission on Mental Health, Task Panel Reports. Vol. 11. Washington, DC: Government Printing Office, 1978.

58. President's Commission on Mental Health, Final Report, Vol.,1. Washing-ton, DC: Government Printing Office, 1978.

59. Sarason S. and Lorentz E. The Challenge of the Resource Network. San Francisco: Jossey-Bass, 1979.

60. Slavinsky A. Nursing with chronically ill psychiatric outpatients. A published research report, NU 00370, U.S.P.H.S. Division of Nursing. December 1975.

61. Steering Committee on the Chronically Mentally Ill Toward a National Plan for the Chronically ill. (DHHS Publication No.[ADM] 81-1077, printed 1981.) Washington, D.C.: Department of Health and Human Services, December 1960.

62. Clapis, Joseph A.: Connecticut's State Mental Hospitals, statistical Tables for year ending June 30, 1962, Connecticut State Department of Mental Health, 1962. Hartford. Table 9,

63. Joint Commission on Mental Illness and Health: Action for Mental Health, Basic Books, Inc. 1961. New York.

64. Cohen, Elaine: Mental health teaching in school health, School of Public Health and Administrative Medicine, Columbia University, 1961, New York.

65. Scherl, Donald J.: Changing influences on delivery of Mental Health services and the role of the State Mental Hospital and community Psychiatry. 25: 375-378. June 1974.

66. Conference Reports: The future role of the State Hospitals. Legal considerations, Hospitals and Community Psychiatry. 25: 383-385, June 1974.

67. State of Connecticut's Alcohol Advisory Council: The Directory of Alcoholism Services, State of Conn., 1974, Hartford.

68. Connecticut Drug Council: Inventory of Drug Services and Programs, State of Conn., 1972, Hartford.

69. Public Act 74-306: An Act concerning custody, treatment and referral of accused persons who appeared to be insane or mentally ill, passed by the Connecticut General Assembly and signed on May 30, 1974 by Governor Thomas J. Meskill, Hartford, p1.

70. Public Act 74~280: An Act adopting an alcoholism and intoxication treatment Act, passed by the Connecticut General Assembly and signed on May 29, 1974 by Governor Thomas J. Meskill, Hartford, Connecticut.

71. Public Act 74-224: An Act adopting the Connecticut mental health services Act of 1974, passed by the Connecticut General Assembly and signed on May 24, 1974 by Governor Thomas J-Meskill, Hartford.

72. Special Act 74-52: An Act establishing a Commission to further study and report on the transfer of psychiatric and other related services for children under the age of 18 from the Department of Mental Health to the Department of Children and Youth Services, passed by the Conn. General Assembly and signed on May 14, 1974 by Governor Thomas J. Meskill, Hartford.

73. Trespacz, Karen and Lang, Rosalie: Triage. Coordinated delivery of health and social life support services to the aged, Department on Aging and of Finance and Control, November 13, 1973 Hartford.

74. Joint Commission on Accreditation of Hospitals: Accreditation Manual for Psychiatric facilities 1972, JCAH, 1972, Chicago.

75. Diagnosis and Treatment of Mental Disorders (Allen Frances. MD) 72. The Fate of Borderline Patients: Success, Full Outcome and Psychiatric Practice. (Michael H. Stone)

76. Supportive Therapy for Borderline Patients: A Psychodynamic Approach. (Lawrence H. Rockland).

77. Cognitive Behavioral Treatment of Borderline Personality Disorder. (Marsha Linehan).

78. Skills Training Manual for Treating BPD. (Marsha Linehan).

79. DSM-IV Made Easy. James Morrison

80. The Chronically Ill Psychiatric Patient and the Community. (Judith B. Krauss. Ann T. Slovansky).

81. WING, J. The social context of schizophrenia. American Journal of Psychiatry, 1978. WING, J. Who becomes Chronic? Psychiatry, Q. 50:178, 1978.

82. WULFORO, J. The effect on state hospitalization of a community mental health/mental retardation center. American Journal of Psychiatry 1972.

83. Calvin S. Hall. A Primer of Freudian Psychology.

84. Anderson RN, Smith BL. Deaths: leading causes for 2001. National Vital Statistics Report 2003; 52(9): 1-86.

85. Annenberg Public Policy Center of the University of Pennsylvania. Suicide and the Media.

86. Carney SS, Rich CL, Burke PA, Fowler RC. Suicide over 60: The San Diego study. Journal of American Geriatric Society 1994; 42: 174-80.

87. Centers for Disease Control and Prevention, National Center for Injury Prevention and Control. Suicide Surveillance, 1970 1980. (1985).

88. Centers for Disease Control and Prevention. Regional variations in suicide rates—United States 1990–1994, August 29, 1997. MMWR 1997; 46(34):789-92.

89. Centers for Disease Control and Prevention, National Center for Injury Prevention and Control.

90. Department of Health and Human Services. The Surgeon General's call to action to prevent suicide. Washington (DC): Department of Health and Human Services; 1999.

91. Dorpat TL, Anderson WF, Ripley HS. The relationship of physical illness to suicide. In: Resnik HP, editor. Suicide behaviors: diagnosis and management. Boston (MA): Little, Brown, and Co.; 1968:209-19.

92. Krug EG, Dahlberg LL, Mercy JA, Zwi AB, Lozano R, editors. World report on violence and health.

93. Lubell KM, Swahn MH, Crosby AE, Kegler SR. Methods of suicide among persons aged 10-19 years—United States, 1992-2001. MMWR 2004; 53:471-473.

94. McCleary R, Chew K, Hellsten JJ, Flunn-Bransford M. Age-and Sec-Specific Cycles in United States Suicides, 1973-1985. American Journal of Public Health 1991; 81: 1494-7.

95. Warren CW, Smith JC, Tyler CW. Seasonal Variation in Suicide and Homicide: A Question of Consistency. Journal of Biosocial Sciences 1983; 15:349-356.

96. Warren Gawalack MG., Historic Theologian Studies Seminary: Seventh day Adventists studies, 1988.

97. 2007, 2016 NIH Funded Reports

98. NIMH 2000 - 2016, funded Reports

BIBLIOGRAFÍA

Esta Carini, Dorothy M. Douglas, Lois D. Heck and Marguerite Pearson: The Mentally Ill In Connecticut (Changing Patterns Of Care And The Evolution Of Psychiatric Nursing 1972).

Judith B. Krauss and Ann T. Slavinsky: The Chronically Ill Psychiatric Patient and the Community, 1982.

Abelson D. Willa: A Clinic in the Community, 1913-1963, Half A Century of Psychiatric Service, Clifford W. Beers Guidance Clinic, Inc., 1965, New Haven.

Abrason, Marc F.: The criminalization of mentally disordered behavior: Possible side-effect of a new mental health law, Hospital and Community Psychiatry. 101-105, April 1972.

Abroms, Gene M.: The open-door policy: A rational use of controls. Hospital and Community Psychiatry: 8 1-84, February 1973.

Albee G. W.: Mental Health Manpower Trends, Basic Books, 1959, New York.

Alexander Franz and Selesnick Sheldon: The History of Psychiatry: An Evaluation of Psychiatric Thought and Practice from Prehistoric Times To Present, Harper and Row, Publishers, 1966, New York.

Altman Stuart H.: Present and future supply of registered nurses, U.S Department of Health, Education & Welfare, Publication, No. (NIH) 73-134, 1972, Bethesda.

American Hospital Association: Mental Health Services and the General Hospital Association, 1970. Chicago.

American Hospital Association and National League for Nursing: Statement on Hospital Diploma Programs in Nursing, Approved by NLA Board of Directors, on Feb 2, 1967 and by AHA Board of Trustees February 10, 1967.

ANA Conference Group on Psychiatric Nursing Practice: Facing Up to Changing Responsibilities, ANA, 1964. New York.

ANA Research and Statistics Dept.: Facts about Nursing. A Statistical Summary 1970-1971 Edition. ANA 1971, New York.

Arafeh M.K.: Linking Hospital and Community Care for Psychiatric Patients, Amer. Journal of Nursing, 68:1050-1056, May 1968.

Atlantic States Conference on Mental Health: Legal issues in the patient rights to treatment. October 9, 1972. Williamsburg, Virginia.

Barton Walter.: Trends in community mental health programs. Hospital and Community Psychiatry. 17: 253-258. September 1966.

Bates Barbara and Kern, M. Sue: Doctor-Nurse Teamwork. The American Journal of Nursing. 67: 2066-2071, October 1967.

Hon. David L. Bazelon: The right to treatment: The court's role, Community Psychiatry. 20: 1 29-135, May. 1969.

Allan Beigel.: Law Enforcement, the Judiciary and Mental Health: A growing partnership, Hospital and Community Psychiatry 24: 605612, September 1973.

Belknap, Ivan: Human Problems of a State Mental Hospital. McGraw Hill Book Co., 1956, New York.

Bennett and Hargrove: The Practice of Psychiatry in General Hospitals, Univ. of Calif. Press, 1956, Berkeley.

Bloomberg, Wilfred: A proposal for a community-based hospital as a branch of a state hospital. The American Journal of Psychiatry, 116: 8l4-817, March 1960.

Board of Examiners for Nursing: Rules and Regulations of the Board of Examiners for Nursing and requirement for registration of professional nurses and certification of licensed practical nurses, State of Connecticut, Effective March 12, 1968, Hartford.

Braceland Francis J.: Comprehensive Psychiatry and Mental Hospitals. 2 – 6, 1957. Changes in the Treatment of involutional melancholia. Hospital and Community Psychiatry. 20: 136 – 140, May 1969. The Institute of Living. 1822–1972, Connecticut Printers Inc. 1972, Hartford.

Brand Jeanne: The National Mental Health Act of 1946: A Retrospect Bulletin of Medical History. 39: 231,245, 1965.

Bromberg Walter: The Mind of Man, Harper & Bros., Publishers, 1937, New York.

Brown Esther Lucile: Nursing reconsidered. A study of change Part 2. The Professional Role in Community Nursing, J.B. Lippincott Co., 1971, Philadelphia.

Brown Martha M. and Fowler Grace R.: Psychodynamic Nursing, a Biosocial Orientation. 3rd edition. W.B. Saunders Co., 1966, Philadelphia.

Bruch Hilda: 100 Years of Psychiatry

Kraepelin.: 50 years later, Archives General Psychiatry. 21: 257-261. September 1969.

Bureau of Health Professions Education and Manpower Training Division of Nursing: Nursing personnel in hospitals - 1968, USDHEW, PHS-NIH, May 1970. Bethesda.

Busse. Ewald W.: The origins of priorities and the effect of pressure on mental health services. Hospital and Community Psychiatry. 22. 357-361, December 1971.

Cameron. D. Ewen: In General Hospitals, the psychiatric unit must open the doors. The Modern Hospital. 87: 51-54. 144. 146 148. 150. September 1956.

The Psychiatric Unit of the General Hospital. Mental Hospital. 8: 2-7, March. 1957.

Carini Esta: A Study of the Attitudes of 293 Nursing Students at the Outset and the Completion of the Basic Psychiatric Nursing Experience in five Hospitals in the State of New York. Unpublished Doctoral Dissertation. 1958. Fordham University, New York City. Factors in state programs that facilitate or hinder in-service training. Paper presented at Regional Conference on Planning In-Service Training Programs for Mental Health, October 8-11. 1963. Swampscott. Mass. 5, pages.

Report on the selection, performance and attrition of 486 psychiatric aide trainees enrolled in training programs at three state hospitals for the two-year period. July 1, 1961-June 30, 1963. Connecticut Department of Mental Health, 1964, Hartford, 13 pages.

Nurses and mental health: paper presented at workshop on Mental Health and Problems of Contemporary Society. University of Connecticut, July 6, 1964, Storrs.

Report on the selection, performance and attrition of 323 psychiatric aide trainees enrolled in training programs at three state hospitals for the eighteen-month period, July 1st 1963 December 31, 1964. Connecticut Department of Mental Health. 1965, Hartford. 21 pages.

Report on the selection, performance and attrition of 376 psychiatric aide trainees enrolled in training programs ~t three state hospitals for the two-year period. January 1, 1965- December 31, 1966, Connecticut Department of Mental Health, 1967 Hartford.

Caudill William: The psychiatric hospital as a small society. Harvard University Press, 1958, Cambridge.

Chen Ronald, Healey James and Williams Howard: Problems Purchases and Changing Objectives. Report of a Forum on Partial Hospital, held in Topeka, Kansas, June 1967.

Claps Joseph A.: Outpatient psychiatric clinic termination, numbers, age, specific rates and age-adjusted rates per 10,000 population. 1960-1972. Statistics Section, Connecticut Department of Mental Health. State Mental Hospital Admissions, numbers specific rates and age-adjusted rates per 10,000 population. Connecticut: 1963-1972, Statistics Section, Connecticut Department of Mental Health, Hartford.

Commission on Hospital Care: Hospital Care in the United States. The Commonwealth Fund. Stone Book Press. 1947, New York.

Commission on Nursing: A Report on Nursing Needs and Resources in Connecticut, 1966, Hartford.

Committee on Hospital Services for the Mentally Ill: A Survey of psychiatric Services in the United States, American Association for Mental Health, Inc., 1958, New Haven.

Cowan, M. Cordelia: The Yearbook of Modern Nursing, 1956, G.P. Putnam's Sons, 1956, New York.

Cowen E. Gardner. L. and Zax: Emergent Approaches to Mental Health Problems, Appleton Century-Crofts, 1967, New York.

Cumming, Elaine: Unsolved problems of prevention, Canada's Mental Health, Supplement No.56, 3-12, January-April 1968.

Dam, Norman: Concepts of insanity in the United States, 1789 –1865, Rutgers University Press, 1964, New Brunswick, N.J.

Detre, Thomas and Jarecki, Henry: Modern Psychiatric Treatment, J.B. Lippincott Co., 1971, Philadelphia.

Deutsch, Albert: The Mentally Ill in America. A History of Their Care and Treatment from Colonial Times, Doubleday, Doran & Co., Inc. 1937, Garden City, N.Y.

The Mentally Ill in America, Columbia University Press. 1946, New York. The Shame of the States, Harcourt, Brace & Co., 1948.

DeYoung, Carol and Tower, Margene: The role of the nurse in community mental health center: Out of Uniform and Into Trouble, The CV Mosby Co., 1971, St. Louis.

DHEW Publication No. (HSM) 72-9046: Experiments in Mental Health Training. Project Summaries, U.S. Government Printing Office, 197 1, Washington., D.C.

Dietz, Lena Dixon: History and Modern Nursing, F.A. Davis, 1963, Philadelphia. Dodge, Bertha S.: The Story of Nursing, Little, Brown and Company 1954, Boston.

Earl B.V.: Doctor Tucker's mental hospital Odyssey, Hospital and Community Psychiatry, 18: 345-348, November 1967,

Ginsberg Eli.: Men, Money and Medicine Columbia University Press, 1969, New York. Joseph Giordano and Grace: Overcoming Resistance to Change in Custodial Institutions, Hospital and Community Psychiatry, June 1972.

Goldston, Stephen E. and Padilla, Elena: Mental Health Training and Public Health Manpower, NIMH, U.S. Government Printing Press, July 1971, Rockville, Md.

Goodnow, Minnie: Nursing History, 7th ed., Whittlesey House, Division of W.B. Saunders Co., 1943, Philadelphia

Gorman, Mike: Every other bed, World Publishing Co., 1956, Cleveland.

Greenblatt, Milton: From custodial to therapeutic care in mental hospitals, Russell Sage, 1955, N.Y.

Hall, S. Calvin: A Primer of Freudian Psychology. Mentor Book, 1982

Hartog, Joseph: Nonprofessionals as mental health consultants, Hospital and Community Psychiatry. 18: 223-229, August 1967.

Hecker. Arthur: The demise of large state hospitals. Traditional facilities will be renewed kinds of treatment units, Hospital and Community Psychiatry. 21: 261-263, August 1970.

Hogarty, Gerard E.: The plight of schizophrenics in modern treatment programs, Hospital and

Community Psychiatry. 22:197-203, July 1971.

Marie: Current concepts of positive mental health, Basic. New York.

James Arthur W.: Three and a half centuries of the care of the insane in Virginia from a governmental point of view, Mental Health in Virginia, August 1958.

Jones Donald, Seernan Carolynne, and Taube Carl: Staffing Patterns in Mental Health Facilities 1968, National Institute of Mental Health U.S. Government Printing Office, 1970, Wash. D.C.

Ledney Donna M.: Psychiatric nursing; Breakthrough to independence, RN 34:29-35, August, 197 1.

Losee, Garry and Altenderfer Marion: Health Manpower in Hospitals, U.S. Dept of Health, Education and Welfare, NIH, Bureau of Health Manpower Education, 1970, Wash., D.C.

The Psychiatric Aide in The State Mental Hospital. Washington. D.C. Public Health Service, U.S. Government Printing Office. 1965.

Marshall, Helen E.: Dorothea Dix, Forgotten Samaritan, University of North Carolina Press, 1937, Chapel Hill.

Martin, Morgan: Behavior Modification in the Mental Hospital. Hospital and Community Psychiatry 23: 287-289.

National Committee Against Mental Illness, Inc.: What are the facts about mental illness in the United States? National Committee Against Mental Illness, Inc. 1966, Washington. D.C.

Peplau. Hildegard: Interpersonal Techniques: The Crux of Psychiatric Nursing, Amer. J. Nursing. 62: 50-54 June 1962.

Peters. James S. and Dorothy S.: Vocational Rehabilitation in Connecticut, 1947-1971. Bulletin 119. State Dept. of Education. 1974. Hartford,

Pitcher. Charles W.: Abstracted Material on Dorothea Lynd Dix. Unpublished, New Jersey State hospital, 1953, Trenton.

Pope. Jane: The changing scene of psychiatric nursing in a State hospital, Perspectives in Psychiatric care 5:163-173, 1967.

Pottle. Clarence H.: From custodial care to modern therapy, Mental Hospitals 9: 26-22 May, l959.

Public Health Service Publication No. 1345: Mental illness and its treatment past and present, U.S. Government Printing Office, 1965, Washington. D.C.

Public Health Service Publication No. 165: 1966 Final Reports State Mental Health Planning, U.S. Dept. of Health, Education and Welfare. NIMI Ill, Nov.1966, Chevy Chase. Md.

Richards, Linda: Early Days in the First American Training School for Nurses. American Journal of Nursing. 73:1574-1575. September l973.

Robinson Alice: Working with the Mentally Ill, 4th edition 1971, Philadelphia.

Roche Report: Psychosurgery called Resurging Menace of Brain Mutilation. Frontiers of Psychiatry 2:1-2, 8-9, Oct. 1, 1972.

Elvin and Stambrook: A History of Psychiatric Nursing in the Nineteenth Century, Part 1, History of Medicine and Allied Science pp.48-74. Winter, 1949.

Shepard, Odell: Connecticut Past and Present, Alfred A. Knopf, 1939, New York.

Sobey, Francine: The Nonprofessional Revolution in Mental Health, Columbia University. Press. 1970, New York.

Solomon Harry: Some historical perspectives, Mental Hospitals. 9: 5-7. February 1958.

Somers, A.R.: Health Care in Transition: Directions for the Future. Research and Educational Trust. 1971 Chicago.

Stanton, A. H. and Schwarts. M. S.: The Mental Hospital. Basic Books. 1954, New York.

Stokes. (ertrude (ed.): The Roles of Psychiatric Nurses in Community Mental Health Practice. A Giant Step, Faculty Press. 1969 Brooklyn, New York.

Suchotliff Leonard, Steinfeld George: The struggle for patients' rights in a State hospital. Mental Hygiene 54: 230-240, April 1970.

Siasi, Thomas: Ideology and Insanity: Essays on the Psychiatric Dehumanization of Man. Anchor, 1970. Garden City.

Talkington, Percy C.: Critical issues in psychiatry: A call for reassessment of our nation's mental health care, Hospital and Community Psychiatry. 24:17-22, January 1973.

Taylor, Florence R.: Annual statistical review: Connecticut State Hospitals for the mentally ill and Mental Hygiene Clinics, Conn. State Dept. of Mental Health, July. 1956 Hartford.

Title II, Public Law 88 - l64, Regulations: Community Mental Health Act of 1963, U.S. Dept. Health, Education and Welfare, Federal Register, May 6, 1964,

SAMHSA's Health Information Network at 1-877-SAMHSA7 TDD: 1 800-487-4889 http://www.samhsa.gov/grants/2008/ti_08_001.aspx.

Conference on Transforming Mental Health Systems for the 21st Century.

Pilot Programs for National Survey on Drug Use and Health

SAMHSA's Co-Occurring Center for Excellence (COCE)

February issue of the Journal of the American Medical Association, Lee Cohen, M.D. Massachusetts General Hospital

August 2006 issue of Archives of General Psychiatry, Thomas Insel, M.D. Director National Institutes of Health's NIH, National Institute of Mental Health NIMH.

C. Barr Taylor, M.D., of Stanford University, first study to show that eating disorders can be prevented among high-risk groups.

Susan Bryson, MS, MA of Stanford University; Kristine H. Luce, PhD of Stanford University; Darby Cunning, MA of Stanford University; Angela Celio, PhD of the University of Chicago; Liana B. Abascal, MA of San Diego State University; Roxanne Rockwell of San Diego State University; Pavarti Dev, PhD of Stanford University;

Andrew J. Winzelberg, PhD of Stanford University; and Denise E. Wilfley, PhD of Washington University Medical Center study on eating disorders

Archives of General Psychiatry, August 2006. Taylor CB, et al. Prevention of Eating Disorders in At-risk College-age Women.

Karen Berman, M.D., chief of the NIMH Section on Integrative Neuroimaging.

Intramural Research Program report on their functional magnetic resonance imaging FMRI. Study posted in the online Proceedings of the National Academy of Sciences report January 29, 2007. Drs. Berman, Dr. Jean-Claude Dreher, Dr. Peter Schmidt, NIMH

Drs. Philip Kohn and Daniella Furman of the NIMH, section on Integrative Neuroimaging, Dr. David Rubinow of the NIMH Behavioral Neuroendocrinology Branch

Archives of General Psychiatry, March 2007. Drs. Elizabeth Jane Costello, Dr. Adrian Angold, Duke University, study on optimized survival under adverse conditions and stress-triggered illness of indicative adaptations in the womb.

NIMH and NIH National Institute of Diabetes and Digestive and Kidney Diseases NIDDK, study on (Osteoporosis as A Silent Disease) by Drs. Giovanni Cizza, MD, PhD, MHSc, Farideh Eskandari, MD, MHSc, and NIMH Deputy Director Richard Nakamura, PhD. NIH and NIMH, Clinical Center and the National Center for Complementary and Alternative Medicine, study on Depression.

Latino Behavioral Health Institute's Conference on Mental Health, Los Angeles California. September 2007

Study of evaluation on depression and treatment among young, predominantly minority women. July 2 issue of the Journal of the American Medical Association, Dr. Jeanne Miranda, Ph.D. University of California at Los Angeles Neuropsychiatric Institute.

Research in Human Development, published in June 2007, NIMH Organized Workshop and IV Family Research Consortium. NIMH research scientists, Drs. Cheryl Boyce, PhD, and Andrew Fuligni, PhD, University of California, Los Angeles.

Reaching Home NASW-CT Conference, Lisa Mazzeo, LCSW, Clinical Director, Operation Hope, Inc. and Kate Kelly. Reaching Home Supportive Housing for People with Mental Illness and Substance Abuse Disabilities Promotion Specialty Conference, Cromwell Connecticut. http://www.naswct.org

Lecture on mental health conducted at Charles Sturt University School of Humanities and Social Sciences, Australia. Janki Shankar, PhD.

Lecturer in Sociology, University of Sydney, Australia. Fran Collyer, PhD,

Lecture on social policy and sociology, University of Sydney School of Social Work, New South Wales, Australia. Margaret Alston Associate Professor of the School of Humanities and Social Sciences, Charles Sturt University

The 2007 state-wide point in time count, co-sponsored by the CT Coalition to End Homelessness CCEH, Corporation for Supportive Housing CSH, and the Partnership for Strong Communities summit.

Research collected for the Asian Americans studies National Latino and Asian American Study NLAAS, David Takeuchi, PhD, University of Washington.

Research studies on the interactions between culture, race, and ethnicity with depressive symptoms. Harold Neighbors, PhD, University of Michigan.

Research study on differences in risk for mental disorders based on ethnicity among Native American middle school students, funded by the Substance Abuse and Mental Health Services Administration SAMHSA. Teresa LaFromboise, PhD, Stanford University, Robert Roberts, PhD, and Catherine Ramsay Roberts, MPH, PhD, both at the University of Texas. Boyce CA, Fuligni AJ. Issues for Developmental Research Among Racial/Ethnic Minority and Immigrant Families. Research on Human Development, June 4, 2007 (1&2):1-17.

Study on Treating Asian Americans With Depression, Drs. Albert Yeung MD, ScD and Raymond Kam, MD, MS, combined studies funded by the National Institute of Mental Health (NIMH) and National Institute on Alcohol Abuse and Alcoholism (NIAAA) In the August 3, 2005 edition of the Journal of the American Medical Association (JAMA), the RAND Corporation's Grant Marshall, Ph.D., Drs. Terry Schell, Marc Elliott, Megan Berthold, Rand Corporation; and Dr. Chi-Ah Chun, California State University.

Dr. Sean Joe, M.S.W., Ph.D. University of Michigan, at Ann Arbor.

National Survey of American Life NSAL studies, funded by NIMH and published in the November 1, 2006 issue of the Journal of the American Medical Association.

Research study Prevalence of Risk Factors for Lifetime Suicide Attempts Among Blacks in the United States, Baser RE, Breeden G, Neighbors HW, Jackson JS. Published Nov 1, 2006, JAMA; 296 (17):2112-2123.

Suicide attempts in the Epidemiologic Catchment Area Study. Moscicki EK, O'Carroll P, Rae DS, Locke BZ, Roy A, Regier DA. Yale J Biol Med. 1988 May-Jun; 61(3):259-68.

Kessler RC, Borges G, Walters EE. Prevalence of and risk factors for lifetime suicide attempts in the National Comorbidity Survey. Archives of General Psychiatry, 1999 Jul; 56 (7):617-26.

Research studies of Prevalence and distribution of major depressive disorder in African Americans, Caribbean Blacks, and Non-Hispanic Whites. Archives of General Psychiatry, March 5, 2007. David R. Williams, PhD, University of Michigan and Wayne State University, Williams DR, Gonzalez HM, Neighbors H, Nesse R, Abelson JM., Sweetman J, Jackson JS.

Real Men Real Depression Campaign, National Institute on Mental Health NIMH, director, Thomas R. Insel, M.D., Dr. Sergio Aguilar-Gaxiola M.D., Ph.D., visiting

Professor of Clinical Internal Medicine and the Director of the Center for Reducing Health Disparities, University of California, Davis.

Research study to examine the effect of foreign nativity on the prevalence of mental disorders within Latino immigrant populations, with information gathered from the National Latino and Asian-American Study NLAAS. Published in the issue of Social Science and Medicine, July 2007. Dr. Margarita Alegria, Harvard University.

Research study on Familias Unidas, Parent-Preadolescent Training for HIV Prevention PATH, English for Speakers of Other Languages ESOL, Heart Power for Hispanics and the American Heart Association program. Published in the issue of the Journal of Consulting and Clinical Psychology, December 2007. Dr. Guillermo Prado, PhD., University of Miami,

Research on randomized controlled trial of parent-centered intervention in the prevention of substance use and HIV risk behavior among Hispanic adolescents. Published in the December issue of the Journal of Consulting and Clinical Psychology, 2007; 75(6): 914-926. Dr. Guillermo Prado, PhD., University of Miami, Pantin H, Briones E, Schwartz SJ, Feaster D, Huang S, Sullivan S, Tapia MI, Sabillon E, Lopez B, Szapocznik J.

Epidemiology of Mental Illness, section on Mental Health: A Report of the Surgeon General

Fact Sheets from Culture, Race, and Ethnicity: A Supplement to Mental Health: A Report of the Surgeon General

The Global Burden of Disease study, conducted by the World Health Organization, the World Bank, and Harvard University

ChildStats.gov: Access to statistics and reports on children and families

Research conducted on the Substance Abuse and Mental Health Services Administration SAMHSA's, Communities that Care CTC and CSAP toolkit. A system developed to empower communities to use advances in the preventive science to guide their preventive efforts, J. David Hawkins and Richard F. Catalano.

Understanding Differences in past year psychiatric disorders for Latinos living in the United States: Alegria, M., et al. Social Science and Medicine, July 2007; 65 (2):214-30.

SOBRE EL AUTOR

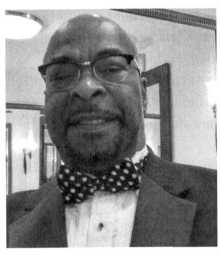

El autor, Sabas Hernan Flores Whittaker, es investigador científico, sociólogo, historiador, poeta, escritor, jubilado del Departamento Estatal de la Salud Mental y Servicios de Adiccion, (DMHAS) por sus siglas en Ingles... en el Estado de Connecticut EEUU. El escritor, es un erudito, quien ha participado en conferencias y presentado su trabajo literario en charlas a nivel universitario y seminarista a nivel nacional, e internacional. Sabas, nació en Puerto Cortés, Honduras, Centroamérica, su padre un Garínagu de Punta Gorda, Roatán, Honduras. Su madre del Gran Caimán de ascendencia Británica. Aunque parte Garifuna, fue criado principalmente por su abuela nacida en las Islas Caimán, quien se negó a hablar español, más bien sólo permitía inglés y hablaba sólo inglés isabelino, o "Queens Inglés" en su casa, por lo tanto creció en un país de habla hispana, como un bilingüe- bilingüe estudiante a una edad muy temprana. Este tipo de oportunidades valiosas, se prestaron para estudiar español en el sistema de escuelas públicas y el inglés en casa y con tutores privados.

Su educación temprana en varios idiomas, más tarde le resultaría invaluable, y sirvió bastante bien, ya que desembarcó, después de un mandato de ocho años a bordo de dieciséis barcos diferentes para seguir una carrera de corta duración como investigador y su educación en todo Puerto Rico, las Islas Vírgenes De los Estados Unidos y los Estados Unidos. Su anterior mentoría en Inglés de Queens se convirtió en un beneficio efectivo, ya que estudió, leyó y entendió fácilmente las obras de William

Shakespeare, y otros grandes clásicos, mientras se aventuraba en una carrera a tiempo parcial como dramaturgo. Con estos siendo principalmente, voluntario en la comunidad local de producciones teatrales. Dicha aventura le brindo la capacidad de escribir, crear y producir 4 obras de teatro, 2 cortometrajes y un guion de duración, cual se destaco, para beneficiar a las causas de las personas deambulantes y sin hogar en su comunidad, programas en contra de la violencia doméstica, HIVA, SIDA y otros males sociales, que acosaba a las comunidades en las que vivía. Estas primeras habilidades bilingüe ayudaron a aliviar las posibilidades de adaptarse rápidamente y aprender otros idiomas internacionales, como el italiano y griego, mientras navegaba durante su adolescencia, a bordo de remolcadores, barcos de carga, buques petroleros y finalmente los barcos cruceros, de donde finalmente se retiro a los 23 años de edad para seguir estudiando en tierra firme.

Posteriores, como miembro de la marina mercante logro ascender al rango de oficial, durante la década de 1970 a principios de los 80. Aunque sus habilidades en el idioma le servirían más tarde en su carrera, por lo tanto trajo mucho mayor beneficio y satisfacción personal, años más tarde, cuando comenzó a trabajar en la atención de la salud, como parte de nuestra dinámica población estadounidense, el rápido cambio en la demografía, donde el idioma español, creció a una mayor demanda. Serviría como traductor para el gobierno de Islas Virgenes, comenzando en el hospital de San Thomas, en la clínica de enfermedades de transmisión sexual... Sexual Transmitted Disease (STD)... San Thomas, Islas Vírgenes Estadounidenses, y más tarde como técnico psiquiátrico, para los inmigrantes puertorriqueños, dominicanos y otros latinos residentes en Santo Tomás.

Durante su mandato de treinta años en el Departamento de Salud de las Islas Vírgenes de los Estados Unidos, Puerto Rico, Miami, Hartford, Middletown, Meriden y Newington Connecticut, con el Departamento de Servicios de Salud Mental y Adicciones (DMHAS), de donde se retiró, como Gerente de Casos y Trabajador de Salud Mental Principal. El autor ha escrito y publicado previamente ocho libros, 1 Vestigios de un viaje, Xlibris, poesía. 2 Africanos en las Américas, Nuestro Viaje Atravez del Mundo, antropología, IUniverse. 3 Lejos del campo. 4 Lágrimas de alegría paz y armonía mientras el fuego arde dentro, poesía. 5 Canciones para San Valentín, Canciones para unAamor, Romance en poesía, 6 Faith In The Field, 7 Canto Al Grito del Emigrante en Voz Latina, 8 Poetic Dance Across de World.

Ha dado conferencias en la Universidad de Siracusa, Trinity College, la Universidad de Connecticut, la Universidad Estatal de Eastern Connecticut y la Universidad Estatal Central de Connecticut Seminario de Hartford. Con el paso de los años, también ha dado conferencias y presentado sus poesías a los jóvenes en varias escuelas primarias, secundarias, iglesias y reuniones comunitarias, sociales dentro y fuera del país.

También ha escrito y producido dos obras de teatro originales, Don't Look Down On Your Brother if You're Not Going To Pick Him Up, y Our Journey. Uno de ellos producido en el Warner Theater en Torrington Connecticut, para beneficiar a los FISH, Homeless Shelters, 1991. El otro fue producido en la Escuela Secundaria Middletown, como un beneficio para la Red de HIV, SIDA de Middletown, Connecticut en 1994.

Además, de ser autor, es artista gráfico, compositor musical y miembro activo de la Sociedad Americana de Compositores Autores y Editores, (ASCAP) desde 1991 y miembro de laSociedad Nacional de Eruditos... National Association of Scholars (NAS). Entre sus composiciones musicales originales, cuatro álbumes de larga duración, Solo Mi Corazon, Eternal Optimist, Soul Revival y Flight of The Phoenix (Tribute to Middletown). Como pintor, ebanista en materia reciclada constructor de muebles y escultura, su exposición de arte más recientes, fueron presentadas en la conferencia patrocinada por la ODECO, sobre la difícil situación económica de Afro Caribe y Garinagu, las luchas de empoderamiento económico de las mujeres en toda América Latina, en las Naciones Unidas, en York. Con su mas reciente exposición de artes, siendo participe entre los artistas patrocinados por NoMAA, Northern Manhathan Arts Aliance en la ciudad de Nueva York.

El autor, es padre de tres hermosos hijos adultos, abuelo de dos hermosos nietos talentosos. Ahora vive entre Connecticut y la ciudad de Nueva York, con su hermosa y talentosa esposa, Reverendo Dr. Damaris Whittaker. Sabas Whittaker, es un ex oficial de la marina mercante, convertido en historiador, poeta bilingüe, letrista, artista, pintor, compositor musical y un trabajador profesional de salud mental principal, jubilado, actualmente cursando un doctorado, en ecopsicología y medicina vegetal, con su objetivo final, "un intento de servirle mejor a mi comunidad, con hermandad a la humanidad."

El autor da grato un orgullo y tremendo agradecimiento a todos, aquellos que inspiraron el pensamiento y compartieron su dicha e inspiración de enseñar, para que el pudiese aprender... a todos los que, estudió con, a todos y cada uno, que nunca vaciló, ni eludió tras el intercambio de enseñanza a través de los programas escolares asistidos, conferencias, conferencias, en servicio, a través de los diversos hospitales de enseñanza, centros de tratamiento, colegios y las universidades, donde, el estudio, el trabajo, la investigación, la búsqueda hacia el conocimiento, la promoción, el pago de facturas y la justicia es simplemente una forma de vida cotidiana.

Entre sus principales lugares de estudio y empleo, se encuentran:

Knud Hansen Memorial Hospital, Unidad Psiquiátrica de Cuidado a Largo Plazo.
Hospital St Thomas USVI St Thomas, pabellón psiquiátrico PEC. Santo Tomás USVI, 1983
El Instituto de la Vida, Institute of Living Hartford Connecticut, 1985
Miami Bridge Shelter for Runaway Kids 1986

Programas de divulgación ambulatorio y de divulgación para pacientes ambulatorios de Goodwill Industries 1985

Hospital del Valle de Connecticut, Departamento de Servicios de Salud Mental y Adicciones CVH. 1986-1994

Unidad de Recuperación de Abuso de Sustancias de Dutcher Hall y Programas de Rehabilitación

Unidad de Lesión Cerebral Traumática de Battel Hall (TBI)

Unidad Geriátrica De Woodward Hall

Whiting Forensic Institute (Flotador Nocturno)

Merritt Hall, Programas de División General de Psiquiatría y Demencia Criminal

DMHAS Community Base Initiative, (CBI) Meriden Connecticut 1995 – 2001

Unidad Psiquiátrica Latina Aguda del Hospital Cedar Crest 2001 - 2005

Printed in the United States
By Bookmasters